论
康复工程

ON
REHABILITATION
ENGINEERING

胡天培 编著

上海交通大学出版社
SHANGHAI JIAO TONG UNIVERSITY PRESS

内容提要

康复工程学作为生物医学工程学中的一个新的重要分支学科,近年来随着康复医学的迅速发展,在国外正在形成一级学科。康复对象由残疾人扩大到老年人和各类疾病患者,为康复工程的发展开辟了新天地。40年来,康复工程学科在上海交通大学率先起步,开拓发展,在国内外已有重要影响。本书将作者在上海交通大学开拓耕耘康复工程园地的经历和多年来收集的史料、重要学术论文、译著、书稿、照片、信件及重要专利资料等编撰成册,内容丰富,图文并茂,是交大康复工程学科发展很好的历史见证,具有较高的历史和借鉴价值,是医工院校相关专业的重要参考书,可供广大康复工程和康复医学工作者学习参考。

图书在版编目(CIP)数据

论康复工程/胡天培编著. —上海:上海交通大学出版社,2025.8. —ISBN 978-7-313-32966-0

Ⅰ.R496

中国国家版本馆 CIP 数据核字第 2025CB7602 号

论康复工程

LUN KANGFU GONGCHENG

编　　著：胡天培

出版发行：上海交通大学出版社　　　　　地　　址：上海市番禺路 951 号

邮政编码：200030　　　　　　　　　　电　　话：021 - 64071208

印　　制：浙江天地海印刷有限公司　　　经　　销：全国新华书店

开　　本：787mm×1092mm　1/16

字　　数：516 千字

版　　次：2025 年 8 月第 1 版　　　　　印　　次：2025 年 8 月第 1 次印刷

书　　号：ISBN 978 - 7 - 313 - 32966 - 0

定　　价：98.00 元

印　　张：21.5

谨以此书

献给

康复工程事业的开拓者

上海交通大学康复工程研究所创始人

高忠华教授　陈中伟院士

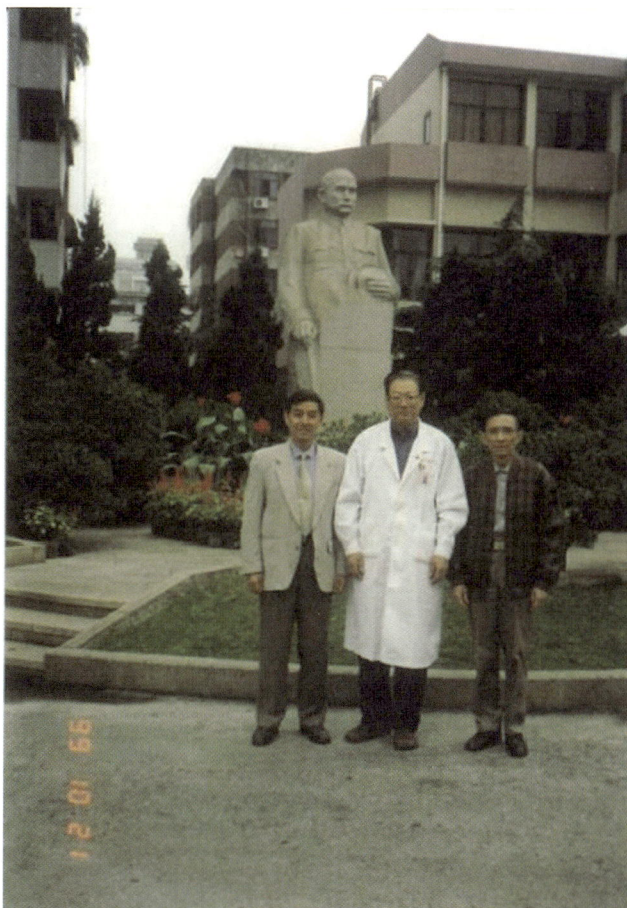

胡天培教授(左)与高忠华教授(右)、陈中伟院士(中)

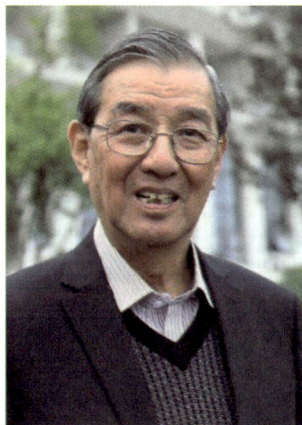

作者简介 >>>

胡天培 男,教授,著名康复工程专家,上海交通大学康复工程研究所原所长。1936年8月12日出生于南京,安徽太平(现黄山市)人。1949年10月20日参加中国新民主主义青年团,1951年1月5日进入华东第三野战军后勤干部学校预科学习,1955年7月毕业于上海华东师大附中,1960年7月毕业于大连理工大学造船系起重运输机专业(1959年6月26日加入中国共产党)。1960年7月至1973年5月于大连理工大学(原大连工学院)机械系起重运输机教研室担任助教、实验室主任(其中1965年调校党委宣传部)。1973年5月至1977年8月任上海海事大学(原上海海运学院)起运系港口机械教研室主任。1977年9月后任职于上海交通大学机械工程系、精密仪器系、电子信息与电子工程学院。1977年评为讲师,1985年评为副教授,1992年评为教授,1998年12月退休。

现任职务

上海交通大学"合唱与老年健康"课题组组长,上海交通大学合唱与老年健康研究所名誉所长,上海交通大学音乐与健康研究所名誉所长,上海交通大学康复工程研究所顾问、教授,大连理工大学康复工程研究所名誉所长、教授,上海理工大学康复工程与技术研究所教授,《世界康复工程与器械》杂志名誉主编。中国生物医学工程学会康复工程分会顾问,上海生物医学工程学会康复工程专业委员会顾问/专家委员会主任委员,中国残疾人康复协会康复工程专业委员会顾问,上海康复辅具与老年福祉产业技术创新战略联盟学术委员会副主任,中国(上海)老年合唱大学顾问委员会副主任。大连理工大学上海青年校友会名誉理事长,大连理工大学上海校友会顾问。

曾任职务

第27届IEEE生物医学工程学会国际年会展览委员会主席,MIT《科技评论》编委会常务委员,《中国临床康复》《中国现代临床医学杂志》编委,中国康复医学会康复工程专业委员会委员,中国残疾人康复协会理事,中国神经伤残康复研究会、上海康复医学会、上海气功科学研究会常务理事,上海医疗器械行业协会咨询专家。中国"合唱与老年健康"上海论坛·2012组委会主任,2016"合唱与老年健康"国际论坛组委会主任。

研究成果

承担国家自然科学基金（包括重点项目）、部市局资助、横向协作和自选课题科研项目 30 余项。首次发现人体不同肌肉的肌电发放频率特征不同，揭示其内在规律性。发明手臂稳定度（arm stability）这一定量综合功能新指标，填补了人体定量检测指标的一项空白。与中国科学院陈中伟院士合作提出"再造信息源"新构思，在精确控制多自由度电子假手上创造成功。

培养人才

培养研究生 10 余名。指导研究生获校科技成果展优秀指导教师奖。参与编写《中国医学百科全书》"康复医学"卷。承担上海交通大学与上海医科大学（现复旦大学上海医学院）合办的"生物医学工程"专业授课任务（连续 4 学年），并为上海体育学院（现上海体育大学）体育康复专业、上海理工大学康复工程专业方向学生授课和编写新教材，如《康复工程学概论》《假肢学概论》《人体肌电信息原理和应用》和《肌电假肢技术》等。

专利著作

编著《康复工程学》《人体医学信息检测》《假肢学概论》等教材、专著多部，并在国内外发表论文百余篇。"手臂残端再造指控制的多自由度电子假手研究"等 21 项科研成果和"手臂稳定度仪"等近 30 项中国专利中，获国际首创 4 项、国际金奖 2 项、国家级重点新产品证书 1 项。策划统筹并参与编著《合唱与老年健康》《合唱在上海交通大学》等专著。

序　一

胡天培教授是我国康复工程学科的创始人和开拓者之一。记得 1984 年我接受国务院任命担任上海交通大学校长之初，就接待上海市副市长杨恺出席在我校举办的较大规模的康复工程技术交流和产品展览会。1988 年上海交通大学康复工程研究所在国内率先成立，我也曾出席祝贺。后来又与陈中伟院士等共同呼吁成立国家康复辅具研究中心（现已成现实）。在学校外事活动中，康复工程也很快成为国际学术交流的热点。所有这些往事都为上海交通大学学科建设和学科创新做出了重要贡献。30 多年岁月，弹指一挥间，我看到这本著作——《论康复工程》和书中描述的感人事迹，极受鼓舞，80 多岁的胡天培教授还在耕耘不息，使我深受感动。我相信《论康复工程》一定能对广大读者有所帮助和启迪。

上海交通大学是一所历史悠久、国内外闻名的高等学校，正在向世界一流大学的目标迈进。上海交通大学康复工程学科的发展也走在全国最前列，衷心希望康复工程能更好地满足人口老龄化带来的更大需求，努力为造福人类做出重大贡献。

翁史烈

中国工程院院士
上海交通大学原校长
博士　教授
2025 年 3 月 18 日

序　二

很高兴能在正式付梓前阅读胡天培教授撰写的这本著作，书中字里行间无不流露着一位交大老教授对国家卫生与健康事业的深入思考。

上海交通大学诞生于国家危亡之时，成长于民族复兴之际，振兴于祖国富强之日。跨越3个世纪，栉风沐雨，沧桑砥砺，走过了兴衰沉浮、波澜壮阔的光辉岁月。今天，这所英才辈出的百年学府正乘风扬帆，以传承文明、探求真理为使命，以振兴中华、造福人类为己任，向着中国特色世界一流大学的目标奋进！

在这一历程中，涌现出一批批优秀的交大人，更有年逾耄耋的老教授传承和弘扬着交大文化。他们以强烈的自觉，勇担救国、兴国、强国的历史责任，践行着"饮水思源、爱国荣校"的校训，造就了"求真务实、努力拼搏、敢为人先、与日俱进"的精神品格。

胡天培教授正是其中之一，他不顾80岁高龄，与团队一同聚焦老龄化，付出大量精力，广为搜集珍贵资料并编著成书。上海，作为国际大都市之一，又在国内率先步入人口老龄化，对康复事业发展的需求与日俱增，康复工程与生物医学工程学科的发展也迫在眉睫。胡教授带领团队从无到有、从有到优，在康复事业发展的蓝图上描绘出交大人浓墨重彩的一笔。

本书内容丰富，图文并茂，是交大康复工程学科发展很好的历史见证，对广大读者也有启迪作用。胡天培教授倡导的合唱与老年健康课题及合唱人才培养和交流活动，对广大老教授和老年人来说，不仅丰富了退休生活，还有利于促进健康，值得研究和推广。

上海市老教授协会会长　教授

上海交通大学原党委书记

2025 年 3 月 11 日

序 三

世界人口老龄化的进程加速以及各类残疾和伤病患者的人数增加，促进了康复工程学（rehabilitation engineering）的诞生和快速发展。

上海交通大学是中国高等学府中历史悠久的百年高校之一，较早就建立了以医工结合为特色的康复工程研究所，对生物医学工程与康复工程学科的形成与发展做出了贡献。胡天培教授在他 83 岁高龄时，将他后半生在上海交通大学开拓耕耘康复工程园地的经历，和多年来收集的史料、文献、论著、照片、信件编撰成册，具有较高的历史和借鉴价值。

我与天培教授的交往始于 20 世纪 80 年代。他是以工程学为基础而容纳、学习医学的，我则是以医学知识和需求为出发点学习和应用工程学的，最后我们也因此相识相知。我是在他担任上海交通大学康复工程研究所所长之后，接受上海交通大学的聘任，也担任过一段时间的上海交通大学康复工程研究所所长。我们和所内的同仁们在人工智能、外骨骼机器人、3D 打印、手术机器人、虚拟现实和网络技术在康复工程领域应用方面，合作进行了一些创新性探索，我们的心愿是共同的。

今年 3 月 6 日是高忠华教授离开我们 1 周年，3 月 23 日是陈中伟院士离开我们 15 周年。让我们共同缅怀这两位我国康复医学工程学界的先驱，为实现共同理想，继续贡献力量！

期盼这本书能为读者带来有益启示。

中国工程院院士

上海交通大学医学院附属第九人民医院终身教授

2019 年 3 月 13 日

序 四

2017 年 10 月，我应邀访问上海交通大学时，与胡天培教授有过多次推心置腹的长谈。他与我商量想写一本书，既反映上海交通大学康复工程的创业史，也在一定程度上反映我国康复工程的发展史。文献指出，国际上的术语"康复工程"（rehabilitation engineering，RE）是 Jim Reswick 于 20 世纪 70 年代提出的，Jim Reswick 于 1979 年 8 月在北美康复工程学会 RESNA 筹备会议上当选为首任主席。实际上，我国康复工程起步与国外差不太多，早期肌电信号的研究有 3 家，即中国科学院上海生理研究所、上海交通大学精仪系和清华大学精仪系，到 20 世纪 80 年代，它们都相继开发出肌电假手产品。上海交通大学康复工程研究所的创始人是高忠华、陈忠伟和胡天培，考虑到前两位教授已经作古，胡天培虽年事已高，但精力充沛，完全能胜任写书的重担，可把相关资料作为宝贵的财富留给后人，也是对我国康复工程事业的贡献，所以我支持胡教授写书。2018 年 10 月北京国际福祉博览会期间我们再次见面时，胡教授已拿出全书的大纲与我商量，我看内容很全面，非常丰富，鼓励他动笔写。2019 年 1 月收到样稿后，看到 83 岁高龄的胡教授只用了 3 个月就整理出如此翔实和丰富的内容，非常感动。本书基本上涵盖了上海交通大学康复工程研究所创建前后到现在的各类著作、产品和大量信息，我认为这部书稿非常珍贵，并答应写一篇短文作为书序之一。

本人是 1962 年考入中国科学院长春光机所的研究生，曾于 1982 年到美国佛罗里达大学材料系访学两年半。1989 年调入中国康复研究中心任康复工程研究所所长，改行开始从事康复工程，并向清华大学的张济川和金德闻老师学习康复工程，受益匪浅。20 世纪 90 年代初，我作为康复工程研究所所长首次访问上海交通大学精仪系，认识了高忠华、林良明、胡天培老师，他们研发的声控轮椅给我留下了深刻印象。1997 年 7 月我到哈尔滨参加了高忠华主持的第三届国际生物力学工程会议并做了英文发言。1997 年 10 月，我在庐山召开的第四届全国康复工程研讨会暨中国残疾人康复协会第二届康复工程专业委员会代表大会上当选为主任委员，胡天培教授当选为委员，此后我们接触频繁。1999 年退休后，我应深圳市残联邀请筹建了深圳市伤残人用具资源中心并任总工程师，我们购买了胡教授研发的手臂稳定度仪,用于偏瘫康复,取得明显疗效,还应卓大宏教授邀请共同参加了雅兰床垫的研讨会,并于 2002 年 5 月参加了桂林第六届国际生物力学工程与康复工程会议。值得一提的是,在 2017 年 10 月北京召开中国残疾人康复协会康复工程与辅助技术专业委员会代表大会上,我做了主旨发言后,胡教授给我提了很多宝贵意见,我这才整理成文并发表了《康复工程与辅助技术基本概念与展望》一文。胡教授还对我主编图书《功能障碍者辅助器具基础与应用》给予了指导。本人对胡教授多年来在康复工程方面给予的指导和帮助深表感谢!

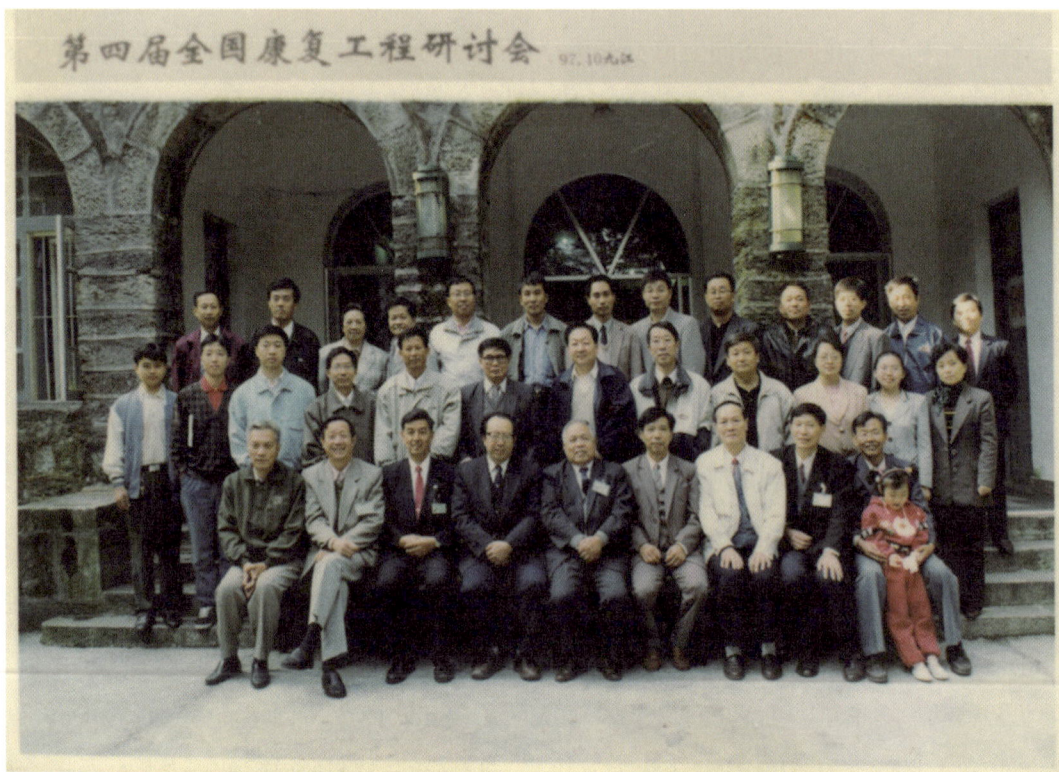

朱图陵教授(前排右四)　胡天培教授(前排左三)

2011 年 WHO 发布的《世界残疾报告》中明确指出,康复措施主要是康复医学、治疗学和辅助技术。康复工程与辅助技术是现代康复的重要手段,从而取代了传统的四大康复措施。胡天培教授早年就投入了康复工程研究,在我国康复工程界颇负盛名,是我国康复工程的元老之一。早期研发的肌电假手居于国内先进水平,手臂残端再造"指"控制的电子假手在国内是独创,本书中还展现出胡教授团队多年来研发的许多康复工程产品,如人体肌电信息检测仪、微机控制体外反搏治疗装置、神经信息控制七个自由度假手模拟装置、数字笔式测痛计、手臂稳定度测试康复仪、人体压力测试床垫、人体动态测试系统、电脑控制牵引治疗床、多用途转移病员吊具等,在国内都颇具影响。更加难能可贵的是,胡教授创办了《世界康复工程与器械》杂志,是当时国内唯一的康复工程杂志,他在担任主编的几年间,组织了全国康复工程界的专家撰写了大量论文,推动了我国康复工程事业的发展,做出了不可磨灭的贡献。《论康复工程》一书融入了胡教授毕生精力,是一本不可多得的专著。衷心祝愿上海交通大学康复工程研究所的后人能传承胡天培教授开创的康复工程事业,继往开来,发扬光大。

朱图陵

ISO 9999《残疾人辅助产品分类和术语》起草小组中国专家

中国康复研究中心研究员

2019 年 3 月 20 日

前　　言

改革开放,春回大地,科教事业开新篇。

新篇中,一棵幼苗沐浴着阳光雨露在茁壮成长。它就是康复工程,是生物医学工程学科中新的重要分支。

随着康复事业的发展和康复医学的进步,康复对象由残疾人扩大到老年人与各类疾病患者。在国外,康复工程正在发展成为与生物医学工程并驾齐驱的一级学科,推动着人类康复事业的发展,已经成为人类社会文明进步的重要标志。

上海交通大学是我国康复工程的发祥地。将能搜集到的重要学术著作和文献资料精品编印成书,作为有关专业教学参考用书,同时提供有兴趣爱好的读者参考,是编著本书的目的。

胡天培

2024 年 10 月

目 录

论 著 篇

译 著 篇

科 普 篇

撰 著 篇

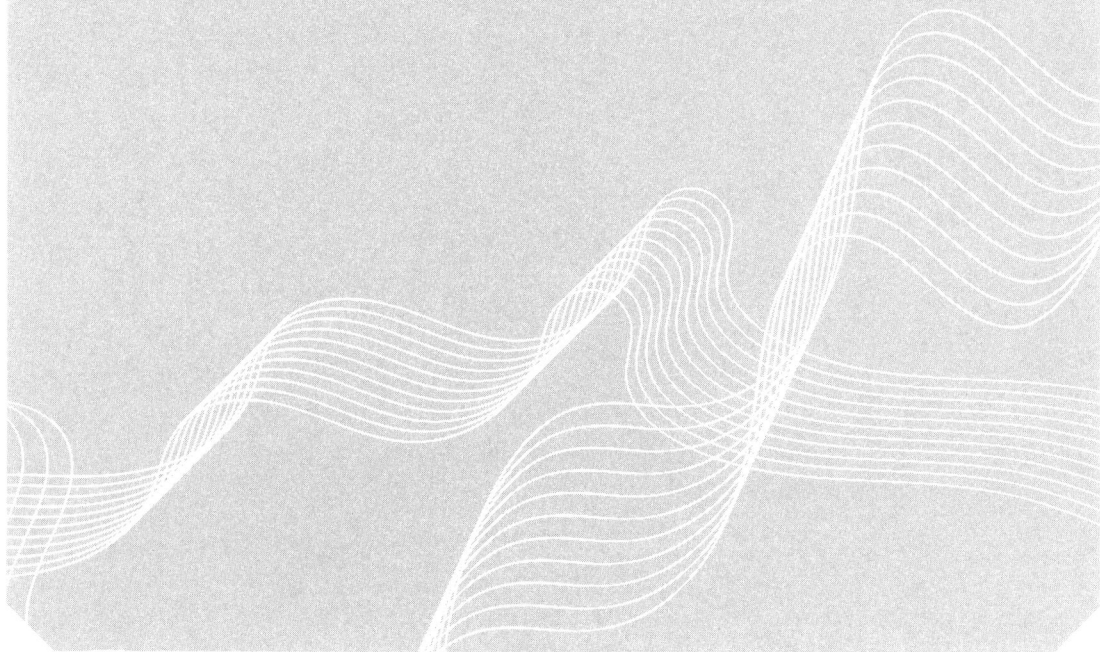

论著篇

控制用肌电信号的测试方法和实验研究

摘　要:本文探讨了控制用肌电信号的测试方法,包括时域描记与频域显示、电极的比较和选用、测试肌肉位置的选择与固定,以及测试与统计项目的确定等。对 27 位前臂截肢者和 10 名正常人前臂反复进行了肌电测试。利用快速傅里叶变换方法(FFT)实时分析仪进行数字处理的结果,发现受试正常人的不同肌肉的肌电信号,其频率、幅值不仅在数值范围上有区别,在分布上也各有它的特征,其肌电频率特性曲线形状各不相同。正是这一肌电信号发放特征上的区别,对肌电信号用于控制有很重要的意义,并对生物电基本理论的研究和探讨,提供了有益的课题。

关键词:控制;肌电信号;测试方法;实验研究

假手动作的信号检出和识别、控制和传动等组成部分的研究和设计均要了解肌电、熟悉肌电。特别在控制方面,更要掌握上肢肌电规律,尤其是比较残肢者与正常人肌电规律的异同,以作为电子控制线路设计的依据。肌电规律的研究成果,同样可用于广泛范围内的其他方面。因此,摸索控制用肌电信号的测试方法,开展探索肌电信号规律的实验研究工作,便具有十分重要的意义。

一、测试方法和手段

(一) 时域描记与频域显示

我们主要采用两种频域处理肌电信号的方法:模拟信号处理和 FFT 实时分析仪处理(数字处理)。前者主要用来进行大样本调查测试,后者用于精确规律探求。

1. 模拟信号处理

我们利用通频带狭窄的滤波器组构成的选频仪进行肌电信号的时域向频域转换。实际上是将频域的信号取样。开始我们选择肌电频率特性中较有代表性的 4～8 个通道频率,在两个多月内,连续对 21 位前臂截肢者反复进行了肌电测试。为了进一步提高测试精度,较好掌握肌电频率特性,根据数理统计,在可用肌电频率范围 30～500 Hz 内采取 20 个频率通

作者:胡天培,陈培声,茅秀芳,肖沧明,施旭初
本文刊登于《中国生物医学工程学报》1982 年 11 月第 1 卷第 1 期第 54－59 页。

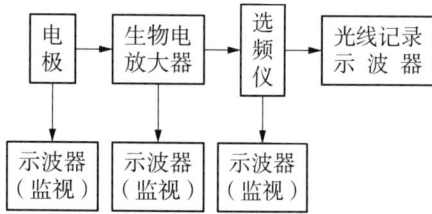

图 1　频域模拟信号描记示意图

道,以光线记录示波器对相应频率的肌电幅值进行描记。采样时间用定时器统一校准。其示意图见图1。相对于某频率的肌电幅值是个随机变量,在采样时间范围内可用概率统计方法得到其概率平均值(计算式略),也可用其他简化方法计算。最简捷的办法是进一步借助电路解决。

2. FFT 实时分析仪处理

核心问题是将信号函数由时域内的 $X(t)$,变换到频域的 $X(f)$。因任何复杂函数(信号波形)都可看成是正弦函数(简单信号波形)的叠加,并能用傅里叶级数足够精确地描述。如将傅里叶变换的复数运算以简单的代数运算(矩阵)代替,可以大大减少电子计算机的运算次数。设数据序列为 N,按 Cooly-Tukey 方法,运算次数可减少 $2N/\log_2 N$ 倍。以 $N=1024$ 为例,约可减少运算次数 200 倍。

我们所使用的 7T08 机,是一种 FFT 分析仪。它具有运算功能多、表示参数丰富、运算速度快、实时和分辨能力强、精度高以及性能稳定可靠等优点。将肌电信号用 TEACR - 260C 磁带数据记录仪录制后,送入 7T08 机并选用适当的计算程序,作得幅值谱、功率谱、自相关和互相干等谱图。谱上任何一点数值皆可由荧光屏数字显示,从而得到肌电信号处理的满意结果,见图2～图4。肌电信号幅值谱所示肌电频率特性,与近年来国外有关文献报道也相一致。

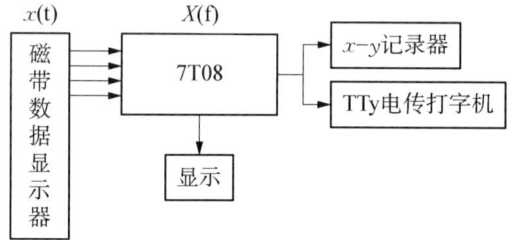

图 2　信号分析系统(FFT 谱分析)框图

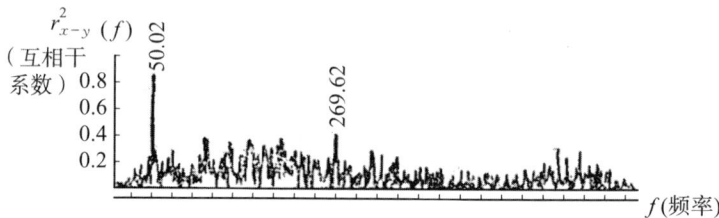

图 3　一例尺侧腕伸肌的腕伸动作肌电信号幅值谱

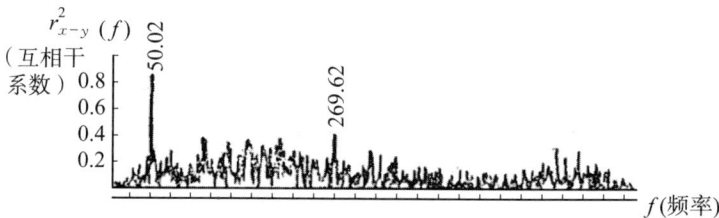

图 4　一例尺侧腕伸肌与掌长肌的旋后动作肌电信号互相干谱

（二）电极的比较和选用

人体生物电的检出，必须依靠感受器——各种形状、材料及工艺制成的专用电极作引导。人体生物电中，肌电比较微弱，见表 1。

表 1　人体肌电与人体其他生物电幅值数量级比较

生物电类别	心电	脑电	皮电	肌电	眼电	胃电	细胞电	胎心电
幅值数量级	mV	μV～mV	μV	μV	μV	μV～mV	μV～mV	mV

在国内、外现有肌电引导方式中，针电极和埋藏电极由于植入人体带来一定的问题，所以普遍应用的还是表面电极。常用银片圆电极和浮悬电极。浮悬电极需在电极与皮肤表面间加电极膏（导电膏），因天热电极膏易溶融，不便截肢者使用，但可在肌电测试时短时间使用。在电极与肌肉表面之间，因导电膏、上皮组织（突出问题是皮肤角质）、结缔组织（突出问题是脂肪层）等影响，形成阻抗层，产生一种缓变电压，也有人称为极化电压，它对肌电的检出有很大影响。若设法使电极压向皮肤表面的压力保持适当，选用耐受极化电压范围的、技术性能良好的生物电放大器，选用优质电极，以减小极化电压，都是有效办法。电极的尺寸、形状、材料、工艺等对检出肌电的性能都有影响。用 7T08 机对上海医用电子仪器厂为我们试制的多种电极做了性能比较实验。可见 Φ10 银片浮悬电极、Φ10 银片电极和 Φ5 银片球电极性能较好。使用结果也与试验结果相一致。此外，我们对其他材料如银-氯化银以及非银材料，如锌白铜（又称德银）等不同材料、尺寸的多种电极进行了性能比较（实验结果略）。值得提出的是尽量采用非银材料，对节约贵金属、降低成本、方便生产和使用都很有意义。实验和使用结果表明，可以采用德银电极代替银电极引导肌电，电极表面通常经化学电抛光（即去极化或电解）处理，以减少极化电压影响。

电极用导线性能对肌电也很有影响。上海电缆研究所试制的低噪声线，性能比普通金属隔离线有明显改善，特别是抗 50 Hz 干扰能力强。

置于皮肤表面的表面电极，其两个电极的位置、距离及与无关电极所形成的输入阻抗等，对肌电影响较大。为确定假手使用的一对电极的最佳中心间距，我们对 10 名男女正常人前臂 5 块较粗壮肌肉进行肌电测试，最佳间距数值在 2～3 厘米，平均值可取为 2.5 厘米。美国 C. H. Hoshall 等推荐电极间距大约 2.5 厘米。B. H. Brown 用 1.5 厘米。德国 Otto Bock 假肢公司肌电控制假手产品的一对电极间距为 2.3 厘米。

（三）测试肌肉位置的选择与固定

选准肌肉的最佳测试点以安放电极，对所选位置做定位标记以确实保证电极安放位置的重复性，是探求肌电规律并用于控制的重要问题。P. Lawrence 等认为，电极必须放置得很正确，即使移位 2.0 毫米对肌电影响也不可忽视。但要做到，往往比较困难。我们的经验是：

（1）测量肌反射初选电极位置，再用示波器监视肌电波形加以校正，可较易选准最佳测试点。示波器所示应是肌电信号最强，干扰信号最小。

（2）电极位置的固定，可采用：①相对基准坐标度量法；②定位手臂套筒；③颜色标记（包括碘酊、甲基紫或龙胆紫）；④化学方法。用适量浓度的硝酸银稀释液做定位标记，既对人体皮肤无害，又能保持长久，效果良好（标记时忌用酒精擦拭皮肤，否则易引起过敏反应）。

因硝酸银与皮肤表面的蛋白质反应生成蛋白银,遇光照射后能形成银的微粒沉淀,在皮肤表面呈浅黑色,不仅标记明显(有如黑痣),也不影响肌电引导性能,还可在保持相当长一段时间后,由于皮肤新陈代谢脱皮,自行去除标记,很宜于实用。

(四)测试与统计项目的确定

由于肌电信号是多变量数据,影响因素很多,用一般方法处理不易得到有意义的结论,用多元统计方法来处理比较合理。因此,我们对下列因素进行调查统计与测试:性别、年龄、身高、体重、残肢长度、截肢原因、是否用过假肢、职业。临床检查:视诊、触诊评价随机的运动和力量情况,测试残肢之敏感性等。

二、测试情况与结论

为进行用于控制方面的前臂残存肌肉群幻肢动作的肌电图谱分析,我们从 1979 年开始,对 27 位前臂截肢者反复进行了肌电测试,对肌电情况不佳者初步摸索康复的方法,并对 10 名正常人前臂肌电情况进行了测试。对前臂较适于肌电假手控制选用的 6 块肌肉,同时做了指伸、指屈、旋前、旋后、腕伸和腕屈等 6 个动作的肌电记录与图谱分析。初步实验结果如下。

(一)正常人肌电情况

从我们测试的肌肉情况看来,尽管肌电信号是随机的、复杂的,由于在频域上使用 7T08 机对肌电信号进行处理,经比较几百幅值谱,研究肌电的频率特性,我们发现:

(1)不同肌肉的肌电信号,其频率、幅值不仅在数值范围上有区别,在频谱功率的分布上也各有其特征,其肌电频率特性曲线形状各不相同,如图 5 所示。桡侧腕长伸肌在 10~200 Hz 间肌电信号最强,300 Hz 以后显著减弱。又如旋前圆肌,其肌电频率特性曲线形状基本平坦,但在约 200 Hz 附近与 500 Hz 附近有两处肌电信号幅值增大,形成突起。不同个体的相同肌肉其幅值谱频率特性曲线形状相似。同一个人某块肌肉在作不同动作时的幅值谱频率特性曲线形状也相似。这就揭示出不同肌肉的肌电信号的发放存在着一定的规律性。正是这一肌电信号发放特征上的区别。对肌电信号用于控制,有很重要的价值。并对生物电基本理论的研究和探讨,提供了有益的课题。

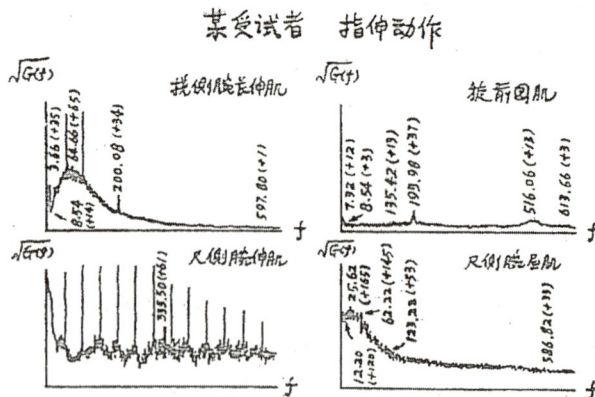

图 5　不同肌肉电信号幅频特性比较

（2）不同肌肉的肌电信号频率范围，都是从零（确切说是接近于零）开始的，一般在 0～1 000 Hz（有资料认为从 20 Hz 起始，也有人提出实验结果从 1 Hz 开始）。一般接近 0 Hz 的肌电幅值都比较大，如一例桡侧腕长伸肌，3.66 Hz 的幅值为标尺读数＋35，即 14.42 μV（注：肌电幅值的定量，在频域与在时域概念不同。时域的幅值，实为频域幅值数的值向量叠加）；8.54 Hz 时标尺读数为＋14，即 5.77 μV。不同肌肉的肌电信号幅值较大的频率范围也各异。这对肌电信号用于控制非常有利。目前，肌电控制假手在电路设计上大多利用 50 Hz 以上（避开市电 50 Hz 干扰）的肌电频率特征，但是可以看到，50 Hz 以下范围的肌电信号频率特性的利用，对设计新的肌电控制电路方案，也是值得探讨的。由国外资料所见，已有人在做这方面的尝试。

（3）正常人体拮抗肌的肌电拮抗现象，并非某肌肉在做一动作时肌电发放，做对抗动作时肌电静息，而是都有程度、特点不同的发放（见图 6）。在不同条件下，其差异可能比较明显，也有差别小的情况。

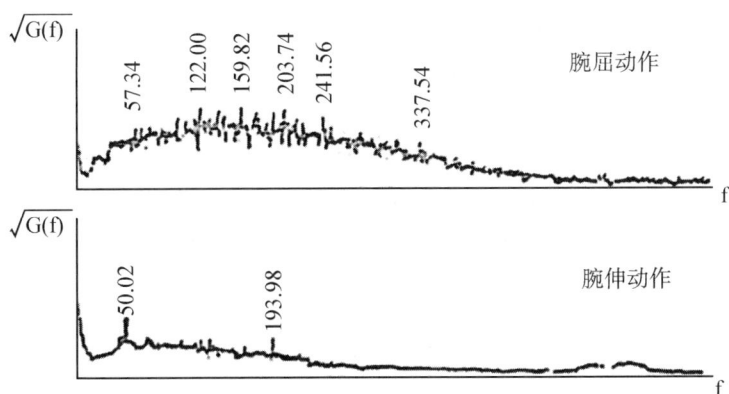

图 6　掌长肌在腕屈与腕伸动作时的肌电信号幅值

（二）残肢者肌电情况

残肢者的情况比正常人要复杂得多，个别差异更大。因测试工作还在进行，大量数据有待整理，准备撰文加以论述。下面仅就几个有关问题进行初步讨论。

1. 断肢对肌电的影响

所测试的截肢者在感觉、运动和神经反射功能等方面虽都属正常，但其肌电幅值一般小于 170 μV，有的甚至不足 1 μV，是正常人的几分之一至几十分之一。有的肌肉已测不出肌电。在前臂 20 块肌肉的初测中，大多只能测出 2～4 块肌肉的肌电信号。经常使用臂力的截肢者，肌电信号要较一般截肢者强得多。早截肢的要比新截肢的肌电信号弱得多，这与截肢手术情况包括神经与肌腱切断等情况有关。由于肌肉回缩和萎缩、肌肉失去效应等多种原因，影响肌力强度。肌力强度与肌电信号发放强度一致，基本上成正比例。

残肢者在截肢早期，一般都有幻肢感。此后，幻肢感有的逐渐消失。用于控制的前臂残存肌肉群，必须具有幻肢动作感，才能对通常所说的用意志控制假肢有意义。因此，残肢者残存肌肉群的幻肢动作感是肌电假手使用意识控制的前提。此外是肌电信号的强度，信号太弱，控制困难。

2. 肌电拮抗出现多种形式

实验发现残肢者肌电拮抗特性与正常人不完全相同。正常人通常拮抗呈正向,即使任一块伸肌与屈肌,作拮抗动作时情况也是如此,如图7所示。残肢者除正向拮抗情况之外,也可能出现不拮抗、反向拮抗或交叉混杂拮抗等多种形式。

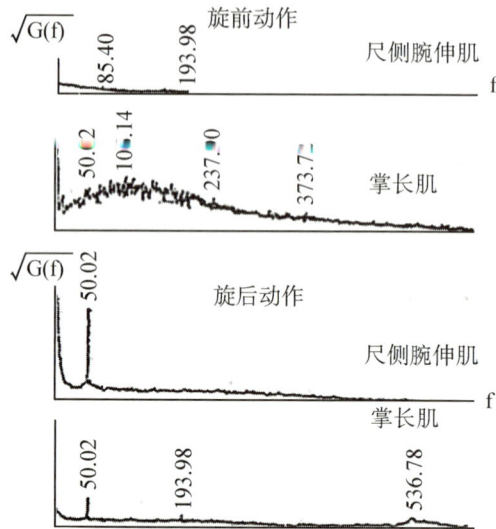

图7 对肌肉作拮抗动作时肌电信号频率特性比较

3. 改善肌电情况的尝试

除了肌腱固定手术有待进一步试验研究外,我们还进行了两种方法的试验:①根据生物反馈原理,对受试者按一定的要求坚持残肢的意识控制动作训练;②使用电按摩器让残肢者对控制肌肉做局部按摩。试验结果都初见成效。尤其是残肢的意识控制动作训练,既对增强肌电有效,也有利于改善肌电拮抗情况。有位截肢已20余年的残肢者(女)。肌电信号极微弱(仅几微伏,有时甚至不足 $1\mu V$)。经一段时间意识控制动作训练,同一肌肉部位的肌电信号增强达十余倍(频率特征中不同频率肌电幅值提高程度不等)。有近10例残肢者原先肌肉测不出肌电信号的,训练后也有明显改善。也有经过训练改善了拮抗情况的例子。这一有意义的课题今后还有大量工作要做。

Fuzzy 聚类分析在生物医学工程中的应用

摘　要：本文介绍 Fuzzy 聚类分析在生物医学工程中的具体应用，以残肢者肌电信号的分类为例，叙述了应用 Fuzzy 聚类分析的分类结果，效果令人满意，与实际情况相符，并与常规的数理统计方法所得结果一致。

关键词：聚类分析；生物医学工程；应用

在我国，残疾人员约有几百万人，其中残肢者也有几十万人。由于人体肌电信号（一种生物电信息）受人脑活动的支配，所以理想的肌电控制假手要能够符合残肢者的运动意志，帮助病人部分恢复手的功能，以解决生活的自理能力，并担负适当工作。上海交通大学在民政部支持下，从 1978 年开始研究肌电控制假手，取得了一定进展。肌电控制假手其控制信号源是人体肌电，正常人的肌电规律比较明显，而残肢病人的肌电情况却十分复杂。为了调查肌电假手对我国残肢病人的适用情况，探求肌电信号规律，为设计控制电路提供依据，必须对肌电信号进行分类处理。

生物电现象与其他自然现象一样，存在着不确定性。这种不确定性并非都来自该随机性，而在很大程度上涉及现象本身的 Fuzzy 性。这种 Fuzzy 性的出现，往往是由事物的分界面不清所致，体现了各种量变过程。例如，某残肢者肌电信号强，另一残肢者肌电信号弱，这种"强"与"弱"本身是一个 Fuzzy 概念，是由肌电信号电位大小的彼此界限不分明所致。又如，某残肢者两块肌肉肌电拮抗"不好"（指差别不大），也是 Fuzzy 概念。因此欲对这种残肢者肌电信号——Fuzzy 信号进行分类，采用 Fuzzy 聚类分析是一种很好的途径。

为了探索肌电控制假手对残肢者的适用情况，经过一年多的努力，我们对一百余例前臂截肢者通常适用肌电假手控制用的两块拮抗肌（桡侧腕长伸肌和尺侧腕屈肌）在做指伸动作和指屈动作时发放肌电的电位情况，进行了肌电信号的测试工作，并随机选取了 52 名残肢

作者：严洪范，叶文龙，胡天培，陈培声，茅秀芳，施旭初

本文刊登于《模糊数学》1983 年 9 月第 3 期第 53 - 62 页。

本文作为"模糊数学在上海的应用"（the application of fuzzy mathematics at Shanghai）组篇内容之一，由上海铁道学院多值逻辑、模糊数学教研室主任楼世博副教授于 1982 年 6 月 28 日～7 月 3 日在西班牙巴塞罗那举行的《第二届世界数学服务于人类大会》（second world conference on mathematics at the service of man）上宣读，并刊于大会论文集中。

者的初测肌电信号,根据控制电路的要求,进行了 Fuzzy 聚类分析,得到了令人满意的分类结果,与常规的数理统计方法所得到的分类结果也完全一致。

一、肌电信号的 Fuzzy 聚类分析

(一) 聚类的目的

一般假肢控制电路,希望伸肌在做"伸"动作时,尽可能发放 $50\,\mu V$ 以上的肌电信号,而同时屈肌不宜发放超过 $35\,\mu V$ 的肌电信号。与此类同,屈肌在做"屈"动作时,尽可能有 $50\,\mu V$ 以上的肌电信号,而同时伸肌肌电信号最好低于 $35\,\mu V$。

我们在进行数理统计经典聚类分析时,将满足上述要求的残肢者列为第一类,仅伸肌电信号满足要求的列为第二类,仅屈肌肌电信号满足要求的列为第三类,伸屈肌两块肌肉的肌电信号均不满足要求的归为第四类。在进行聚类分析时,最后按照等价关系进行分类。

聚类分析的目的,是为了了解一般肌电控制假手对残肢者的适用情况。对归属于第一类的残肢者即可容易地配装上肌电假肢,而对归属于第二、三、四类的残肢者,则必须用生物反馈等方法进行训练,以期增强和改善肌电信号,使最后仍能配装上肌电假肢。

(二) 聚类步骤

残肢者肌电信号的聚类分析,分下列几个步骤进行:

1. 计算 Fuzzy 相容关系矩阵

(1) 给初值:随机选取 52 例前臂残肢者一对拮抗肌的肌电信号初测数据(见附录一)。其数值记为 $y_{1i}y_{2i}y_{3i}y_{4i}$(i=1, 2,…,52),其中,

y_{1i} 为伸肌"伸"时的肌电信号数值;

y_{2i} 为屈肌"屈"时的肌电信号数值;

y_{3i} 为屈肌"伸"时的肌电信号数值;

y_{4i} 为伸肌"屈"时的肌电信号数值。

(2) 预处理:这是一项很重要的工作,因为,对肌电控制电路来说,不同动作之间其信号差别越大越不易干扰,这与一般的聚类要求恰恰相反。这项工作主要解决如下两个问题:

① 根据假肢要求,y_{1i} 和 y_{2i} 必须超过 $50\,\mu V$,若低于 $50\,\mu V$ 作不合格论。

② 根据假肢对"伸""屈"动作的肌电信号要求,必须 $y_{1i}=y_{3i}/y_{1i}<0.7$;$y_{2i}=y_{4i}/y_{2i}<0.7$,而且比值越小越好。如果比值超过 0.7 则作为 1。

(3) 计算 Fuzzy 相容关系矩阵:

设任意两个残肢者肌电信号分别为

$$X_i = (y_{1i}, y_{2i})$$
$$X_j = (y_{1i}, y_{2i})$$

规定 $\mu R1(X_i, X_j)/\parallel X_i \parallel \parallel X_j \parallel$,其中,$(X_i, X_j)$ 是欧几里得空间向量 X_i 与 X_j 的内积,$\parallel X_i \parallel$、$\parallel X_j \parallel$ 分别是 X_i 与 X_j 的欧几里得范数。这样,可得一个 52 阶 Fuzzy 相容关系矩阵 R_1。

2. 计算 Fuzzy 等价矩阵

计算 52 例残肢者肌电信号的 Fuzzy 等价矩阵 $R=R_{51}$,实际计算时取 $R=R_{64}$。

3. 进行分类

取 $\lambda = 0.98$，逐步比较等价矩阵 R 各元素，若其元素为 λ，则表示所对应的样品属同一类，这样，即得到所需要的分类结果。

(三) 聚类的程序

略。

二、聚类分析的结果与讨论

(1) 根据随机选取的 52 例前臂残肢者两块常用伸屈肌(桡侧腕长伸肌和尺侧腕屈肌)的初测肌电信号情况，我们用聚类分析法进行了分类处理，结果如下。

项目	I 伸屈肌都好	II 仅伸肌好	III 仅屈肌好	IV 伸屈肌都不好
人数	14	12	8	18
百分比(%)	27	23	15	35

由此可见，约有 27% 的前臂残肢者可以很容易地装戴使用肌电控制假手。

(2) 在假手电路灵敏度提高的情况下，不经训练即可较容易地配戴肌电假手的残肢对象人数有较大增长。例如，我们将电路灵敏度由原来的 $50\,\mu V$ 提高到 $25\,\mu V$，仍用 Fuzzy 聚类方法对前述 52 例残肢者肌电信号进行分类处理，所得结果如下。

项目	I 伸屈肌都好	II 仅伸肌好	III 仅屈肌好	IV 伸屈肌都不好
人数	19	15	10	8
百分比(%)	37	29	19	15

可见，约有 37% 的前臂残肢者可较容易地配戴肌电假手，比原来提高 10%。因而提高电路灵敏度对提高适用性潜力不大。

(3) 大多数残肢者(63%～73%)，都需要通过训练，例如生物反馈法的训练，在肌电信号增加和改善之后，方能装配肌电假手，因而建议民政部门在肌电假手推广使用的过程中，在假肢厂设立康复门诊部训练残肢者，增加和改善残肢者的肌电信号，以适应配戴假肢的需要。

(4) 直接观察 52 例肌电信号情况可知，利用聚类分析方法得到的分类结果，与实际情况相符，并且也与经典数理统计方法所得分类结果一致，此外，我们还可从最后所得的等价矩阵中，看到残肢者之间的相似程度，而这一点是经典的数理统计方法所不能达到的。例如，对于残肢肌电信号在电路灵敏度为 $50\,\mu V$ 时的聚类分析中，根据最后得到的等价矩阵可知，其部分数值如下表。

等价矩阵	4	5	6	11
4	1.0	1.0	0.87	0.87
5	1.0	1.0	0.87	0.87
6	0.87	0.87	1.0	0.99
11	0.87	0.87	0.99	1.0

　　根据 $\lambda=0.98$ 的判别结果,4 号病员和 5 号病员属于一类,6 号和 11 号病员属于另一类。从经典分类的观点来看,这两类病员之间似乎毫无关系,但从 Fuzzy 聚类分析所得到的等价矩阵 R 中可以看出,它们之间实际上存在着密切的关系($\lambda=0.87$)。如果取 $\lambda=0.87$ 作为判别分类的标准,那么,4、5、6 和 11 号病员都属于同一类。

　　(5)在以上聚类分析中仅考虑了一对拮抗肌之间肌电信号的相关情况,我们也可按照各块肌肉的一对拮抗动作之间肌电信号的相关情况进行分类,即根据假肢要求,y_{1i} 和 y_{2i} 必须超过 $50\mu V$,若低于 $50\mu V$ 则按不合格论,并且要求 $y_{4i}/y_{1i}<0.7$,$y_{3i}/y_{2i}<0.7$,而且比值越小越好,如果比值超过 0.7,则作为 1 处理。同样,我们可用聚类分析方法进行分类处理,结果如下。

| 项目 | I | II | III | IV |
	伸屈肌都好	仅伸肌好	仅屈肌好	伸屈肌都不好
人数	15	6	13	18
百分比(%)	29	11	25	35

　　由此可知,所得结果和二(1)相似。同样,也可以对电路灵敏度为 $25\mu V$ 的情况,采用这种分类方法进行分类处理,结果如下。

| 项目 | I | II | III | IV |
	伸屈肌都好	仅伸肌好	仅屈肌好	伸屈肌都不好
人数	20	8	15	9
百分比(%)	39	15	29	17

　　由此可知,所得结果和二(2)相似。
　　本文是我们以残肢者肌电信号的分类为例,将 Fuzzy 聚类分析应用于生物医学工程方面的一个尝试。

附　表

附表一　52 例残肢者肌电信号初测数据表

编号	伸肌"伸" y_{1i}	屈肌"屈" y_{2i}	屈肌"伸" y_{3i}	伸肌"屈" y_{4i}	编号	伸肌"伸" y_{1i}	屈肌"屈" y_{2i}	屈肌"伸" y_{3i}	伸肌"屈" y_{4i}
01	255	115	70	170	27	226	114	128	57
02	85	0	72	58	28	34	59	6	23
03	32	28	0	8	29	226	367	42	141
04	122	695	128	115	30	368	382	16	171
05	284	140	295	14	31	113	370	369	71
06	480	254	140	28	32	113	142	15	0
07	72	85	127	14	33	58	28	0	14
08	142	283	112	284	34	1 315	114	0	635
09	9	0	28	86	35	148	73	99	29
10	28	85	42	28	36	57	240	86	156
11	537	284	58	114	37	86	15	28	6
12	142	71	14	142	38	326	212	156	42
13	456	877	764	368	39	368	325	325	170
14	29	56	42	15	40	184	113	637	0
15	206	438	85	156	41	85	22	16	0
16	113	142	58	28	42	7	256	226	9
17	538	86	14	170	43	113	86	56	14
18	242	87	284	42	44	42	213	14	170
19	792	284	284	199	45	7	119	158	0
20	622	1 075	962	268	46	397	42	79	170
21	368	114	16	212	47	141	218	28	28
22	396	100	43	113	48	34	85	61	25
23	114	76	78	42	49	257	114	71	170
24	256	254	0	14	50	256	326	254	0
25	86	325	198	86	51	30	55	7	14
26	28	15	14	0	52	29	28	0	15

附表二　关于 $50\,\mu v$ 灵敏度的 Fuzzy 相容矩阵(52 阶)(i=1, 2…52　j=1, 2…52)

100	0	0	0	0	62	0	0	0	0	83	99	0	0	67	51	100	0	100	0	100	100	75	72	0	0
0	0	0	0	0	0	0	0	0	0	0	0	0	0	0	0	0	0	0	0	0	0	0	0	0	0
0	0	0	0	0	0	0	0	0	0	0	0	0	0	0	0	0	0	0	0	0	0	0	0	0	0
0	0	0	100	100	78	99	0	0	0	55	0	100	0	73	85	0	100	0	100	0	0	81	68	100	0
0	0	0	100	100	78	99	0	0	0	55	0	100	0	73	85	0	100	0	100	0	0	81	68	100	0

62	0	0	78	78	100	78	0	0	0	95	62	78	0	99	99	62	78	62	78	62	62	39	99	78	0
0	0	0	99	99	78	99	0	0	0	55	0	99	0	73	85	0	99	0	99	0	0	81	68	99	0
0	0	0	0	0	0	0	0	0	0	0	0	0	0	0	0	0	0	0	0	0	0	0	0	0	0
0	0	0	0	0	0	0	0	0	0	0	0	0	0	0	0	0	0	0	0	0	0	0	0	0	0
0	0	0	0	0	0	0	0	0	0	0	0	0	0	0	0	0	0	0	0	0	0	0	0	0	0
83	0	0	55	55	95	55	0	0	0	100	83	55	0	97	90	83	55	83	55	83	83	93	98	55	0
99	0	0	0	0	62	0	0	0	0	83	99	0	0	67	51	99	0	100	0	99	100	57	72	0	0
0	0	0	100	100	78	99	0	0	0	55	0	100	0	73	85	0	100	0	100	0	0	81	68	100	0
0	0	0	0	0	0	0	0	0	0	0	0	0	0	0	0	0	0	0	0	0	0	0	0	0	0
67	0	0	73	73	99	73	0	0	0	97	67	73	0	99	98	67	73	67	73	67	67	99	99	73	0
51	0	0	85	85	99	85	0	0	0	90	51	85	0	98	100	51	85	51	85	51	51	99	96	85	0
100	0	0	0	0	62	0	0	0	0	83	99	0	0	67	51	100	0	100	0	100	100	57	72	0	0
0	0	0	100	100	78	99	0	0	0	55	0	100	0	73	85	0	100	0	100	0	0	81	68	100	0
100	0	0	0	0	62	0	0	0	0	83	100	0	0	67	51	100	0	100	0	100	100	57	72	0	0
0	0	0	100	100	78	99	0	0	0	55	0	100	0	73	85	0	100	0	100	0	0	81	68	100	0
100	0	0	0	0	62	0	0	0	0	83	99	0	0	67	51	100	0	100	0	100	100	57	72	0	0
100	0	0	0	0	62	0	0	0	0	83	100	0	0	67	51	100	0	100	0	100	100	57	72	0	0
75	0	0	81	81	99	81	0	0	0	93	57	81	0	99	99	57	81	57	81	57	57	100	98	81	0
72	0	0	68	68	99	68	0	0	0	98	72	68	0	99	96	72	68	72	68	72	72	98	100	68	0
0	0	0	100	100	78	99	0	0	0	55	0	100	0	73	85	0	100	0	100	0	0	81	68	100	0
0	0	0	0	0	0	0	0	0	0	0	0	0	0	0	0	0	0	0	0	0	0	0	0	0	0
65	0	0	75	75	99	75	0	0	0	96	65	75	0	99	98	65	75	65	75	65	65	99	99	75	0
0	0	0	0	0	0	0	0	0	0	0	0	0	0	0	0	0	0	0	0	0	0	0	0	0	0
79	0	0	60	60	96	0	0	0	0	99	79	60	0	98	92	79	60	79	60	79	79	95	99	60	0
86	0	0	50	50	99	50	0	0	0	99	86	50	0	98	87	86	50	86	50	86	86	90	97	50	0
0	0	0	100	100	78	99	0	0	0	55	0	100	0	73	85	0	100	0	100	0	0	81	68	100	0
65	0	0	75	75	99	75	0	0	0	96	65	75	0	99	98	65	75	65	75	65	65	75	99	75	0
0	0	0	0	0	0	0	0	0	0	0	0	0	0	0	0	0	0	0	0	0	0	0	0	0	0
100	0	0	0	0	62	0	0	0	0	83	99	0	0	67	51	100	0	100	0	100	100	57	72	0	0
48	0	0	87	87	98	87	0	0	0	88	48	87	0	97	99	48	87	48	87	48	48	99	95	87	0
0	0	0	100	100	78	99	0	0	0	55	0	100	0	73	85	0	100	0	100	0	0	81	68	100	0
0	0	0	0	0	0	0	0	0	0	0	0	0	0	0	0	0	0	0	0	0	0	0	0	0	0
54	0	0	83	83	99	83	0	0	0	91	54	83	0	98	99	54	83	54	83	54	54	99	97	83	0
0	0	0	100	100	78	99	0	0	0	55	0	100	0	73	85	0	100	0	100	0	0	81	68	100	0
0	0	0	100	100	78	99	0	0	0	55	0	100	0	73	85	0	100	0	100	0	0	81	68	100	0
0	0	0	0	0	0	0	0	0	0	0	0	0	0	0	0	0	0	0	0	0	0	0	0	0	0
0	0	0	0	0	0	0	0	0	0	0	0	0	0	0	0	0	0	0	0	0	0	0	0	0	0
51	0	0	85	85	99	85	0	0	0	90	51	85	0	98	99	51	85	51	85	51	51	99	96	85	0
0	0	0	0	0	0	0	0	0	0	0	0	0	0	0	0	0	0	0	0	0	0	0	0	0	0
0	0	0	0	0	0	0	0	0	0	0	0	0	0	0	0	0	0	0	0	0	0	0	0	0	0
0	0	0	0	0	0	0	0	0	0	0	0	0	0	0	0	0	0	0	0	0	0	0	0	0	0
67	0	0	73	73	99	73	0	0	0	97	67	73	0	99	98	67	73	67	73	67	67	99	99	73	0
0	0	0	0	0	0	0	0	0	0	0	0	0	0	0	0	0	0	0	0	0	0	0	0	0	0

（续　表）

99	0	0	0	0	62	0	0	0	0	83	99	0	0	67	51	99	0	99	0	99	99	57	72	0	0
0	0	0	100	100	78	99	0	0	0	55	0	100	0	73	85	0	100	0	100	0	0	81	68	100	0
0	0	0	0	0	0	0	0	0	0	0	0	0	0	0	0	0	0	0	0	0	0	0	0	0	0
0	0	0	0	0	0	0	0	0	0	0	0	0	0	0	0	0	0	0	0	0	0	0	0	0	0
65	0	79	86	0	65	0	100	48	0	0	54	0	10	0	0	51	0	0	0	67	0	99	0	0	0
0	0	0	0	0	0	0	0	0	0	0	0	0	0	0	0	0	0	0	0	0	0	0	0	0	0
0	0	0	0	0	0	0	0	0	0	0	0	0	0	0	0	0	0	0	0	0	0	0	0	0	0
75	0	60	50	100	75	0	0	87	100	0	83	100	100	0	0	85	0	0	0	73	0	0	100	0	0
75	0	60	50	100	75	0	0	87	100	0	83	100	100	0	0	85	0	0	0	73	0	0	100	0	0
99	0	96	93	78	99	0	62	98	78	0	99	78	78	0	0	99	0	0	0	99	0	62	78	0	0
75	0	60	50	99	75	0	0	87	99	0	83	99	99	0	0	85	0	0	0	73	0	0	99	0	0
0	0	0	0	0	0	0	0	0	0	0	0	0	0	0	0	0	0	0	0	0	0	0	0	0	0
0	0	0	0	0	0	0	0	0	0	0	0	0	0	0	0	0	0	0	0	0	0	0	0	0	0
0	0	0	0	0	0	0	0	0	0	0	0	0	0	0	0	0	0	0	0	0	0	0	0	0	0
96	0	99	99	55	96	0	83	88	55	0	91	55	55	0	0	90	0	0	0	97	0	83	55	0	0
65	0	79	86	0	65	0	99	48	0	0	54	0	10	0	0	51	0	0	0	67	0	99	0	0	0
75	0	60	50	100	75	0	0	87	100	0	83	100	100	0	0	85	0	0	0	73	0	10	100	0	0
0	0	0	0	0	0	0	0	0	0	0	0	0	0	0	0	0	0	0	0	0	0	0	0	0	0
99	0	98	98	73	99	0	67	97	73	0	98	73	73	0	0	98	0	0	0	99	0	67	73	0	0
98	0	92	87	65	98	0	51	99	85	0	99	85	85	0	0	99	0	0	0	98	0	51	85	0	0
65	0	70	86	0	65	0	100	48	0	0	54	0	10	0	0	51	0	0	0	67	0	99	0	0	0
75	0	60	50	100	75	0	0	87	100	0	83	100	100	0	0	85	0	0	0	73	0	0	100	0	0
65	0	79	86	0	65	0	100	48	0	0	54	0	10	0	0	51	0	0	0	67	0	99	0	0	0
75	0	60	50	100	75	0	0	87	100	0	83	100	100	0	0	85	0	0	0	73	0	0	100	0	0
65	0	79	86	0	65	0	100	48	0	0	54	0	10	0	0	51	0	0	0	67	0	99	0	0	0
65	0	79	86	0	65	0	100	48	0	0	54	0	0	0	0	51	0	0	0	67	0	99	0	0	0
99	0	95	90	81	75	0	57	99	81	0	99	81	81	0	0	99	0	0	0	99	0	57	81	0	0
99	0	99	97	68	99	0	72	95	68	0	97	68	68	0	0	96	0	0	0	99	0	72	68	0	0
75	0	60	50	100	75	0	0	87	100	0	83	100	100	0	0	85	0	0	0	73	0	0	100	0	0
0	0	0	0	0	0	0	0	0	0	0	0	0	0	0	0	0	0	0	0	0	0	0	0	0	0
99	0	97	94	75	99	0	65	97	0	99	75	75	0	0	98	0	0	0	0	99	0	65	75	0	0
0	0	0	0	0	0	0	0	0	0	0	0	0	0	0	0	0	0	0	0	0	0	0	0	0	0
97	0	99	99	60	97	0	79	91	60	0	94	60	60	0	0	92	0	0	0	98	0	79	60	100	0
94	0	99	100	50	94	0	86	85	50	0	89	50	50	0	0	87	0	0	0	85	0	86	50	0	0
75	0	60	50	100	75	0	0	87	100	0	83	100	100	0	0	98	0	0	0	73	0	0	100	0	0
99	0	97	94	75	99	0	65	97	75	0	99	75	75	0	0	98	0	0	0	99	0	65	75	0	0
0	0	0	0	0	0	0	0	0	0	0	0	0	0	0	0	0	0	0	0	0	0	0	0	0	0
65	0	79	86	0	65	0	100	48	0	0	54	0	0	0	0	51	0	0	0	67	0	99	0	0	0
97	0	91	85	87	97	0	48	100	87	0	99	87	87	0	0	99	0	0	0	97	0	48	87	0	0
0	0	60	50	100	75	0	0	87	100	0	83	100	100	0	0	85	0	0	0	73	0	0	100	0	0
99	0	0	0	0	0	0	0	0	0	0	0	0	0	0	0	0	0	0	0	0	0	0	0	0	0
75	0	94	89	83	99	0	54	99	83	0	100	83	83	0	0	99	0	0	0	98	0	54	83	0	0
75	0	60	50	100	75	0	0	87	100	0	83	100	100	0	0	85	0	0	0	73	0	0	100	0	0

（续　表）

0	0	60	50	100	75	0	0	87	100	0	83	100	100	0	0	85	0	0	0	73	0	0	100	0	0
0	0	0	0	0	0	0	0	0	0	0	0	0	0	0	0	0	0	0	0	0	0	0	0	0	0
98	0	0	0	0	0	0	0	0	0	0	0	0	0	0	0	0	0	0	0	0	0	0	0	0	0
0	0	92	87	98	0	0	51	99	85	0	99	85	85	0	0	100	0	0	0	97	0	51	85	0	0
0	0	0	0	0	0	0	0	0	0	0	0	0	0	0	0	0	0	0	0	0	0	0	0	0	0
0	0	0	0	0	0	0	0	0	0	0	0	0	0	0	0	0	0	0	0	0	0	0	0	0	0
0	0	0	0	0	0	0	0	0	0	0	0	0	0	0	0	0	0	0	0	0	0	0	0	0	0
99	0	98	85	73	99	0	67	97	73	0	98	73	73	0	0	97	0	0	0	100	0	67	73	0	0
0	0	0	0	0	0	0	0	0	0	0	0	0	0	0	0	0	0	0	0	0	0	0	0	0	0
65	0	79	86	0	65	0	99	48	0	0	54	0	0	0	0	51	0	0	0	67	0	99	0	0	0
75	0	60	50	100	75	0	0	87	100	0	83	100	100	0	0	85	0	0	0	73	0	0	100	0	0
0	0	0	0	0	0	0	0	0	0	0	0	0	0	0	0	0	0	0	0	0	0	0	0	0	0
0	0	0	0	0	0	0	0	0	0	0	0	0	0	0	0	0	0	0	0	0	0	0	0	0	0

　　附表三　52 阶等价矩阵（略）

　　附表四　残肢肌电信号在电路灵敏度为 $50\,\mu V$ 时的 Fuzzy 聚类分析结果表（按拮抗肌分类）

类别	人数	被测对象编号
Ⅰ 伸屈肌都好	14	6, 11, 15, 16, 23, 24, 27, 29, 30, 32, 35, 38, 43, 47
Ⅱ 仅伸肌好	12	4, 5, 7, 13, 18, 20, 25, 31, 36, 39, 40, 50
Ⅲ 仅屈肌好	8	1, 12, 17, 19, 21, 22, 34, 49
Ⅳ 伸屈肌都不好	18	2, 3, 8, 9, 10, 14, 26, 28, 33, 37, 41, 42, 44, 45, 46, 48, 51, 52

　　附表五　残肢肌电信号在电路灵敏度为 $25\,\mu V$ 时的 Fuzzy 聚类分析结果表（按拮抗肌分类）

类别	人数	被测对象编号
Ⅰ 伸屈肌都好	19	3, 6, 11, 15, 16, 23, 24, 27, 28, 29, 30, 32, 33, 35, 38, 43, 47, 51, 52
Ⅱ 仅伸肌好	15	4, 5, 7, 10, 13, 14, 18, 20, 25, 31, 36, 39, 40, 48
Ⅲ 仅屈肌好	10	1, 12, 17, 19, 21, 22, 34, 44, 46, 49
Ⅳ 伸屈肌都不好	8	2, 8, 9, 26, 37, 41, 42, 45

　　附表六　Fuzzy 聚类分析程序（略）

　　附表七　残肢肌电信号在电路灵敏度为 $50\,\mu V$ 时的 Fuzzy 聚类分析结果表（按拮抗动作分类）

类别	人数	被测对象编号
Ⅰ 伸屈肌都好	15	1, 6, 11, 16, 17, 21, 22, 24, 29, 30, 32, 34, 43, 47, 49
Ⅱ 仅伸肌好	6	4, 8, 12, 15, 25, 36

类别	人数	被测对象编号
Ⅲ 仅屈肌好	13	5，7，18，19，20，23，27，31，35，38，39，40，50
Ⅳ 伸屈肌都不好	18	2，3，9，10，13，14，26，28，33，37，41，42，44，45，46，48，51，52

　　附表八　残肢肌电信号在电路灵敏度为 $25\,\mu$V 时的 Fuzzy 聚类分析结果表（按拮抗动作分类）

类别	人数	被测对象编号
Ⅰ 伸屈肌都好	20	1，3，6，11，16，17，21，22，24，28，29，30，32，33，34，43，47，49，51，52
Ⅱ 仅伸肌好	8	4，8，10，12，15，25，36，44
Ⅲ 仅屈肌好	15	5，7，14，18，19，20，23，27，31，35，38，39，40，46，50
Ⅳ 伸屈肌都不好	9	2，9，13，26，37，41，42，45，48

残肢病人肌电的康复

摘　要：在我国,随着肌电控制假肢研制工作的开展,肌电控制假手实用化任务已摆在我们面前。是否有可能使尽量多的前臂残肢者,都能利用自身残存肌肉群提供合适肌肉的肌电信号,以适应肌电控制假肢对信号源的要求.便是其中较为突出的一个问题。本文在总结几年来实践经验的基础上,阐述了残肢肌电康复的原理和方法以及初步实验结果。

关键词：残肢病人；肌电康复

一、问题的提出

在我国,需要配装假肢或矫形器的肢体残缺者约有 320 万人。其中前臂残肢者占相当大的比例。据断肢再植专家陈中伟近 600 例断肢情况初步统计,截肢部位分布的大致情况见表 1。

表 1　近 600 例断肢情况初步统计

断肢部位	前臂	腕关节	手掌	手指	上臂	肩	大腿	膝关节	小腿	脚踝
人数	70	60～70	50	300	10～20	5	2	10～20	30～40	20
比例(均数)	12.1%	11.3%	8.7%	52%	2.6%	0.85%	0.35%	2.6%	6%	3.5%

因此对假肢的需求量很大。全国各地共 33 所假肢工厂(中国台湾地区未计入),承担着为广大肢体残缺病人配制假肢的繁重而艰巨的任务。肌电假手自 1948 年问世以来,引起各国研究者的广泛兴趣,20 世纪 70 年代正式成为商品。我国自 20 世纪 60 年代开始开展动力假手的研究,上海第二医学院(现上海交通大学医学院)于 60 年代初曾尝试用电机带动人手指骨的电动假手；60 年代中期,上海生理研究所和上海假肢厂合作,成功地研制了单自由度肌电控制前臂假手,并已在部分残肢者身上试用。几乎与此同时,北京假肢厂和一些研究单位合作研制了上臂肌电控制假手,沈阳辽宁荣军假肢厂以及有关单位相继进行了电动假手

作者：胡天培,陈培声,施旭初

本文刊登于《中国生物医学工程学报》1984 年 12 月第 3 卷第 4 期第 195 - 200 页。

本文已选入国家科委主编的《2000 年的中国》中《2000 年的中国生物医学工程》有关肌电康复内容。

的研制。上海交通大学在完成两自由度肌电假手模拟装置研制任务的基础上,1979年在中央民政部支持下,承担了三自由度肌电控制前臂假手的研制任务。南京工学院和清华大学等高等院校也相继开展了各类电动假手的研究。肌电控制假肢研制工作在我国正在出现兴旺局面。

肌电控制假手的实用化是一项相当复杂的工作,当能够提供电子手时,申请佩用者是否具备安装条件便成为突出问题。对肌电假手佩用者的要求,是其残存肌肉群要有可供选择的肌肉,并能提供符合电路要求的合宜的肌电信号。为数不少的人由于肌电不符合要求,不能佩用肌电控制假肢。因此,截肢时应该考虑肌电的康复措施,事实上,通过对160余名受试截肢者情况调查和400余人次的肌电信号测试研究,我们发现许多残肢者的肌电信号不符合要求,甚至不少人不能适应假手控制电路的最低要求。有的资料认为,由于断肢会引起肌肉丧失、萎缩、错位和控制功能衰退,因此往往选不出两块既能够引出足够强度的肌电信号、又能独立控制的残存肌肉。灵敏度是操作肌电假手所需最小平均肌电信号峰值,一般设计为$50\mu V$。灵敏度过高易受噪声和各种干扰因素的影响,使假手产生错误动作;灵敏度过低,使用起来费力甚至无法控制和驱动假手。根据大量实验和统计结果,仅有约30%的前臂残肢病人,可以方便地佩用肌电控制假手(见表2)。研究结果表明,即使进一步提高控制电路的灵敏度(例如提高一倍,为$25\mu V$),适用面可以扩大一些(由30%左右提高到40%左右),但仍然不能从根本上解决广大残肢病人佩用肌电控制假手时信号源不相适应的问题(见表3)。

表2 一对常用拮抗肌在电路灵敏度为$50\mu V$时的分类统计结果

项目	Ⅰ(伸屈肌都好)	Ⅱ(仅伸肌好)	Ⅲ(仅屈肌好)	Ⅳ(伸屈肌都不好)	合计
人数	15	6	13	16	52
百分比(%)	29	11	25	35	100

表3 一对常用拮抗肌在电路灵敏度为$25\mu V$时的分类统计结果

项目	Ⅰ(伸屈肌都好)	Ⅱ(仅伸肌好)	Ⅲ(仅屈肌好)	Ⅳ(伸屈肌都不好)	合计
人数	20	8	15	9	52
百分比(%)	39	15	29	17	100

注:伸肌,桡侧腕长伸肌;屈肌,尺侧腕屈肌。

由此可见,单纯从改进电路设计着手是不够的,还应同时寻找改造信号源的有效途径。国外对伤残者截肢时采用肌成形术,尽可能保全肌肉功能和康复肌电,值得国内的骨科医师在手术方面加以试验推广。但重要的还是考虑为数众多的已截肢者,康复他们的残肢肌电,使之都有可能佩用肌电控制假肢。

二、残肢肌电康复的原理和方法探讨

人体肌肉可以看成是一种由蛋白质组成的生物学机器。在有机体内,只有由中枢神经系统运动神经传来的动作电位到达肌肉时,兴奋和收缩才得以发生。中枢神经系统就是通过动作电位的传导,给肌肉以收缩的指令。这种由脑发出的指令到达肌肉的电学表现,就是我们通常所说的肌电信息。信息是物质现象与精神现象之间的转化物,人的意志活动能促进这种转化过程。将肌电信息赋予意义,如我们将其应用作为假肢控制指令,这样的肌电信息就是我们所讲的肌电信号。肌电信号与人脑活动密切关联,又能被人的意志促进转化,这就为康复肌电提供了理论依据。

生物反馈学说是美国科学家 N.E. 密勒创立的。1967 年他用操作性条件反射的训练方法对各种内脏进行研究取得重要成果，1969 年发表了《内脏和腺反应的学习》一文。此后，1999 年 D. 夏比克做了血压变化的实验，1970 年 J. 卡米亚通过铃声的训练使一病人能控制脑电活动节律。1973 年 E.V. 埃瓦茨发表《发生运动的脑机制》论文，叙述受试猴为获得果汁而学习启动开关的学习过程。

工程控制上通常把系统的输出反过来送入到输入端，对输入施加影响，称为反馈或回授。在生物医学工程控制上，类似的生物反馈（或生物回授），即是把接受刺激当作输入，对刺激作出反应当作输出，通常从刺激到反应包括五个部分：感受器、传入神经、神经中枢、传出神经和效应器（例如手或肌肉），见图 1。从效应器到感受器之间也存在一个反馈过程。当用手抓取物品时，有一个不断地判断手和对象物之间的距离（相对位置），同时不断减少这个距离（缩小误差），直到最终抓住的过程。由于反馈控制是利用受控量的实际情况与我们的要求之间的误差来进行控制，这里仅需考虑一个因素——误差，与中间过程及途径无关，因而最简单实用。

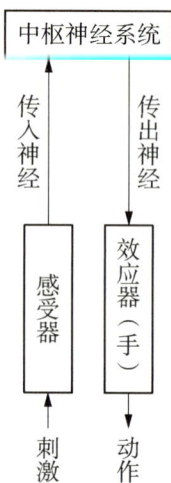

图 1　手动作的反射环示意图

生物反馈目前较为确切的定义是：借助对受试者血压或脑电波等的听觉或视觉的信号，如血压升高时听到铃声，以控制他的生理心理功能的一种训练方法，使意识能控制某些内脏器官的活动。生物反馈法的基本点是设法唤起感觉，这可以通过学习（训练）来实现。近年来，为人们日益重视的生物反馈新技术，已用来帮助病人学习克服各种神经肌肉障碍，如弛缓性麻痹或痉挛性收缩等。其方法是采用特种记录装置，记录病人希望产生的肌肉反应的微小变化。对于力求成功的病人来说，他得到关于治疗结果的信息会强化正确的反应，从中能逐步提高肌肉收缩的水平。

我们依据胡寄南教授信息转化理论，即人可以通过意志的心理活动，发出信息，改善和增强肌肉收缩的能力，并将生物反馈技术，即密勒的条件反射工具性操作训练方法应用于训练残肢病人。康复肌电的方法是：

（1）首先用语言或声画装置，对受试残肢病人进行宣传教育，以鼓起病人强烈渴求成功的希望和信心。

（2）借助工程技术手段，通过灵敏的仪器装置，最好是使用肌电训练康复仪（自制），让受试病人反复进行意识控制动作训练的练习，通过观察示波器波形或仪表指针显示的数值范围的变化（或肌电发放水平的指示灯显示），对照期望的数值范围，不断用眼的视觉信号或同时用耳的听觉信号进行反馈。

（3）启发脑的指令、肌肉收缩与肌电发放水平之间的联系，悟出要领，经常反复建立起联系，巩固和扩大效果。

（4）进行多种方式的肌肉运动锻炼，如加强残臂的活动、用沙袋锻炼肌力等，以提高与恢复功能。

（5）辅以肌肉部位的温水浴与肌肉按摩（用手推拿或用按摩器按摩），促进转化。

（6）个别有条件的结合气功锻炼（有 2 例）。尽管气功锻炼中有许多流派和功种，但究其练功原理和基本要领而言，其内在的共同规律都是在意识主导下，通过调心（意守入静）、调身(全身放松)、调息(调整气息)3个环节,协调地进行锻炼,对机体内部功能活动产生一系列调整作用,因而对肌电的康复也是有效的。

值得着重指出的是,用生物反馈法唤起感觉,康复残肢肌电,必须经过认真刻苦的锻炼,付出巨大的努力。要靠充满信心和顽强的意志力,才可能取得好的效果。截肢病人残端肌肉功能衰退、肌电发放水平低弱的情况,犹如不同程度瘫痪的肌肉。一位国际著名的神经解剖学家 A.布劳德教授曾著文记述自己中风后,为克服左臂及腿瘫痪所做努力的自我观察:"……要使一严重瘫痪的肌肉发生收缩,付出的力量是十分大的,主观上我体验到是一种心理上的力量,一种意志力。需要用极其强大的意志才能加以克服。这种精神力量的消耗是使人精疲力尽的。"所以训练和康复的过程,必须是反复地启发、诱导与鼓励,不断增强受试病人学习和锻炼的信心和决心,使他们从仪表指针的摆动或示波器图像哪怕微小的变化上,感觉到肌电发放水平在随着意识控制幻肢动作而相应的发生变化,从中悟出要领,建立起联系来。在有条件时,让残肢病人用自身的肌电信号直接控制驱动假手模拟装置,可以获得更直观的效果,见图2。

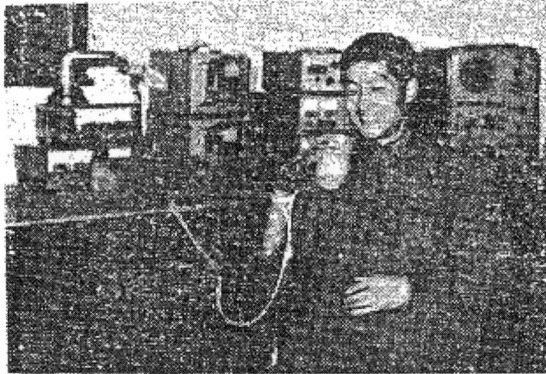

图2　一位前臂残肢病人正在进行三个自由度肌电控制前臂假手的操作练习

三、初步实验结果

3年多来,我们结合对残肢病人的肌电测试和情况调查,同时开展了用意识控制动作训练康复残肢病人残端残存肌肉肌电发放水平的试验研究工作,取得一定的进展。100余例前臂残肢病人接受训练后,不同程度地提高了肌电发放水平,在康复残肢病人肌电方面,取得比较明显的成效。图3为21例受试前臂残肢病人经过初步意识控制动作训练后,残端肌肉的肌电发放水平的康复情况。可以从曲线看出,经训练后肌电发放水平的曲线在最大肌紧张情况下,肌肉收缩的肌电发放水平通常在几百微伏至1~3毫伏,可见要康复到接近健康人的肌电发放水平,需要进一步训练。

病例005用意识控制动作训练康复肌电的过程情况见图4。该受试病人经历较长时间的艰苦锻炼,综合采用多种训练方式,终于取得很好的成效。原来肌电发放水平极低,较一般残肢病人差得多,但是经过训练,她在第3阶段测验时已能用肌电操作驱动假手模拟装置,第5阶段测验时已接近正常人肌电发放水平,能对3个自由度肌电控制前臂假手样机进行假手动作操作练习。第6阶段是训练暂停后的情况,可见效果还是比较稳定。

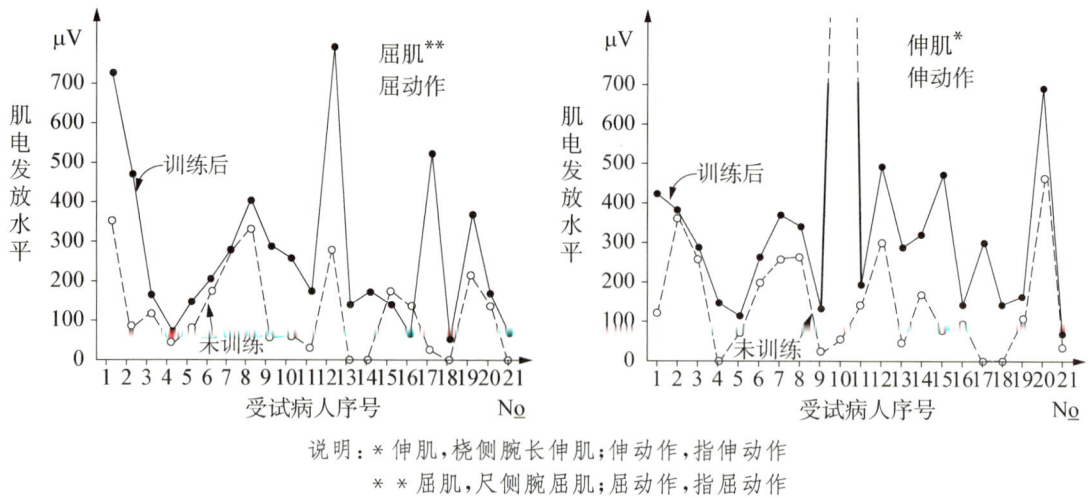

说明：＊伸肌，桡侧腕长伸肌；伸动作，指伸动作
　　＊＊屈肌，尺侧腕屈肌；屈动作，指屈动作

图3　21例受试前臂残肢病人经初步意识控制动作训练后肌肉肌电发放水平康复情况

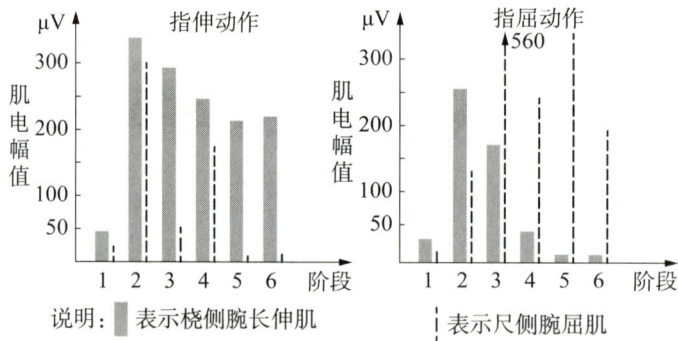

说明：▨ 表示桡侧腕长伸肌　　┊ 表示尺侧腕屈肌

图4　一位受试残肢病人用意识控制动作训练康复肌电情况

实验证明：肌电不合要求的残肢病人，其肌电是可以增强、改善和康复的；骨骼肌作为假肢控制信号源的肌电发放水平，是可以改造的。依据信息转化理论和生物反馈法训练残肢者，以适应肌电控制假肢对佩用者信号源的要求，不仅可行，并且是切合实用的。

建议假肢工厂在为残肢病人提供肌电假手产品的同时，设立相应的康复门诊部，对残肢病人的肌电情况进行测试、训练和康复。

50 例截肢者残端综合征的康复疗效分析

摘 要：本文主要介绍 50 例截肢术后残端综合征的康复。通过综合性的康复治疗，残端综合征得到不同程度的改善、减轻，个别的达到临床治愈。同时讨论了今后医学和工程学怎样结合，怎样预防、减少截肢后残端综合征的发生及如何为配装假肢创造更好的条件。

关键词：截肢者；残端综合征；康复

我校康复中心治疗室，自 1983 年 5 月至 12 月，对 50 例门诊和住院截肢患者的残肢、残端进行了检查和测试，发现除个别残端膨大外，绝大多数患者的残肢肌肉都有不同程度的废用性萎缩，大部较健侧细 2～4 cm，皮温较健侧低 2～4℃，多数有幻肢痛（感），部分有关节僵硬，残端有酥麻胀痛、瘢痕挛缩、神经瘤、触痛等，我们把这些症状和体征称为"截肢者残端综合征"（下称"综合征"）。综合征的存在，给截肢者带来很大的痛苦，对安装假手带来不利的影响。在病史的收集和检查中，发现综合征的形成、轻重与截肢、残端处理的技术水平有一定的关系。为此，我们对外科截肢技术和残端处理等问题同时提出讨论。

一、临床资料

一般情况详见表 1。年龄绝大多数在 20～25 岁。50 例残缺肢体多为上肢前臂，约 90% 以上在家全休，或在疗养院和大城市治疗，都怀着强烈愿望亟待恢复已失去的部分功能。

表 1　50 例截肢后残端综合征性别、年龄分布

年龄（岁）例数	25 以下 27		26～35 12		36～45 9		46～55 2		合计 50	
性别例数	男 9	女 18	男 6	女 6	男 6	女 3	男 1	女 1	男 22	女 28

残端综合征的临床表现详见表 2。从表 2 中可以看出，截肢后幻肢痛（感）肌肉萎缩，皮温低，残端疼痛的发病率最高，幻肢痛和神经瘤的存在，成为截肢者的最大痛苦。我们还观

作者：杨忠道，胡天培

本文刊登于《中国康复医学杂志》1986 年 4 月第 1 卷第 2 期第 30 - 32 页。

察到:幻肢痛程度,轻则如蚁爬感,重则呈刀绞样剧痛,时间长者可达 17 年之久。

表 2 　50 例截肢后残端综合征表现

截肢部位	例数	残肢情况				残端症状					
		幻肢痛	肌萎缩	皮温低	关节功能障碍	酸	麻	胀	痛	触痛	神经瘤
手	12	3	8	4	2	1	5	3	7	4	4
前臂	21	14	12	11	4	4	10	4	13	11	7
上臂	9	10	7	7	4	5	10	2	7	6	4
全臂	2	2	2	2	2		2		2	2	
足	2	2	2	1		1	1	1	2	1	
小腿	3	2	3	2	2				1	1	
大腿	1	1				1			1		
合计	50	34	34	27	14	12	28	10	33	25	15
百分率	100	68	68	54	23	24	56	20	66	50	30

二、康复治疗

(一)康复宗旨

国际康复基金会主席腊斯克提出的康复定义是:"所谓康复是使得残疾的人,有慢性病的人……使其最大限度地达到工作和生活方面的能力"。我国卫生部提出的康复宗旨是使部分器官和组织的残疾人,最大限度不至于完全残废;使身体留有的功能,能发挥有益的作用,以至受损的功能得到康复。我们康复中心治疗室遵循上述宗旨,进行三个结合,即医学与工程学结合、治疗与科研结合、祖国传统医学与现代康复医疗仪器结合,使肢体残缺者,通过康复治疗,达到恢复部分功能及生活自理的能力。

(二)康复治疗的措施

我们对 50 例肢体残缺者,在给予配装机械假手、肌电假手前,分不同情况,对截肢后残端综合征进行综合性康复治疗。对残端症状的肌萎缩、肢体发凉,以电热和石蜡浴为主,辅以内服活血化瘀的中药;关节功能障碍、瘢痕挛缩,以推拿为主,辅以电热,必要时手术整复;残端神经瘤、角痛,采用局部电疗(低频、超声波、音频),辅以中西药离子导入或用"四肢洗方";对幻肢痛可试用电疗,必要时加用低剂量微波。对伤残者除上述康复治疗措施外,均应重视心理疗法和残肢的功能锻炼。

(三)康复疗效评定标准

我们拟定的康复疗效标准,分临床治愈、显效、有效及无效 4 种。

(1)治愈:残肢肌肉萎缩程度稳定;残端症状消失;肌电信号由紊乱转为拮抗,信号发放增强,达到装肌电假手控制电路要求;幻肢痛减轻或消失。

(2)显效:残肢肌肉萎缩程度基本稳定;残端症状明显减轻或基本消失;肌电信号由不能测得到能测得,强收缩时峰值能达到 $50\mu V$ 以上;装配假手后不影响活动功能。

(3)有效:残肢肌肉萎缩程度基本稳定,但停止治疗后有反复;残端症状减轻,但维持时间较短；肌电信号能测出，但不足 $50\mu V$；安装肌电假手困难，但能安装牵引式机械假手，基本不影响活动功能。

（4）无效：康复治疗后综合征无改善，有的方面甚至加重。

50 例截肢后残端综合征，经过综合性康复治疗，得到了比较满意的效果。其中治愈 1 例，显效 9 例，有效 39 例，无效 1 例，总有效率达 98%（见表 3）。

表 3　50 例截肢后残端综合征疗效分析

截肢部位	手	前臂	上臂	全臂	足	小腿	大腿	合计	有效率(%)
例数	12	21	9	2	2	3	1	50	98
痊愈		1						1	2
显效		5	2			2		9	18
有效	11	15	7	2	2	1	1	39	78
无效	1							1	2

如某伤员，伤残情况复杂、严重。左上肢、左胸 4 根肋骨及左锁骨均被和面机轧断，伤后左上臂截肢，截肢后幻肢痛、残端臃肿触痛、神经瘤、瘢痕挛缩，给予综合性康复治疗后，残端综合征解除，装配机械假手出院，同时具备了配装肌电假手的条件。

2 例前臂截肢的女伤员，截肢残端综合征明显，肌电信号不能测得，装配肌电假手缺乏条件。收治后给以热疗、电疗 3 个疗程，重视残肢的功能锻炼，综合征明显减轻，肌电信号增强，达到了肌电假手控制电路要求，为配装肌电假手创造了条件。

无效 1 例为一女伤员，由于残端因素的影响，多次康复治疗无效。

三、体会和讨论

（1）截肢后残端综合征使病人痛苦极大，但只要因人而异，应症而治，除个别特殊病例外，通过综合性的康复治疗，均能为伤残者减轻痛苦，配装上不同类型的假手，使其最大限度地达到具有生活及工作的能力。

（2）截肢技术不仅是一种破坏性手术，同时也是一种治疗性、修复性手术。我们收治的50 例肢体残缺者中，客观上有的致伤因素比较复杂，伤残程度严重，但也有不少致伤后因不合理的截肢及残端处理给伤残者留下终身痛苦，这点值得引起专科医生的关注并积极改进截肢技术。

（3）康复工作者注重指导伤残者残肢功能锻炼，在康复中占有重要的地位和作用。加强残肢的功能锻炼，这对维持和恢复已萎缩的肌肉功能，改善萎缩残肢的血液循环，松解韧带、肌腱、关节囊处的粘连，促进残肢的功能恢复有肯定的效益。部分病人就是由于低估功能锻炼的作用，留下不良后果，给康复带来一定的困难。

（4）对伤残者要重视心理疗法。心理疗法是一种精神疗法，有的放矢地做伤残者的思想疏导工作，应是康复医学的一组成部分。就伤残者来说，致躯体伤残的同时，往往造成严重的精神创伤。为此，康复工作人员要掌握伤残者心理状态，重视心理疗法，有时往往能起到其他康复手段所起不到的作用。

四、结语

本文所述的 50 例截肢者残端综合征，经过功能锻炼，使用中医中药、推拿和国产的、引进的康复治疗仪及外科修复等康复治疗，部分已装配不同类型的假手达到部分生活自理，有的重返工作岗位做力所能及的工作。但对于截肢后残端综合征的康复治疗仅仅是初步和尝试，还有很多不成熟的和需要进一步探讨的问题，特别是幻肢痛，尚未摸索到有效的治疗方法。综合征的存在，与截肢技术水平、个人因素等有密切的关系，在未解除、减轻综合征前，配装任何一种假手都存在着不利因素，通过综合性的康复治疗能创造这一条件。通过医学与工程学相结合，并采用先进截肢技术，不断完善康复手段，研制多种类型假肢，定能为伤残者最大限度地达到生活和工作方面的能力，创造最有利的条件。

过短残肢的肌电假手

摘　要：肌电控制假手自 1948 年人类首次报告以来，经过二三十年的研究，目前在国内外已进入实用化阶段。前臂肌电控制假手的优点为：外部能源，肌电控制，穿戴方便。这些优越性使前臂肌电假手得到较好的推广和应用。本文重点研究过短残肢的肌电假手。

关键词：过短残肢；肌电假手

　　前臂肌电假手的控制信号源是残肢者本身的残端肌肉。因为由中枢神经系统发出的传向运动神经末梢分支的动作电位，传递着驱使肌肉收缩的信息，这种由残肢者受意志控制的肌肉产生的电位，对于假肢是理想的控制信号。为保证肌电正常发放，以适应假手控制电路对肌电信号的要求，残肢者残端必须保留足够的长度。前臂优选的假手控制信号源的一对伸屈拮抗肌，是桡侧腕长伸肌和尺侧腕屈肌。一般成年男女的前臂长度在 $20\sim25$ cm 范围内。国外通常将适于前臂肌电假手安装的最佳前臂残肢长度定为 15 厘米。短于适宜残肢长度的残肢者，配装使用肌电假手造成困难。尤其是长度为 10 cm 和 10 cm 以内的残肢，配装肌电假手困难更大，我们称这样尺寸范围的残肢为过短残肢。

　　形成过短残肢的原因主要有：严重外伤直接造成，感染后再截肢，肿瘤，单纯防止感染，随意高位截肢。

　　调查表明过短残肢者为数不少。据有关资料，残肢长度为 15 cm 以内者，约占前臂残肢者总人数的 26%，其中过短残肢者约占半数，即约占前臂残肢者总人数的 13.6%。表 1 为 1984 年 4 月至 1986 年 3 月两年间，对前来要求配装肌电假手的 471 例前臂残肢者情况统计。可见残肢长为 15 cm 以内者约占前臂残肢者总数的 43.3%，过短残肢者约占总数 21.8%，比例均大。其中男性居多，青年人居多（见表 2），右手致残者居多。而右手对自理生活关系甚大，青年人向往着美好的未来更需要手，如此众多的对象摆在我们面前，根据造福残疾人的康复宗旨，就迫切需要研制这类过短残肢的肌电假手，尽可能使更多的前臂残肢者配装上肌电假手。

作者：胡天培，刘国庆

本文刊登于《中国康复》1986 年 6 月第 1 卷第 2 期 92－96 页。

表 1 过短残肢情况统计

残肢长度	男		女		合计	%
	右	左	右	左		
≥15 cm	106	85	51	25	267	56.7
11～14 cm	31	39	20	11	101	21.5
8～10 cm	37	20	12	14	73	15.5
5～7 cm	6	5	5	4	20	4.2
2～4 cm	4	0	4	2	10	2.1

表 2 过短残肢年龄分布

残肢长度	男					女				
	≤15 岁	16～28 岁	29～35 岁	36～45 岁	≥46 岁	≤15 岁	16～28 岁	29～35 岁	36～45 岁	≥46 岁
≥15 cm	0	111	42	17	21	0	51	17	4	4
11～14 cm	0	35	18	11	6	0	18	5	7	1
8～10 cm	1	28	15	12	1	0	10	0	6	0
5～7 cm	1	6	0	3	1	0	7	2	0	0
5 cm	1	1	1	0	1	0	5	1	0	0
合计	3	181	76	43	30	0	91	25	17	5
	333(70.7%)					138(29.3%)				

一、存在的问题与解决方法

对过短残肢配装肌电假手,主要存在三个问题:①过短残肢造成肌电信号源选择困难;②残端在接受腔中引导电极极易移位;③安装后肘弯活动幅度过小,并极易发生残端与接受腔滑脱。

(一)过短残肢肌电信号源

由表面电极引导出的肌电信号,是由许多运动单元动作电位叠加产生的募集的电位,是一随机信号,但可视作弱平稳随机过程,即在一定的短时间内,当输入相对稳定时,其输出基本保持平稳。通过控制电路,可应用它作为控制信号。图 1 为时域描记的肌电图,图 2 为频域中的肌电幅值谱图。可见一般情况下,残肢者肌电发放较健全人差。图 3 为过短残肢的

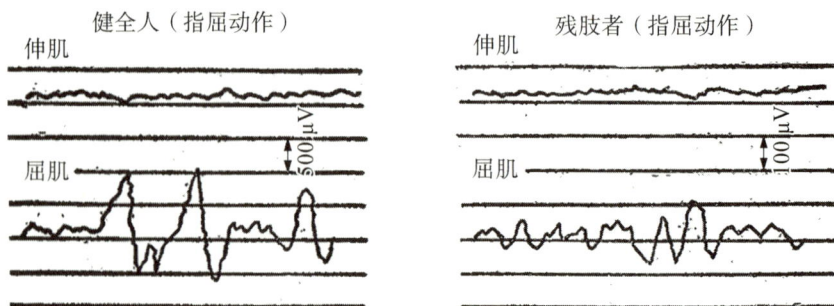

图 1 时域描记的 EMG

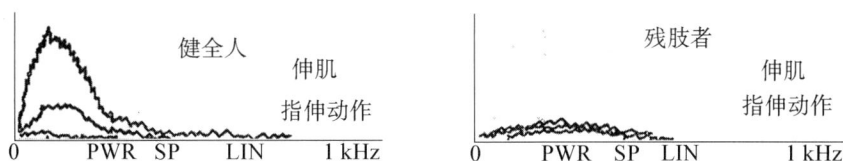

图 2　频域肌电幅值谱图

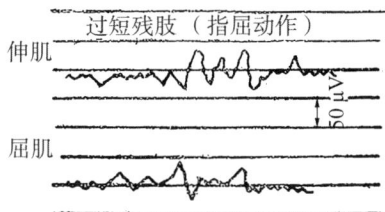

图 3　过短残肢 EMG

时域 EMG。可以看出,过短残肢肌电发放情况通常最差(信号弱,拮抗差)。

为了解决过短残肢肌电信号源的问题,可以采用以下方法:①康复肌电,即依据信息转化理论和生物反馈技术,康复原有一对拮抗肌的肌电,包括增强肌电发放与改善肌电拮抗性;②换选肌肉,由于残端肌肉皮肤切除过多,骨质保留较长,使残端的肌肉筋膜不能很好缝合固定,向近端自由缩回,使康复肌电困难。可以另选一块肌肉,使之与原有的一块肌肉组成拮抗肌。选择的方法可以用手触摸肌肉检验收缩情况,并用示波器观察确定;③电极移位,通常,肌腹的肌电发放最强,当拮抗性难以改善时,可以将需改造的该信号源肌肉电极移位,以损失信息量的办法改善拮抗性;④容积导体,在残端四周不受肌肉位置约束,任选适宜信号源部位,借助容积导体引导肌电。此法可行但不稳定。图 4 为一位残肢长 5 厘米的过短残肢者的一对已康复的拮抗肌的时域 EMG。

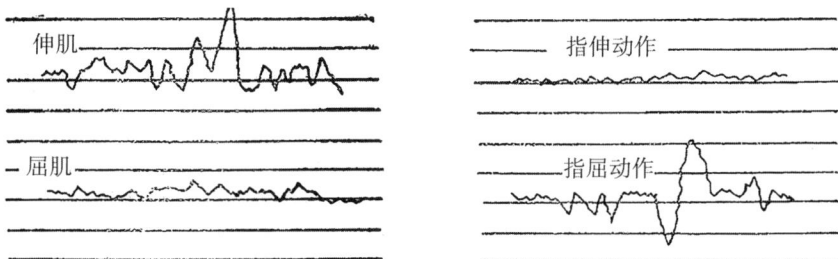

图 4　残肢长度 5 厘米的过短残肢——对已康复的拮抗肌 EMG

(二) 过短残肢接受腔

通常的肌电假手接受腔与假手臂筒连为一体。由于残端较长,电极与残肢接触坡度角很小,在肘伸屈时引导电极在接受腔中移位不大,因而能保持电极引导肌电的稳定性。

过短残肢存在以下情况:①残端肌肉损失过大,影响肌电发放。②残端软组织覆盖太少,影响容积导电和引导肌电效果。③残端软组织覆盖过少,使肌肉难以固定而回缩,造成残端呈圆锥形,骨端常突出于皮下,电极与残端接触坡度角很大,通常电极固定方法会发生引导电极在接受腔中严重移位和脱开,不能使用。④过短残肢的残端接近肘弯,当肘关节屈

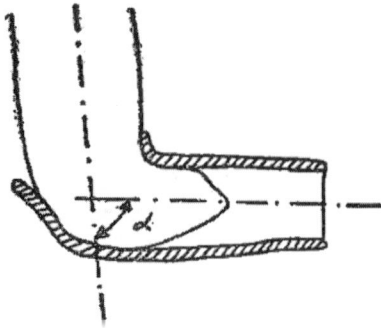

图5 肘弯屈曲角 α - 5 肌电假手接受腔示意图

曲时,引起肌腱挛缩与隆起,阻碍假手作屈肘活动。据调查,过短残肢者肘弯曲角度均小于适宜长度残肢者;5～6 cm 过短残肢者,其肘弯曲角度不大于 90°。因此,使用一般肌电假手臂筒时,假手手头不能接近头部、嘴部,无法实现梳头、吃饭等生活自理动作。⑤如残端软组织保留过多,骨质太短,肌肉无骨架支撑,则失去杠杆力量和负重能力。图 5 所示为肘弯曲角 α 与普通肌电假手接受腔(臂筒)示意图。

为了克服普通肌电假手接受腔对过短残肢的不适用性,我们采用专用过短残肢接受腔。过短残肢接受腔完全与残端贴合,不产生相对移动。

(三) 组合式多节套筒与四连杆机构

过短残肢肌电假手臂筒采用多节组合式,即包括上臂固定臂筒、残端接受腔臂筒和前臂假手臂筒三部分。依靠铰接的四连杆机构,合理设计铰点位置与连杆长度,即可保持在上臂固定臂筒不动的情况下,前臂假手臂筒随肘关节伸屈时,残端接受腔臂筒能相对上臂固定臂筒在一较大范围内活动。

组合式多节套筒与四连杆机构,解决了残肢过短、臂筒难以固定和普通肌电假手臂筒极易使残端从臂筒内滑脱的问题;同时克服了残肢过短杠杆力不足和持重能力差的缺点。根据机构学切贝舍夫结构公式,在活动度 $W = 3n - 2P_2 - P_1$ 式中:

n——可动构件数

P_1——高付数(二个自由度,即有一个约束条件)

P_2——低付数(一个自由度,即有两个约束条件)

在设计的四连杆机构中:

$$n = 3, P_1 = 0, P_2 = 4$$
$$W = 3 \times 3 - 2 \times 4 - 0 = 1$$

因此依靠残端带动残端臂筒,就可以在上臂臂筒相对静止的情况下,使前臂臂筒产生绕 F 铰点的旋转运动(见图 6)。

三节套筒的结构,第一节(上臂套筒)采用皮质套筒并附有尼龙搭扣,可固定在上臂下端,以承受力量和保持假手的稳定性;第二节用特种轻型材料制成与前臂残端形状相仿的接受腔臂筒,将其准确地固装在四连杆的 EF 位置上,可与上臂臂筒 AB 相对运动。当残端带动残端臂筒屈

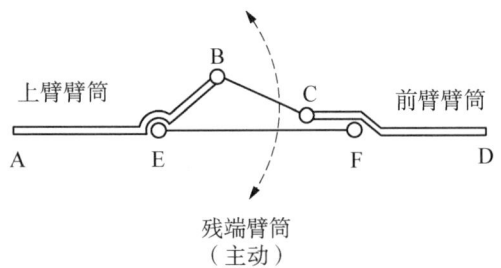

图6 四连杆机构简图

曲 90°时(一般过短残肢者易于达到),手头 D 点所处前臂臂筒 FD 可绕转 165°(相当于放大了肘弯曲角),使过短残肢者配装后,手头可伸到嘴上部,用以完成吃饭、抽烟、梳头等动作,并可持重 8～10 kg,达到生活自理的目的。若在鹰嘴上部开出半圆形的孔,卡住肘关节,可较好地防止此时残端由臂筒滑出;第三节臂筒即安装手头的前臂臂筒,也用特种轻型材料制

作,与普通肌电假手臂筒相仿。过短残肢肌电假手综合了现有肌电假子和牵引式机械假手的优点,重量较轻。除电池以外的全部过短残肢肌电假手重量一般在 560～580 g,比普通前臂肌电假手略重(普通前臂肌电假手不计电池的全部重量一般为 507～548 g)。为减轻假手重量,电池可置于腰带上或衣袋内。

二、结果与讨论

两年来我们为 26 名残肢长度 15 cm 以内的残肢者(其中 11 名为过短残肢者)配装肌电假手均获得成功。实践证明:带四连杆机构的多节组合式臂筒,完全适用于过短残肢者。特别是有效地解决了肘弯屈曲度过小的残肢者得以实现自理生活的问题。

讨论:①由于引导电极地位的限制,如使用现有肌电假手电极,很难使过短残肢的残肢长度进一步缩短。为进一步提高肌电假手适用范围,我们正在试验专用电极装置,使电极装置的面积进一步缩小。②避免残端在接受腔筒内滑出的方法,可以在鹰嘴上部开出半圆形孔,卡住肘关节,以防脱出;此外,根据残端形状用石膏绷带在残端上取模,制作松紧适度的接受腔臂筒,也有助于避免残端滑出。③建议骨科医师在做截肢手术时,尽量减少过短截肢。④建议有关部门引起重视,组织专家制定截肢规范,予以推广,避免出现新的不合理长度残肢,以利康复,造福残疾人。

前臂肌电信号的测试与分析

摘　要：研制有实用价值的前臂肌电控制假手，必须选择合宜的肌电信号源。本文通过对截肢者前臂残端肌群情况的调查分析，分别用针电极和表面电极测试正常人和前臂残肢者在自然下垂位、功能位做各种动作时的肌电信号，并进行时域和频域的分析比较，从而获得关于肌电信号的一些特征，进一步为前臂肌电控制假手的肌电信号源的选择提供了重要的依据。

关键词：前臂；肌电信号；测试；分析

肌电控制假手是一种由肌电信号通过控制电路启动电机，经传动装置使手指开闭、腕屈伸、臂旋转等的一种假手。由于它的动力源和信号源是分开的，其信号源又受中枢神经支配，故理想的肌电控制假手的动作符合人肢体运动的意志，从而大大地减轻残肢者在操作使用假手时额外的心理负担，保障人体生理、心理上的平衡及人体组织机能的协调与健康，因此它较机械牵动式假手更为优越。

假手最重要和基本的动作是手指开闭（它模拟人手的指伸屈）。为完成这一动作，需要选择一对拮抗肌（伸屈肌）作为控制电路的信号源。有实用价值的肌电控制假手均采用非创伤性的表面电极（细胞外型）来引出电信号。用表面电极要准确引导出深层肌肉的肌电信号在现时技术上言尚存在一定困难，故通常是引导出浅层肌肉的肌电信号。前臂浅层前后群肌肉共有 11 块，如表 1 所示。

表 1　浅层前后群前臂肌

	肌肉	起始	终止	作用	神经及节段
前群	肱桡肌	肱骨外缘下部臂外侧肌间隔	桡骨基突	屈肘并使前臂旋前	桡神经 $C_{5\sim7}$
	旋前圆肌	肱头内上髁尺头尺骨冠突	桡骨中部前内面	同上	正中神经 $C_{6\sim8}$

作者：华慕萍，胡天培，高忠华

本文刊登于《中国生物医学工程学报》1988 年 12 月第 7 卷第 4 期第 210－215 页。

（续　表）

	肌肉	起始	终止	作用	神经及节段
前群	桡侧腕屈肌	肱骨内上髁前臂筋膜	第2、3掌骨底掌面	屈腕、前臂旋前	正中神经 $C_{6\sim8}$
	掌长肌	同上	掌腱膜	紧张掌腱膜	正中神经 $C_{6\sim7}$
	指浅屈肌	肱尺头：内上髁尺骨冠突 桡头：桡骨前面	第2～5指中节指骨底	屈腕、使手内收	正中神经 $C_{6\sim7}$
	尺侧腕屈肌	肱骨：内上髁 尺头：鹰嘴与尺骨后缘上2/3	豌豆骨钩骨及第5掌骨底	屈腕、使手内收	尺神经 $C_{7\sim8}$
后群	桡侧腕长伸肌	肱骨外缘下部外上髁嵴及肌间隔	第2掌骨底背面	伸腕、使手外展	桡神经 $C_{6\sim8}$
	桡侧腕短伸肌	肱骨外上髁桡骨环韧带	第3掌骨底背面	同上	同上
	指（总）伸肌	肱骨外上髁，前臂筋膜	2～5指中、远节指骨底	伸指、伸腕	同上
	小指伸肌	肱骨外上髁	小指指背腱膜	伸腕、伸小指	同上
	尺侧腕伸肌	肱头：外上髁桡侧前韧带 尺头：尺骨后缘	第5掌骨底背面	伸腕、使手外伸	同上

一般对于肌电控制的多自由度假手，由表1可选择如下的肌肉作为信号源：桡侧腕长伸肌、指（总）伸肌、尺侧腕伸肌、掌长肌、旋前圆肌、尺侧腕屈肌。而对于单自由度肌电假手（仅完成手指开闭动作）优选一对拮抗肌作为信号源的条件是：

（1）伸肌职能动作是指伸（手张开），屈肌职能动作是指屈（手握拳）。做职能动作时该肌肉发放的肌电信号水平应尽可能高，使具有一定能量以触发电路开关，并易被电路识别。

（2）伸肌拮抗动作为指屈，屈肌拮抗动作为指伸。做拮抗动作时该肌肉发放的肌电信号水平应尽可能低，以保证电路控制识别的稳定可靠、不易发生误动作。

（3）对此对拮抗肌（伸肌和屈肌）言，非职能动作为腕伸（手外展）、腕屈（手内收）、旋前（手内转）、旋后（手外翻）。当做非职能动作时，这对拮抗肌发放的肌电信号水平应尽可能低，以保证电路控制识别的稳定可靠，不易发生误动作。

（4）一对拮抗肌在位置上相距应尽可能远，最好分居两侧；因为采用细胞外型电极引导肌电时有募集作用。而残臂可以看成为容积导体，若两信号源相距太近，受交叉信息的影响增大而产生相互干扰。

（5）一对拮抗肌的肌腹部尽可能位于前臂上部为好。这样不仅使接受腔臂筒壳体的外形较为美观，而且可使电极及其附件的重心向肘部移近，从而假肢装置对接受腔承力部位的重力矩减少以减轻截肢者的生理负担。同时，由于拮抗肌的肌腹部位于前臂上部，因此只要残肢剩余部分在鹰嘴突下15 cm以上者均可安装肌电控制假手，从而扩大了假肢的适用范围。

我们对21例前臂残肢者在未经康复训练前测试其浅层前后群肌肉在手指作开闭时的

肌电信号,发现初测的肌电信号不佳者甚多,这是由于致残原因、伤残程度及手术处理等种种复杂因素所致。被测试肌电信号的人数统计,见表2。

表2　未经康复训练前臂残肢者初测肌电情况

	肌肉	测出人数	占比
前群	肱桡肌	8	38%
	旋前圆肌	3	14%
	桡侧腕屈肌	5	24%
	掌长肌	7	33%
	指浅屈肌	2	10%
	尺侧腕屈肌	16	76%
后群	桡侧腕长伸肌	11	52%
	桡侧腕短伸肌	4	19%
	指(总)伸肌	13	62%
	小指伸肌	1	5%
	尺侧腕伸肌	4	19%

由表2可见:在浅层前后群前臂肌中,尺侧腕屈肌、指(总)伸肌、桡侧腕长伸肌所发出的肌电信号较强。

另外,由前臂浅层肌肉群解剖位置可知:桡侧腕长伸肌和尺侧腕屈肌处于对称位置,且肌腹部离肘弯较近,即较指(总)伸肌位于上方,因此,可供选择的一对拮抗肌有两个方案:

① $\begin{cases} 伸肌——桡侧腕长伸肌 \\ 屈肌——尺侧腕屈肌 \end{cases}$

② $\begin{cases} 伸肌——指(总)伸肌 \\ 屈肌——尺侧腕屈肌 \end{cases}$

一、测试系统

由于"由中枢神经系统发出传向运动神经末梢分支的动作电位,传递着驱使肌肉收缩的信息""肌肉的活动可以很方便地通过记录其电位变化进行研究,这些电位变化是伴随着沿着肌纤维传播的动作电位而发生的"。因此为了正确引导出前臂浅层前后群肌肉在动作时发放的肌电信号,我们分别用硬塑料凹壁表面电极(细胞外型),内含 Ag/AgCl 金属片和植入电极(细胞内型)来检出肌电信号,以资分析研究。通常植入电极有两种:针电极和埋藏电极,我们选用的是单芯不锈钢针电极(见图1)。

测试系统框图如图2所示。

测试对象分两组:正常人(8例)和残肢者(11例)。

所选择的一对拮抗肌有上述讨论的两个方案:

(1)尺侧腕屈肌和桡侧腕长伸肌。

(2)尺侧腕屈肌和指(总)伸肌。

被测试者在测试时保持稳定状态,用酒精擦净所选择的一对拮抗肌,精确定位,电极间距2cm。手臂处于自然下垂位置和功能位置(肘弯90°),先自然放松,再做指伸、指屈、腕伸、

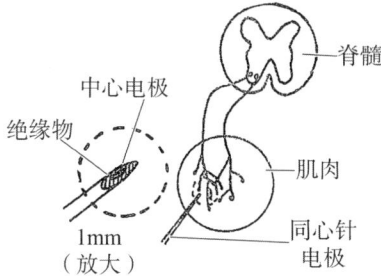

图 1　针电极检出肌电示意图

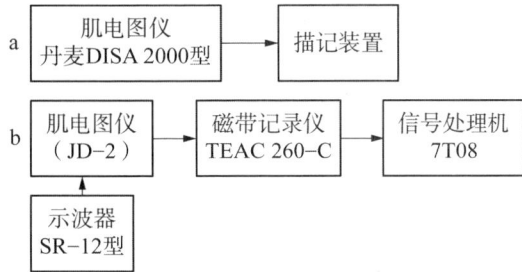

图 2　测试系统框图

腕屈、旋前和旋后 6 个前臂手基本动作,每个动作持续 30 秒钟(对截肢者而言即为"意识动作")。

二、测试数据分析与讨论

(一) 用针电极和表面电极测得的肌电信号(electromyograph, EMG)比较

图 3 为某正常人在手垂位置,分别用针电极和表面电极测得桡侧腕长伸肌和尺侧腕屈肌在 7 种状态时发放的 EMG 波形。可知。用针电极引导检出的 EMG 波形,规律清晰,即对于桡侧腕长伸肌做腕伸动作时信号最强,对于尺侧腕屈肌做腕屈动作时信号最强,而做其余动作时信号均低,做拮抗动作时则信号更低,甚至不发放,而用表面电极引导检出的 EMG 波形,规律就不很清晰,这一对拮抗肌除了做腕伸、腕屈时分别发放强的肌电信号外,在做其他动作如指伸、指屈、旋前和旋后时也均发放一定强度的肌电信号。

我们进一步分析了在做腕伸和腕屈时,这一对拮抗肌用针电极和表面电极引导出的肌电信号在时域中的波形和频域成分。由针电极引导测得的肌电信号与表面电极引导测得的肌电信号相比较:在时域中波形较为尖锐,在频域中则含有颇多高频成分,即频带更宽(约为 650 Hz),而其幅值大部分较低。这是因为表面电极上募集检出的肌电是若干运动单位共同参与肌电发放的结果,也就是"表面电极上的肌电脉冲,系多个运动单元脉冲叠加的结果"。我们认为这不是若干肌纤维分别发放的肌电位的代数和,而是其向量和,因而也可能出现表面电极引导检出的肌电信号较针电极引导检出的肌电信号弱的情况。

据以上分析,当选这一对拮抗肌作为信号源来控制手指开闭时,用非创伤性的表面电极引导出肌电信号,不仅使病人完全免除电极造成的痛苦,而且由于其引出的电位是许多运动单元放电的向量和,从抽样观点来看,能较全面地反映出整块肌肉的活动情况。因此,引导出供控制电路用的肌电信号,就能充分利用表面电极的这些优点。

(二) 正常人与残肢者的肌电信号比较

将正常人与残肢者在功能位做不同动作时,由桡侧腕长伸肌和尺侧腕屈肌测得的 EMG 波形在信号处理机(7T08)上进行频谱分析,得正常人做指伸时 EMG 波形的频谱图,及其电击致残者做不同动作(七种状态)时其 EMG 波形的频谱图。

分析可得,残肢者尺侧腕屈肌发放的肌电水平较正常人为低。这是因为绝大多数前臂残肢者都是在瞬间非常情况下发生断肢,尤其是电击致残者,在做任何动作时桡侧腕长伸肌均发放一定水平的肌电信号,而尺侧腕屈肌几乎不发放,表现出肌肉功能的丧失。

(三) 肌电信号在时域和频域中的相互对应关系

图 3 所示为某正常人做腕伸时分别用针电极和表面电极引导桡侧腕长伸肌与尺侧腕屈肌所得的肌电信号在时域中的波形及频谱分析图。

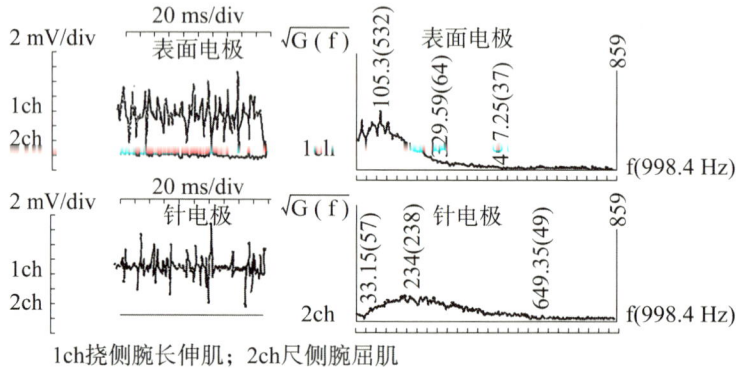

图 3　腕伸时针电极和表面电极测得的 EMG 时域波形和频谱图

可见它们在表征肌电信号发放水平方面,其相互关系是对应的,即在时域波形中幅值高者,在频域中肌电信号的能量也大,唯肌电信号在频域中分析图更清晰地反映出肌电信号中所含有的频率成分及各种成分所包含的能量分配情况,故能更好地表征肌电信号的特征。

(四) 在手垂位置和功能位置测得的肌电信号的比较

我们认为引导检出控制假手的肌电信号时,手臂应处于功能位置,即肘弯 90°;因为这种状态是假手装戴者完成日常生活动作的基本状态。图 4 所示为某正常人分别在手垂位置(即自然下垂)和功能位置时自然放松状态(即不做任何动作)用针电极引导出指伸肌与尺侧腕屈肌的 EMG 波形。实验发现:手垂位时肌电几乎不发放,证明此状态下肌肉处于完全松弛状态。而在功能位时,虽未做任何动作,但肌电仍有明显的发放,显示出人体为保持肘弯 90°的功能位,前臂要自然伸直放平,拮抗肌在作不同程度的收缩。此外我们对正常人和断肢者都在功能位自然状态时测得的桡侧腕长伸肌的肌电信号进行频谱分析(如图 5 所示),发现健肢者(正常人)的肌电信号强,表明健肢者由重力产生的力矩较断手者大,拮抗肌要耗费更大的能量以维持前臂处于伸直水平位置。

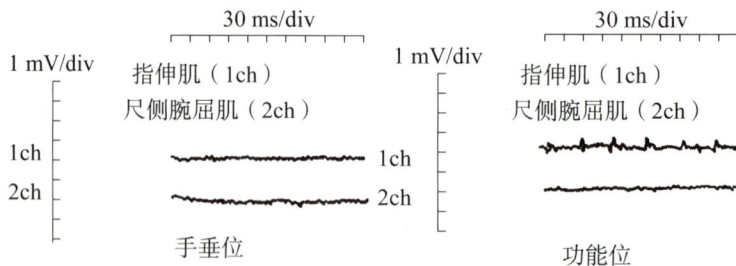

图 4　针电极测得手垂位和功能位自然状态时的 EMG 波形

（五）两组拮抗肌所测得肌电信号的比较

图 6 所示为某正常人在功能位做指伸、指屈时用表面电极分别引导两组拮抗肌所测的肌电信号。

实验发现：该两组拮抗肌在指伸和指屈时发放的肌电信号，在多数情况下是伸肌在伸动作时信号强，屈肌在屈动作时信号强，即呈正向拮抗，从而均能满足控制电路的要求。又由于桡侧腕长伸肌较指（总）伸肌更接近于肘弯，故在选择单自由度肌电控制假手的信号源时，优先选择桡侧腕长伸肌和尺侧腕屈肌这一对拮抗肌。若信号不理想可再选择指（总）伸肌和尺侧腕屈肌这一对拮抗肌作为信号源。

有时出现反向拮抗或不拮抗等情况，则可用以下方法解决。

（1）利用生物反馈法，借助仪器进行意识控制动作训练，以使肌电信号康复。D. R. 威尔基指出："一个有训练的被试者能随意地使某个运动单元活动起来。"这方面的效果是明显的。

（2）沿肌纤维方向移动伸、屈肌上电极的位置，使偏离肌电发放最强的肌腹部位，以符合控制电路对肌电拮抗的要求。这种方法的缺点是未充分利用肌电信号的能量，且易增加干扰。

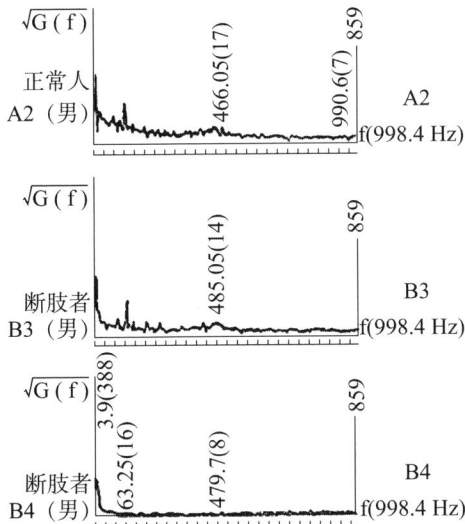

图 5　正常人和断肢者在功能位自然状态时肌电信号的频谱图（桡侧腕长伸肌）

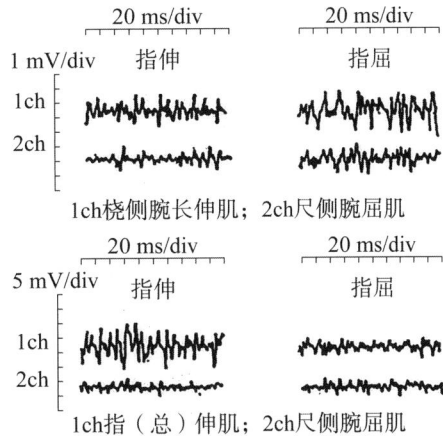

图 6　两组拮抗肌作指屈伸时表面电极测得的 EMG 波形（功能位）

肢体伤残者心理康复的试探性研究

摘　要：三年来，根据接待配装假肢及康复治疗伤残病人的实际情况，我们选择了感觉、知觉和记忆三个项目，进行了测定，即：①伤残部位和对应部位的两点阈值测定；②装戴假手后提重差别阈限的测定；③再认能力测定。结果表明，这些设定对伤残病人的康复治疗和心理评定都有一定的参考价值。

关键词：肢体伤残者；心理康复；研究

一个人在重伤或患病以致伤残之后，往往会出现一系列心理变化和行为问题，这些在伤残及其康复过程中表现出来的心理问题，以及能借以促使伤残康复的心理学手段，就是康复心理学（rehabilitation psychology）的研究范围。

残疾人的全面康复，包括心理康复、医疗康复、康复工程、教育康复、社会康复以及康复管理等方面。而心理康复是残疾人全面康复的一项重要内容。

心理康复是整个康复工作不可缺少的组成部分，是顺利开展康复工作的先决条件，因为伤残对人来说毕竟是一次重大的创伤，必然会带来一系列的问题，例如形体上的某种缺陷，机体活动的限制，经济收入的减少，被人歧视的感觉和心理，家庭生活和友谊的考验，情人的分离，抱负和理想的动摇，甚至会产生厌世自绝的思想。因此，康复工作首先应掌握这方面的知识，在康复工作中重视心理、社会因素，这样才能使康复工作取得显著的效果。

根据三年来我们接待配装假肢及康复治疗的伤残病人实际情况，选择了感觉、知觉和记忆等三个方面，设计了三项测定：①伤残部位和对应部位两点阈值的比较测定；②装戴假手后提重差别阈限的测定；③再认能力的测定。这些测定的目的，不仅在于实验心理学方法的实际运用，更主要是探索伤残病人的心理特点、伤残对心理的影响以及心理治疗在康复中的积极作用。下面我们分述这些测定。

一、测定 1

正常人对重量的感受能力是较高的。这是人类长期劳动实践而习得的行为。人类的轻

作者：杨治良，胡天培，顾庆明，俞鸿发

本文刊登于《心理学报》1988 年第 20 卷第 4 期第 237－243 页。

重感觉能力对完成多种实践活动是必不可少的。可以设想，如果一个人对物体的轻重鉴别力差，这将给认识周围世界带来困难，更不用说改造客观世界了。

残肢病人因肢残而配装上假肢后，如何恢复其对重量的感觉？无疑，这是心理康复的重要内容。对重量的感知能力可以从绝对感受性和差别感受性两个方面进行度量，其中差别感受性尤显重要。正常人一般具有较高的重量差别感受性，根据韦伯（E. H. Weber）等人的研究，在中等强度刺激（500 克左右）条件下，重量感觉的韦伯分数为 0.02～0.04，即相当于提 700 克的重量时，正常人能觉察出有差别的重量为 14～28 克。而假手装戴者的重量感觉能力，未见有报道。

为了探讨假肢装戴者的重量感觉能力及其康复途径，我们从 1986 年 7 月开始，对入院康复治疗的 29 名前臂残肢病人，进行了提重差别阈限的研究。

（一）方法

人的感觉都有一个传导通路。正常人的提重感觉是通过以下途径传导的：重量刺激—感受器（手）—传入神经—中枢神经系统。残肢病人因失去了手，其感受器为残肢端，重量刺激是通过假手筒接受腔传递到残肢端的。图 1 为假手与臂筒接受腔。

感觉阈限的测定有许多不同的方法，通常把这些方法叫作心理物理学方法。在实践探索的基础上，我们采用心理物理法的常定刺激法，对入院康复治疗的残肢病人在配装上假手时，即测定其重量差别阈限，然后进行

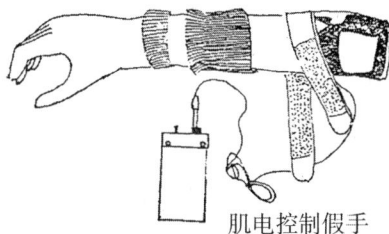

肌电控制假手

图 1　假手与臂筒接受腔

综合康复治疗（另文报告），每隔一日有针对性地培养和训练受试者假手对重量的判断能力，观察和记录重量差别阈限的提高过程。

在大量探索其大致阈限的基础上，我们选定了 500 克、600 克、700 克、800 克和 900 克等 5 个刺激为变异刺激，700 克为标准刺激。每次将某一变异刺激和标准刺激进行比较，要求受试者作出："重于""等于"或"轻于"三类判断。每个受试者共比较 50 次，然后对所得结果用常定刺激法进行整理。

为了和正常人进行比较，实验设对照组，取正常成人（男女各半）30 人作为受试者。在预备实验的基础上，对照组确定 700 克为标准刺激，616 克、644 克、672 克、700 克、728 克、756 克和 784 克等 7 个刺激为变异刺激，然后用与残肢组相同的方法进行实验和数据处理。

（二）结果分析

1. 假手实验组和正常人对照组提重差别阈限的比较

在 700 克标准刺激条件下，正常成人对照组被试 30 人的平均提重差别阈限绝对值为 21.96 克，韦伯分数为 0.031。而前臂残肢者 29 人在相同的标准刺激下，假手差别阈限绝对值为 175 克（见图 2 左部和表 1 上部），相当于韦伯分数为 0.25。正常人手和本实验条件下假手相比，残肢者假手的提重感受性似比正常人约迟钝 8 倍。换句话说，假手的提重差别感受性为正常人的 1/8。

表 1　29 名受试者康复治疗
前后提重差别阈限的变化

康复治疗	差别阈限（克）
前	175±37.8*
后	84.4±35.2

*均数±标准差。

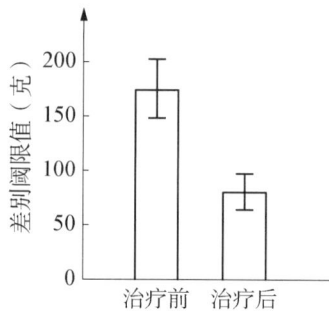

图 2　治疗前后的差别阈值变化

2. 康复治疗前后提重差别阈限的变化

残肢者在 700 克标准刺激下，其提重差别阈限为 175 克。经过心理康复治疗，差别阈限降低为 84.4 克，其差别感受性约提高了一倍。此时，假手的差别感受性约为正常人的 1/4。我们可以看到，由于社会生活和劳动的要求，虽然某些分析器遭到损坏或先天残废，但其他分析器可以起到一定的"补偿"作用。本实验条件下获得了表 1 和图 2 的结果。为什么会有这样大的提高呢？我们认为，隔日一次的提重训练有两个功能：①增强了自我估计在提重判断中的作用。在提重练习中，先让受试者自我估计，然后告诉他实际重量，这样让受试者不断地得到反馈信息，很快受试者的自我估计能力大增。②获得了"补偿"作用。这种补偿作用可以来自同一分析器内，也可来自不同分析器内。假手上的不同大小的肌电传导可以和不同轻重的重量判断建立暂时神经联系。再则，不同分析器之间，加上视觉的参与，其补偿作用也就更大些。总之，实践表明，积极的心理康复治疗，能有效地加快提高残肢部位的提重感觉能力。

二、测定 2

皮肤感觉是由物体机械的和温度等的刺激作用于皮肤表面而引起的。平时我们说的肤觉，并不只是一种感觉，它最少包括四种感觉：触觉、痛觉、热觉和冷觉。心理学家常常用两点阈的测定，从一个侧面来反映皮肤的感受能力。

所谓两点阈是被试者刚刚能分出刺激皮肤上的两点之间的距离。正常人不仅能较精确地区分出刺激于皮肤的部位，而且还能精确地辨别相隔一定距离并同时投射到刺激部位上的两个点。前人对正常人的两点阈研究有较为一致的结果，然而对伤残部位的触觉情况却很少注意。对手的伤残部位的两点阈测定，能帮助我们了解正常部位和伤残部位在触觉感受性上的差异，有助于对康复的进程和效果的评价。

（一）方法

采用实验心理学的方法，使用两点阈量规对 29 例截肢者伤残部位和对应部位进行了两点阈测定（表 2）。先大致确定刺激范围的全距，根据全距选定五个刺激值，每个刺激值呈现 20 次，共 100 次，让受试者判断一点或二点，最后将所得结果按心理物理学的极限法求得阈值。

表2　29例伤残者两点阈值(mm)

部位	治疗前	治疗后
残肢部位	19.74	17.85
对应部位	15.85	15.91

通过三四个月的康复治疗后,再次进行伤残部位和对应部位的两点阈测定,进行比较研究。

(二) 结果分析

1. 伤残部位的触觉感受性问题

测定时,我们取伤残部位截肢残端向上 5～10 cm 处为实验测定部位,对应的另一侧为对照部位。对 29 例被试的测定发现,残肢部位和正常部位的两点阈值有明显差别（$P < 0.05$,参见表2和图3）。我们认为,两点阈值是反映触觉感受性的指标,触觉感受性又与活动有关,人体运动较多的部位,触觉感受性高。这里似乎能看出,伤残后运动相对减少,伤残部位与对应部位相比,两点阈值明显高,感受性明显低。

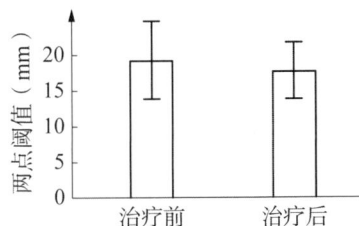

图3　伤残者(前臂)治疗前后两点阈值的变化

2. 关于触觉康复的问题

从实验结果看,训练对触觉感受性的提高是有作用的。从表2和图3上可见,两点阈值从原来的 19.74 mm 变为 17.85 mm(感受性和阈值呈反比例)。但是这个差异经统计处理,并不具有显著性。这说明触觉恢复是一个缓慢的过程,看来几个月的康复治疗是不够的,也许需要几年或更长的时间,或者伤残部位同正常部位相比,总会有一定差距。

三、测定 3

伤残病人由于在伤残过程中受到许多刺激,其记忆功能有可能受到某种程度的影响,出现某些变化。为了研究这一变化规律及探索康复手段,我们对 29 例伤残者入院时的记忆情况进行了测定,并通过各种心理治疗来观察记忆力的康复效果。

(一) 方法

对 29 名被试在入院时和临出院前进行二次测定,观察康复综合治疗对记忆力提高的作用。

实验用 3 组再认材料,第一组材料为具体实物图形,新、旧图片各 25 张,并具有一定的对称性,如旧图片有一张"萝卜",新图片就有一张"青菜"与它对应。第二组材料为抽象图形,新、旧图片各 25 张。第三组材料为词,新、旧词亦是各 25 张。

测定使用传统的再认法,即把识记过的材料和没有识记过的材料混在一起,然后要求被试分别讲出呈现在面前的是新材料还是旧材料。最后根据被试认对和认错的项目数来计算再认分数。

为了防止单组实验设计可能产生的系统误差(如练习因素的影响),本测定设正常对照组,取正常被试 29 名进行前后两次测定,第一次在 4 个月前进行测定,第二次在间隔 4 个月之后进行,所用测定的材料相同。选定 4 个月为间隔时间,主要是因为安装假肢的治疗历程是 6～8 个月,一般为 4 个月。这样,伤残病人的记忆力变化就可与正常人的记忆力变化进行比较。

(二) 结果分析

1. 伤残组和对照组的比较

在本实验条件下,29 名正常被试间隔 4 个月的前后两次测定结果,无明显差异($P < 0.05$,见表 3)。这说明,本实验材料和方法无明显练习因素的作用。同时,将伤残组与对照组进行平行比较,结果发现,第一次测定中二组间除具体图形材料外,均有显著性差异;而第二次测定中二组间无显著性差异。可见,伤残组治疗前再认能力较低,似由于病理心理的暂时影响。

表 3　二组被试实验处理前后变化的比较

统计项目		具体图形		词		抽象图形	
		伤残组	对照组	伤残组	对照组	伤残组	对照组
治疗前 (对照组为 4 个月前)		78.43	82.07	71.50	83.27	59.43	70.11
治疗后 (对照组为 4 个月后)		81.21	83.41	82.21	82.15	69.00	68.85
比较	治疗前	两组之间 $P > 0.05$		两组之间 $P < 0.05$		两组之间 $P < 0.05$	
	治疗后	两组之间 $P > 0.05$		两组之间 $P > 0.05$		两组之间 $P > 0.05$	
	治疗前后	① 伤残组内,$P > 0.05$ ② 对照组内,$P > 0.05$		① 伤残组内,$P < 0.05$ ② 对照组内,$P > 0.05$		① 伤残组内,$P < 0.05$ ② 对照组内,$P > 0.05$	

2. 康复综合治疗对记忆康复的作用

从自身对照上看,29 例伤残患者经 3～6 个月的康复综合治疗,不同程度地提高了记忆功能(见表 3 和图 4)。其中以词的再认能力提高最多,增加 11%,经统计检验具有十分明显

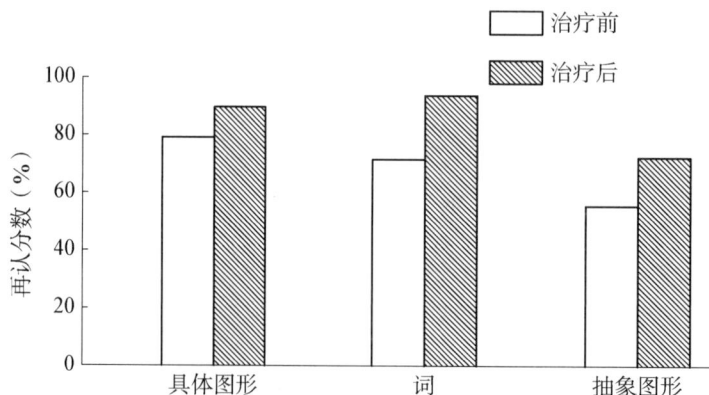

图 4　康复治疗前后记忆力的变化

的显著性差异（$P < 0.001$）。 抽象图形的提高也较显著，达10％左右，经统计检验也存在显著性差异（$P < 0.05$）。 具体图形的再认能力虽有提高，但不具统计学意义。

再从平行组之间的对照上看，原来治疗前，伤残组和对照组在词、抽象图形再认上均有显著性差异。经治疗后，伤残组和对照组之间的这种差异均已消失。这也从另一个侧面说明，康复综合治疗，能恢复记忆功能。

3. 关于伤残病人某些记忆特点的分析

三种实验材料中，具体图形简单易记，受心理创伤的影响较小，因此，这方面的记忆损伤和恢复都不甚明显。词的再认比较复杂，它反映记忆的较高水平，因此受心理创伤的影响较大。抽象图形再认最难，伤残之后对其影响也较大。对于词和抽象图片二项再认能力，被试经过治疗后恢复明显。

我们认为，伤残病人不是大脑器质性损伤。由于伤残记忆功能出现暂时性衰退，如果不给予康复治疗，功能减退将可能延续较长时间。可见，在整个康复过程中，心理康复是恢复记忆功能的一种积极手段，不可忽视。

四、讨论

以上是我们所做的3项测定。我们选择这几项测定时注意了如下4点。

（1）全面性。即尽可能较全面地反映残肢者心理认识过程的各方面。我们设计测定的感觉、知觉和记忆的三个项目，能初步地、较全面地反映残肢者的认识活动的特点。

（2）可行性。我们在确定测定次数时，既考虑心理实验的基本要求，又照顾到受试者的实际接受程度。例如在提重测验中，按心理物理法要求，判断次数最好要做200次以上，这对于残肢者是十分困难的。经实践摸索，只要全距选得恰当，判断次数可减至100次，或者更少些。

（3）代表性。在选择项目方面，力求有代表性、针对性。例如感觉，它包括视、听、触觉等，而且人的大部分信息来自视觉。但实验中我们选择了触觉，因为对残肢者来说尤为重要。又如知觉，包括时间知觉、空间知觉等。我们选用假手提重作为测试项目，更能反映残肢者的知觉特征。记忆和思维是有联系的两个问题，我们选择再认能力的测定，主要考虑指标比较客观。

（4）心理活动的可变性。人的心理活动既有稳定性的一面，又有可变性的一面，特别是当人受到意外刺激后，对心理活动会产生相当强烈的影响。这种影响可能是暂时的、易变的，也可能是持久的、稳定的。实验表明，提重知觉经过训练，差别感受性可以提高；治疗后，记忆力也同样可以得到康复；外伤造成的触觉减退，虽然康复进程缓慢，仍有可能提高触觉辨别能力。这些都说明伤残人的某些心理活动的损伤是暂时的，可以康复的。

我们对康复的心理学研究，仅仅是开始。工作是初步的，十分粗糙的。应该相信，把心理学应用于康复，具有广泛的前景，能做出应有的贡献。

装戴假手提举重量的差别阈限研究

摘　要：本文依据心理学基本原理与方法，探讨假肢装戴者的重量感觉能力及其康复途径。通过一年多来对29例残肢病人提重差别阈限的研究，观察到积极的心理康复治疗能有效地加快提高残肢的重量感觉能力，从而充实了心理康复的内容。

关键词：提举重量；差别阈限

残肢病人因肢残而配装上假肢，造成与真肢完全不同的重量感觉，敏感程度也发生很大差异，这对残肢病人配装假肢后实现生活自理产生不利的影响。是否可能恢复残肢病人对重量的感觉，提高使用假肢对重量的敏感程度，成为心理康复的重要内容之一。

依据心理学基本原理与方法，对重量的感知能力可以从绝对感受性和差别感受性两个方面进行度量，其中差别感受性尤显重要。正常人一般具有较高的重量差别感受性。根据韦伯(E. H. Weber)等人的研究，在中等强度刺激的条件下，重量感觉的韦伯分数（相当于差别阈限）为 3％，即相当于对 700 克的重量，正常人能觉察出上下差别 21 克的重量变化。而对假手装戴者的重量感觉能力，国外尚未见有研究报道。

为了探讨假肢装戴者的重量感觉能力及其康复途径，我们从 1986 年 7 月开始，对前来康复中心进行康复治疗的 29 名前臂残肢病人，进行了提高差别阈限的研究。

一、材料和方法

正常人的提重感受性是通过以下途径传导的：重量刺激→感受器（手）→传入神经→中枢神经系统。残肢病人因失去了手，其感受器为残肢端，重量刺激是通过假手臂筒接受腔传递到残肢端的，见图1。

感受器不同，必然会影响到提重感受性。残肢者配装上假手后，这假手的"感觉"能力如何，其差别阈限有多大，与正常人手的感觉有什么样的区别？前人没有这方面的数据。在实践探索的基础上，我们采用心理物理学

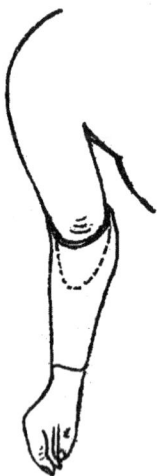

图 1　残肢端与臂筒接受腔

作者：胡天培、杨治良、俞鸿发、顾庆明、缪琴芳

本文刊登于《中国康复》1989 年 12 月第 4 卷第 4 期 164－165 页。

方法,对来康复中心治疗的残肢病人在配装上假手时,即测定其重量差别阈限,然后进行综合康复治疗,有针对性地培养和训练受试残肢者假手对重量的判断能力,观察和记录重量差别阈限的提高过程。

在大量探索其大致阈限的基础上,我们选定了 500 克、600 克、700 克、800 克和 900 克等 5 个刺激为变异刺激,700 克为标准刺激。每次将某一变异刺激进行比较,要求受试者作出:"重于""等于"或"轻于"三类判断。每个受试者共比较 50 次。然后对所得结果用心理物理学的常定刺激法进行整理。

二、结果

(一)正常人手和假手提重差别阈限的比较

前臂肌电假手装戴者 8 例有效数据的提重差别阈限测试情况见表 1 所示。

表 1　前臂肌电控制假手提重差别阈限测试

受试者序号	提重差别阈限(克)	
	康复治疗前	康复治疗后
1	200	100
2	200	100
3	200	100
4	150	50
5	200	50
6	150	75
7	100	50
8	200	150
$\sum X$	1 400	675
$\overline{X}$	175	84.4
$\sum X^3$	255 000	65 625

两个子样的显著性检验 $t = 4.96$,$P < 0.001$,具有非常明显的差异;标准差:$S_{治前} = 3.78$,$S_{治后} = 35.2$。

由前述,正常人在 700 克标准刺激下,其提重差别阈限值为 3%,即 21 克;前臂残肢者在同样标准刺激下,其差别阈限为 175 克,相当于韦伯分数 25%。可以看出,残肢者的提重感觉比正常人约迟钝 8 倍。

(二)康复治疗前后提重差别阈限的变化

残肢者在 700 克标准刺激下,其提重差别阈限为 175 克。经过综合康复治疗,差别阈限降低为 84.4 克,约提高对重量的感受灵敏 1 倍,但仍较正常人迟钝 4 倍。

康复治疗前后提重差别阈限变化还表现在:康复治疗前差别阈限为 17.5±37.8 毫米,康复治疗后差别阈限为 84.4±35.2 毫米。

三、讨论

由于社会生活和劳动的需求,虽然某些分析器遭到损坏或先天残废,但其他分析器可以起到一定的"补偿"作用。这方面的研究和实例很多。例如:盲人的听觉和触觉,聋哑人的视觉,就远远超过一般人。美国女教育家海伦·凯勒,从小就又聋又瞎,但她的手指触觉发展得极其敏锐,她竟能用手指的敲击感同他人谈话。她终身从事教育聋、哑、盲童和帮助残疾人的福利事业,在国际上享有一定的声誉。

在本实验条件,我们仅用了 3~4 个月时间,对伤残病人集中进行提重训练。我们认为,每天进行的提重训练之所以能达到提高重量差别感受性的目的,主要原因有二。

(1)增强了自我估计在提重判断中的作用。在提重练习中,先让受试者自我估计,然后告诉他实际重量,这样让受试者不断地得到反馈信息,很快就能使受试者的自我估计能力大大提高。

(2)在同一分析器内和其他分析器帮助下起到一起的"补偿"作用。与假手相衔接的残端上不同强度的肌电信号发放,可以和不同轻重的重量、判断建立暂时的神经联系。如果再加上视觉成分的参与,其补偿作用也就更大了。

通过一年多来对 29 例假手装戴者提出重量差别阈限研究实践表明:积极的心理康复治疗,能有效地加快提高残肢部位的重量感觉能力,从而充实了心理康复的内容。

肌电特征发现与肌电康复研究

摘　要：1978 年以来，在开展肌电控制假手研究中，作者对人体肌电进行了多方面的实验研究和探讨，首次发现频谱分析揭示的人体肌电特征。对肌电假手适用面的实验结果表明，仅有占受试前臂残肢者 30%～40% 的病人，能够比较顺利地安装肌电控制假手。单纯从改进控制电路的设计着手已不能适应需要，必须寻求改造信号源的有效新途径。对此作者提出了"肌电康复"的新概念和新方法，几年来已获得广泛应用。

关键词：肌电特征；肌电康复

一、人体肌电特征

人体肌肉可以看成是一种由蛋白质组成的生物学机器。在有机体内，只有由中枢神经系统运动神经传来的动作电位到达肌肉时，兴奋和收缩才得以发生。中枢神经系统就是通过动作电位的传导，给肌肉以收缩的指令。尽管肌电信号在不同肌肉有所不同，不同人的肌电信号也有很大的个体差异，多方面因素对肌电信号参数都会发生影响，但仍有其一定的规律性。实验结果表明，有以下典型特征：①肌电信号是一种交流电压，它与肌肉产生的力大致成比例（在幅值上）；②频域通常在 0～1 000 Hz，功率谱最大频率随肌肉而定，通常在 30～300 Hz；③对于健康人，肌电幅度的峰值可达 1～3 mV；对于残肢者，情况有很大的差异。实验表明，所测试的截肢者在感觉、运动和神经反射功能等方面虽都属正常，但其肌电幅值一般小于 350 μV 峰值，有的甚至不足 1 μV，为正常人的几分之一至几十分之一。有的肌肉已测不出肌电。最感兴趣的是频域分析揭示的人体肌电特征。

实验发现，在频域上不同肌肉的肌电信号，其频率、幅值不仅在数值范围上有区别，更重要的是在功率谱的分布上各有其特征，肌电频率特性曲线形状各不相同（见图 1）。不同个体的同名肌肉，其幅值谱频率特性曲线形状相似（见图 2）。

实验发现，同一块肌肉在作不同动作时，其幅值谱频率特性曲线形状仍然相似，从而说明不同肌肉的肌电发放是存在着一定的规律性。由图可见，不同肌肉的肌电信号幅值较大的频率范围各异，这对借助肌电图谱识别肌肉，以及利用肌电发放作为控制信号，都有重要

作者：胡天培

本文刊登于 1994 年《上海交通大学学报》第 28 卷第 3 期第 151－153 页。

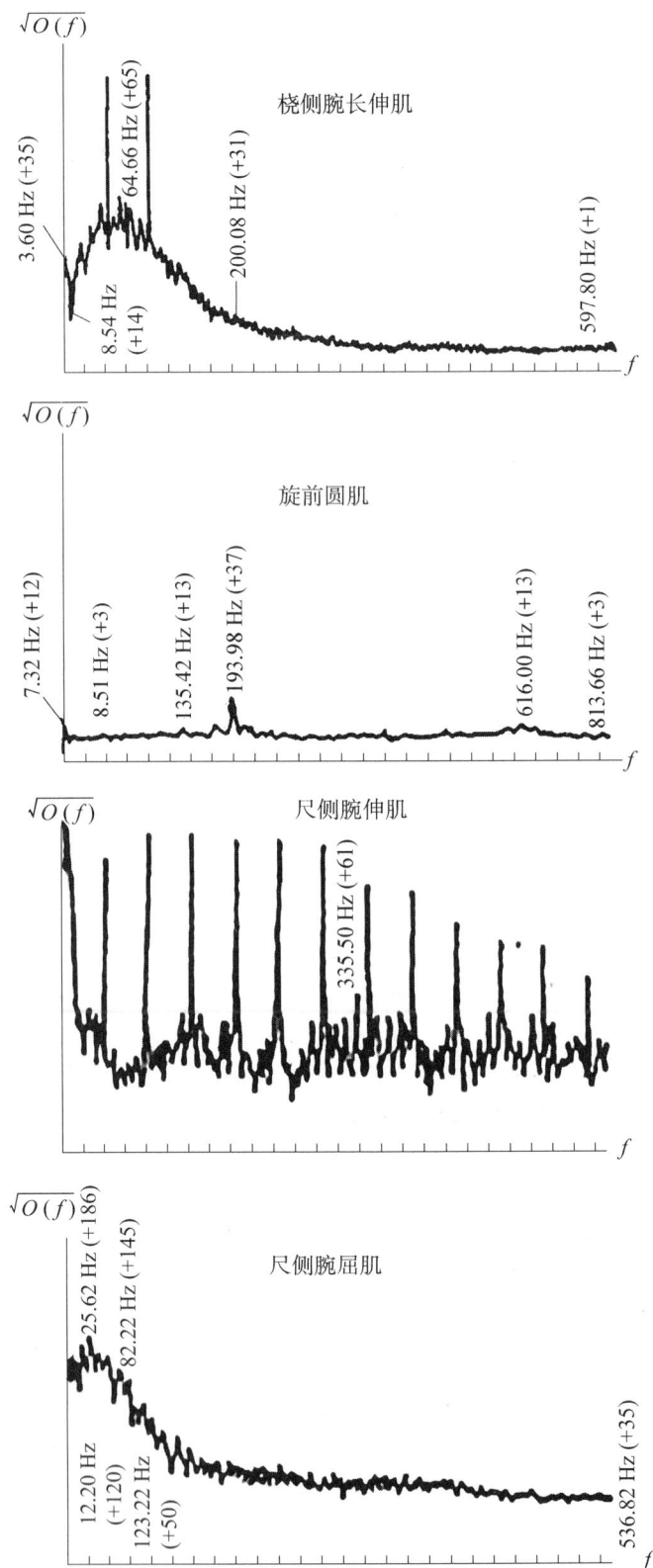

图 1 不同肌肉之肌电信号幅值谱频率特性比较

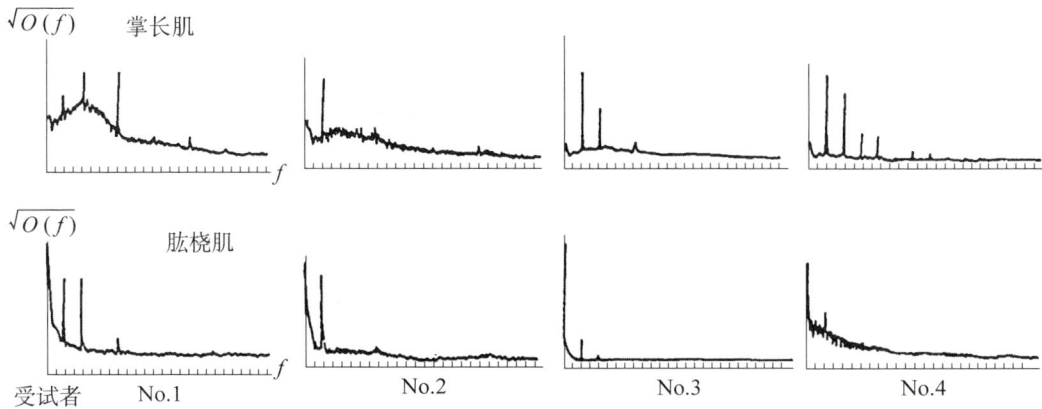

图2 不同个体的相同肌肉其幅值谱频率特性曲线形状相似

的应用价值。

二、肌电康复

作者对数百例残肢者的肌电信号进行测试,发现由于断肢给肌电发放造成严重影响,残肢的肌电发放强度、拮抗特性以及分布规律等都发生变化,出现许多新的特点。通过反复实践,同时也发现肌电发放可通过一定的手段,促使增强、改善甚至恢复到正常状态——肌电康复。

肌电康复(myoelectricity rehabilitation)是一门全新的科学概念,其理论依据是胡寄南的信息转化物(transformator)理论和密勒的生物反馈(biofeedback)学说。由脑发出的指令到达肌肉的电学表现就称为肌电信息。信息是物质现象与精神现象之间的转化物,人的意志活动能促进这种转化过程。生物反馈法的基本点是设法唤起感觉和提高灵敏度,这可以通过学习(训练)并借助仪器装置来实现。肌电信号与人脑活动密切关联,又能被人的意志促进转化,并通过应用特种仪器装置,显示(记录)病人希望产生的肌肉反应的微小变化,对于力求成功的病人来说,他得到的治疗结果在向康复方向转化的信息,会强化正确的反应,从中能逐步悟出要领,逐步提高肌肉收缩的水平,最终达到肌电康复(实际上也导致肌肉功能恢复正常水平)。

作者经过多年的研究和临床实践,总结了一套行之有效的肌电康复方法:①用语言或视听装置,对受试患者进行心理康复治疗和教育,以鼓起病患者渴求成功的强烈愿望和信心。②借助工程技术手段,使用灵敏的可作生物反馈用的仪器装置,让受试患者反复进行意识控制动作训练。通过观察示波器波形变化或仪器指示数值范围的变化,对照期望值,反复用眼或同时用耳获得视觉信号或听觉信号的反馈。启发脑的指令、肌肉收缩与肌电发放水平之间的联系,悟出要领。③使用肌电康复专用仪器——肌电训练康复仪。④进行多种方式的肌肉活动锻炼,如加强残臂的活动,用沙袋锻炼肌力等(重量一般为3~5 kg),以提高与恢复肌肉功能。⑤辅以肌肉部位的温水浴与肌肉按摩(用手推拿或用按摩器按摩),促进转化。⑥有条件的患者可结合气功锻炼。

手臂稳定度的定量标准及仪器设计

摘　要：本文提出手臂稳定度的新概念，并提出手臂稳定度定量标准和仪器设计。

关键词：手臂稳定度；定量标准；仪器设计

手是人体的一个重要器官。人手的优越性在于综合了生物信息处理系统所有的各种特性，如信息的接收、传递、变换、反馈和转化等，它既是整个人体极其复杂的机体的一个部分，它的灵巧程度又无疑地要作用于人体的其他部分。因而，手、臂对于人来说具有特殊重要的意义。

（1）手和臂的运动机能，与大脑、小脑、神经、肌肉、自主神经系统、血液循环系统等都有密切关联。手臂稳定度与人的生理状态密切相关。

（2）当人的机体的某些部分产生病变、受到障碍时，往往影响手臂动作的稳定程度。手臂稳定度与人的病理状态密切相关。

（3）手臂动作的稳定程度与人的注意、情绪、休息、高级与低级神经活动状态（包括大脑和自主神经系统）密切关联。手臂稳定度与人的心理状态密切相关。

由此可见，手臂稳定度是人体状况（生理稳定与心理稳定）的重要参数，是反映中枢神经系统功能状况及上肢肌体健全与灵敏程度的重要标记，是健康检查、医疗诊断与康复评定的一项新的重要指标，也是心理测试的一项重要指标。

一、定量标准

数学上对于空间一个点的位置，可以用三维坐标确定。颤动的点，平面上可以用圆，空间可以用球体或圆柱体，来衡量颤动的范围（如图 1 所示）。

因此，可以用限定颤动点平面直径（圆）和竖直深度（圆柱）的简便方法定量化。实践中，用手握一定直径的测试笔，分别插入一定深度不同孔径测验孔的方法，检测颤动程度。

作者：胡天培

本文刊登于《中国康复医学杂志》1994 年 5 月第 9 卷第 3 期第 116-133 页。

本成果荣获 1998 年 11 月上海市人民政府颁发的上海市科学技术进步三等奖。手臂稳定度仪已获中国专利证书和国家科委 1991 年度国家级重点新产品证书。1993 年 9 月在"首届中国科技之星国际博览会"上荣获金奖。

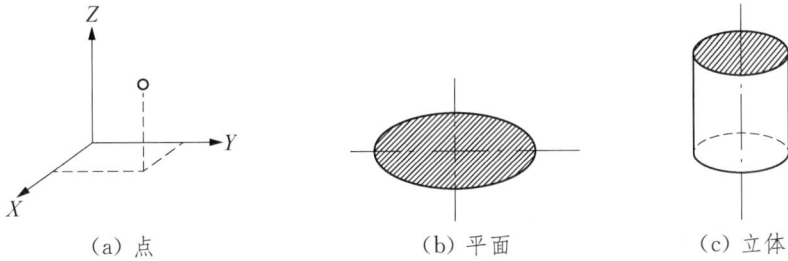

图 1　颤动范围的衡量方法

依据感知觉与动作协调关系原理,引入工程技术的稳定性概念和定量方法,对手臂稳定度定义如下。

在手臂悬空的条件下,面对 10 个不同孔径的测验孔,手持测试棒(握笔状)自左至右依次由大孔至小孔顺序通过,将通过的孔数与全部测验孔数(10 个)之比值,定义为该侧的手臂稳定度。

手臂稳定度数值越大,表明手臂动作的稳定程度越高,自主控制能力越强。

数学表达式为:

$$S = \frac{10 - F}{10} \leqslant 1.0$$

式中:S 为手臂稳定度,$0 \leqslant S \leqslant 1.0$;$F$ 为失误未能通过的孔数。

概率论中,非离散型随机变量的一种最重要的分布——正态分布,频率分布曲线形状为中间高,两边低,左右近似对称。通过大量测试实践,选定测试棒针柱直径 $d = 1 \, \text{mm}$,则测验孔直径可由下列经验公式确定:

$$D_n = 2[A + (10 - n) \cdot B]\tan\frac{\alpha}{2} + (1.0 - S_n) \cdot (10 - n)$$

式中:D_n——第 n 个测验孔径,$n = 1, 2, \cdots, 10$;

　　　A——收敛焦距,$A = 80 \, \text{mm}$;

　　　n——测验孔序号,$n_{\min} = 1$,$n_{\max} = 10$;$n_1 = 1$,$n = 10$;

　　　B——测验孔中心距,$B = 20 \, \text{mm}$;

　　　α——名义收敛角,定 $D_{10} = 2d = 2 \, \text{mm}$,$\alpha = 1°26'$;

　　　S_n——第 n 孔对应的手臂稳定度,$S_1 = 0.1$,$S_2 = 0.2$,$\cdots S_{10} = 1.0$。

见图 2。

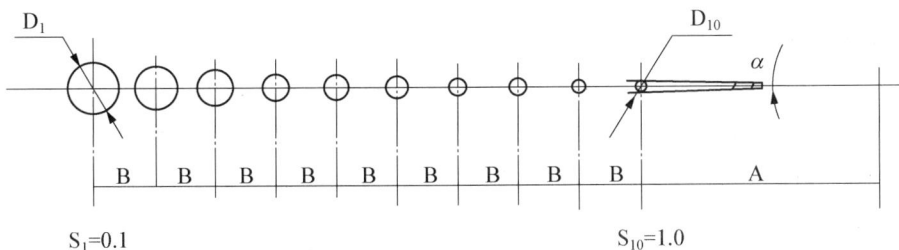

图 2　测验孔直径计算简图

定测试棒通过每个测验孔的测试行程 L 为 20 mm，两个相邻测验孔之间的测试动作完成时间 $t \leqslant 10\,\mathrm{s}$。

30 台标准样机经 20 余家医院、科研单位和高等院校试用，开展健康人群手臂稳定度正常值测试调查，历时两年，取得宝贵数据。测试对象条件是：①身体健康，无明显心、肝、脑、肾等临床症状和器质性损害；②两手臂无残缺和功能障碍；③两手平伸时，手臂无震颤现象；④1 年内无重大外科手术史。对 5 645 例不同年龄阶段健康人群检测结果所得手臂稳定度正常值见表 1。其频率分布图的形状近似正态分布，如图 3 所示。

表 1   5 645 例健康人群手臂稳定度正常值统计

年龄（岁）	手臂稳定度正常值	
	右	左
4～7	0.3	0.2
8～12	0.5	0.4
13～49	0.6	0.5
50～69	0.5	0.4
70～79	0.3	0.2
>80	0.2	0.2

注：4 岁以下无法测试，测试健康老年人最高年龄 93 岁。

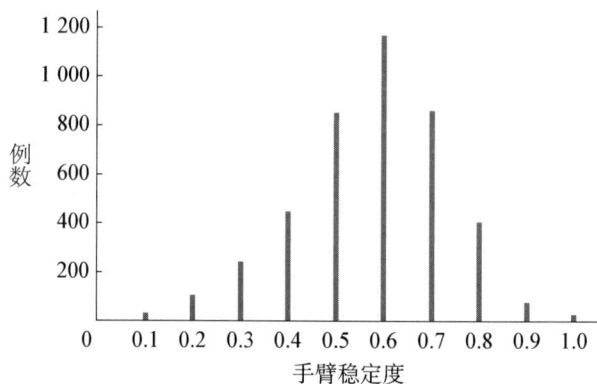

图 3   手臂稳定度频率分布图

二、仪器设计

（一）总体设计原则

为尽量准确反映人脑（包括整个中枢神经系统）对手臂动作的运动控制机能和上肢机体（手和臂）的运动协调性和灵敏度，总体设计原则为：①整个测试过程手臂必须处于悬空状态，不得依托或搁置；②手持测试棒（握笔状，左手或右手视要求而定），端坐仪器桌前，视线与测验孔平面应保持垂直；③测试过程必须自左至右依次顺序测试棒插入（出）测验孔；④相邻两个测验孔之间动作完成时间限定在 10 s 内；⑤用于生理和病理检测时，应尽量排除心理因素干扰。

（二）微电脑控制硬件电原理框图

利用现代微电子技术，测试过程得到规范化。例如，不按规定顺序测试，在规定时间内不测试或超过限定时间，均判测试无效。只有在限定时间完成规定动作，才有成绩。图 4 为硬件电原理框图。

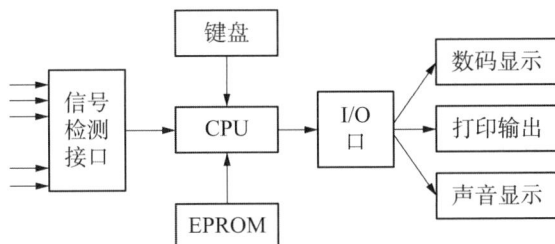

图 4　硬件电原理框图

（三）智能型软件流程原理框图

智能控制靠程序设计与电路结合实现。其核心部分是对测验孔输入信号的识别处理，判断受试者是否拥有高一级测验孔的测试资格，以及将测试数据与内存大样本不同年龄阶段正常值比较后作出评价，最终将全部测试资料（包括输入的受试者编号、性别、年龄、年、月、日，检测得到的右手与左手连续各三次的测试时间和手臂稳定度，以及根据手臂稳定度的优选成绩作出的评价等）打印输出。

（四）康复医疗与功能训练原理

手臂稳定度仪同时也是以手臂稳定度概念为指导的康复医疗和功能训练仪器。其基本原理是，借助仪器，通过意识控制动作的反复训练，伴随信息转化、生物反馈（biofeedback）、生物控制（biocybernetic）和功能训练（function training）过程，不断调节和增强脑的指令传递至整个中枢神经系统和骨骼肌肉系统的支配和控制能力，清除控制机能障碍和运动功能障碍，改善直至恢复机能状态（见图 5）。

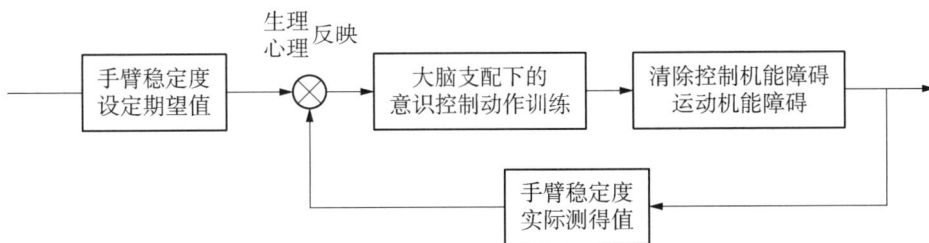

图 5　康复医疗与功能训练原理示意图

可见，手臂稳定度所反映的大脑支配下相关机体的控制机能和运动机能状况，与人的生理和心理状况，通过仪器，组成了一个闭环回路。患者在主观意识控制和调节下，通过应用仪器反复测试和训练，不断缩小设定的手臂稳定度期望值与实际测得值之间的差距，达到减小控制机能障碍和运动机能障碍，提高或恢复功能的目的。

（五）仪器构造

智能型手臂稳定度仪由检测装置（包括测试棒和测验孔组件）、电器装置（包括微型打印机、电路板和各种电子元器件）和机壳（包括键盘和附有数字显示与灯光显示的面板）三部分组成。表 2 为测验孔尺寸。

表 2　测验孔径与对应的手臂稳定度

测验孔	D1	D2	D3	D4	D5	D6	D7	D8	D9	D10
孔径（mm）	14.6	12.4	10.4	8.6	7.0	5.5	4.4	3.4	2.6	2.0
稳定度	0.1	0.2	0.3	0.4	0.5	0.6	0.7	0.8	0.9	1.0

1984 年以来先后研制出五代样机：①指示灯式；②继电器开关控制式；③数字逻辑电路控制式；④单片微机控制式；⑤智能型。智能型手臂稳定度仪最终实现了预期的构想，能严格遵循手臂稳定度定量测规则，具有较高的精度与灵敏度，成为理想手臂稳定度测试评定用标准仪器，也能对患者进行有效的医疗康复和功能训练。已鉴定命名为"手臂稳定度测试康复仪"。

三、临床应用

10 年来提供试用的各代样机近百台，取得满意的使用效果。

综合临床 3 000 余例应用结果，手臂稳定度有以下用途：①可用于健康检查和病人检测，包括神经系统、精神系统、老年和儿童疾病检测；②可用于康复医疗和功能训练；③可用于心理测试。如观测情绪紧张；④可用于工种和人员选聘；⑤可用于体育运动员选拔和提高生理、心理素质训练；⑥可用于公安、司法、军事部门作为特殊检测和训练手段；⑦可用于文化娱乐场所作为有益身心健康的游戏机具。

国家科委、卫生部门十分重视手臂稳定度仪的推广，经鉴定属国际首创并获中国专利和1991 年度国家级重点新产品证书。1993 年 9 月在"首届中国科技之星国际博览会"上荣获金奖。医院等级管理考核标准中手臂稳定度已列项。

多用途转运病人吊具的设计与研制

摘　要：康复医疗器械的研究和开发，是康复工程学科的一个重要组成部分。我们调查了我国医院康复器械的实际状况，选择作为康复医疗辅助用器械的转运病人吊具，作为开发研究的课题，以填补国内康复医疗器械中的这项空白，并争取尽量符合国情和切合实用。

关键词：多用途；转运病人；吊具

一、吊具设计

多用途转运病人吊具首先要考虑吊具的整体稳定性。在结构设计方面有两大要件：手动液压升降机与展开机构。

（一）吊具的整体稳定性

吊具受力简图如图1所示。由于吊具运行速度极慢，不考虑载荷偏摆，载荷力的作用线及吊具自重力的作用线始终处于吊具支承平面内，故整机稳定性条件满足（计算从略）。轮压按悬臂位于水平时计算，$\sum M_E = 0$，得：$R_F = 89.76\,kg$，$R_E = 53.24\,kg$（后轮压）；前轮压假定 R_F＝轮支承均分，$R_{FF} = \frac{1}{2}R_F = 4.88\,kg$。

（二）主要构件受力分析

分别计算悬臂、立柱、底架受力并进行强度校核（略）。同时计算吊架、油缸（活塞、活塞杆）、手柄受力（略）。

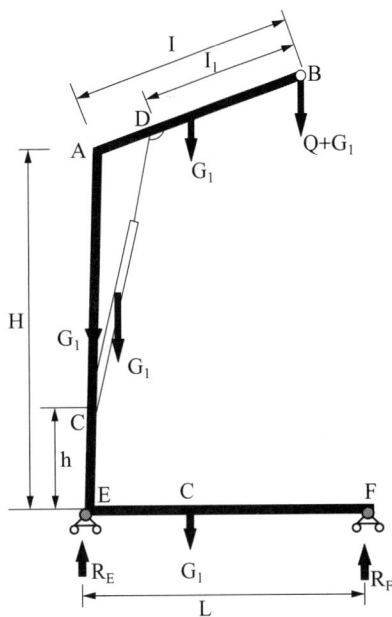

图1　吊具受力的分析

作者：胡天培，刘国庆，邓琛

本文刊登于《中国康复》1995 年 12 月第 10 卷第 4 期 183 - 184 页。

（三）手动液压升降机设计

手动液压升降机属吊具的关键技术，要求结构紧凑、省力、不漏油。该机设计为新型自供式油泵，将油泵、油路（油管）和油箱组合为一体，形成不泄漏的封闭式结构。图2为手动液压升降机液压原理图。R85-4型多用途转运病人吊具的手动液压升降机，设计的最大操作手感力为 11.2 kg（瞬时），油泵的最大顶力为 404 kg（在最不利位置极限情况下的数值）。由于在油压系统中，接头漏油是最恼人的问题，因此这一新型自供式油泵，整体结构小巧不漏油，应用于医疗器械上最为合适。

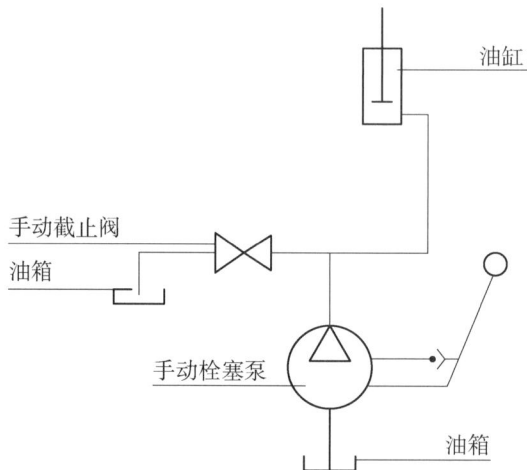

图2 手动液压升降机液压原理

（四）展开机构设计

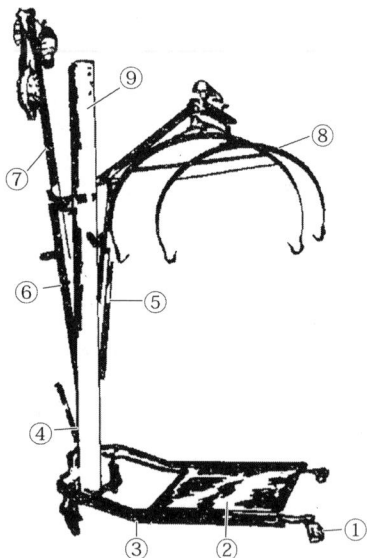

展开机构也是吊具设计中的一项关键技术。其用途为利用展开机构可以根据吊具的不同使用需要，调节轮座两腿间的伸长距离，以增加其静态和动态稳定性。R85-4型多用途转运病人吊具的展开机构，伸展距离最小为540 mm，最大为 1 050 mm。对伸展距离调节要求为能对称增大或减少。实现这种要求可以采用多种机构方案来实现，如齿轮机构等。经过方案比较，我们选择了摇块机构。使用者只需操作长手柄，即可不费劲地产生放大转动力矩。灵活地转动曲柄，使其通过滑槽带动左右轮座转动，其伸展距离可在最小值和最大值之间任意调节。这种机构的特点：操作省力、灵活、准确，并可任意调节、结构简单、制造和装配工艺性好，成本较低。图3为R85-4型多用途转运病人吊具的整体构造图。图示吊具整机组成为：轮座，包括万向轮、展开机构和货架；变幅支架，包括手动液压升降机和输液架；吊架，包括吊床、通用或专用吊椅及吊货钩等，可供选择使用。

图3 R85-4型多用途转运病人吊具

主要参数：①升降行程 900 mm；②起重量 100 kg；③行轮间距 540 mm；④行轮展开间距 1 050 mm；⑤行轮轴距 940 mm；⑥外形尺寸 1 100 mm×600 mm×1 300 mm；⑦自重 45 kg。

二、临床应用

R85-4 型多用途转运病人吊具试制成功后，经上海华东医院、上海市第九人民医院等多家医院试用，证明该吊具性能良好，使用方便。其主要用途：①有利于实现手术室无菌化要求。使用吊具后，手术室专用吊具避免了推床进入，有利于手术室的消毒隔离；②有利于改变众人扛抬病人的落后状况；③有助于重症病人不同部位的治疗，灼伤、腿部残疾病人的转运和护理（包括调换床位、床单等）；④配有吊货钩、货架，可用于转移、运送物品。⑤能大大减少护理人员和工人的体力劳动，对一些手术后病人，如肾脏手术、骨科手术、颅脑手术等病人，在从手术台搬移到推床，或从推床搬移到病床的过程中，能使其体位保持平稳，防止影响伤口，从而减轻病人痛苦，值得推广与使用。

手臂残端再造"指"控制的电子假手研究

摘　要: 本研究试图用显微外科技术移植足趾于手臂残端,以操纵电子假手实现准确的控制。这在国际上没有先例。实践证明,再造"指"作为控制信号源,从根本上改变原有的模式,已在首例残肢者身上试用获得成功。为多自由度电子假手的准确控制提出了新方法,开辟了在假肢研究中医学与工程学紧密结合的新途径。

关键词: 手臂残端的再造指控制;电子假手

据有关部门统计,全世界残肢者达数千万,我国逾七百万。为造福残肢者,近半个世纪以来假肢不断改进,目前世界范围商品化的各类假肢已不下千余种,其中肌电控制假手给上肢残肢者带来很大希望。自 1948 年肌电控制假手问世以来,肌电控制假手在国内外已大量推广,著名的德国 Otto Bock 假肢公司的产品,已行销世界一百多个国家和地区,但价格昂贵。

肌电控制假手的控制信号源是残肢肌肉,其发放的肌电是人体生物电的一种,它能传递人脑运动信息。用表面电极由肌肤表面检出肌电信息,进行识别处理和放大,成为肌电控制信号,控制假手动作,这就是肌电控制假手原理。可是,由于肌电发放通常十分微弱(仅微伏级);表面电极检出的肌电信息是肌群的募集信息,不完全反映人脑对某一动作的运动指令;人体感受到的外电场干扰又相对十分强大(达 V 级),这些因素都影响到肌电控制假手的控制准确性,尤其对多自由度电子假手,影响更为严重。1978 年 Herberts 报道的三自由度肌电控制假手研究成果,控制准确率为 57%;80 年代 Denning 等采用新方法,控制准确率提高到 72% 左右。迄今为止,研究工作已开始应用模式识别和人工神经网络技术,进展仍远不理想。许多学者认为,只有达到误动作率小于 5% 才有实用价值,而要实现此目标,仍困难重重。已有人进行用神经埋藏电极引导神经信息的试验和用脑电来控制假肢的试验,进展甚微。

为了突破电子假手利用肌电控制准确性难以提高的障碍,本项目研究从根本上改变原

作者:胡天培,王森章,刘国庆,徐正松,阿孜古丽·牙会甫,陈中伟,陈峥嵘

本文刊登于《中国生物工程学报》1997 年 6 月第 16 卷第 2 期第 142 - 146 页,为国家自然科学基金会资助项目。

本成果荣获 2003 年 1 月上海市人民政府颁发的上海市科学技术进步二等奖。

有的模式,另辟新途径,从另选控制信号源入手,将显微外科技术应用于康复工程领域,医工紧密结合,在残肢者残臂端上再造一个"指"用以作为能准确传递人脑运动信息的信息源,再用物理学方法(如温度、压力、位移)将控制信息转化为操作指令,实现对电子假手的准确控制。这一构思如能实现,敢为"世界之先",开拓出医学与工程学更紧密结合的新体系,为残肢者造福,在理论上和实践上均有极为重要的意义。

一、研究方法与技术手段

(一) 医学方面

选择首例前臂残肢者阳某(女,19岁,右前臂残肢),实施左脚第二趾游离右前臂残端再造指手术。经全身麻醉后,应用显微外科手术,将第二足趾带血管蒂移植再造右前臂"手指",过程如下。

1. 受区准备

在右前臂残端肘关节以下10 cm切开皮肤,在瘢痕中找出桡动脉、头静脉、桡神经皮支、前臂内侧皮神经,分离前臂伸肌、屈肌,修正桡骨残端。

2. 供区准备——左第二趾游离

(1) 先找到伸踇短肌深部的足背动脉,然后向远近端游离足背动脉,同时结扎足背动脉各分支。

(2) 然后找到足背内侧大隐静脉,向远近端游离,结扎分支。

(3) 分离第二足趾的伸屈肌腱,以及第二足趾两侧的趾神经。

(4) 游离第二跖骨,并在其中段切断。

(5) 切断趾伸、屈肌腱及趾神经,将带有动、静脉、肌腱神经的第二趾,连同足背、足底三角形皮瓣一起取下,经观察见第二趾血供良好,最后于踝以下3 cm处切断足背动脉及大隐静脉,将第二足趾移至受区。

3. 重建"手指"

(1) 将跖骨插入桡骨髓腔内,用两枚螺丝钉固定,固定桡骨及跖骨。

(2) 在手术显微镜下吻合血管——大隐静脉与头静脉,足背动脉与桡动脉,端端吻合。

(3) 缝合肌腱,将伸指肌腱与伸趾肌腱、屈指肌腱与屈趾肌腱缝合,桡侧伸腕肌与尺侧屈腕肌分别固定在移植的第二跖骨两侧。

(4) 在手术显微镜下将桡侧神经皮支劈成两股,分别与第二足趾两侧趾神经吻合。最后观察重建"手指"血供及血液回流良好,逐层关闭创面,石膏托外固定。术后72小时动态观察,再造"手指"成活情况很好。

图1所示为受试者的首例手臂残端再造"指"。

(二) 康复方面

主要是功能训练。设计的功能测试与训练的项目有:①负重适应性训练;②重量感受性(重量差别阈限)测定与训练;③手臂稳定度测定与训练;④再造指控制功能测定与训练。

在上海中山医院手术住院两个月后,转至上海交通大学康复工程研究所假肢康复中心接受康复功能训练,最终配装上手臂残端再造"指"控制的电子假手出院。经一个半月的康复功能训练,效果显著:手臂残端负重能力比开始时提高4倍;重建了重量感受识别能力,对

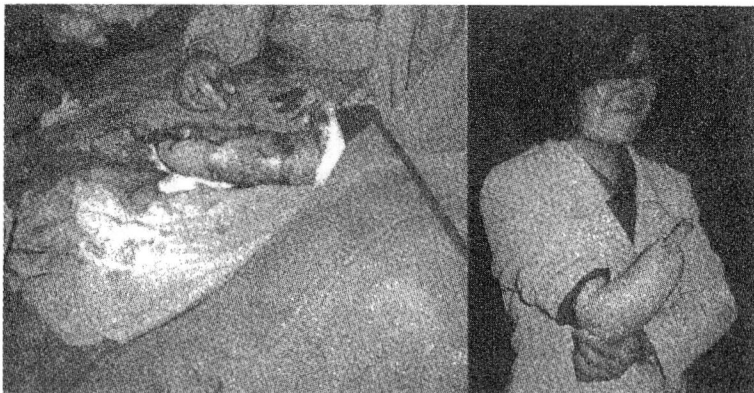

图1　首例手臂残端再造"指"

重量的识别误差由100％减少到20％以内；手臂稳定度在残臂或配戴上假手情况下，都达到了年龄组正常值以上水平；再造指虽然感觉功能尚未恢复，但已能正确传递大脑运动信息，经专家检测，三个自由度6个动作的控制信号，指令100次无失误（误动作率为0％）。由于骨与神经的再生，恢复缓慢，通常需三个月至半年，可以预计，再经过一段时间的康复，再造指的控制将会更加灵活而精确。

（三）工程方面

主要是信息控制技术。本项目采用两套方案：开关控制和数字编码全电子控制。

开关控制是直接的控制方法，最简单可靠。由于手术缝合两对肌腱，再造指可以作上下左右动作，功能得到恢复的再造指应能在 x 和 y 两个坐标轴上，按触平面内布置的一组开关。能够按触六个开关，从而控制三自由度六个动作。实验结果，手术两个月后能按触两个开关，三个月后能按触四个开关。主要原因是再造指动作还不随意，不灵活，运动幅度不大（上下动作较好），此外原因是感觉功能还没有恢复，无触感，对位置难判断。估计再经过一个阶段的康复和训练，有可能实现正确控制。

数字编码控制原理见图2所示。

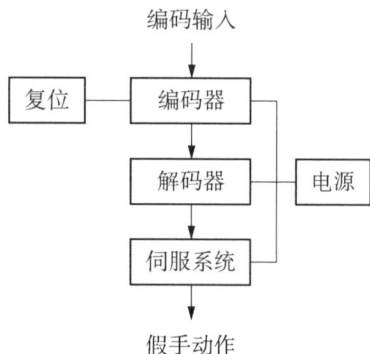

编码控制容易学会，准确度高。经实验结果证明，本控制系统采用全电子控制，伺服系统无机械触点，电路简单，性能稳定，操作方便，控制准确度高，适合残肢者使用。实验的受试者能正确控制假手动作，不发生误动作。

再造指控制的电子假手，再造指信号源的研究是本项目的研究重点，有许多问题值得探索，将另文阐述。

假手机构（称手头）与肌电控制假手相同，本项目选用已商品化的单、双以及三自由度电子假手手头，根据受试者残臂及再造指情况，作两方面改进：①缩短尺寸。防止手头尾部电机会碰再造指（经改进，缩短约20％）；②减轻重量。减轻手头自重并选用轻型臂筒（接受腔）。经努力，现三自由度电子假手手头重量包括三组直流电机和传动机构在内为572克，比通常三自由

图2　三自由度假手再造指控制系统框图

```
编码输入
   ↓
复位 → 编码器
        ↓
       解码器 → 电源
        ↓
       伺服系统
        ↓
     假手动作
```

度电子假手手头轻约127克。对单自由度再造指控制的假手接受腔,我们采用自己的专利成果:棉织纤维作基料,按一定工艺涂刷聚氨酯树脂制作而成,具有重量轻、通气性好、耐冲击、抗疲劳和抗过敏的特点,尤其冬季佩戴无冷感,深受残肢者欢迎。

对三自由度假手接受腔,我们采用国际流行最新材料与工艺:进口丙烯酸树脂与涤纶和丙纶纤维结合浇铸而成。这种热塑性树脂化学分子呈长线状结合,具有加热后即软化的优点。该臂筒抗冲击、耐疲劳、抗弯曲、负载性能好,热塑性有利使用者配装后因体温作用与残臂配合较柔软。

再造指在残端伸出约25 cm,在臂筒制作及触键配置方面有新的要求。图3为首例手臂残端再造指受试者残端情况示意图。

二、性能及参数

首例受试者自手术开始至配装电子假手历时三个半月,不仅配戴使用第一只再造指控制的单自由度(可做指伸、指屈两个动作)电子假手,还配戴使用第一只再造指控制的三自由度(可做指伸、指屈、旋前、旋后,腕伸、腕屈6个动作)电子假手,帮助实现生活自理,如:打毛衣、写字、拿杯子喝水、打电话、提箱包等。

图4为受试者在使用再造指控制的三自由度电子假手。

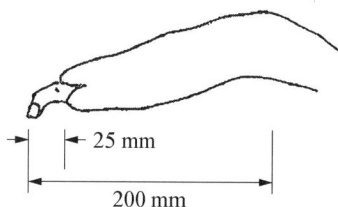

图3 再造指受试者残端情况示意图

25 mm
200 mm

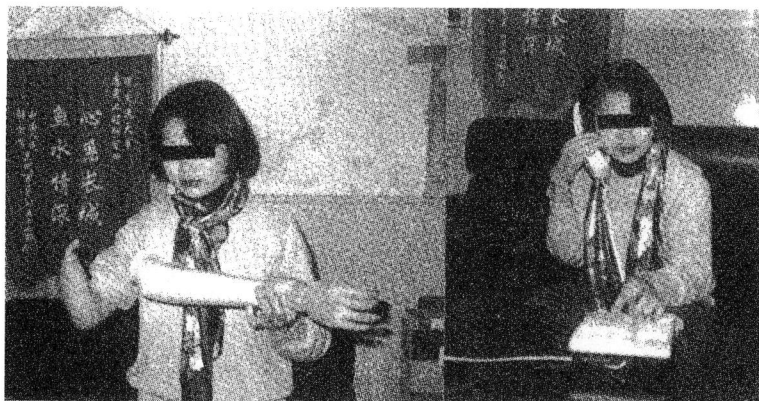

图4 再造指控制三自由度电子假手

首例受试者使用的再造指控制的电子假手由电子假手手头、臂筒(接受腔)、控制系统、假手仿真手套和充电器组成。充电器在外的总重量约760克。

假手性能:①形状:人手型;②最大握力:8~12 kg(工作电压5~9 V,工作电流<200 mA);③动作速度:开、闭各1~1.2 s,旋转正或反转一周约10 s,腕伸屈各约15 s;④开手距离:不小于100 cm(闭手时拇指、食指允许间隙12 cm);⑤控制系统:再造指编码控制;三自由度数字控制系统;⑥动作:抓取,旋腕,腕伸屈(单自由度仅抓取,两自由度抓取和旋腕)。

三、结论

本项目研究顺利完成后,已通过由国家教育委员会和国家自然科学基金委员会派员专程前来组织与主持的成果鉴定。到会专家鉴定结论:"首例受试者的前臂残端再造指,不仅能控制单自由度电子假手,帮助生活自理,还能控制三自由度电子假手,经专家测试,指令100次动作无失误,取得满意结果。电子假手采用全电子控制。""本项目的构思和研究方法、途径,据国际国内科技情报资料联机检索查,在国际上属首创。本成果不仅为多自由度电子假手的准确控制提出了新方法,造福广大残肢者,而且还在假肢研究中开辟了医学与工程学紧密结合的新途径,在理论上和实践上均有创新。"

专家建议:①再造指作为控制信息源的模式,还可进一步研究发展,以达到美观实用;②全电子假手控制,可进一步研究采用智能控制方式,更便于残疾人使用。

再造指作为控制信息源的试验成功,标志着新的航道已经开通,万船通航的前景已展现在眼前。

再造"指"假手控制系统的研究

摘　要:本课题基于将脚趾移植到残臂端的再造指技术,采用微处理器技术与模糊控制方法,进行控制系统的研究。

关键词:残端再造"指"微处理控制器;假手;模糊集

为了突破假手控制准确性难以提高的障碍,本项目研究将显微外科技术应用于康复工程领域,改变原有模式,从控制信息源入手,在残肢者残臂端上再造一个"指",通过控制系统,实现对假手的准确控制。首先对控制信息源的产生进行了研究和实践,提出了在残肢端部再造一个新"指"来形成控制信息源的设想,并且成功地进行了世界首例将脚趾移植到残肢端的再造"指"手术。

实践证明,再造"指"能正确地传递人脑的指令,能按照人脑的要求动作。这就为假手准确控制系统的研究和设计提供了可靠的物质条件。

一、假手控制系统分析

目前对前臂残肢者提供的假手一般可分为单自由度二状态、二自由度四状态与三自由度六状态的控制方式。对上臂残肢者,要求有五个自由度＋状态的控制,以完成指的开合、腕的屈伸与旋转(正、反)控制。如图1所示。

多自由度假手控制系统通常采用开关量的编码去控制相应电动机动,用来实现假手动作过程的控制。这种控制系统框图如图2所示。

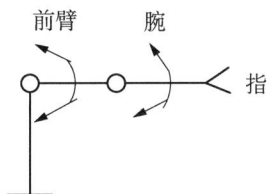

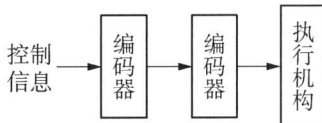

图 1　假 手 的 控 制　　　　图 2　假手控制系统框图

作者:王森章,胡天培,陈中伟

本文刊登于《微型电脑应用》1997 年 11 月第 13 卷第 6 期 22－25 页。

以前控制信息是由残肢某部位对微动开关的压迫或触碰来提供的。由于残肢对人脑指令反应的迟钝，残肢的这种动作不可能被用作高正确度且组合性强的信息源，由此造成假手动作的不正确，不能满足实用要求。另外，从控制方法上来看，只是将控制信息经开关组合编码后，再经逻辑电路及继电接触使马达作正、反转运行，不能实现操作动作过程的组合。例如，要用假手去拿桌上的一杯水，操作的过程为：①操作开关，先让手臂伸出去；②再对开关编码使手腕保持适当的状态，即要完成腕的一次屈伸操作，及腕的一次旋转操作；③再要完成手指的开、合操作。前后总共要经过几次对开关的操作，才能完成取一杯水的动作过程。这样，由于分立的操作次数越多，造成失误的可能性就越大。整个控制过程显得粗糙冗长，这也是假手不能满足实用要求的主要原因之一。

二、再造"指"控制假手的电脑控制系统

由于再造"指"技术的成功，为假手控制技术提供了可靠的信息源。我们重新对假手的控制系统进行了研究。

（一）假手的控制设计原理

借助于机械手的作业空间表示法，将假手的作业空间的直角坐标与各关节的坐标定义如下：

对于具有 n 个自由度的多关节假手，如果手部各杆依次编号为 0、1…n。设 X、Y、Z 为基础坐标系，X_n、Y_n、Z_n 为手部坐标系，X_p、Y_p、Z_p 为臂端坐标系，则有矩阵

$$\begin{bmatrix} n_x & o_x & a_x & x_p \\ n_y & o_y & a_y & y_p \\ n_z & o_z & a_z & z_p \\ 0 & 0 & 0 & 1 \end{bmatrix}$$

矩阵 A 为假手的位置姿态矩阵。其中三元素是各关节坐标单位向量的方向余弦构成。当假手的机构确定后，矩阵[A]也就确定了。A 为关节坐标向量 Q 的函数，确定了关节坐标向量 Q 后，就能由 A 矩阵求解出手臂端点的位置和姿态。

在机器人学中，一般采用分离腕点法求解其运动学的问题。这种方法能减少运算。充分考虑了机械手的结构，将坐标平移与旋转分开处理，这样坐标系之间的旋转变换就可用 3×3 矩阵而不是 4×4 的齐次型矩阵来表示。若以 A_i 表示坐标系 i 与坐标系 i-1 间的旋转变换，则各个坐标系之间的变换矩阵可表示为：

$$A_1 = \begin{bmatrix} CQ_1 & 0 & SQ_1 \\ SQ_1 & 0 & -CQ_1 \\ 0 & 1 & 0 \end{bmatrix}$$

$$A_2 = \begin{bmatrix} CQ_2 & -SQ_2 & 0 \\ SQ_2 & CQ_2 & 0 \\ 0 & 0 & 1 \end{bmatrix}$$

$$A_3 = \begin{bmatrix} CQ_3 & 0 & SQ_3 \\ SQ_3 & 0 & -CQ_3 \\ 0 & 1 & 0 \end{bmatrix}$$

$$A_4 = \begin{bmatrix} CQ_4 & 0 & -SQ_4 \\ SQ_4 & 0 & CQ_4 \\ 0 & -1 & 0 \end{bmatrix}$$

$$A_5 = \begin{bmatrix} CQ_5 & 0 & -SQ_5 \\ SQ_5 & 0 & CQ_5 \\ 0 & -1 & 0 \end{bmatrix}$$

$$A = A_1, A_2, A_3, A_4, A_5$$

上式中,CQ 为 $\cos\theta$,SQ 为 $\sin\theta$。

由此可见,机械手作业空间的直角坐标与各关节空间坐标之间转换的运算是十分复杂的。其运算可分为正向运算和逆向运算。

1. 正向运算

已知各关节坐标 Q_1,Q_2……Q_5,求解手的空间位置和方向(Q_x,Q_y,Q_z),也就是说由各关节的伺服电机的转角,要求出机械手端在基础坐标中的位置坐标及其方向。

2. 逆向运算

已知手端的方向角(Q_x,Q_y,Q_z)以及手端位置向量,求解各关节转角 Q_r 的算法。

由于一般假手只含有两个关节,因此需要二维线性方程组,将其线性化处理后,再求解。但是计算还是相当的困难,而且对假手的控制也没有必要如此去做。

为此,我们对假手的控制提出一种模糊控制算法,实现仿智能的控制模式。

(二) 一个实际控制系统的建立

为配合再造"指"技术,我们研究了一个五自由度的控制系统。整个系统由系统硬件,控制软件及假手伺服电机组成。能完成指的开合、腕的屈伸与旋转、臂的屈伸与旋转共五自由度十种状态的动作控制。

1. 系统硬件

系统硬件组成框图见图 3。控制信息输入来自再造"指"执行的人脑指令。主控制处理器由单片机承担,完成整个系统的信息处理与过程控制等任务。系统存贮单元由程序存贮器与数据存贮器组成。输出通道为驱动电路及其相应的控制装置。输入通道为接收假手的

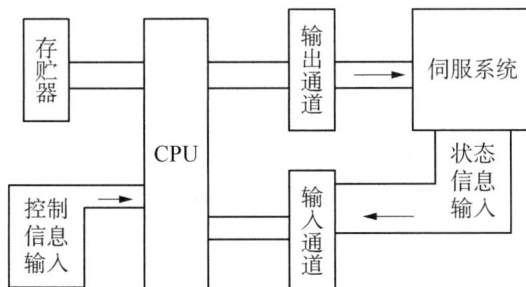

图 3 系统硬件组成

某些必要的状态参数。如,当前假手的各部位的状态参数等以便于程序处理和判断。

2. 系统控制软件

系统控制软件由单动作控制、组合控制和系统故障自检模块组成。

单动作控制模块完成各个自由度二状态的操作控制。组合控制模块对常规的假手动作(要由几个自由度及其状态组合在一起完成的动作),由本模块执行一次操作命令完成。增加了智能控制的程序。系统故障自检模块有两个功能,一是完成对系统中主要装置与器件进行检测,有问题就报警,特别是对电源状态的监视;二是在假手的动作过程中,对其每个状态的极限状况进行检测。例如,要拿起来的物体是否超过假手的承受能力等。

3. 仿智能控制方法的实现

为使假手控制方法具有实时性、实用性和控制的方便性,就需要改进控制方法。传统的办法是建立对象的数学模型,利用线性系统的处理方法,但这显得过分复杂而不适宜于在假手上使用。而开关状态控制又过于简单、粗糙。为此,我们采用了模糊控制技术,实现仿智能的控制方法。这种方法允许我们不必建立严格的数学模型和算法,通过模糊指令的识别与理解完成控制。

模糊控制系统如图 4 所示。

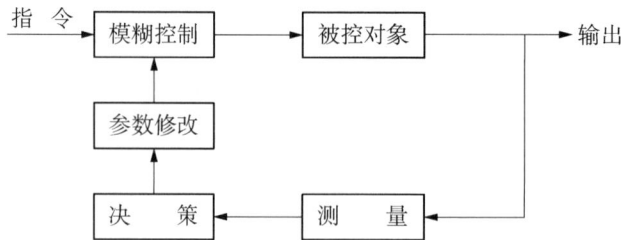

图 4 模糊控制系统

整个系统以模糊控制器为核心,为使假手控制具有简单的自适应功能,故加入三个功能模块——测量假手动作输出的测量模块、状态的决策模块,以及参数修改模块,以决定是否修改送往控制器的参数,使在假手的动作过程中,自动使控制不断完善,达到预期效果。

在结构已确定的情况下,模糊控制器的性能取决于它隶属函数和推理规则。

根据假手控制的特点,用模糊化查表法,虽然占用了一些内存单元,但速度快,输出波动小。

模糊推理规则的形式为:

$$\text{if} \quad X_1 \text{ AND } X_2 \text{ AND} \cdots X_n \text{ Then } Y_1 \text{ AND } Y_2 \text{ AND} \cdots Y_m$$

为使模糊推理具有良好的通用性和易修改性,使推理程序与推理规则分开,将规则作为参数对待。

规则推理采用 Min-Max 规则推理方法。

三、程序结构

模糊化程序模块:其功能通过查表,将输入量模糊化。

模糊推理程序模块:实现按规则计算,即有前提量,再计算各模糊输出的变量值,实现决策系参数修改功能。

非模糊化程序:按确定的计算法,依次对每个输出变量进行计算,实现将模糊化量转换成非模糊化量。

以上程序结构经实际调试,结果表明系统资源开销较少,调试方便。

四、结论

实践证明,手臂残端再造指控制电子假手的电脑控制系统适合于残肢者使用,有推广价值,为残肢者生活自理提供了有力支持。例如能打毛衣、写字、拿杯子、喝水、打电话、提箱包等。

本项目已通过国家教育委员会和国家自然科学基金委员会组织与主持的鉴定。

手臂稳定度的仪器检测

摘　要：手是人体的一个重要器官。手的动作十分灵巧并且具有复杂的功能。现代科学证明，手和臂的动作稳定程度，不仅反映人的肌力、关节活动度、视觉、触觉、立体觉、位置觉和大脑的活动协调能力，更为重要的是能传递人体重要医学信息。

手臂稳定度是人体状况(生理稳定与心理稳定)的重要参数，是反映中枢神经系统机能状况及上肢肌体健全与灵敏程度的重要标记，是健康检查、医疗诊断与康复评定的一项新的重要指标，也是心理测试的一项重要指标。

关键词：手臂稳定度；手臂稳定度仪

手是人体的一个重要器官，被称为万能的手，20 世纪 80 年代仪器检测开始出现。1980 年 Chizhov 发明手臂震颤探测器，该探测器由动作感应器、脉搏测定器、接触总数记录器和时间标识记录器组成。要求测试对象手持带传导电流的探针，沿着有一定形状的凹槽移动，将记录到的接触总时间和没有接触到的时间与控制标准值做比较，评价手臂稳定度。以后又增加控制单元、差分电路、RS-扳机、二极管、AND-阀、反向计数器、比较器、时间监控器、神经动作指示器、测试对象动作的时间特征记录器来保证正确的动作方式，以免测试对象违反测试程序。该探测器可应用于检测测试对象的疲劳程度和心理、生理状况。Erno Raumf Ahrttechn 发明的手臂动作协调探测仪，应用带有加速度测量器的笔追踪运动点。使用者手握一支装有加速度测量器的笔，跟随屏幕上显示的运动点，通过处理所得到的跟踪运动轨迹信息，评定手臂运动的协调程度。

1984 年上海交通大学胡天培首次提出手臂稳定度概念并发明了手臂稳定度仪。用 10 个不等径等深测试孔与定径测试棒构成检测装置，巧妙地实现手臂稳定度的定量检测。手臂稳定度仪标准样机对近 6 000 名不同年龄阶段健康人群进行大样本测试调查，取得手臂稳定度正常值数据，从而建立手臂稳定度对照标准。依据人手能传递人体重要医学信息的特性发明的，属国际首创的这项医学新指标，现已成为医学检测与诊断的依据之一。

1984 年 Makeevugol 发明的手臂机能颤动测试仪，有一个光电二极管转换器，当探针超出光束的范围而没有遮盖它时，便会控制信息处理器记录下误动作。该仪由探针、计时器、

作者：朱林剑，高忠华，胡天培
本文刊登于《现代康复》2000 年 5 月第 4 卷第 5 期第 659－661 页。

误动作转换器、误动作时间计量器、信号显示器和电源装置组成。仪器有一个信息处理器。信息显示通过两个红外线发射光源与一个光学聚焦系统，和分别装在基板对面以保证它们的光轴不产生偏差的两个光电转换器组成。

1987 年 Opdam 发明用平衡横梁和传感器组成的颤抖测试仪，可用于手指、手、上肢和下巴的颤抖测试。

1995 年 Won J、Hogan N 发明手臂动作在外加压力情况下测试稳定性的装置。受试者手握机械把柄在不受任何压制、全过程受压制和先受压制后放松等情况下，做出特定的点到点的平面手臂运动轨迹，用电脑进行数据分析。

一、手臂稳定度

(一) 基本概念

如前所述，手是人体的一个重要器官。手的动作十分灵巧并具有复杂的功能。现代科学证明，手和臂的动作稳定程度，不仅反映人的肌力、关节活动度、视觉、触觉、立体觉、位置觉和大脑的活动协调能力，更为重要的是能传递人体重要医学信息。

依据信息论观点，人手的优越性在于综合了生物信息处理系统所有的各种特性，如信息的接收、传递、变换、反馈和转化等，它既是整个人体极其复杂的机体的一部分，它的灵巧程度又无疑地要作用于机体的其他部分。因而，手臂对人体来说具有特殊重要的意义：①手和臂的运动机能，与大脑、小脑、神经、肌肉、自主神经系统、血液循环系统等都密切关联，手臂稳定度与人的生理状态密切相关。②当人的肌体的某些部分产生病变，受到障碍时，往往影响手臂动作的稳定程度，手臂稳定度与人的病理状态密切相关。③手臂动作的稳定程度与人的注意力、情绪、休息、高级与低级神经活动状态密切关联，手臂稳定度与人的心理状态密切相关。

由此可见，手臂稳定度是人体状况(生理稳定与心理稳定)的重要参数，是反映中枢神经系统功能状况及上肢肌体健全与灵敏程度的重要标记，是健康检查、医疗诊断与康复评定的一项新的重要指标，也是心理测试的一项重要指标。

(二) 定量标准

1. 总体思路

利用人手能传递人体重要医学信息的特点，将手臂颤动规律用新概念手臂稳定度衡量，作为人体测试的一项新指标；总结实践经验，建立手臂稳定度数学模型，确定系数，设计结构，发明手臂稳定度仪；用手臂稳定度仪大样本调查人群手臂稳定度，确定不同年龄阶段正常值，作为评价依据。

2. 技术方案

数学上对于空间一个点的位置，可以用三维坐标确定。颤动的点，平面上可以用圆，空间可以用球体或圆柱体来衡量颤动的范围。因此，可以用颤动点平面直径(圆)和竖直深度(圆柱)的简便方法定量化。实践中，用于持一定直径的测试笔，分别插入一定深度不同孔径测验孔的方法，检测颤动程度。

依据感知觉与动作协调关系原理，引入工程技术的稳定性概念和定量方法，对手臂稳定度定义如下：在手臂悬空的条件下，面对 10 个不同孔径的测验孔，手持测试棒(握笔状)，自左至右依次由大孔至小孔顺序通过,将通过的孔数与全部测验孔数(10个)之比值,定义为该侧的手臂稳定度。手臂稳定度数值越大,表明手臂动作的稳定程度越高,自主控制能力越强。

数学表达式:$S = 10 - F/10 \leqslant 1.0$。

式中:S为手臂稳定度,$0 \leqslant S \leqslant 10$;F为失误未能通过之孔数。

概率论中,非离散型随机变量的一种最重要的分布——正态分布,频率分布曲线形状为中间高,两边低,左右近似对称。通过大量测试实践,选定测试棒针柱直径$d = 1\,mm$,则测验孔直径可由下列经验公式确定:

$$D_n = 2[A + (10 - n)B]\tan\frac{\alpha}{2} + (1.0 - S_n)(10 - n)$$

式中:D_n—— 第n个测验孔径=1,2,……10;A—— 收敛焦距,$A = 80\,mm$;n—— 测验孔序号,$n_{min} = 1$,$n_{max} = 10$;B—— 测验孔中心距,$B = 20\,mm$;α—— 名义收敛角,定$D_{10} = 2d = 2\,mm$;$\alpha = 1°26'$;S_n—— 第n孔对应的手臂稳定度,$S_1 = 0.1$,$S_2 = 0.2$,$\cdots S_{10} = 1.0$。

定测试棒通过每个测验孔的测试行程L为20 mm,两个相邻测验孔之间的测试动作完成时间$t \leqslant 10\,s$。

二、手臂稳定度仪

(一)总体设计原则

为尽量准确反映人脑(包括整个中枢神经系统)对手臂动作的运动控制机制和上肢机体(手和臂)的运动协调性和灵敏度,总体设计原则为:①整个测试过程手臂必须处于悬空状态,不得依托或搁置;②手持测试棒(握笔状,左手或右手视要求而定),端坐仪器桌前,视线与测验孔面应保持垂直;③测试过程必须自左至右依次顺序将测试棒插入(出)测验孔;④相邻两个测验孔之间动作完成时间限定在10 s内;⑤用于生理和病理检测时,应尽量排除心理因素干扰。

(二)仪器设计

1. 微电脑控制硬件电原理框图

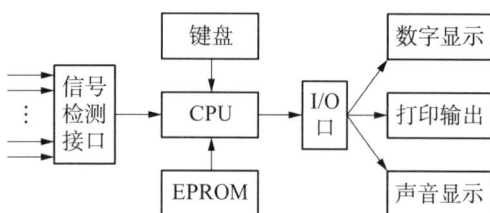

图1 微电脑硬件电原理框图

利用现代微电子技术,测试过程得到规范化。例如:不按规定测试,在规定时间内不测试,或超过限定时间,均判测试无效。只有在限定时间完成规定动作才会取得成绩,图1为硬件电原理框图。

2. 智能型软件流程原理框图

智能控制靠程序设计与电路结合实现,其核心部分是对测验孔输入信号的识别处理,判断受试者是否拥有高一级测验孔的测试资格,以及将测试数据与内存大样本不同年龄阶段正常值比较后作出评价,最终将全部测试资料(包括输入的受试者编号、性别、年龄、年、月、日,检测得到的右手与左手连续各3次的测试时间和手臂稳定度,以及根据手臂稳定度的优选成绩作出的评价等)打印输出。

3. 康复医疗与功能训练原理

手臂稳定度仪同时也是以手臂稳定度概念为指导的康复医疗和功能训练仪器。其基本原理是，借助仪器，通过意识控制动作的反复训练，伴随信息转化、生物反馈(biofeedback)、生物控制(biocybernetic)和功能训练(function training)过程，不断调节和增强脑的指令传递至整个中枢神经系统和骨骼肌肉系统的支配和控制能力，消除控制功能障碍和运动功能障碍，改善直至恢复功能状态(见图2)。

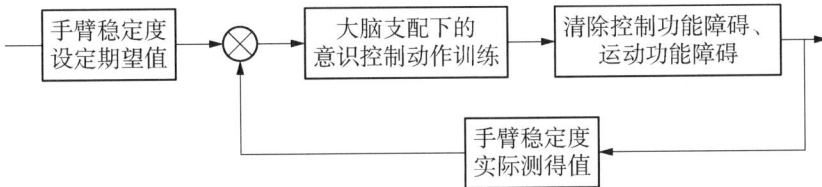

图2　康复医疗与功能训练原理示意图

可见，手臂稳定度所反映的大脑支配下相关机体的控制功能和运动功能状况，与人的生理和心理状况，通过仪器，组成了一个闭环回路。患者在主观意识控制和调节下，通过应用仪器反复测试和训练，不断缩小设定的手臂稳定度期望值与实际测得值之间的差距，达到减小控制功能障碍和运动功能障碍，提高或恢复功能的目的。

4. 仪器构造

智能型手臂稳定度仪由检测装置(包括测试棒和测验孔组件)、电器装置(包括微型打印机、电路板和各种电子元器件)和机壳(包括键盘和附有数字显示与灯光显示的面板)三部分组成(见图3)，表1为测验孔与对应的手臂稳定度关系。

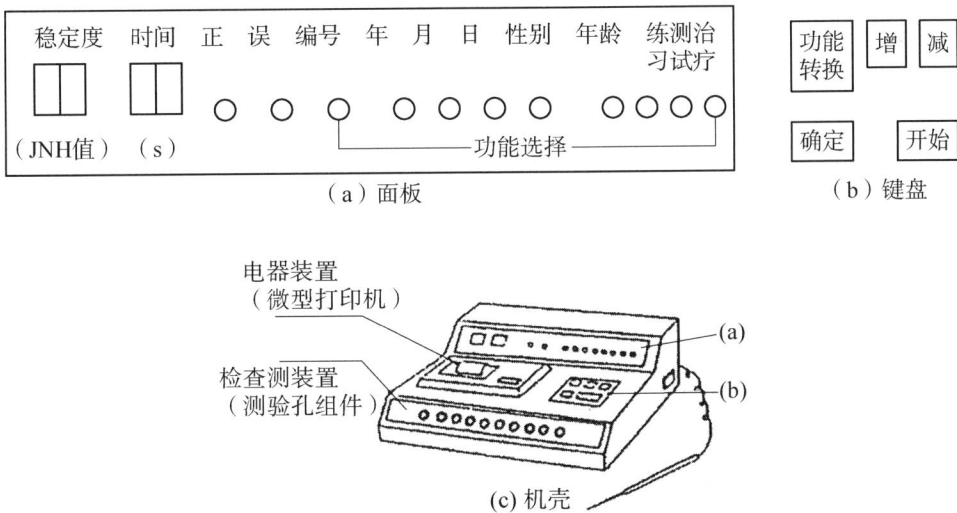

图3　手臂稳定度仪构造示意图

表 1   测验孔径与手臂稳定度的关系

测验孔	D₁	D₂	D₃	D₄	D₅	D₆	D₇	D₈	D₉	D₁₀
孔径(mm)	14.6	12.4	10.4	8.6	7.0	5.5	4.4	3.4	2.6	2.0
稳定度	0.1	0.2	0.3	0.4	0.5	0.6	0.7	0.8	0.9	1.0

智能型手臂稳定度仪(JNH 手臂稳定度测试康复仪)最终实现了预期的构想,能严格遵循手臂稳定度定量测试规则,具有较高的精度和灵敏度,成为理想的手臂稳定度测试评定用标准仪器,也能对患者进行有效的医疗康复和功能训练。

5. 不同年龄阶段手臂稳定度正常值

30 台标准样机经 20 余家医院、科研单位和高等院校试用,开展健康人群手臂稳定度正常值测试调查,历时两年,取得宝贵数据。测试对象条件是:①身体健康,无明显心、肝、脑、肾等临床症状和器质性损害;②两手臂无残缺和功能障碍;③两手平伸时,手臂无震颤现象;④1 年内无重大外科手术史。对 5 645 例不同年龄阶段健康人群检测结果所得手臂稳定度正常值见表 2,其频率分布图的形状近似正态分布,如图 4 所示。

表 2   5 645 例健康人群手臂稳定度正常值统计

年龄(岁)	手臂稳定度正常值	
	左	右
4～7	0.3	0.2
8～12	0.5	0.4
13～49	0.6	0.5
50～69	0.5	0.4
70～79	0.3	0.2
≥80	0.2	0.2

注:4 岁以下无法测试,测试健康老年人最高年龄 93 岁。

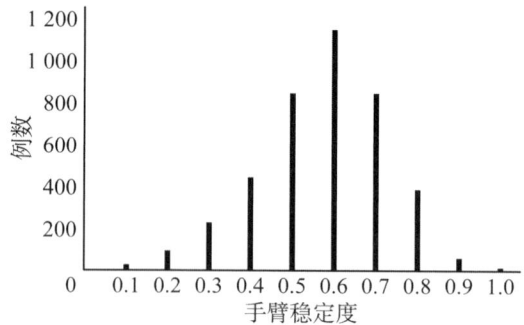

图 4   5 645 例健康人群手臂稳定度频率分布图

三、临床应用

(一) 应用于康复医学(见表 3)

表 3   64 例上肢稳定失调患者疗效及程度评判

ADL 值(分)	JNH 值(手臂稳定度)			
	0.1～0.2	0.3～0.4	0.5 以上	合计
≤40	14	0	0	14
41～65	4	8	0	12
66～85	6	21	0	27
86～100	2	6	3	11

现代康复医学常用的 ADL（日常生活活动能力）评定表具有很强的主观性。JNH 仪（手臂稳定度）是一客观定量指标显示器,资料证明此仪对上肢平衡失调所致日常生活能力改变有明显显示力。

（二）应用于医学临床（见表 4）

表 4　69 例帕金森病治疗前后手臂稳定度比较

手臂稳定度	治疗前例数	治疗后例数	手臂稳定度	治疗前例数	治疗后例数
左手　0.1	11	2	右手　0.1	5	—
0.2	12	10	0.2	8	5
0.3	31	11	0.3	17	9
0.4	15	22	0.4	26	14
0.5	—	14	0.5	13	28
0.6	—	8	0.6	—	9
0.7	—	2	0.7	—	4
合计	69	69	合计	69	69

（三）应用于心理测定（紧张情绪,见表 5）

表 5　140 例早期妊娠手臂稳定度测定情况比较

手臂稳定度	未婚先孕组						正常早孕组					
	第 1 次	例次	％	第 2 次	例次	％	第 1 次	例次	％	第 2 次	例次	％
0.1												
0.2	1		(1.4)									
0.3	3		(4.3)									
0.4	12		(17.1)	2		(2.8)						
0.5	15		(21.4)	6		(8.6)						
0.6	22		(31.4)	17		(24.3)	5		(7.1)	8		(11.4)
0.7	16		(22.9)	24		(34.3)	30		(42.9)	28		(40.0)
0.8	1		(1.4)	17		(24.3)	27		(38.6)	25		(35.7)
0.9				4		(5.7)	8		(11.4)	6		(8.6)
1.0										3		(4.8)
总计	70		(100)	70		(100)	70		(100)	70		100
稳定度均值	0.547			0.685			0.752			0.756		

注：① 未婚先孕组第 1 次与第 2 次测试对比,$P < 0.001$,有显著差异;
　　② 正常早孕组第 1 次与第 2 次测试对比,$P > 0.05$,无显著差异;
　　③ 未婚先孕组比正常早孕组第 1 次测试对比,$P < 0.001$,有显著差异。

（四）应用于体育运动（见表6）

表6　36例少年篮球运动员协调性的测定

JNH值协调性分级	0.7～0.8	0.5～0.6	0.5以下	合计
佳	9(81%)	1	1	11
一般	3(17%)	2	2	18
欠佳	1(14%)	1	1	7
合计				36

（五）应用于工业系统（招工考核，见表7）

表7　120例企业操作工人手臂稳定度与生产效率比较

类别稳定度	生产效率低者	生产效率高者
0.4	13	—
0.5	39	2
0.6	8	17
0.7	—	32
0.8	—	9

（六）应用于科学实验

中国科学院上海技术物理研究所应用JNH仪于"二阶视觉模式"实验的测试中（人工神经网络视觉传感器系统实验项目之一），选择7级（稳定度0.7）以上的被试者进行二阶视觉模式实验。实验表明：稳定度6级以下被试者进行二阶视觉模式实验时，实验数据显示明显的统计离散性，正确报告率之差达27.2%[$(t(37)=3.809, P<0.01$)]。当选用稳定度在7级以上者作为被试时，实验数据显示明显的规律性，正确报告率之差为3.8%[$(t(38)=1.34, P>0.02$)]，实验数据没有明显的统计意义的差别。

华东师范大学心理学系应用JNH手臂稳定度测试康复仪作为心理实验室基本实验仪器，用于教学实验与科学研究，定量测定情绪反应，并为中美上海施贵宝制药有限公司招工进行紧张情绪影响的测定及心理咨询。

综合临床5000多例应用结果，JNH手臂稳定度测试康复仪有以下用途：①可用于健康检查和病人检测，包括神经系统、精神系统、老年和儿童疾病检测。②可用于康复医疗与功能训练评估。③可用于心理测试，如观察情绪紧张。④可用于招工和人员选聘。⑤可用于体育运动员选拔和提高生理、心理素质训练。⑥可用于公安、司法、军事部门作为特殊检测和训练手段。⑦可用于文化娱乐场所（如老年活动中心、工会俱乐部等）作为有益身心健康的游戏机器。

胡天培教授发明的手臂稳定度与手臂稳定度仪，经科技情报检索查和专家鉴定，属国际首创，该仪被定名为JNH手臂稳定度测试康复仪（定量检测并能兼用于康复医疗功能训练），1991 年获得中国国家科技委员会等单位联合颁发的国家级重点高新技术产品证书。该项医学新指标和新仪器目前已在卫生系统的神经内科、神经外科，精神科、老年病科、内科、外科、骨科、儿科、妇产科、康复医学科、运动医学科、理疗科、职业病科等许多科室临床使用，有广阔的应用领域和前景。

应用手臂稳定度仪提高小学生注意力的实验研究

摘　要：探讨应用手臂稳定度仪来提高小学生注意力的实验研究。方法：对选定的60位学生分两组进行一学期的实验和对照。实验组学生每日进行5分钟手臂稳定度仪训练并记录成绩，同时开展相应的心理辅导和行为训练。结果：实验组30位学生的手臂稳定度分值明显高于对照组30位学生，左右手臂稳定度均呈极显著差异，且实验组学生作业速度快于对照组，划消测试平均成绩高于对照组，两组学生的作业速度、划消测试也呈非常显著差异。结论：应用手臂稳定度仪的训练，并辅以一定的心理辅导与行为训练，是完全可以提高小学生的注意力的，而且效果是明显的。

关键词：注意力；手臂稳定度；感觉整合

一、研究目的

注意力是意识指向和集中于周围事物的能力。由于注意，人们才能集中精力去清晰地感知一定的事物，深入地思考一定的问题，而不被其他事物所干扰；没有注意，人们的各种智力因素，观察、记忆、想象和思维等将得不到一定的支持而失去控制。

现在经常听家长和老师反映有些小学生写作业或上课注意力不集中。有的孩子需要家长再三督促他完成作业，因为他一个人做作业，就会分心，并拖得很久。学校内，上课注意力时间很短，经常东张西望，做小动作；其他同学作业完成了，可以休息玩耍了，这更让这些学生控制不住，时而离开座位，不能专心完成作业，甚至连测验考试都不能做完试卷。因此注意力不集中也直接影响了他们的学习成绩。于是，有的家长就靠陪读来解决；有的逼孩子读书、写作业；再不行，就骂一顿、打一顿。在外力影响下，表面看，有时孩子注意力似乎集中了，作业做快了，书也背出来了，但好景不长，因为没有孩子内在控制力的支持，大脑仍旧在跑野马，因为外力管不了孩子的大脑。

然而，我们这里所说的注意力不集中与注意力缺乏多动症又有所区别。前者叫 ADD，即注意力障碍症，是属于自控能力差、容易受外界诱因影响、无意注意过剩的儿童。后者叫

作者：林素蓉，沈国珍，宋长玉，胡天培

本论文发表于2002年国际康复工程与临床康复学术讨论会并刊 *Proceedings of International Symposium on Rehabilitation Engineering Clinical Rehabilitation* 第 328 - 333 页。

ADHD,即注意力多动障碍综合征,也称轻微脑功能障碍综合征,是一种以与年龄不相称的活动过多、注意力不集中、任性、易冲动为主要特征的行为障碍。其智力基本正常,但有学习困难,运动功能不协调及心理异常。后者可以用哌醋甲酯(利他林)、匹莫林等药物,加之心理治疗与行为训练。而前者无须药物,但也同样需要心理治疗,更多的是以有目的的培养与训练为主,使孩子注意力集中起来。对于小学生而言,注意力集中是提高学习效率的基础。

如何使孩子的注意力集中起来,我们尝试使用手臂稳定度仪来帮助小学生提高注意力。

二、研究方法

(一) 仪器的使用

JNH手臂稳定度测试康复仪是电脑型,整机由测试棒、十个大小不同的直径逐步递减的测试孔及机壳组成。机壳面板上附有指示灯、数字显示器与蜂鸣器等,内装电池盒并附外接电源插口。

测试前,由检测者向受检测的学生讲解统一要求。即包含:

(1) 受检者需端正坐势,全身放松。

(2) 身子靠近测试台,测试时上肢悬空。

(3) 测试者先看示范,然后试测1~2次。

(4) 当显示屏幕提示"0.0"后,受检者正式开始测试;先右手5次,再左手5次。

(5) 测试时,受检者需情绪稳定,注意力集中。

(6) 测试速度不宜过快,也不能过慢,相邻两孔测试的间隔时间不得超过10秒。

(7) 每次测试需自左向右,按从大孔向小孔的顺序操作,否则屏幕不显示分值。

(8) 测试棒尖端进出测试孔时不能触及金属圈,否则即为失误(红灯亮),记录得分后,再从头开始。

(二) 对象的选定

按以上手臂稳定度仪测试方法,我们对我校三年级220名学生进行初次测定,从中选定手臂稳定度较低、平时注意力相对不集中、学习有一定困难的学生共60位作为实验组成员和对照组成员进行实验研究。

(三) 实验的方法

1. 应用手臂稳定度仪训练手臂稳定度

在学习周内,每日中午实验组30位学生在指定教室内由检测教师负责,用手臂稳定度仪进行左右手臂稳定度的训练。时间为5分钟,并记载分值,整个训练阶段为一学期。

2. 家长配合记录每日完成作业时间

召开实验组学生家长会,让家长明确实验的目的和意义,共同配合进行一定的行为训练。我们要求对实验组的学生所布置的作业量基本一致,由家长每日记录孩子在家中完成作业的时间。为日后与对照组相对比,做鉴定之用。

3. 用划消测试测定注意力培养的结果

实验后,对两组学生共同进行划消测试,检验应用手臂稳定度仪提高学生注意力的效果。

三、结果

实验结果见表1。

表 1　实验前两组学生手臂稳定度初测比较

组别	右手				左手			
	最小值	最大值	平均值	标准差	最小值	最大值	平均值	标准差
实验组	1.4	4.8	3.11	1.24	1.0	3.8	2.51	1.25
对照组	2.2	4.8	3.61	1.01	1.0	4.8	2.54	1.26

右手 $t = 1.684$，$P > 0.05$(无显著差异)；
左手 $t = 0.091$，$P > 0.1$(无显著差异)。

四、讨论与分析

由实验前初次手臂稳定度测试结果可以看出,实验组学生右手臂的稳定度平均值为 3.11,对照组学生的右手臂稳定度为 3.61,对照组的平均值略高于实验组 0.50。用 t 分数作检验, $t = 1.684$, $P > 0.05$(无显著差异)。而两组学生左手臂的平均值只相差 0.03,用 t 分数来检验, $t = 0.091$, $P > 0.1$(无显著差异)。我们认为,该两组学生的起始手臂稳定度基础相当,选用该两组学生分别进行实验与对照,可信度强。

由实验结果的测定表 2 来看,实验组右手臂稳定度平均值为 6.38,而对照组的右手臂稳定度平均值为 3.55,显然,右手臂稳定度平均值实验组明显高于对照组。经 t 分数检验, $t = 7.26$, $P < 0.001$(有极显著差异)。再看实验组左手臂稳定度平均值为 5.46,对照组平均值是 2.59,也高出 2.870。 t 分数检验的结果是, $t = 8.025$, $P < 0.001$(有极显著差异)。同样,就实验组本身的初测与复测分值相比,手臂稳定度提高明显,尤其是左手臂,提高幅度为 53.5%。在此,我们可以肯定,小学生的手臂稳定度通过一定阶段的有目的、有计划的训练是完全可以提高的,且促使孩子左右手臂的稳定度趋于平衡,同样也促使孩子的左右脑和谐统一。

表 2　实验后两组学生手臂稳定度测试比较

组别	右手				左手			
	最小值	最大值	平均值	标准差	最小值	最大值	平均值	标准差
实验组	4.4	8.6	6.38	1.45	3.8	7.4	5.46	1.29
对照组	2.2	5.6	3.55	1.22	0.6	4.8	2.59	1.43

右手 $t = 7.26$，$P < 0.001$(有极显著差异)；
左手 $t = 8.025$，$P < 0.001$(有极显著差异)。

实验前,我们通过召开实验组学生家长会,让家长明确实验的目的和意义,取得家长的认同和配合。我们要求家长在学生训练阶段,在家中为孩子的读书学习创造一个良好的环境。即孩子学习时,要排除各种可能分散孩子注意的因素,包括家长看电视、听广播、大声谈话等,使孩子在平静愉快的心情中集中注意力去学习,去完成他的功课。此外,要合理安排学习、休息、活动的时间,不强迫孩子一做作业就是几小时,其间可适当休息与活动,学习疲劳了就让他动一动,喝点水、吃点东西、活动活动身子等。家长还可以与孩子一起开展有益培养孩子注意力的游戏活动,如玩拼图、下棋、打扑克等。

在实验组学生手臂稳定度训练期间,我们又不断鼓励学生的进步,当孩子手臂稳定度达到 7 分及以上分数时,我们在记分单上给予标注加以表扬,并告诉他们:这是你注意力集中的成功。目前,这 30 位实验组的学生左右手臂稳定度均达到过 7 分及以上分数的有 18 人,占 60%。从中说明了手臂稳定度的训练效果是显著的。同时,实验组学生通过半学期手臂稳定度的训练并辅以一定的心理辅导和行为训练,也明显提高了注意力。在实验后两组学生 1 周完成作业时间对比与划消测试分数对比中(表 3、表 4),我们可发现实验组学生 1 周完成作业的平均时间为 1.57 小时,标准差为也 0.36,对照组完成作业的平均时间是 1.86 小时,标准差为 0.31,用 t 分数进行检验,$t=3.287$,$P<0.01$(有非常显著差异);划消测试经 t 分数检验,结果是 $t=3.205$,$P<0.01$(有非常显著差异)。

表 3　实验后两组学生 1 周完成作业时间对比(单位:小时)

组别	第一天 平均值	第二天 平均值	第三天 平均值	第四天 平均值	第五天 平均值	总平均值	标准差
实验组	1.86	1.60	1.60	1.45	1.33	1.57	0.36
对照组	2.12	1.86	1.87	1.83	1.67	1.86	0.31

$t=3.287$,$P<0.01$(有非常显著差异)。

表 4　实验后两组学生划消测试比较

组别	最小值	最大值	平均值	标准差
实验组	6.0	9.2	8.12	0.81
对照组	4.8	9.0	7.35	1.01

$t=3.205$,$P<0.01$(有非常显著差异)。

由此,我们认为,应用手臂稳定度仪的训练,并辅以一定的心理辅导与行为训练,是完全可以提高小学生的注意力的,而且效果也是明显的。注意力的提高也使这些孩子的学习成绩有了进步。上学期,这 30 位学生中,有 4 位学生原先三门主课成绩经常不及格,其中学生小徐平时作业、测验与考试,因为注意力不集中,常来不及完成。这学期,他通过手臂稳定度的训练和家长的配合教育,没有出现不完成作业和来不及做试卷的现象,且提高了成绩。这从我们本学期大考可以看出,30 位学生语文、数学、英语成绩全部合格,其中 7 位学生三门主课均达到了优良的好成绩。

五、小结与展望

我们常说,运动是人类最普遍、最具有特征的一种功能,生命在于运动。很多心理学家认为,孩子的注意力不集中,多半是由于缺乏“动”。由于家长的百般呵护,使孩子缺少抬头、动手等成长所需要的活动,使得孩子的“感觉整合功能失调”,感觉在大脑中的整合(加工整理)就像食物在胃肠中消化那样,食物过少或消化不良,机体就得不到充分的营养,感觉不足或感觉在大脑中整合不好,大脑也会"营养不良",不能组织好机体各方面的活动,导致注意力不集中、多动和自我控制能力差等异常表现。在这一理论的指导下,手臂稳定度仪为孩子提供了"动"的训练。因为手是人体的一个重要器官。手的动作十分灵巧并具有复杂的功能。现代科学证明,手和臂的动作稳定程度,不仅反映人的肌力、关节活动度、视觉、触觉、立体觉、位置觉和大脑的活动协调能力,尤为重要的是能传递人体重要的医学信息。鉴于本仪器是按照生物控制(biocybernetic)和生物反馈(biofeedback)原理,可以实现多反馈回路(如视、听、手、脑等),在学生有意控制动作的反复训练中,不断调节和增强脑的指令传递至整个中枢神经系统和骨骼肌肉系统的支配和控制能力,使大脑获取更多的感觉输入,再整合好这些感觉,做出适应性反应,使大脑功能得到完善,从而以"动"制"动"。

实践证明,要提高小学生的注意力,靠家长陪读没有用,逼读没有用,打骂更没有用;应当靠有计划、有目的地对小学生进行有效的训练,并辅以一定的心理辅导及行为训练,才能提高小学生的注意力。苏联著名教育家乌申斯基指出:"注意力是一扇门,凡是外界进入心灵的东西都要通过它。"学生在日常学习中,只有将自己的心理活动集中和指向于自己所学习的功课,才能获得最佳效果。

用手臂稳定度仪来训练学生注意力是一项新实验、新课题,在实验研究中,我们学校实验组的教师和学生通过自身的努力,在家长的支持和配合下,在心理学家杨治良教授,上海交通大学康复工程研究所胡天培所长、斯扬副所长的指导下,得以圆满成功。相信手臂稳定度仪能在不久的将来,在各中小学开设心理辅导室时,有着广泛的应用前景。

康复工程在上海交通大学

　　摘　要：本文综述康复工程在上海交通大学20余年来的起步、发展及新进展。主要内容有：①特点：起步早，国际交流早，医工结合早；②新进展："再造指"控制的电子假手，半掌电动假手，最新开发的仿真电子假手，神经信息控制的七个自由度电子假手模拟装置，新一代手臂稳定度测试康复仪和智能型超亚健康体检设备（人体调控功能动态测评系统）等。

　　关键词：康复工程；上海交通大学

　　上海交通大学创立于1896年，是我国一所历史较悠久的重点理工科大学。为了开拓现代新兴学科，1978—2001年康复工程在上海交通大学从肌电控制假肢科研起步，已经走过了整整23个年头。现在综述它的起步、发展与新进展。

一、特点

（一）起步早

　　1977年，上海交通大学一部分教师就解放思想，探索教学改革新方向。当时比较吸引人的是研究机械手与机器人。

　　1978年7月、11月，国际著名学者、日本早稻田大学加藤一郎教授应邀访问上海交通大学，作了激动人心的学术报告和讲课、座谈，赠送了最新科研成果录像片《假肢者一日》。同年，上海交通大学教授赴美访问团在中美尚未建交情况下首次打破僵局赴美访问，取得圆满成功。高忠华教授回来后所作访美报告，重点介绍新学科在美国的发展，令人耳目一新。上海交通大学假肢课题组在机械工程系成立。

　　1979年1月，在中央民政部、上海市民政局支持下，上海交通大学、上海假肢厂、上海市第一人民医院（骨科）和上海师范学院（生物系）成立上海假肢科研协作组，以两个自由度肌电控制前臂假手模拟装置为主攻目标，进行资料汇集、调研（上海、北京、沈阳等地），开展科研协作（假手机构、肌电信息、控制电路）。1979年初成立了上海交通大学生物医学工程跨

作者：斯扬，胡天培，高忠华，陈中伟

本文发表在2002年8月26—31日在大连举行的由中国康复医学会、大连理工大学和上海交通大学共同主办的"2002年国际康复工程与临床康复学术讨论会（ISRE&CR' 02）"上，作为大会报告，并刊会议《论文集》中。会议得到国家自然科学基金委员会资助。

学科委员会,并与上海第一医学院共同建立了生物医学电子仪器专业,开始招收学生。同年9月,第一只两自由度肌电控制假手模拟装置研制成功。《解放日报》《光明日报》《上海科技报》等报载:上海高校国庆三十周年科技成果献礼大会,上海交通大学和上海师范学院、上海市第一人民医院、上海假肢厂等单位协作,开展"肌电假肢"研究获得成功,它用人体残肢肌肉的生物电来触发,实现开关控制,使假肢具有手指屈、伸及手腕旋转两种功能。同年10月,民政部在北京召开全国假肢工作会议并举办了假肢产品展览,上海的这项科研新成果也应邀参加。《光明日报》《文汇报》等报载:上海市研制的两自由度四通道(手指能屈伸,手腕能旋转)的肌电控制假手所获得的初步成功,"表明我国假肢技术达到了新的水平","标志着我国假肢研究进入了一个新的阶段"。同年11月出版的《医疗器械》杂志1980年第1期刊登四个协作单位的联名综述文章"肌电控制假手的研究与发展",揭开了深入开展康复工程科学研究的序幕。

1980—1981年,在民政部、上海市民政局支持下,上海假肢科研协作组在我国首次开展了三个自由度肌电控制前臂假手样机的研制。这种假手是利用残肢者前臂残端的一对拮抗肌(伸肌和屈肌)的两个肌电信号,通过高低阈值的比较并分离为六种控制动作信号,借助逻辑电路而进行假手手指开闭、腕部屈伸和前臂旋转动作的控制,经过在一位残肢者身上实验,表明该方案是可行的。该研制是在上海市第一人民医院、上海师范学院和上海假肢厂共同协作下完成的,已于1981年通过技术鉴定。

1982年4月,世界康复基金会主席、美国纽约大学医学中心康复医学系主任H. A. RUSK(腊斯克)教授应卫生部邀请访问我国,同时访问上海;他不顾80岁高龄,在上海交通大学参观指导和座谈,并赠送反映他毕生康复医学研究成果的录像片。同年,为适应广大残肢者的需要,上海交通大学实用化单自由度肌电假手研制成功,开始批量提供残肢者配装试用。

1983年3月,上海交通大学伤残病人康复中心(后改名为假肢医院)成立,有20张病床和日本进口的康复医疗设备,为残肢病人开展康复治疗与配装假肢。同年,具有单向自锁功能的新型骨架式机械牵动式假手样机通过鉴定。

1984年1月,上海交通大学康复工程研究室和实验室批准成立,隶属精密仪器系,形成了一支医工结合、专门从事康复工程教学与科研的队伍。从此开展康复工程较大范围的多项研究,主要研究课题有四方面:①医学实用假肢(假手、假腿)的研究;②新型人工心肺机助搏反搏装置应用微机进行智能控制的研究;③人体医学信息处理与分析的研究;④新型康复仪器械(声控轮椅、手臂稳定度仪)的开发研制。同年5月,上海交通大学与上海市长宁区政府合办的南洋长宁康复医疗中心成立,有30张病床,为残肢者进行康复治疗和配装上海交通大学研制生产的肌电假手和骨架式机械牵动式假手。《文汇报》等报载:"上海市区第一个康复医疗单位开业。"同年7月,上海康复医疗器械展览及技术交流会在上海交通大学举行,5天中观众近万人,盛况空前。《解放日报》《新民晚报》等报载:"这次由上海交通大学与日本兼松江商株式会社、隆泰贸易株式会社主办的展览会,是我国举行的首次以康复工程为中心内容的技术交流和展品展出活动。"同年9月,上海交通大学单自由度肌电控制假手通过鉴定。11月,上海交通大学康复医学工程研究考察团一行六人应邀访问日本东京、大阪、名古屋等城市和日本东京大学、早稻田大学、东京电机大学等5所高等学校和日本国立肢体伤残康复中心等10所康复中心、医院和假肢工厂。

1985 年 11 月,经教育部批准,第一届中日康复医学工程国际学术讨论会暨康复器械展览会(1ST ISRME 85')在上海交通大学举行。《文汇报》《中国教育报》《中国仪器仪表报》等报道:这届学术讨论会是去年上海交通大学康复医学工程研究考察团访日期间,和东京大学共同发起组织的。东京大学著名教授舟久保熙康为首,由 34 名学者组成的代表团出席了这次会议。中方代表 80 多人和日本学者进行了学术交流。中央顾问委员会委员、前卫生部部长钱信忠,上海市副市长谢丽娟出席了开幕式,中国康复医学会理事长陈仲武、上海交通大学生物医学工程跨系学科委员会主任高忠华分别介绍了中国康复医学工程和上海交通大学康复工程的发展情况。日本康复医学工程学术代表团团长舟久保熙康教授说:"通过第一次中日康复医学工程国际学术讨论会,使我们了解到目前中国在康复医学工程领域中已有相当高的理论水平,但不足之处是还缺乏先进的康复医疗器械和实践。我们相信通过相互合作,中国在这个领域中一定会走在世界前列。"日方代表团主动表示明年还希望在上海交通大学举行第二届康复医学工程国际学术讨论会。

（二）国际交流早

康复医学界的鼻祖 H. A. RUSK 教授,康复工程界的权威加藤一郎教授和舟久保熙康教授,很早就与上海交通大学建立联系和学术交往(图 1)。许多著名学者和工程学专家不断与上海交通大学开展交流。如:著名美籍教授、美国生物医学工程学会前会长冯元桢,1979 年 12 月就来访上海交通大学做学术报告和座谈;美国 Stanford 大学 B. Roth 教授 1979 年 9 月访问上海交通大学并参观假肢科研;美国 H. P 公司中国部经理刘季宁先生、日本东京工业大学工学部机械工学科小川潔教授一行前来参观假肢和座谈;1979 年 9 月英国柯柏教授、11 月英国假肢代表团、美国假肢代表团、美国西方储备大学生物医学工程代表团访问上海交通大学;1981 年 8 月德国假肢代表团来上海传授假肢技术等。

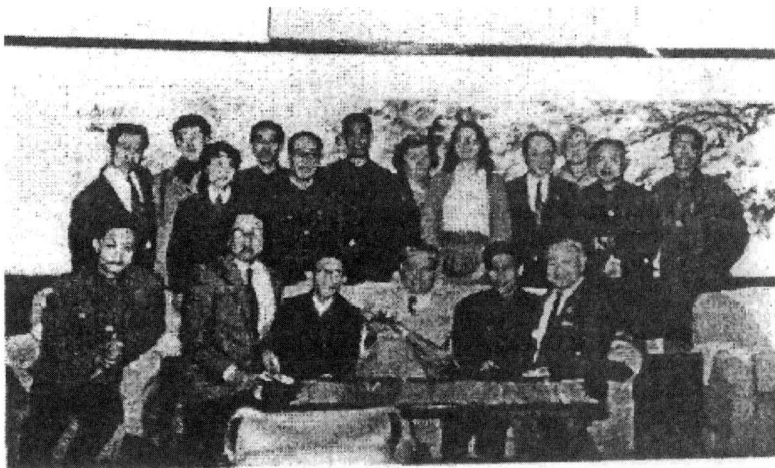

图 1　H. A. RUSK 教授访问上海交通大学

继 1985 年的第一届中日康复医学工程国际学术讨论会之后,1986 年 11 月、1987 年 11 月、1990 年 3 月上海交通大学与中国康复医学研究会合作又与日本国立残疾人康复中心、日本生活支助技术(LST)协会等连续主办了 3 次中日生物医学与康复工程国际学术讨论会。

（三）医工结合早

1979 年在肌电假肢科研中，上海交通大学就开始与上海市第一人民医院骨科主任刘广杰和逄永江医师进行医工结合研究；在校内与校医院医师合作进行科研。

1981 年，被誉为"断肢再植之父"的骨科专家陈中伟主任开始与上海交通大学合作，开展医工结合研究，至今 20 年取得丰硕成果，正在继续合作进行国家自然科学基金重点项目"神经的运动控制与假肢控制信息源的研究"（国家资助 90 万元）。值得提出的是，中国科学院院士陈中伟教授不但对上海交通大学在医工结合学术方面热情努力，还热情关注上海交通大学康复工程学科的建设，在他的关心努力下，上海交通大学与著名外科专家董方中教授及其创建的"董方中基金会"于 1988 年 4 月在康复工程研究室基础上成立了我国第一个高等学校设立的康复工程研究所，学校任命高忠华教授担任所长，聘陈中伟教授为名誉所长。

上海交通大学与上海各大医院都有紧密广泛的联系合作。上海市科委下达给上海交通大学的与荷兰格罗宁肯大学的国际合作项目"微机控制体外助搏反搏装置及动物（狗）实验"是与上海第二医科大学第三人民医院（即仁济医院）著名胸外科专家王一山教授和心血管研究室主任叶椿秀教授合作完成的，还与叶椿秀教授合作进行了"救心泵及动物（羊）实验"。上海交通大学胡天培的职务发明手臂稳定度测试康复仪，科研历时 18 年，是上海市康复医学会副会长、上海第二医科大学瑞金医院神经内科主任陈俊宁教授为首与上海医科大学华山医院、中山医院和华东医院等二十多家医院的著名专家、教授、主任医师在上海市康复医学会组织下联合成立"上海 JNH 手臂稳定度测试康复仪推广应用研究协作组"开展大样本测试调查与上海交通大学最终合作完成的，曾多次获奖并获国际金奖和上海市高新技术认证（A）级证书、国家级重点新产品，现已推广应用。

二、新进展

（一）"再造指"控制的电子假手

假手是人手的替代物，用以弥补形状与功能。据有关部门统计，全世界残肢者达数千万，我国逾七百万。为造福残肢者，近半个世纪以来假肢不断改进，目前世界范围商品化的各类假肢不下千余种，其中肌电控制假手给上肢残肢者带来很大希望。自 1948 年肌电控制假手问世以来，肌电控制假手在国内外已大量推广，著名的德国 OTTO BOCK 假肢公司的产品，已行销世界一百多个国家和地区，但价格昂贵。

肌电控制假手的控制信号源是残肢肌肉，其发放的肌电是人体生物电的一种，它能传递人脑运动信息。用表面电极由肌肤表面检出肌电信息，进行识别处理和放大，成为肌电控制信号，控制假手动作，这就是肌电控制假手原理。可是，由于肌电发放通常十分微弱（仅微伏级）；表面电极检出的肌电信息是肌群的募集信息，不完全反映人脑对某一动作的运动指令；人体感受到的外电场干扰又相对十分强大（达伏级），这些因素都影响到肌电控制假手的控制准确性，尤其对多自由度电子假手，影响更为严重。1978 年 Herberts 报道的三自由度肌电控制假手研究成果，控制准确率为 57%；80 年代 Denning 等采用新方法，控制准确率提高到 72% 左右。迄今为止，研究工作已开始应用模式识别和人工神经网络技术，进展仍远不理想。许多学者认为，只有达到误动作率小于 5% 才有实用价值，而要实现此目标仍困难重重。

为了突破电子假手利用肌电控制准确性难以提高的障碍，从根本上改变原有的模式，另辟新途径，从另选控制信号源入手，将显微外科技术应用于康复工程领域，医工紧密结合，在残肢者残臂端上再造一个"指"，用以作为能准确传递人脑运动信息的信息源，再用物理学方法（如温度、压力、位移）将控制信息转化为操作指令，实现对电子假手的准确控制。

首例受试者自手术开始至配装电子假手历时三个半月，不仅配戴使用第一只"再造指"控制的单自由度（可做指伸、指屈两个动作）电子假手，还配戴使用第一只"再造指"控制的三自由度（可做指伸、指屈、旋前、旋后、腕伸、腕屈六个动作）电子假手，帮助实现生活自理，如：织毛衣、写字、拿杯子喝水、打电话、提箱包等（图2）。

"再造指"控制的电子假手已通过国家教育委员会和国家自然科学基金委员会联合组织与主持的成果鉴定。到会专家鉴定结论："首例受试者的前臂残端再造指，不仅能控制单自由度电子假手，帮助生活自理，还能控制三自由度电子假手，经专家测试，指令100次动作无失误，取得满意结果。"

图2 "再造指"控制的电子假手

"本项目的构思和研究方法、途径，据国际国内科技情报资料联机检索查，在国际上属首创。本成果不仅为多自由度电子假手的准确控制提出了新方法，造福广大残肢者，而且还在假肢研究中开辟了医学与工程学紧密结合的新途径，在理论上和实践上均有创新。"

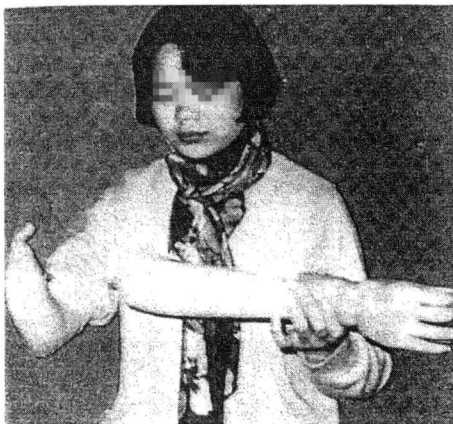

图3 半掌电动假手

（二）半掌电动假手

对于手掌切除一半（保留拇指、缺损四指）的残肢者来说，要配装有功能的假手十分困难。为配装肌电控制假手，就要再截肢形成前臂腕关节下手部残缺，才能配装前臂肌电控制假手，否则只能配装装饰手，形状弥补，但无功能。

半掌电动假手是适应半掌残肢者对假手功能的需要而研制的。它能依靠可充电电池供能使微型直流电机带动四指与拇指做对掌运动，实现握持功能（图3）。

（三）仿真电子假手

最新开发成功的发明专利产品仿真电子假手，有模拟人手的指关节，外形更像人手。它能在健手的帮助下，使手指弯曲度根据实际需要而改变，使精细和要求高的操作得以实现。如：操作电脑键盘、写毛笔字等（图4）。

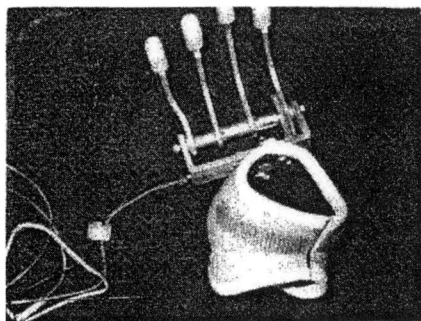

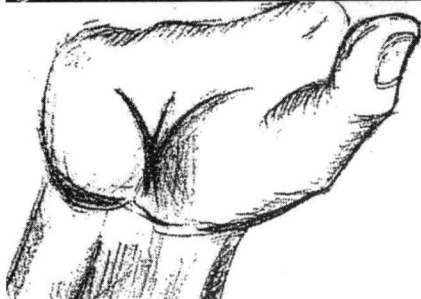

仿真电子假手的控制信息源可适用多种信息，如：人体生物电（肌电、神经信息）或再造指。手指可以分别调节与组合操作，具有自锁功能。腕关节可以旋转、伸屈、摆动，有助于自理生活，特别是与健手配合可实现几十种日常事务动

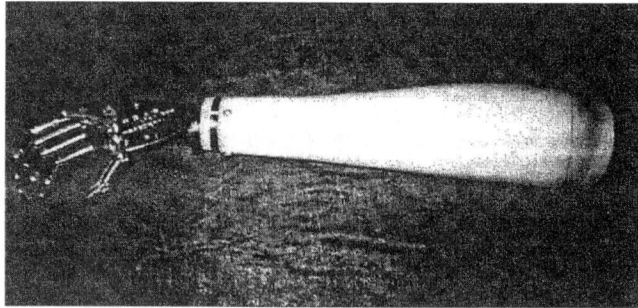

图 4　仿真电子假手

作的操作,如:刷牙、绞毛巾、洗脸、骑自行车、炒菜、拖地板、提箱子及洗澡等。可提 5 kg 重的东西。

(四)神经信息控制的七个自由度电子假手模拟装置

提取神经信息,利用神经信息来控制电子假手,是国内外学者多年来追求的目标,国外学者已在实验室进行有益的探索,尚未见成功报道。

在教育部和国家自然科学基金委员会支持下,长期从事骨科临床工作,特别是在断肢再植和显微外科的实验研究、临床及教学工作中有杰出贡献的陈中伟院士,主动承担起神经信息的提取及应用于假肢控制的攻关任务。陈中伟院士现为复旦大学医学院教授,1963 年获世界首例断肢再植成功,1966 年又获断指再植成功,在国际上首创了"断肢再植和断指再植"等六项新技术。由于陈中伟院士在断肢再植与显微外科领域的突出贡献,1963 年获卫生部记大功一次,1981 年获国务院国家科学大奖,1994 年被授予杰出科学家奖,在国际上更被誉为"断肢再植之父"。1996 年他与上海交通大学胡天培教授合作的国家自然科学基金资助项目"手臂残端再造指控制的多自由度电子假手机理研究"通过国家鉴定,为国际首创,在互联网向世界公布。1999 年 7 月 25 日,国际显微重建外科学会在美国的洛杉矶向他颁发了显微外科世纪大奖(全世界仅有三位在显微外科领域作出突出贡献的医学家获此殊荣)。在 1996 年再造信息源的基础上,2000 年 1 月陈中伟院士又继续与上海交通大学胡天培教授合作,清华大学、大连理工大学、香港理工大学参加,申请到国家自然科学基金重点项目"神经的运动控制与假肢控制信息源的研究",继续攀登医学科学的高峰。

现在,经过一年多来的共同努力,在项目负责人陈中伟院士的带领下,七个自由度假手模拟装置(可做指伸、指屈、腕伸、腕屈、旋前、旋后、伸肘、屈肘、上臂前展、上臂后收、上臂外展、上臂内收和上臂前转、上臂后转 14 个动作)已设计完成,正在加工中,神经信息的提取正在进行动物实验,信息的整合与控制电路设计顺利进行,可望明年按计划完成项目预期目标。

(五)新一代手臂稳定度测试康复仪

手是人体的一个重要器官。手的动作十分灵巧并具有复杂的功能。现代科学证明,手和臂的动作稳定程度,不仅反映人的肌力、关节活动度、视觉、触觉、立体觉、位置觉和大脑的活动协调能力,更为重要的是能传递人体重要医学信息。

手臂稳定度是人体状况(生理稳定与心理稳定)的重要参数,是反映中枢神经系统机能状况及上肢肌体健全与灵敏程度的重要标记,是健康检查、医疗诊断与康复评定的一项新的重要指标,也是心理测试的一项重要指标。

探索手臂稳定的仪器检测,许多国家的科学工作者历经近半个世纪的努力,我们经过近20年的研究,终于于20世纪90年代研究成功可供实用并能应用于临床定量检测手臂稳定度的手臂稳定度仪(图5)。经科技情报检索查和专家鉴定,属国际首创,被定名为JNH手臂稳定度测试康复仪。现已获国家科委等五单位联合颁发的国家级重点新产品证书和1999年上海市高新技术认定证书(A级),并多次荣获国内外奖项和国际金奖。

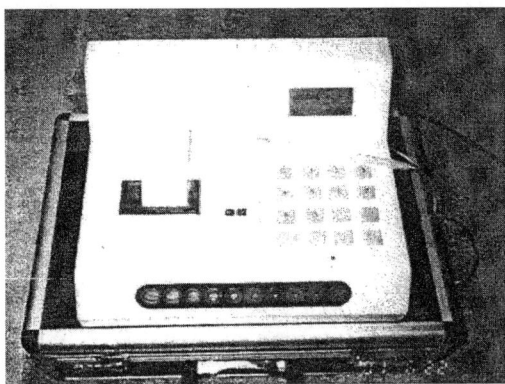

图5　手臂稳定度仪

1984年上海交通大学胡天培教授首次提出手臂稳定度概念并发明了手臂稳定度仪,用十个不等径等深测试孔与定径测试棒构成检测装置,巧妙地实现手臂稳定度的定量检测。手臂稳定度仪标准样机对近6 000名不同年龄阶段健康人群进行大样本测试调查,取得手臂稳定度正常值数据,从而建立手臂稳定度对照标准。依据人手能传递人体重要医学信息的特性发明的属国际首创的这项医学新指标,现已成为医学检测与诊断的依据之一。

经过近20年的临床应用实践,手臂稳定度仪不仅是定量检测手臂稳定度的手段,同时也是以手臂稳定度概念为指导的康复医疗和功能训练仪器。其基本原理是,借助仪器,通过意识控制动作的反复训练,伴随信息转化、生物反馈(biofeedback)、生物控制(biocybernetic)和功能训练(function training)过程,不断调节和增强脑的指令传递至整个中枢神经系统和骨骼肌肉系统的支配和控制能力,消除控制功能障碍和运动障碍,改善直至恢复功能状态。

新一代手臂稳定度测试康复仪采用液晶显示和微型打印机自动打印,有助于检测。在应用生物反馈原理进行康复治疗功能训练时,给出的"报酬"(reward)和引导语在屏幕显示,激励自主训练提高成绩。也就是手臂稳定度所反映的大脑支配下相关机体的控制功能状况,与人的生理和心理状况,通过仪器,组成了一个闭环回路。患者在主观意识控制和调节下,通过应用仪器反复测试和训练,不断缩小设定的手臂稳定度期望值与实际值之间的差距,达到减小控制功能障碍和运动功能障碍,提高或恢复功能的目的。

(六) 智能型超亚健康体检仪(人体调控功能动态测评系统)

现在,亚健康的概念已逐渐为广大民众所接受,超亚健康概念的提出,对人体健康更有积极的意义。史云峰教授认为,所谓"超亚健康状态",是指在临床上自我感觉良好,西医无病可定,中医无证可辨,但已发生人体调控功能储备力和适应力减退和单纯性人体调控功能紊乱(代偿期、无症状期)的一种状态。这种状态属于人体调控功能疾病,也可归属于超亚健康范畴。

至今常规体检由于受试者基本上处于静态(尽量无干扰)情况下进行检测,忽略了一些重要因素,因而早期发现疾病的效果常不理想,有的患者由于不能及时发现病情和延误治疗,造成不良后果。根据设计要求,仪器检测特点是在受试者处于四种状态下进行检测的,即:①基本静态(常规体检状态);②运动负荷状态;③精神紧张(应激)状态;④温度刺激(低温)状态。这也是模拟社会的人在日常生活中常遇到情况的自然环境和社会环境条件。

发明专利智能型超亚健康体检仪由以下部分组成:①踏车运动动态测评系统;②血压信息检测(其中应用发明专利网络型水银柱式血压检测仪);③心电信息检测;④血流动力学检测;⑤中央控制计算机;⑥人体调控功能动态测评专家系统;⑦人体检测数据库;⑧远程传输控制系统;⑨记账系统;⑩低温刺激应激反应系统;⑪精神紧张负荷反应评测系统(图6)。

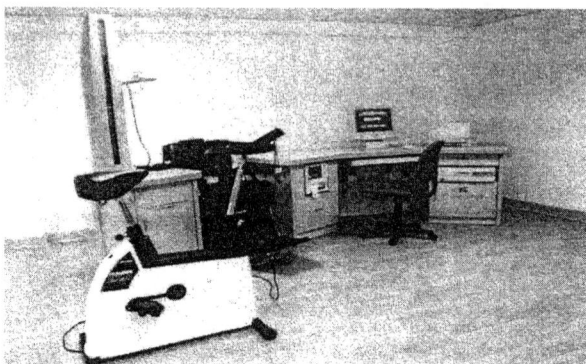

图6 智能型超亚健康体检仪

通过多年来的理论与实践探索,应用高新技术手段,研制成功的智能型超亚健康体检仪(人体调控功能动态测评系统)在试用中深受用户欢迎,已在上海市职工康复医院等单位高级体检中应用。

三、感谢

康复工程在上海交通大学的发展,离不开各级领导、各方面人士、各位专家和各位同道的关心、爱护和支持。

上海交通大学康复工程研究所是医工结合的康复工程科学研究与高科技开发实体,其任务是在断肢、截瘫、矫形、神经伤残等残疾人、老年人、慢性病患者、儿童少年以及体育运动员等广泛的康复领域内,进行生物医学与康复工程边缘学科的理论与实践应用方面的研究,开发各类新型康复医疗器械与用具用品,为人类造福。20余年来,承担国家自然科学基金资助、部局委托、横向协作和自选课题项目60余项,在各类肌电控制假肢、新型"再造指"控制电子假肢、声控轮椅、步态分析系统、心脏助搏反搏技术、医学信息及肌电信息检测与数据处理、各类康复器械用具的开发研制等方面具有特色和取得显著成绩。通过国家级、市级技术成果鉴定20余项,获国家专利10余项,获国际金奖3项,获国家教委科技发明奖1项,获上海市优秀职务发明一、二等奖两项,获上海市科技进步二、三等奖3项,获国家级重点新产品1项。新开设研究生课程5门。承担校内外教学并培养硕士研究生20余名,在国内外学术会议及期刊上发表有创见学术论文400余篇。通过广泛的交流(美、日、德、英、瑞士、俄),

在国际上享有相当声誉和影响。与日本东京大学、东京电机大学、LST 学会等合作连续举办七次国际康复工程学术年会和三次康复医疗器械展览会。在校外与长宁区政府联合创办了"南洋长宁康复医疗中心",在徐汇校区还建立了国内第一家"假肢医院",受益残肢者达数千人,为 3 000 余名残肢者配装上各类假肢回归社会,收到显著的社会效益和经济效益。前卫生部长钱信忠博士欣然题词:"康复工程与康复医学科技人员团结合作,为残疾人造福!"

　　1994 年 5 月以来,上海交通大学康复工程研究所除继续承担国家自然科学基金重点项目和市局委托、横向协作项目外,积极争取国际合作和沪港合作(香港理工大学等),在新产品开发研制方面努力适应市场经济的需要。康复工程研究所现已发展成融科学研究、科技开发与经营服务于一体的机构,已拥有多项国际首创高新技术成果。所长胡天培教授,副所长斯扬,王以明高级工程师,名誉所长高忠华教授,高级顾问陈中伟院士。另聘上海交通大学技术实业有限公司吴彤深总经理和上海医疗器械研究所陈明进高级工程师为顾问。康复工程研究所下设八个研究室已成为科技经济生长点。以康复工程研究所为科技后盾,成立了上海天竹康复科技发展有限公司中美合资企业,另设校内服务部。上海交通大学康复工程研究所努力目标是:立足上海,服务全国,面向世界,争取成为中老年人健康之友、残疾人之友和慢性病患者康复之友。

上肢功能测试与训练

摘　要：提高假肢控制准确率是多自由度假手应用过程中的难题，现提出用于残肢者配装三自由度假手的康复测试和训练方法。临床试验表明，受试者配装三自由度假手后，控制动作的准确率由训练前的 16% 提高到 100%（测试 100 次）。达到实用的要求。

关键词：上肢功能测试；三自由度假手；肌电控制

肌电控制假手的控制信号源是残肢肌肉，利用肌电发放传递人脑运动信息，控制假手动作。由于检出的是肌群募集信息和受外电场强大干扰，严重影响多自由度假手控制准确性，影响推广使用。手臂残端再造指控制电子假手的控制信号源是再造的"指"，即在手臂残端用外科手术的方法产生 1 个手指型的可控制肌肉群（再造指）。利用该再造指作为能准确传递人脑运动信息的信息源，再用物理方法（如温度、压力、位移）将指令信息转化为控制指令，实现对电子假手的准确控制。这一新模式的推广，将有广阔前景。

医学方面采用的技术手段是显微外科手术。我们对 1 个病例采用了如下的方法：全身麻醉后，将右前臂残肢受试者的左第 2 足趾附带血管蒂组织，移植到受试者右前臂的残端，成为再造指。手术过程：①受区准备；②供区准备——左第 2 足趾游离；③重建再造指。

康复方面采用的技术手段是功能训练。设计的功能测试与训练的项目有：①负重适应性训练；②重量感受性（重量差别阈限）测定与训练；③手臂稳定度的测定与训练；④再造指控制功能测定与训练。

一、上肢功能测试与训练的设计

（一）负重适应性训练

（1）试验目的：依据康复原理，通过逐步增加残臂负重，提高残臂负重适应能力，为装配假手后逐步实现生活自理创造条件。

（2）方法与要求：①应用加载训练臂筒（接受腔），在医技人员指导下，负重由 0 逐步增

作者：斯扬，胡天培

本文刊登于《中国临床康复》2002 年 1 月第 6 卷第 2 期第 262～264 页。

本研究得到国家自然科学基金资助项目"手臂残端再造指控制的多自由度电子假手机理研究"（39570211）的经费资助。

加到 1 000 g，每阶段增加 100 g；②训练时受试者保持坐势，残臂由功能位（肘部屈曲 90°）向上屈至极限位置，再回到原位，反复进行，直至疲劳为止；③训练 2 次/d（上、下午各 1 次），5～30 min/次。记录训练过程的负重及训练时间，观察负重适应能力提高情况；④目标：负重 1 000 g 时仍能自如屈曲持续 3 min（见图 1）。

（二）重量感受性（重量差别阈限）测定与训练

（1）试验目的：残肢病人配装假手后，造成与真肢完全不同的重量感受，敏感程度也发生很大差异，这对残疾病人配装假手后回归社会自理生活，带来不利的影响。本项目依据心理物理学方法，测定配装假手后的提举重量感受性-重量差别阈限，并通过康复训练提高对重量的感受性。

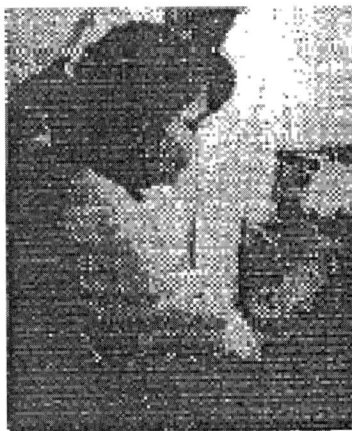

图 1 受试者进行负重适应性训练

（2）方法与要求：①选定 500 g、600 g、700 g、800 g 和 900 g 等 5 个刺激位变异刺激，700 g 为标准刺激；②每次将每一变异刺激和标准刺激进行比较，要求受试者做出"重于""等于"或"轻于"3 类判断；③健全人在 700 g 标准刺激下，根据韦伯试验，重量差别阈限值为 3%，即 21 g；根据已进行的试验，前臂残肢者在同样标准刺激下，其重量差别阈限为 175 g（迟钝 8 倍）；④采用积极的康复训练方法，进行提举重量感受性训练，提高残肢部位的重量感受能力。先让受试者自我估计重量，然后告诉其实际重量，每次反复进行 50 回，让受试者不断得到反馈信息，提高自我估计能力，能正确判断提重；⑤训练 2 次/d（上、下午各 1 次），记录测定与训练情况（见图 2）。

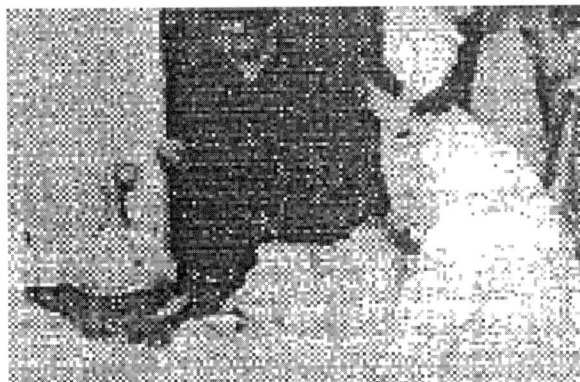

图 2 受试者进行重量感受性（重量差别阈限）测定与训练

（三）手臂稳定度测定与训练

（1）实验目的：手臂稳定度是衡量人的生理稳定与心理稳定的重要指标，也是残肢者脑对手的控制功能支配状况的定量检验标准。残肢者因伤残影响生理稳定与心理稳定，使手臂稳定度下降，通过康复训练可以逐步提高，甚至恢复到健全人正常值水平（不同年龄组有区别），为回归社会自理生活创造有利条件。

（2）方法与要求：①应用 JNH 手臂稳定度测试康复仪，按照规定操作程序，在医技人员指导下进行测定与训练。②进行配装假手前的手臂稳定度测定。受试者残端部位用尼龙搭扣固定测试棒，进行残肢和健肢的手臂稳定度测定，取得自动打印输出的原始数据；③安排 2

次/d(上、下午各 1 次)10～30 min/次的手臂稳定度测试训练,取得康复训练效果的数据。④进行配装假手后的手臂稳定度测定与训练(在取得配装假手前手臂稳定度康复效果后进行,方法同前)(见图 3)。

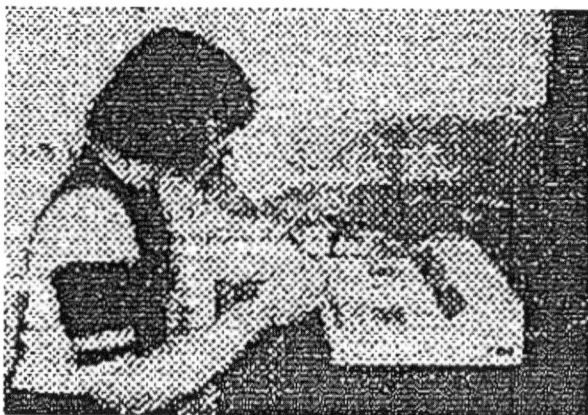

图 3　受试者进行手臂稳定度测定与训练

(四)再造指控制功能测定与训练

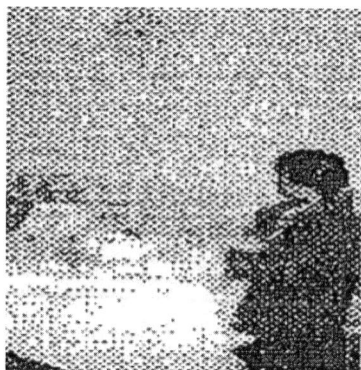

图 4　受试者进行再造指控制功能测定与训练

(1)实验目的:在假手装配前,进行再造指控制功能测定与训练,使再造指得以按照残肢者意愿,正确控制假手动作,实现再造指准确控制假手的目标。

(2)方法与要求:①应用再造指控制功能训练仪,在医技人员指导下,进行测定与训练;②将受试者残肢搁放在训练仪支座上,再造指置于控制训练器内,残臂用压板和尼龙搭扣固定于支座上;③开启训练仪,指导受试者按大脑控制动作意愿,支配再造指操纵控制器,使指示灯亮并同时操纵假手动作;④练两次,20～30 min/次,记录训练时间、可操纵动作数(指示灯数)及操纵误动作数(要求操纵的动作与实现操作的动作不一致,即为误动作);⑤目标:实现误动作率<5%的指标(见图 4)。

二、实验结果

首例再造指控制三自由度电子假手使用者,应用上述上肢功能测试与训练设计的 4 个实验项目,经过 45 d 的康复功能训练,效果显著:手臂残端负重能力比开始时提高 4 倍;重建了重量感受识别能力,对重量的识别误差由原来的 100% 减少到 20% 以内;手臂稳定度在残臂或配戴假手情况下,都达到了年龄组正常值以上水平;再造指感觉功能虽然尚未恢复,但已能正确传递大脑运动信息。训练开始前,三自由度 6 个动作的控制信号准确率为 16%;训练结束后,经专家检测,三自由度 6 个动作的控制信号,指令 100 次无失误(动作准确率 100 次为 100%)。以上结果在 1996 年 12 月国家教育委员会(现教育部)和国家自然科学基金委员会联合组织和主持的国家级科学技术成果鉴定会上已通过鉴定委员会专家审定。

含被动关节的仿人型塑料电子假手研究

摘　要：为了突破传统假手的不足，使假手在形状和功能上更像人手、重量进一步减轻，设计了包含被动关节的仿人型塑料电子假手。在健全手的帮助下，假手手指关节可被动弯曲和旋转；与传统单自由度假手相比，可以完成更加复杂的动作。仿真塑料假手样机重量较轻、外形美观，通过配置肌电控制系统实验，实现了对假手实现准确可靠的控制。

关键词：假手；被动关节；肌电控制；塑料

近年来，由于交通事故、工伤和疾病等原因，我国残疾人的数量显著增加，根据中国残疾人联合会的资料统计，全国现有残疾人总数约 8 000 万人，其中肢体残疾近 877 万人。对于肢体残疾者来说，失去了部分肢体不仅会引起生活、工作上的不便，而且会遭受一定程度上的心理打击，安装假肢可以让他们弥补外观和部分功能上的缺陷，在心理上得到部分补偿，因此假肢（包括假手）的研究对于残疾人能够进行正常的生活和更好地融入社会是非常重要的。

采用重量轻、结构简单、多手指的仿人型假手是未来的发展方向。目前假手中具有代表性的有 TBM 手、Southampton 手、OTTOBOCK 等，但均有不少地方需要改进。仿生触摸公司在去年推出了 i‑LIMB 仿生手，是在全球上市的首款多关节仿生手，五个手指由不同电机单独驱动，在外观及功能方面都与真人手相似，能够进行各种抓握动作，灵活度高，但其重量略重、价格昂贵，难以在国内普及。

包含被动关节的塑料仿真假手，在结构设计中充分考虑了人体工程学和仿生学的特点。通过采用塑料材料以及选用符合功率要求的尺寸更小的微型电机，同时引入了被动关节的设计，所设计的假手体积小，重量轻，形状接近人手，同时各手指关节可在健全手的辅助下实现被动弯曲，可以保证不同指节之间具有一定的摩擦力用来保持手指关节的被动弯曲状态，可以完成如用手指拨打电话、操控电脑键盘等更加细微的动作，同时大拇指可转动 90°，具有内收、外展功能。通过配装可以被动转动的底座接盘，可以实现假手手腕的转动，从而增加了假手自由度步实现更多动作，且结构简单，使用方便、可靠。

作者：眭艳辉，王丹，汪保国，张灏，胡天培，何丹农
本文刊登于《生物医学工程学进展》2009 年 12 月第 30 卷第 4 期第 205 - 209 页。

一、假手结构设计

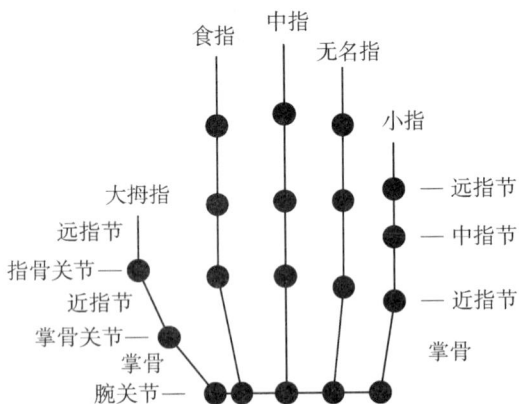

图 1　人手骨骼结构简图

由人体构造学可知,普通人手是由 5 个手指构成,每个手指都有很多骨骼组成,手指每个关节的运动有一定的顺序,手指运动范围也是一定的,它们是靠各个关节处限制手指无序运动的骨骼构造来完成,从机械学的角度我们称之为运动限位。如图 1 给出了人手骨骼的结构简图,除了拇指,手指都是由三节指骨(拇指少一个指骨)连接而成的结构。

传统的假手一般是单自由度假手,只能实现假手的开闭动作,功能单一。要使假手在形状和功能上更像真手,更具仿人性,必须引入包含手指关节的设计。考虑到如果加入连杆结构等主动驱动结构,则需要增加驱动电机,将会使假手体积更加庞大,重量更重,残肢者长时间佩戴势必会增大身体负担。

如何兼顾假手自由度和保证假手使用方便,是当今限制假手发展的瓶颈。我们研制仿人型残疾人假手,就是要求不但在外现上相似,功能上能够完成真手能够完成的基本动作,以至于自然形态、抓握方式都尽可能与人手一致,同时要求结构简单,运行可靠,重量轻。这就是我们进行假手设计的基本原则。

通过在假手结构上增加被动关节,可以在不增加假手体积和重量的前提下,可以使假手在形状上更像真手,且能够提高假手的灵活性,在功能上得到了扩展和加强。且结构简单、使用简单可靠、重量轻,符合上述假手设计的基本原则。

假手的总装图如图 2 所示。

(一) 拇指结构设计

在人的五个手指当中,拇指的作用是其他手指所不能替代的。按照人体的手功能计算,失去一个大拇指,人的手功能就会丧失约 40%。所以拇指的结构设计显得尤为重要。拇指的功

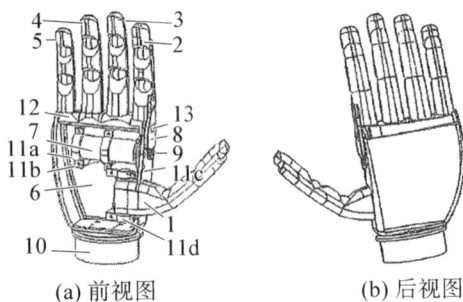

(a) 前视图　　　(b) 后视图

1,大拇指;2,食指;3,中指;4,无名指;5,小指;6,手掌;7,电机;8,扇形齿轮;9,圆柱齿轮;10,底座接盘;11a~11d,压板;12,指架。

图 2　仿真塑料假手总装图

能在于拇指可做垂直于手掌的轴向对掌运动,使拇指与其他手指相对,从而产生抓握和对捏的动作。拇指的对掌运动是人所特有的,区别于其他动物。开发可以进行对掌运动的假手,可以完成比较精细的动作,大大完善假手的功能,且使其更具仿真性。常见的假手,绝大多数的大拇指都和其他手指一样,只能完成一个平面内的抓握运动。为了最终能够稳定抓取物体,拇指必须垂直于手掌放置。这样,无论在外观还是在功能上,都和实际的拇指有着很大的差距,这也是限制假手推广的一个主要原因。拇指位置和姿态直接影响了假手整体外观和功能的实现。在拇指的设计中,从初始位置、最终抓握位置、抓握方式等方面综合考虑,

尽可能保证持指的外观和运动形式与人手相似,而且又尽量不影响其对物体抓握和对捏的功能。

拇指设计结构图如图3所示。在结构上将拇指分为3个部分,在拇指根部装有转动轴,用来实现拇指的对掌功能。拇指可以绕着拇指根部的转动轴(16a、16b)转动90°。当需要抓握东西时,通过将大拇指转动90°,将拇指扳到中间,正对着食指,拇指眼部通过压板固定在手掌上,在健全手的帮助下,借助假手根部转动轴与压板之间的摩擦力,可以使拇指维持在中间任何位置,直到用健全手将其扳动到另一位置,当不需要抓握东西时,将拇指转动至与其余4指平行的位置。

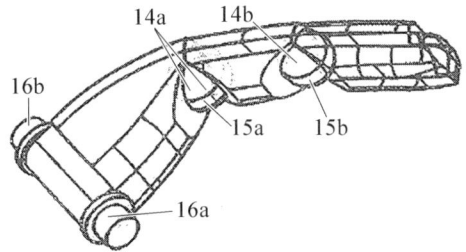

图3 拇指结构图

拇指的不同部分采用独特的关节结构进行连接,如图4给出了连接拇指的远指节和中关节的关节结构。此关节结构由关节片(15)、关节槽(14)和关节腔(18)构成,关节片在外观上相邻两指节上的关节片插入另一指节上的关节槽之间,关节片和关节槽的中间位置均打有通孔,用来连接不同指节,并压紧关节片和关节槽,使其紧密接触。同时可在外力作用下绕关节片和关节槽中间的小孔进行相对的转动。关节腔是球状凹腔结构,关节片、关节槽均与各自所在指节的关节腔紧密连接在一起。在没有外力作用时,通过自锁螺钉提供压紧力,依靠关节片和关节槽之间的摩擦力以及关节片、关节槽与关节腔之间的摩擦力,来维持不同指节的相对位置,并可在外力作用下调整相对位置,从而实现关节的被动弯曲和伸直。图5给出了关节被动弯曲和伸直两种不同的形态。

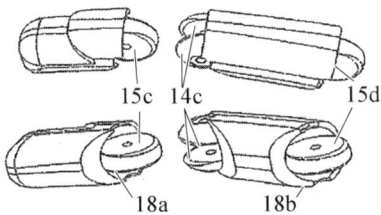

图4 关节结构图

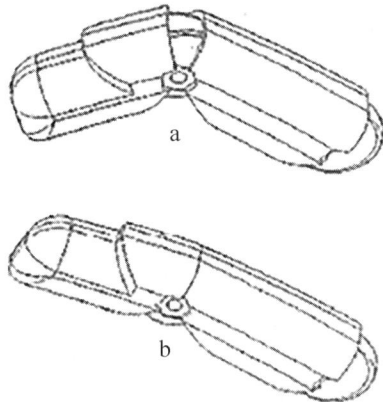

图5 关节的不同形态

(二) 其余4指的结构设计

基于模块化设计的思想,除拇指外,其余4个手指的结构形状完全相同,如图6所示,在结构上均由远指节、中指节、近指节以及对应的远关节、中关节和基关节组成,但指节的尺寸略有变化。其中根据图1所示,远关节和中关节属于指骨关节,基关节就是掌骨关节。连接不同指节的关节结构和拇指的关节结构是一样的。通过健全手的帮助,可以调整指节的相对位置,因而可以完成一些更加精细的动作,为了保证不同指节之间的摩擦力,配合精度要求很高,同时通过自锁螺母保证有一定的预紧力,从而使得不同指节连接处摩擦力基本不变,四个手指的近指节在结构上均属于指架轴。图 7 为指架轴的结构图。

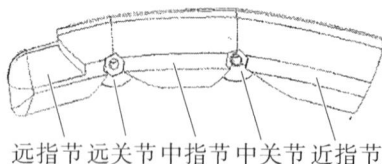

图 6　其余四指结构简图

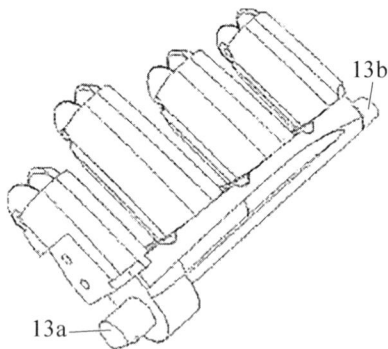

图 7　指 架 结 构 图

在设计时,考虑到塑料材料的结构强度跟金属比尚有一定不足,为了保证假手结构的可靠性,将除拇指外的 4 指在结构上连为一体,将 4 指的近指节跟指架轴连为一体。指架轴两端设有转动轴(13),转动轴位于假手手掌座上的小孔中,通过电机驱动指架和拇指来完成假手张开和闭合的动作。

(三) 手掌结构设计

假手手掌占假手体积的较大部分,在保证假手手掌功能的前提下,手掌的结构和布局的设计至关重要,对整个假手的外观和整体功能的实现都有较大影响。

掌心的电机安装位置上面要加保护盖,通过保护盖将电机遮盖起来,保护电机。掌心处要设计有加强筋保证强度。通过螺纹连接将压板和掌心上的圆形凹槽结构紧密连接在一起,较好地固定了电机的位置,在大拇指的底部,通过压板将大拇指的基关节。手掌的两边设有通孔,与挡架轴的转动轴配合连接。

掌背要设计成具有跟人手掌背类似的光滑曲面形状,保证美观。

(四) 底盘接盘设计

底座接盘是连接臂筒和假手的重要结构,如图 8 所示,底座接盘包括接盘(a)、上盖(b)和下盖(c)。上盖通过螺纹连接与假手手掌底部相连,接盘上有一个环形凹槽,其上放置 O 形圈。O 形圈的作用是在紧固螺钉作用下,保证接盘和上盖之间有足够的摩擦力,假手在使用过程中,通过健全手的帮助,可以转动假手,模仿人手腕部可以转动的功能。

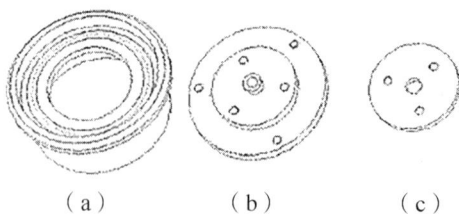

（a）　　　　（b）　　　　（c）

图 8　底座接盘结构图

二、驱动系统设计

（一）齿轮传动结构设计

圆柱形齿轮固定在电机转轴末端,扇形齿轮通过螺钉连接跟食指固定在一起。如图 5 所示,直流伺服电机通过齿轮减速后驱动除拇指外的其余四指。扇形齿轮两侧的齿焊接在一起,对齿轮传动进行限位。如图 9 所示,通过螺孔将扇形齿轮跟指架上食指的近指节固定在一起,然后通过将指架轴的一端输出轴插入扇形齿轮上的

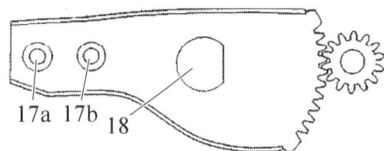

图 9　齿轮传动示意图

孔(18),保证扇形齿轮和指架轴之间良好的固定,电机输出轴带动圆柱齿轮,驱动扇形齿轮做正反转,实现假手的张开和闭合。

（二）电机和电池选型

电机尺寸在满足功率要求的前提下要尽量小,假手用电机的选型要和驱动电机用电池的选型结合考虑。假手用电池的选型原则,主要有以下几点。

（1）电池应该能够可以反复充电使用,要选用循环寿命高的电池。

（2）电池容量选择适当。电池充电一次应该能供假手使用一天以上。但不需要片面强调电池使用时间,而选用过大容量电池。

（3）外形尺寸较小,可将电池装入假手臂筒内,便于携带。

（4）重量较轻,减轻病人负担,避免因病人长期负重而造成肌肉紧张,影响肌电控制的准确性。

经过仔细比较,选用 2 个额定电压为 3.7 V 的锂电池串联连接组成电池组。选用 Escape 的直径为 17 mm 的电机 17N-213E.1,额定电压为 7.5 V;考虑到假手的质量标准要求假手手指末端的线速度不超过 10 cm/s,通过计算选型匹配,选用减速比为 352 的减速箱 R16.035 2,减速箱直径为 16 mm。

三、肌电控制系统

肌电控制因其使用方便、用表面电极引导肌电信号无痛苦,所以其应用逐渐广泛,成为人工动力假肢理想的控制信号源。肌电控制的最大特点之一是自主控制。只有当残肢者利用自身的肌肉自主收缩,想让肌电控制系统工作时,它才能工作。这样假肢就会免受外界因素的影响。这就可能使残肢者学会以生理方式控制假肢。因此,肌电假肢的最大优点是利用残存肌肉系统在大脑控制意念主导下以生理方式控制假肢的运动功能。另外,安装假肢最多的是肘下截肢者,可以利用前臂的屈肌控制假手的闭合,通过伸肌控制假手的张开。这与人手的控制相似。如图 10 所示,肌电控制系统由 EMG 电极、肌电信号处理电路、电机控制电路组成。两个 EMG 电极分别贴放在屈肌和伸肌的皮肤表面,采集皮肤表面的肌电信号,采集到的肌电信号非常微弱,为

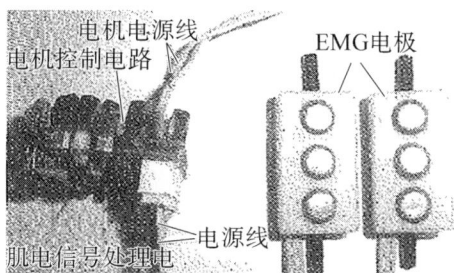

图 10　假手肌电控制系统

几十微伏,而且由于是募集效应采集,夹杂着大量干扰信号,其中最主要的是 50 Hz 的工频信号干扰。如果不经过适当的处理和放大,是无法驱动假手的。因此需要对肌电信号进行放大,放大倍数约为 30 000 倍,同时还要将干扰信号的影响降到最低。为了最终实现肌电对假手的控制,要求控制系统具有以下功能。

①灵敏度高;②抗干扰能力强;③能量消耗少;④体积小、质量轻;⑤使用方便。图 10 所示为肌电控制系统。EMG 电极自带放大电路,将信号放大后,通过肌电信号处理电路对采集到的肌电信号进行放大、降噪、滤波等处理,最后通过电机控制电路实现电机的正反转控制。

四、仿真塑料假手样机

根据假手结构设计,加工得到塑料仿真假手样机,如图 11 所示。可以看出样机在外形上酷似真手,不用佩戴硅胶手套,其外形也与真手颇为相似;样机重量为 250 g 左右,比目前市场上常见的单自由度轻约 100 g;假手腕关节可转动,手指各处关节均可在健全手的帮助下进行位置调整,假手灵活度大大提高;经用握力计测量,指端握力达到 70 N,远高于标准要求 30 N;各处关节反复拨动 100 次,未出现变松现象,各关节处摩擦力基本保持不变。样机经提供给前臂残肢者试用,深受欢迎。

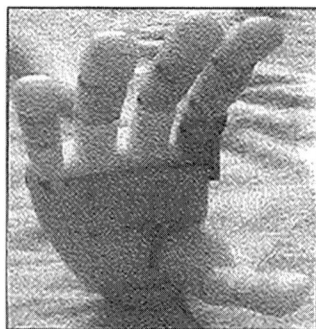
(a) 前视图

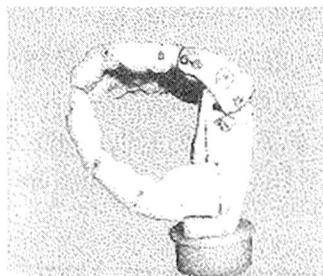
(b) 侧视图

图 11　仿真塑料电子假手样机

五、结论

设计了包含被动关节的仿真塑料假手,外形上酷似真手,重量轻,实用性好,样机经受试前臂残肢者试用,深受欢迎。跟传统的单自由度假手相比,同样是采用单电机驱动,但通过采用可以被动活动的人工关节,大大扩展了假手的功能。同时塑料材料有其独特的优势,可以加入纳米材料添加剂,获得金属材料难以获得的性能,比如抗菌性;开模具后,适合大批量生产,大大降低价格,有望改变目前假手价格普遍偏高的局面。

首例残肢者神经信息检测与数据分析

摘 要：本文首次运用实验方法，通过对残肢者神经信息的检测与数据分析，研究上臂三大主神经(正中神经、桡神经和尺神经)的相互协调关系、信息发放模式以及神经信号支配运动的机制。获得了有重要价值的第一手资料和创新性发现，为神经信息控制假肢的研究创造了条件。

关键词：神经信息；微电极检测；谱分析

揭示脑的奥秘是当代自然科学面临的最重大的挑战之一，也是现代神经科学的研究主题。脑研究的最终目的是阐明神经系统如何控制机体的各种行为，从结构、功能、活动基本规律以及各个层次水平上阐明机制。当前，正在从脑细胞和分子水平与脑的整合性的高级功能两个重要方面开展广泛深入的研究。现在对脑的认识已进入细胞和分子水平，也揭示出神经信息主要以电的形式传递。对脑整合性的高级功能，如运动控制、感知、记忆、情绪、语言等，需要多学科多方法的紧密结合，发展新的方法，开拓原理全新的研究途径。

迄今为止，脑的整合性的高级功能和运动控制机制研究，焦点在脑的运动信息研究，主要围绕两方面深入开展：①中枢神经系统运动信息传递受阻，如脊髓损伤造成大脑与周围神经的信息传递障碍，导致损伤平面以远的器官到功能丧失，临床上表现为四肢及括约肌功能不完全或完全性截瘫；②中枢神经系统运动信息传递中断，如截肢后效应器(手或脚)用假肢替代以后的脑的运动信息如何传递并控制假肢。这两方面都直接关系到人的生活质量和回归社会。

假肢(prosthesis)是康复工程研究的重要内容，与截肢患者恢复部分功能有密切关系。据世界卫生组织(WHO)统计，全世界残疾人约占总人数的 5%。民政部 1988 年调查资料显示我国上肢残肢者约 400 万。假肢是缺损肢体的人工替代物，用以弥补外形和功能，而目前开发的各种假肢，不管是机械式假肢还是肌电式假肢，都存在若干缺陷。假肢研究关键问题在于运动控制，特别对多自由度的假肢，实现对它的控制需要多个信息源。控制信息源的研究涉及与人脑密切相关的神经科学。能否正确反映脑的运动控制指令，实现准确的假肢

作者：张晓文，胡天培，高忠华，杨煜普，许晓鸣，张健，郑修军，贾晓枫，陈中伟，陈统一

本文刊于《生物医学工程学杂志》2006 年第 23 卷第 1 期第 1-5 页。

国家自然科学基金重点资助项目(39930070)，经费 90 万元。

控制,成为假肢控制研究的焦点,如能突破,必将对人脑运动控制研究和全新一代假肢的开发产生重要影响,这在理论上和实用上都有重要意义。

提取人体神经运动信息并试图找出其规律,是研究神经信息控制运动机制不可缺少的一步。国外在神经信息的研究方面投入大量人力物力,在解剖和活体动物试验方面也做过许多研究,但由于人体试验的特殊性,目前人的神经信息检测与分析尚未见报道。通过神经束内微电极的研制及动物实验,为转向人的受试者创造条件。利用神经束内微型电极植入手术,以实验手段研究上臂三大主神经(正中神经、桡神经和尺神经)的相互协调关系及信息发放模式,探索神经信号支配运动的机制,是本实验的目标及特色所在。

一、实验过程

本受试者为健康男性,28 岁,左前臂中段外伤性截肢,作为志愿者,经伦理委员会批准实施实验。手术前曾专门进行过为期两周的神经信息康复训练,目的是保证实验过程中神经信息模式发放的稳定性和可靠性。

手术在全身麻醉情况下进行,游离残肢上臂下 1/3 尺、桡、正中神经约 5 cm 各一段,每条神经各选择两个神经束,采用显微外科技术并行插入微电极(电极为铂铱合金,铂 95%,铱 5%,外面包一层 5 μm 的硅胶绝缘,做成直径 50 μm 的细丝),连同神经外基准电极共 7 根,电极导线穿出皮肤后固定。如图 1 所示。

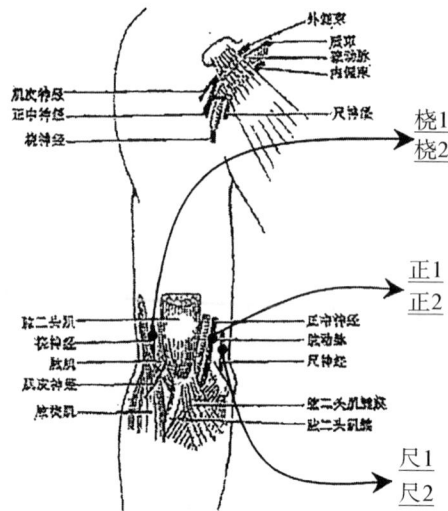

(a)电极从肘前区神经群中引出

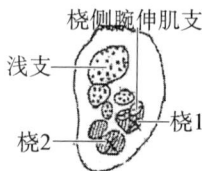

(b)电极从桡神经束中引出　　(c)电极从尺神经束中引出　　(d)电极从正中神经束中引出

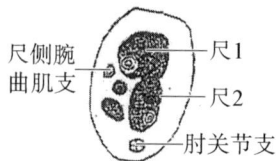

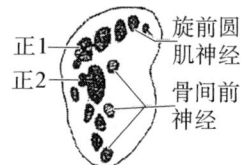

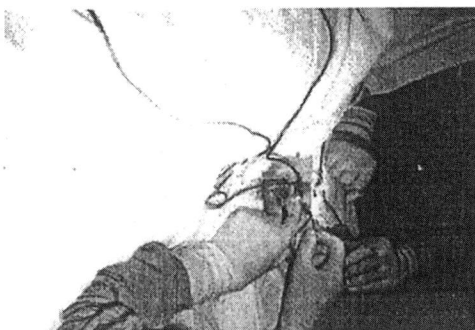

（e）受试者神经信息检出实验 　　　　（f）受试者神经信息实时记录

图 1　神经信息的检出与记录

安置电极步骤结束后，催醒患者，受试者在清醒状态、脑意识控制下，模拟肢体完整状态做患肢的指伸、指屈、腕伸、腕屈、前臂旋前和旋后共 6 个动作。记录装置采用海神 I 型肌肉信息记录仪，可实时显示、记录（可同时记录 4 道数据）神经信息波形，并将录制的信息储存，待进一步处理。采样频率为 5k Hz。

二、数据分析

以 100 ms 为一个时程，记录不同动作模式下各电极所引出电信号的波形（500 个点）。受试者按要求幻想执行六种动作模式，共记录下 32 组数据样本，其中有效的运动数据 26 组（每组四道，共 104 个信号），如表 1 所示。

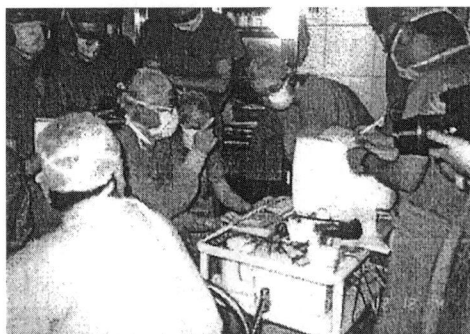

表 1　受试者神经信息记录的数据结果

	指伸	指屈	旋前	旋后	腕伸	腕屈	放松
桡 1	2	0	0	0	1	1	0
桡 2	7	2	2	4	5	5	1
尺 1	7	2	2	4	5	5	1
尺 2	2	2	1	2	2	1	0
正 1	7	2	2	4	5	5	1
正 2	3	0	1	2	2	3	1

为了避免未加分析的滤波可能造成的有效信息的丢失，这里进行的是无滤波情况下有效数据文件的谱分析（应该指出，这样做并不影响下述结论的正确性）。

（一）时域分析

通过对 26 组有效数据的统计分析，发现在时域信号的强度上桡神经束的幅值明显大于尺神经束和正中神经束的幅值，如图 2 所示。究其原因，桡神经束在插入电极的位置已接近单纯的运动神经束，而尺神经束和正中神经束在插入电极的位置仍有较多的感觉神经束。这表明，由脑向器官下行传递信号时，单纯运动神经束的神经活动要强于混合运动神经束的神经活动。

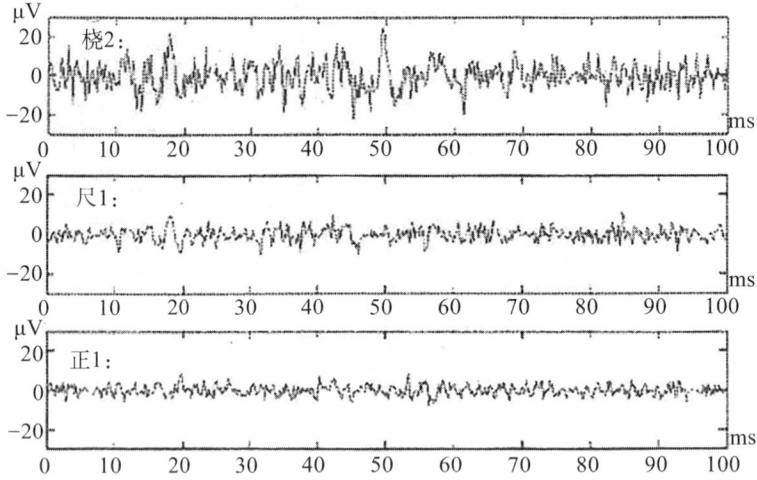

图2 指伸运动下桡神经束、尺神经束和正中神经束的时域对比

（二）频域分析

虽然时域中含有大量运动信息,但解析其动作特征并不明显。因此这里利用 MatLab 分析工具将其转化到频域中进行分析:

首先对神经信号 n(t)作快速傅里叶变换:

$$S(\omega) = P(\omega) + jQ(\omega) = FFT[n(t)]$$

然后计算功率谱作为对比分析对象:

$$R(\omega) = \|S(\omega)\|$$

1. 同一神经不同束的信息发放模式比较

根据人体解剖学的研究结果,周围神经的组成是神经纤维组成束,若干束组成一根神经。任何一条神经纤维在传导兴奋电位时,正常情况下都只沿本身传导而不影响其邻近的纤维。这样,研究每条神经束传递的信息有何异同是一个令人感兴趣的课题。通过对不同动作模式下桡1、桡2,尺1、尺2及正1、正2的对比分析,我们发现,同一神经的不同神经束的谱非常一致(不考虑噪声误差)。图3给出了桡神经束的一个例子。

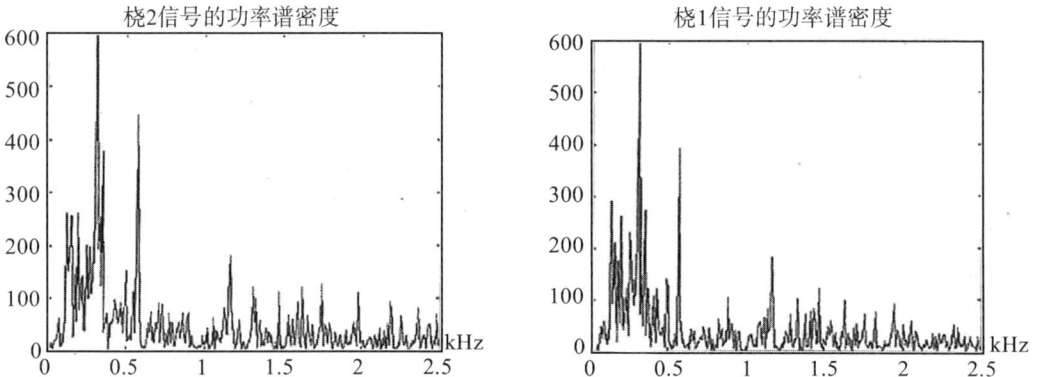

图3 指伸动作不同桡神经束对应的谱分析

看来,神经信息的传递机制是一种"冗余方式",即不同神经束表达的是同一信息,并在神经末端加以"集成",给出所控制肌肉或肌腱的运动指令。显然,从自然进化上讲,这样做是有利的,因为效应器不至于因某个神经束的病变而导致功能的紊乱。

2. 作用力相同条件下,同一神经束执行同一动作的模式稳定性

众所周知,肌电假肢控制的难点在于信息模式的重复再现性差,易受疲劳度等诸多因素的影响。这也是诉求于神经信息控制假肢的重要原因。通过对同一神经束重复各种动作时的谱比较,可以认为它的发放模式稳定程度优于肌电信号(见图4)。

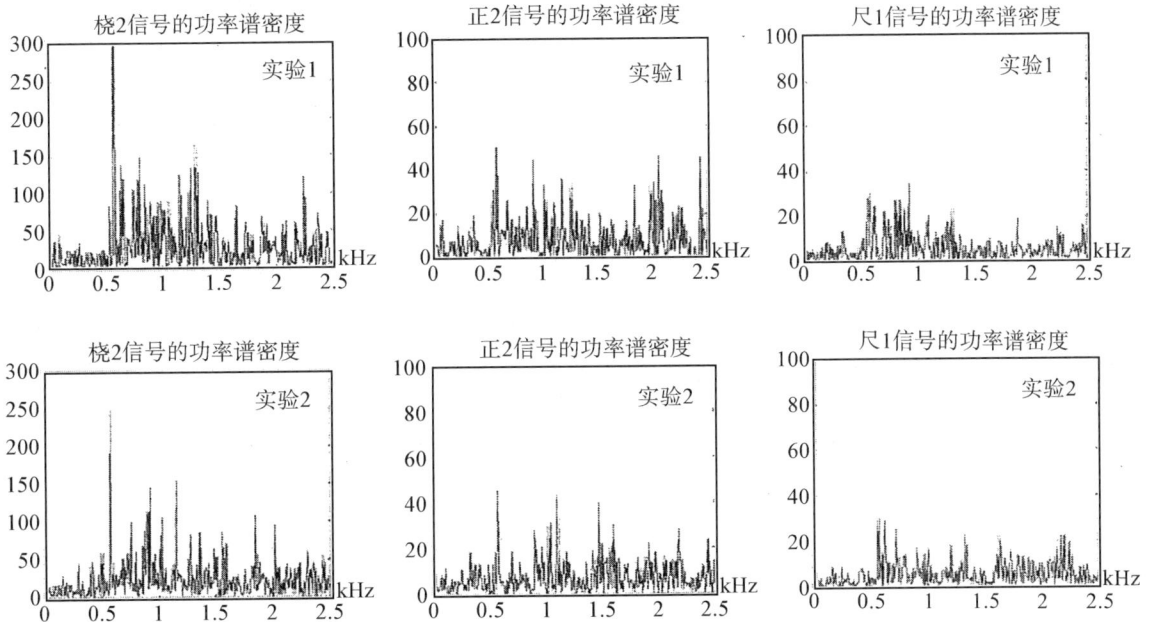

图 4　重度力作用下两次实验中腕伸动作的谱分析

3. 不同作用力下,同一神经束执行同一动作的模式比较

对肌电信号而言,不同作用力时,肌电位的募集水平是不同的:力越大,其时域的绝对值平均也越大。而对于神经信号而言,通过对三大神经在不同作用力条件下的时域和谱分析,发现与肌电具有明显的不同:时域无显著差异,而谱却有着明显的变化,仍以腕伸为例(见图5)。

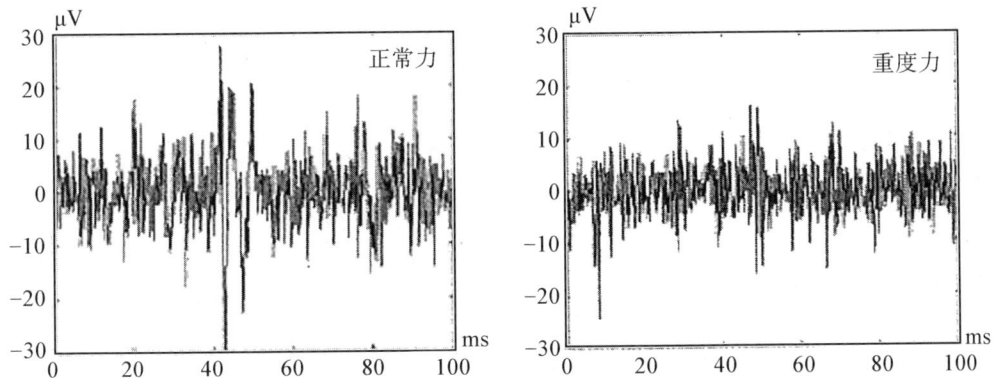

桡2信号的功率谱密度

正常力

桡2信号的功率谱密度

重度力

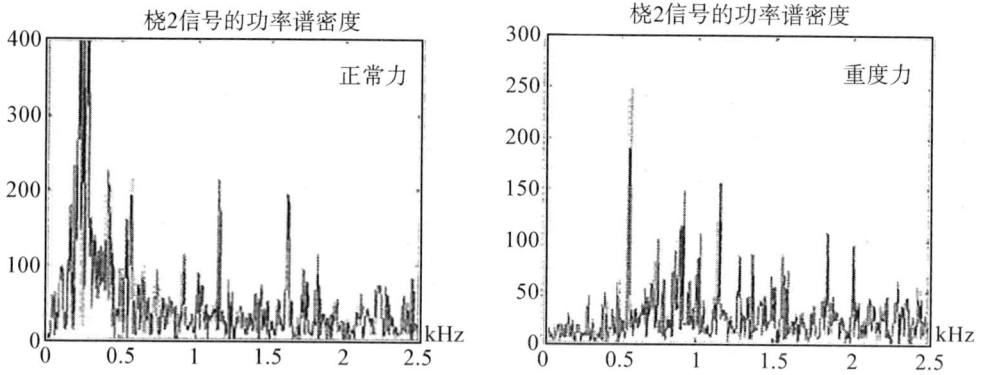

图5　桡2在不同作用力条件下,腕伸动作时的时域波形与谱对比

可以看出,当作用力增大时,时域幅值的强度没有差异性的变化。但在频谱上,神经信号的低频成分减少,高频成分增加。这表明,当作用力增大时,神经信息不是通过发放强度增大,而是通过发放频率加快来提供动作信息的。

4. 同等作用力条件下,同一神经束进行不同动作的模式可分性探讨

图6给出了桡2神经束在指伸、指屈、腕伸和腕屈四种动作下的谱。可以看出,指伸和腕伸动作的谱具有相似性,而指屈与腕屈的谱也具有相似性。然而,"屈"动作与"伸"动的谱的差异却异常明显。这表明,桡神经束在插入电极的位置已经近乎为单纯的运动神经束,它主要的生理功能是支配伸和屈两种动作,参与了指部与腕部运动的控制作用。

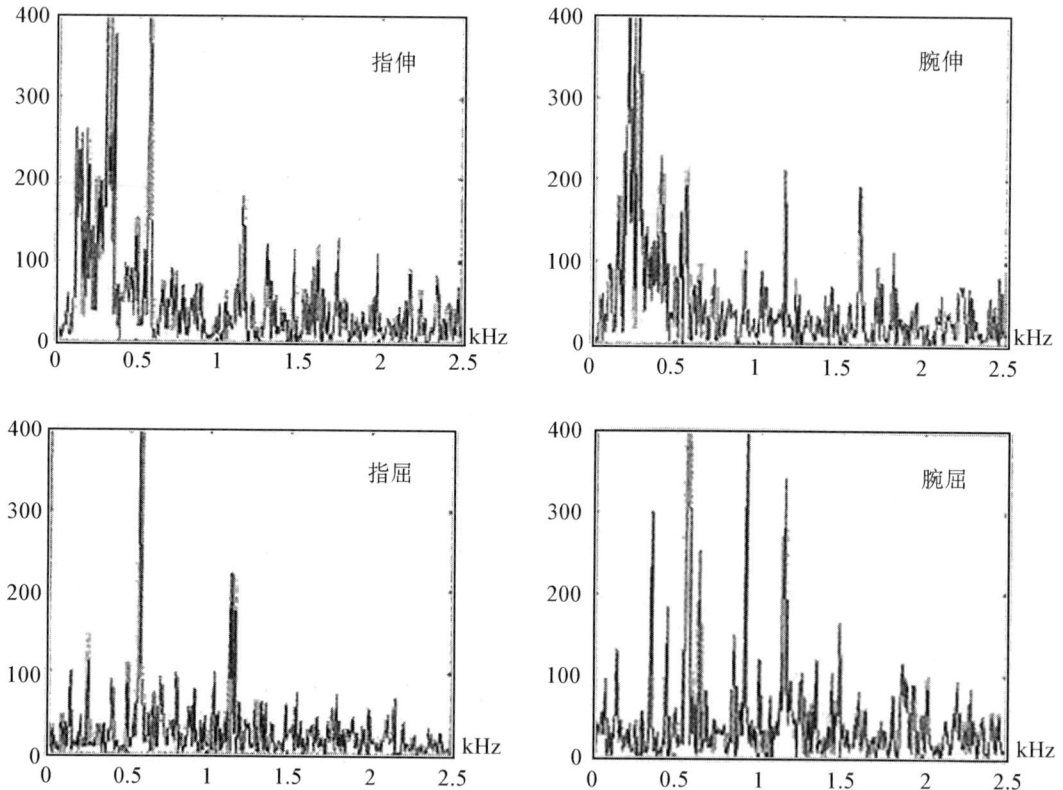

指伸

腕伸

指屈

腕屈

图6　桡2在同等作用力条件下,进行不同动作时的谱比较

如果对尺神经束和正中神经束的谱也做一下对比研究(限于篇幅,具体相应谱图说明从略),可以发现尺神经束和正中神经束在执行各种动作时的谱不具有上述特征,无法明显解析其具体负责的功能。表明电极插入部位处的尺神经束和正中神经束仍然是混合神经束,各种动作指令在其发放的信息中都有反映。

5. 不同神经束同时协调同一动作时的模式差异性探讨

图 7 给出了旋前动作下桡神经束、尺神经束和正中神经束的谱。可以看出,三大神经束在同时协调同一动作时,其频谱不同。通过对更多运动的谱分析,发现不同运动在各神经束的谱上均有反映,但其反映信息的程度不同。这说明,上述神经在支配肢体运动时,是一种"各司其职、协调合作"的关系。

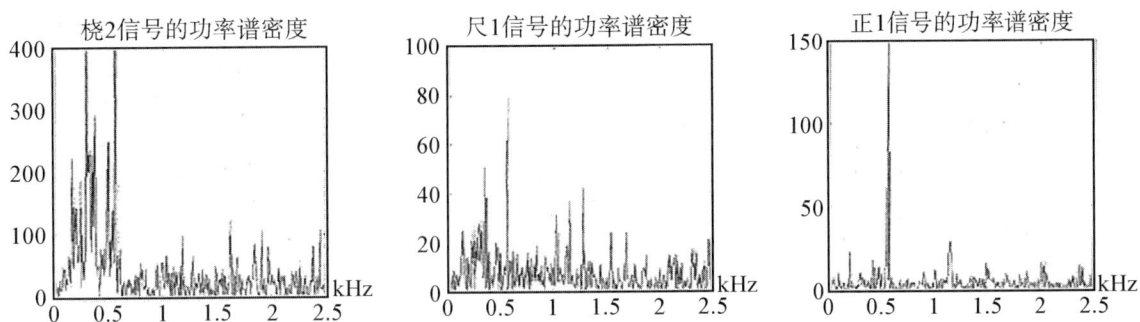

图 7　协调控制旋前动作的不同神经信号的谱

众所周知,肌电信号的典型特征在于既有主动又有拮抗。在一定范围内,肌电位振幅、频率和肌力大小成比。肌肉收缩时,信号强,而放松时则逐渐减弱。然而,通过不同运动模式下对桡神经束、尺神经束和正中神经束的谱分析,却并未发现神经信息具有上述拮抗特征:不仅同一神经的不同神经束间未发现拮抗性,而且不同神经束在进行同一运动时也未发现拮抗性。

三、讨论

通过对首例残肢者肘前区的桡神经束、尺神经束和正中神经束在不同运动模式下的谱分析,我们获得了若干重要创新性发现,不仅丰富了脑科学和神经支配肢体运动机理的研究,也对今后继续进行同类实验提供了指导方向,为神经假肢的研制准备了第一手实验资料,具有重大的意义。

但是,本实验涉及人体实验,由于众所周知的原因,寻找志愿受试者非常困难。此外,人的实验,风险很大。为慎重起见,未能进行长时间的数据采集实验,数据量不足,导致对神经信息的模式研究只能停留在定性分析的基础上,有些结论的论证依据显得不够充分。最后,该患者残肢幻觉消失已经有两年时间。

尽管进行了半月的神经康复训练,但动作完成的准确性和动作的重复性仍很难预料,这给本实验增添了许多不确定性因素,加大了分析比较的难度。

除此之外,该结论对不同受试者是否具有普适性也有待于进一步研究。还有一点应该指出的是,在肌电发放中,其动作往往分为动作前期、动作期和动作后期三个过程,彼此的特征具有显著差异。那么在神经活动中,是否也具有这种对应关系? 这也是一个有待于进一步探索的问题。

最后,衷心感谢复旦大学上海医学院中山医院黄绥仁教授及有关医护工作者对本实验给予的积极配合与热情指导。

康复工程的研究进展与前瞻

摘　要：介绍康复工程领域中的一些应用和理论研究进展。

关键词：康复工程；应用研究；理论研究；前瞻

康复工程学作为生物医学工程学中的一个新的重要分支学科，是近十年来随着康复医学的迅速发展而发展得最快的一个领域，被公认为 21 世纪生物医学工程学的重要发展方向之一。随着科学技术的进步，高科技不断向康复医学领域渗透，特别是微电子技术的开发和引入，微电脑的应用，为康复工程学的发展带来转折性的变化。已经问世的一些环境控制装置，就是康复工程学研究成果的范例。康复对象由残疾人进一步扩大到老年人、各类病患者，造福人类的康复事业的发展，为康复工程学的发展开辟了新天地。康复事业的发展已经成为人类文明进步的重要标志。

现代康复工程学的主要研究内容与方向，概括如下。

一、应用研究

在康复疗效评价方面，突出成就是将电子计算机应用于步态分析。先进的步态分析系统，能用来测量步行时的运动轨迹，每个关节弯曲的角度、扭矩、速度、加速度、跨步速度、节奏、站立相和摆动相对时间以及动态肌电图变化等参数，并能自动记录与分析。它通常由测力板（台）、摄像系统、动态肌电图分析系统以及计算机系统四部分组成。它也在进一步扩展同时能测量残疾人、老年人和患者步行时能量消耗。在康复治疗中，利用这些参数对患者步态作出定量分析，评价以及制定康复训练程序。

（一）在运动功能补偿和重建方面的研究

1. 功能性电刺激装置

功能性电刺激（functional electrical stimulation，FES）用电刺激的方法恢复神经肌肉功能，如用微量的电流脉冲刺激并支配肌肉神经纤维，引起肌肉收缩，带动肌体关节按一定规

作者：胡天培，高忠华，陈中伟

本文刊登于《中国医疗器械杂志》2004 年第 28 卷第 1 期第 1 - 4 页，为编辑部王保华（上海大学）教授特别约稿。

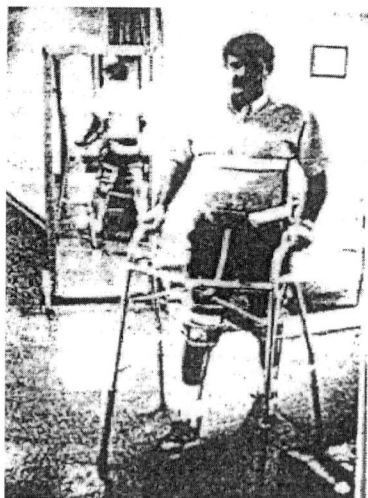

图 1　FES 用于下肢截瘫患者行走

律运动,从而完成伸臂、抓物、站立和行走等适当的运动功能。自 20 世纪 60 年代美国 Liberson 成功地利用电刺激腓神经矫正偏瘫足下垂的步态之后,经过 40 年的发展,FES 已经成功地用于恢复高位截瘫患者的手抓物功能、下肢截瘫患者的站立和行走功能、膀胱排泄功能、辅助呼吸功能、聋人听觉功能以及心脏起搏功能等(见图 1)。FES 功能重建系统在国外已进入初期实用阶段。

带微电脑的功能性神经肌肉刺激(functional neuro-muscular stimulation,FNS)系统成为目前恢复高位截瘫病人运动功能的强有力手段之一。该装置采用电兴奋神经肌肉系统的方法来控制运动,使瘫痪病人完成站立、行走和上肢的某些动作,如伸臂、旋腕以及手指的抓、握。这类系统通常由控制命令识别、电刺激器和电极三部分组成。电极有植入式和皮肤表面两种。

2. 环境控制系统和装置

该系统是为丧失四肢活动能力、患有高位截瘫的病人提供享受教育、通讯联系、娱乐及其他生活需求而设计的。系统布置专门的环境,借助于电子计算机和通过患者尚能活动的器官与对应的换能器,实现对周围设备的控制,如使用电灯、收音机、电视机,拉窗帘,叫铃,打电话,调节多功能床,使用打字机,翻书页器,吃饭辅助器,洗澡辅助器,大小便辅助器等。有的环境控制系统还配备医用机器人,可以根据命令从冰箱或食品柜中取出饮料、食品,并根据需要喂食。这类控制系统主要由微型计算机、电视显示器、打印机和软磁盘组成。显示器上列出了所有周围设备名称并用箭头指出选中的设备。使用时,可以用吸气或呼气的气动换能器操作,也可以用舌动开关、红外线开关或声音识别控制箭头改变到需要的位置。此外,在环境控制系统中还具有字符处理能力,利用电视屏幕上半部分作为字母、数字和一些特殊符号的显示,下半部分则用于编辑。患者利用吸气、呼气选择字母、符号,于是就可以通过与系统连接的打印机将信件等输出(见图 2)。这方面的成就被誉为"康复工程学的成功范例"。

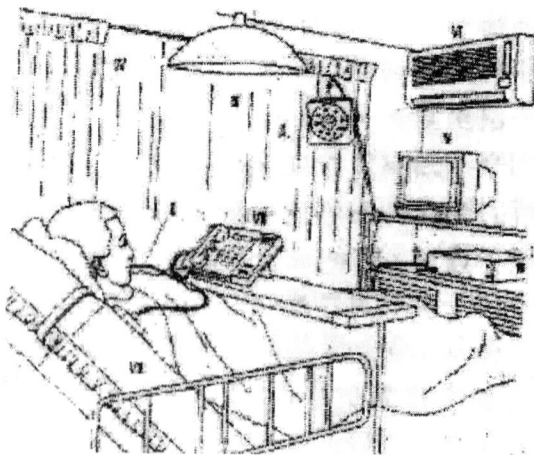

图 2　环境控制系统示意图

3. 康复机械手

这类微机控制的机械手是专门为高位截瘫病人服务而设计的(见图3)。康复机械手通过附在病人颌下的换能器装置或声控,能按需要完成各项任务,如日常生活活动(ADL)、个人事务(操作个人计算机、电传机,进行办公资料处理等)以及娱乐(电子游戏机和画画等)。

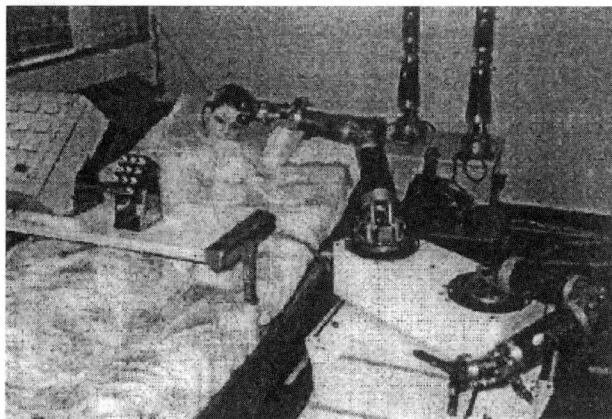

图3 康复机械手

4. 声控和气控轮椅

用识别语言或呼气吸气控制、操纵电动轮椅的前进、后退、转弯、调速和制动等,适于四肢丧失活动能力的患者使用(见图4)。

5. 微机控制的假肢

假肢(Prosthesis)是康复工程的重要内容和组成部分,直接关系到残肢者的康复,涉及人口众多。据世界卫生组织(WHO)统计,全世界残疾人约占总人口数的5%。我国有6000万,其中肢体残疾者约800万。假肢是人缺损肢体的人工替代物,用以弥补外形和功能。用假肢替代恢复手功能,抓物动作的运动控制至关重要。人体上肢机构模型27个自由度中,手指部分有20个自由度。假肢研究关键问题在于运动控制,运动控制的关键在于信息源。自从人体生物电信息之一的肌电信息应用于电子假手的控制,1948年德国Reihold Rector研制成功世

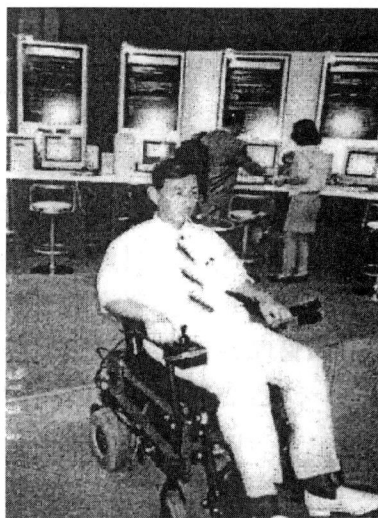

图4 气控电动轮椅

界上第一只肌电控制假手以来,至今世界上商品化的假肢已达上千种,给数以千万计的残肢者带来生机。自肌电信息控制电子假手诞生以来,利用更接近大脑控制的脑电信息控制电子假手、神经信息控制电子假手的研究不断取得新进展,尤其是我国首例残肢者的神经信息分析处理研究在国家自然科学基金重点资助下取得重要成果,为神经信息控制电子假手的研究奠定了基础,引起美国等许多国家的关注(图5)。

下肢假肢的智能化研究也不断取得进展,德国Otto Bock假肢矫形器工业有限公司新

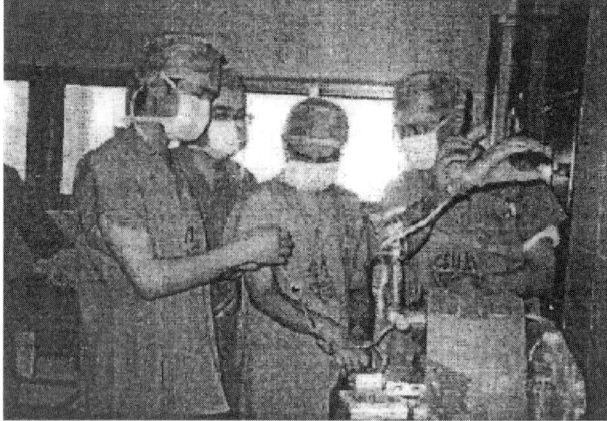

图 5 神经信息控制电子假手模拟装置(中国)

近推出的新一代产品智能仿生腿(C-leg),已于 2002 年问世。它具有一个完全由电脑控制步态的假肢膝关节系统,在膝关节及脚部设有受力传感装置,可将假肢的运动状态以 50 次/秒的采样频率向电脑提供信息,从而由电脑向膝关节发出指令,使患者在下楼梯、走斜坡或高低不平的复杂路面状况下,仍能获得极高的安全性和如同健全人一样平稳自如的步伐。在假手控制方面,应用 SUVA 传感器的感应电子假手可以识别握在手中物体的位置变化,从而自动调整握力,避免物体由于重量改变而造成下滑。至今,假手里已能安装 15 个小电机,用 AR 模型识别肌电信号。视向命令系统用计算机确定物体空间位置,并控制驱动电机,使假手臂能像正常手臂一样,朝视线方向运动。

6. 动力外骨骼矫形器(motorized exoskeleton orthosis)

该机器用于肌肉萎缩或高位截瘫病人行走。它由外骨骼架支撑下肢,电动液压激活器提供动力,驱动外骨骼架活动,整个装置用微电脑控制,用传感系统检测步态。目前这类装置只能用于在室内进行康复训练,将来可能使人上下楼梯或爬坡。

(二) 在感觉功能补偿方面的研究

1. 计算机聋哑儿童训练器

这是一种带微机的分析发音、训练说话的装置。它先对病态发音进行记录与分析,提取特征值,然后用联机方式适时对患儿模仿的声音进行采样、比较和显示。利用这种装置,可以帮助患儿逐步掌握发音能力。

2. 人工耳(又称电子耳蜗)

这是用于听神经受损的耳聋病人的一种特殊的人造神经,包括微音器、微电子处理器、细长电极和接收器。目前临床植入问题有待改进。

3. 盲人阅读机

可供盲人阅读一般的印刷品。采用触觉阅读和显示,影像探头呈笔状,能自动在铅印或规范的印刷品上移动。触觉显示方法有皮肤表面电极的编码电脉冲刺激方式和显示台上采用电刺激显示字形等方式。

4. 电脑导盲犬

这是为了帮助盲人行走而设计的,由障碍物检测子系统、地标感应子系统、中央处理子系统、导盲图子系统和通信子系统组成。计算机内有存贮的导盲图,帮助盲人自动导向。它采用声呐、红外换能器检测。

(三)在人工脏器方面的研究

如人工肾透析装置研究等,也在深入科研并结合临床应用。

(四)在多种康复工程技术产品方面的研究

用于视弱或盲人的激光手杖(laser care stick)、声呐导向眼镜(soricauide),用于聋哑人的电子助听器、唇读发音器,用于丧失触觉患者的感觉补偿装置,棒式打字机、翻书页器、足下垂矫正器,以及多自由度的肌电控制电子假手、电动假腿等,也在不断深入开发研究并提供患者应用。

二、理论研究

生物力学、仿生机构学、人–机–环境系统学、模糊数学、生物医学电子学、自动控制理论和材料科学等多学科的康复工程学理论研究,正在下列课题方向上进行新的探索:神经控制(neural control)中遇到的闭环控制、人体植入、超小型化等问题,假肢多自由度控制中遇到的肌电、声音模式识别问题,盲人用触觉代替视觉中的编码技术等问题,人工耳的多通道电极植入问题,以及用于各种康复仪器上的生物传感器的研制问题。此外,人–机–环境系统中,人、机、环境的相互影响及优化设计等方面,都有大量理论问题需要探讨、解决。

三、前瞻

近十年来,康复工程学科的发展突飞猛进,日新月异。康复工程技术产品科技含量不断提高,微型化、电子化、信息化、智能化与人性化,仿生仿真程度越来越接近人对提高生命生活质量的需求,给广大瘫痪病人、残肢者、各类残疾人、老年人及患者带来福音和不断增添对生活的新的希望。神经电极植入技术,功能性电刺激技术,各种生物信息(肌电、脑电、神经信息、声音信息等)的检出、处理及应用,神经网络、模糊控制、CAD/CAM 技术、生物机械及康复机器人、轮椅、语音识别系统、导盲器与助听器、假肢与矫形器技术等各方面都获得长足的新进展。新的科学技术应用,已能使脊髓损伤患者失去的运动功能,依靠植入神经电极和引入神经元电刺激技术,以及部分承重康复疗法,逐步恢复肌肉、关节活动和行走能力。2002 年 12 月美国两位因车祸四肢瘫痪病人,通过手术和恢复行走能力试验,获得成功,开始告别已使用 10 年以上的轮椅,实现站立行走的期盼。

特别令人兴奋和值得注意的是,康复工程学科发展近几年来已在原有基础上迈上一个新的台阶,朝着人的高级神经活动(中枢神经系统,包括脑和神经系统)方向迈进,使患者借助康复工程技术的帮助,得以最大限度地恢复运动功能及自理生活。从康复工程学科最具国际权威的学术杂志《IEEE 康复工程交易杂志》(*IEEE Transactions on Rehabilitation Engineering*)上,可以看出最新科学技术的渗透和应用,已在强有力地促进学科的发展。例如,脑–计算机介面(BCI)这一新的技术领域,在 2000 年和 2003 年已先后举行两次国际学术会议。译心机或思维转化装置(TTD)及神经假肢(Neural Prosthesis)研究已有论文发表。可以预计,由于将康复工程与神经系统更加紧密结合,交叉学科不断渗透,今后康复工程学科的发展必将出现新的飞跃。

A Research on Some of the Problems of Myoelectrically Controlled Prostheses

ABSTRACT

Since 1978，we successfully developed a myoelectrically-controlled forearm prosthesis with two and three degrees of freedom. For the benefit of over 500 amputees，we decided to have all of them fixed with myoelectrically controlled forearm prostheses with one degree of freedom and obtained satisfactory results. The major problems were： ① The establishment of testing criteria for quantitative indices of myoelectrically controlled signals； ② Methods of myoelectric rehabilitation and their application； ③ A new method for the manufacture of myoelectrically controlled prostheses to be used for over-short amputated arms.

INTRODUCTION

According to China's national sampling survey of handicapped in 1987，the total number of physically handicapped was about 7 550 000 people and most of them were losers of limbs. Because myoelectricity is governed by brain activity，the ideal myoelectric controlled prosthesis can function precisely according to the amputee's will. It can also partly restore the function of the human hand and upper limb and make it possible for the amputees to look after themselves and even do various types of work.

The myoelectric-controlled forearm prosthesis uses amputee's myoelectricity as its control signal source. The situation of amputees' myoelectricity is quite complicated. It is important to establish testing criteria for quantitative indices of myoelectrically controlled signals. The signals from the amputees were much weaker than those，from healthy subjects. To ensure successful prosthetics，a major problem was the rehabilitation of amputee's EMG. Possibilities of applying transformation theory of information and biofeedback techniques to rehabilitation engineering were explored with success. In order to meet the needs of amputees，a new method was developed for the manufacture of

作者:胡天培,刘国庆

本文作者胡天培应邀出席 1988 年 11 月 4～7 日在美国新奥尔良举行的第十届 IEEE/EMBS 生物医学工程国际学术年会安排大会宣读论文并刊会议《论文集》。

myoelectrically controlled prostheses to be used for over-short amputated arms.

TESTING CRITERITA AND QUANTITATIVE INDICES FOR AHPUTEE'S EMG SIGNALS

Through experimental studies, by means of frequency range description and amplitude display, it has been found out that EMG signals emitted by normal persons are characteristic of their stationary myoelectric regions, strong signals, and clear antagonistic nature. In amplitude, signals generated from different muscles are not only different in numerical value, but there is also a distinction between their frequency power distributions. Each kind of EMG signal forms myoelectric frequency curves characteristic of themselves . These show that there is some regularity in the emission of EMG signals from different muscles. But myoelectric. emission from amputees are much more complicated. Its signal levels are generally very weak (below $350\,\mu v$), less than those of a normal person (several hundred μv or even 3 μv), and their myoelectric antagonistic muscles have different characteristics: sometimes no antagonism, reverse antagonism, or cross antagonism might appear.

For better control of a prosthesis, for instance myoelectric circuits through two channels must have a certain potential. There are two questions: ① EMG signal level ; ② The interference of EMG signals from the two antagonistic muscles. About 60%– 70% of amputees have very difficult conditions. New empirical formulas have been advanced for testing and evaluation of myoelectrical emission levels and the conditions of the muscular antagonism, there by a criteria has been established. For details see our Dissertation. This new testing criteria has already been applied to practical and clinical cases in Shanghai Nan-Yang Chang-Nin Rehabilitation Medical Center, Rehabilitation Center of SJTU, etc.

METHOD OF MYOELECTRIC REHABILITATION

In order to prepare a well-fitted EMG controlled upper limb prosthesis for the amputees, a rehabilitation instrument for EMG training has been developed. It is devised on the theory of information transformation and biofeedback techniques. The instrument has been so designed as to electronically display the patients' EMG levels on the face board by different color lights. The patient could observe by his own eyes; the different levels of patient's EMG are shown from lowest to optimal in the following order: red → light red → yellow → light green → green. In biofeedback terminology these light signals would serve well as "reward" to the patient under training. Color of the indicator lamps "green" light means "pass" while "red" indicates "stop". The indicator lamps are arranged into two triangles as X shape. The simultaneous exhibition of visual sense feedback with sense of hearing feedback serve well to strengthen the patient's motivation for success. The lowest EMG level for reward is $10\,\mu v$. Each of the two antagonistic muscles requires its own EMG level testing and training. Since 1984 we have experimented upon more than 30 patients with satisfactory results. With this instrument the patient can adjust his amputated forearm EMG signal level by means of conscious effort of will so that it can be rehabilitated after training.

MYOELECTRICALLY CONTROLLED PROSTHESES USED FOR OVER – SHORT AMPUTATED ARMS

The problems of EMG controlled artificial limb for over-short amputed arms are as follows: ① It is difficult to fix the amputated arm on the artificial limb; ② The angle of the elbow is too small; ③ The force of lever is not strong enough; ④ The selection of signal source is not easy; ⑤ The seat of electrode is easily removed. A new method of solving these problems is devised as follows: ① Rehabilitate amputee's EMG; ② Develop a new attacheable receiver for over-short remaining limb; ③ Apply a composite arm sleeve and a mechanism of 4 joined poles. Since 1985 we have experimented upon more than twenty patients with satisfactory results (Among them the shortest length of the over-short forearm is only 5 cm).

From EMG Controlling to "Regenerated Finger" Controlling Artificial Hand
——The Recent Achievement in Rehabilitation Engineering Research

ABSTRACT

This paper presents a new achievement in rehabilitation engineering research: ① The signal source of controlling artificial hand from amputee's muscle to "regenerated finger"; ② Its applications, the first experimental amputee using "regenerated finger" to control an electronic artificial forearm prosthesis with 3-degree of freedom reaches 100% accuracy of movements. This new method used for prosthesis with satisfactory results.

INTRODUCTION

According to China's national sampling survey of handicapped, the total number of physically handicapped was about 7 550 000 people and most of them were losers of limbs. For the benefit to the amputees, thousands varies kinds of commercial products of artificial hands, by scientific promotion have been developed in the world in the recent half century.

Prosthesis is a model Man-Machine system. It can be used for amputees self-reliance help in life and remedy the outward defect.

Among those products the EMG controlling artificial upper limb brings the hope to the amputees. The later are now used widely from the earliest one in 1948.

EMG CONTROLLING ARTIFICIAL HAND

The application of myoelectric-controlled forearm artificial hand has many advantages: ① It utilizes external source of energy; ② It is myoelectrically controlled; ③ Apparel is convenient to the wearer, etc. Because myoelectricity is governed by brain activity, it can

作者: Hu Tian-pei（胡天培）, Gao Zhong-hua（高忠华）

本文刊登于《中国生物医学工程学报: 英文版 (Chinese Journal of Biomedical Engineering)》1997 年第 6 卷第 3 期第 151 页。

本文荣获第八届世界康复医学会年会　The 8th world Congress of the International Rehabilitation Medicine Association(IRMA Vlll) 优秀论文奖 20 万日元资助。

作者出席 1997 年 8 月 31～9 月 4 日在日本京都举行的大会亲临会议发表论文（August 31～September 4, 1997; Kyoto International Conference Hall; Kyoto Japan）。

be applied to biomedical and rehabilitation engineering to serve amputees. So an ideal myoelectric-controlled artificial hand can function precisely according to the amputee's will.

In 1978, Shanghai Jiao Tong University began to study and develop the EMG controlling artificial hand mounted to amputees over thousands disabled persons during a couple of recent decades.

The residual muscles of an amputee are the signal source of the artificial hand controlled by EMG. The evoked EMG which can transmit the brain moving information is one of the bioelectricities from human body. The EMG signal, accumulated at skin surface with surface electrodes, passing through filtering and amplifying circuits controls the movement—this is the main principle of EMG controlling artificial hand.

But, the problems of EMG controlled artificial limb are as follows: ① Owing to the weakness of EM G (μV) and a groups of muscles information plus the strong turbulence of electric field (V); ② The integrated EMG can't completely reflect the brain moving act and will influence the accuracy of EMG-hand, especially those of the multi-degree of freedom.

"REGENERATED FINGER"CONTROLLING ARTIFICIAL HAND

In 1979, only 57% of the controlling accuracy of artificial hand with 3-degree of freedom could be reached by the Herbert's research. In 80's, the controlling accuracy raised up to 72% by Denning's new method. Up to now, the accuracy is still not ideal, eventhough the hi-tech of using pattern-recognition and artificial neuro-net work. The electronic artificial hand will be considered successful and practical only with the moving accuracy more then 95%. Some research by using implant electrode for detecting the nemo-information of EEG controlling method met also difficulties for raising the accuracy of artificial hand.

For breaking through the threshold of accuracy limit, the EMG method as mentioned above must be changed entirely A newest creative research work on the electronic artificial hand controlled by a "regenerated finger" made by transplanting a toe to the stump is developing in Shanghai Jiao Tong University, which is without precedent in the world.

The function testing and training for upper limb involve: ① Loading adapta-bility training; ② Weight feeling receptivity (i. e. weight difference threshold); ③ Arm stability testing and training and ④ the "Regenerated finger" controlling functions testing and training.

The results of rehabilitation training show themselves very effectively:

(1) Raising 4 times up for loading ability;

(2) Reconstruction of recognizing ability of weight receptivity (reduce error from 100% to less 20%);

(3) Raising up to the normal level for arm stability and

(4) Reaching 100% of accuracy for arm motion testing (i. e. error equal to 0% within 100 times test).

The first experimental amputee using "regenerated finger" to control an electronic artificial forearm with 3-degree of freedom reaches 100% accuracy of movements (i. e. no error within 100 tests). It has been proved that the use of a "regenerated finger" as a controlling signal command makes it possible to use the electronic artificial hand with multi-degree of freedom without error.

The research may open up a new way of combining medical science with engineering in the area of designing an electronic artificial upper limb.

ACKNOWLEDGEMENT

The authors extend their hearty thanks to the famous academician Dr. Chen Zhong-wei (Zhong-sen Hospital) for his creative effort and successful microsurgical operation for transplanting toe to stump of an amputee, also to National Natural Science Foundation of CHINA for supporting us the fund to develop this research: (No. 39570211).

Automatic Recognition and Classification of EMG Research on A New Type of EMG Controlled Artificial Upper Limb

ABSTRACT

In this paper, the method of classification of the EMG signals has been researched, including the extracting characteristics with Autoregressive time-series model and the pattern recognition. The software of analysis and discrimination has been developed with Language C. Six upper extremity limb functions have been successfully identified according to the two channels of signals detected from a pair of surface electrodes.

INTRODUCTION

So far some kinds of prosthesis have been developed such as cosmetic limb, switch controlled limb and EMG controlled forearm with one degree of freedom etc., but their function is quite limited. Actually, the cosmetic limb can not act and the switch one can not work consciously like human limb. Though the EMG controlled manmade forearm can act consciously, but its function is decided by the amplitude not the whole time course of EMG signal. With the present of super large scale integrated circuit and high speed microprocessor, it is made possible to use the Time-Series Analysis method to analyse and identify the character of surface EMG signal, further , to control the activation of multifunctional artificial limb.

According to the mechanism and mathematical model of the surface EMG, different limb function, i. e. different mode of limb activation is resulted by contraction of different muscles, one can believe that the patterns of the surface EMG of different limb functions at the position of electrodes detected will also be different. So it is possible for us to search out the stable but different characteristics from the stochastic nature of the EMG signals of every limb function through time-series analysis technology.

作者:Zhang Bing(张斌),Hua Mu-ping(华幕萍),Hu Tan-Pei(胡天培),Gao Zhong-Hua(高忠华)

本文刊登于《中国生物医学工程学报:英文版(Chinese Journal of Biomedical Engineering)》1998 年第 7 卷第 3 期第 115 - 118 页。

THEORY

Making a deepgoing study of the mathematical model of the surface EMG signals, the EMG signal can be regarded as the products of a white noise passing through different systems. Many kinds of parameter models can be used to describe the character of EMG signals, here a pure autoregressive time-series model is selected to describe them, given by:

$$y(n) = -\sum_{k=1}^{p} a_k y(n-k) + w(n);$$
$$n = 0, 1, \cdots, N-1 \tag{1}$$

where $y(n)$ denoting the sampled time sequence of the EMG signal as measured at the electrode location, N being the length of the sampled EMG sequence and $w(n)$——a white noise input sequence, a_k——the characteristic parameters of the system producing EMG signal and p——the model order.

By using various algorithms, such as Autocorrelation Covariance, Burg or Marple algorithm, the characteristic parameters of the system a (k=1, 2, $\cdots$, p) can be obtained from a short piece of time record of $y(n)$ as in eq. (1). Marple algorithm is thought to be most efficiency, its result is based on the concept of minimizing the sum of the one-step-ahead predict error power and one- step-back predict error power, that is to reduce.

$$E_p = \sum_{n=p}^{N-1} [e_p^2(n) + b_p^2(n)]$$

to a minimum, where $e_p(n)$ indicating one-step-ahead predict and $b_f(n)$——one step-back predict errors, i. e.

$$e_p(n) = y(n) + \sum_{k=1}^{p} a_k y(n);$$

$$b_p(n) = y(n-p) + \sum_{k=1}^{p} a_k y(n-p+k).$$

in accordance with the above idea, one can determine a_k by compelling the $\partial E_p / \partial a_k = 0$ for $a_k (k=1, 2, \cdots, p)$, under this condition further conclusion is obtained as

$$\sum_{k=0}^{p} a_k r_p(l, k) = 0, \quad l = 1, 2, \cdots, p \tag{2}$$

and
$$E_p = \sum_{k=0}^{p} a_k r_p(0, k) \tag{3}$$

where
$$r_p(l, k) = \sum_{n=p}^{N-1} y(n-k)y(n-l) + y(n-p+k)y(n-p+l).$$

The above equations (2) and(3) are the basis of Marple algorithm to extract the solution

$a_k (k=1, 2, \cdots, p)$,

The model obtained from eq. (2) and (3) are taken for the characteristics of the EMG signal sequence $y(n)$ which is corresponding to a certain muscle activation. Because of the stochastic nature of EMG signal, the characteristic parameters will not be same from different piece of EMG signal of the same muscle activation. But the statistic character of the model parameters can be drawn out by training and repeating test.

When a set of parameters $a_k (k=1, 2, \cdots, p)$ is captured from a short piece of EMG signal, it is compared with the statistic characteristic parameters of every limb function. By means of pattern recognition technology the Bayesian rule discrimination algorithm, Minimum distance, Nearest neighbour and Linear classifier algorithms can be used to distinguish which muscle function the set of parameters belongs to. The results of tests show that the Bayesian rule and Linear classifier are more effective.

Bayesian rule is under the criterion of minimum error rate, so it is based on the probability that the set of parameters belongs to a certain muscle function to determine which limb function to be activated. This probability can be expressed as $P(\omega_i / \vec{A})$, where $\vec{A}$ indicating the vector of characteristic parameters and $w_i (i=1, 2, \cdots, n)$ denoting the n different limb function. By the formula of condition probability, we have Abandoning the term of no importance and for a certain

$$P(\omega_i / \vec{A}) = \frac{P(\vec{A}/\omega_i) P(\omega_i)}{P(\vec{A})}$$

limb function the vector $\vec{A}$ is thought to obey the normal distribution and also the probability of every limb function is uniform (under the condition of laboratory test), thus the discriminant becomes to be

$$D_i(\vec{A}) = P(\vec{A}/\omega_i) = \frac{EXP[-(\vec{X}-\vec{Z}_i)^T C_i^{-1}(\vec{X}-\vec{Z}_i)/2]}{(2\pi)^{n/2} |C_i|^{1/2}} \quad i=1, 2, \cdots, n$$

where $\vec{Z}_i$ and C_i are the mean value vector and covariance matrix of the characteristic vector $\vec{A}$ of the Ith limb function and all these statistical parameters can be captured from repeating test.

Linear classifier method uses a linear discriminant to identify limb function, that is

$$D_i(\vec{A}) = \vec{w}_i^T \cdot \vec{A} = w_{i1} a_1 + w_{i2} a_2 + \cdots + w_{in} a_n + w_{i, n+1} \quad i=1, 2, \cdots, n$$

where $\vec{w}_i$ is a linear weight vector, it can be evaluated from training specimen of vector $\vec{A}$ through iterative algorithm. For a certain vector $\vec{A}$ through iterative algorithm. For a certain vector $\vec{A}$, if

$$D_j(\vec{A}) > D_i(\vec{A}) \quad i=1, 2, \cdots, n \text{ and } i=j$$

then vector $\bar{A}$ will be regarded as the product of the Jth class of muscle function.

TEST AND CONCLUSION

Applying the above theory, a software of analysis and recognition has been edited and compiled with language C on NEC PC – 9801 personal computer, including sampling, modelling and discriminating of EMG signal. The four modelling algorithms and four discriminating algorithms are combined into the software. By choosing the sampling condition and the algorithm of modelling and discrimination, the software can be executed automatically from sampling of signal to the result of discrimination.

Using the developed software, the real EMG signals are tested online. A pair of surface electrodes is chosen to catch the EMG signals, one is put at the position among extensors and the another among flexors. Six upper extremity limb functions: grasp opening-closing, wrist extension-flexion and forearm pronation-supination have been successfully discriminated according to the EMG signals detected at the electrodes location. The results are as shown as follows:

Algorithm	Time of test	Times of correctness	Correct rate
Bayesian rule	117	116	99. 14%
Least distance	117	101	86. 32%
Nearest neighbour	117	110	94. 01%
Linear classifier	117	115	98. 29%

The data of sampling test are now continued and needed to accumulate a lot, especially for those disabled persons in order to fulfill the new type of EMG controlled artificial upper limb to clinical use.

A Reconstructed Digit by Transplantation of A Second Toe for Control of An Electromechanical Prosthetic Hand

ABSTRACT

The treatment options for the loss of an entire human hand and part of the forearm are currently limited to the trans-plantation of toe(s) to the amputation stump or a Krukenberg's bifurcation hand, and using a cosmetic or functional prosthesis. The functional prosthetic hand, such as the prevailing myoelectrically controlled prosthetic hand, has an action accuracy that is affected by many factors. The acceptance rate of the three planes freedom myoelectronic hand by the patients was $46\%-90\%$ because of poor function caused by the weakness of signal and strong external interference. In this report, the left second toe was transplanted to the patient's forearm amputation stump. Mandates from the brain are relayed by the action of this reconstructed digit, to control a special designed multidimension freedom electronic prosthetic hand. After rehabilitation and adaptation training, the correct recognition rate of the electronic prosthetic hand controlled by this reconstructed digit is a remarkable 100%.

INTRODUCTION

The treatment options for the loss of an entire human hand and part of the forearm are limited to the transplantation of toe(s) to the amputation stump or a Krukenberg's bifurcation hand, or nothing at all. Although these types of reconstructions restore some of the lost functions, their appearance are not satisfying cosmetically. In contrast, a prosthetic hand restores appearance at the cost of function. The functional prosthetic hand such as the prevailing myoelectrically controlled prosthetic hand has an action accuracy that is affected by many factors. The myoelectric signal emitted is very weak. The signals collected by surface electrodes are that of a group of muscles instead of the single mandate from the human brain to perform a particular motion. Oppositely, the amount of interference from the electric field outside the human body is very strong. The prosthetic acceptance rate by

作者:陈中伟,胡天培

本文刊登于美国 *Microsurgery* 杂志 2002 年第 22 卷第 1 期第 5 - 10 页。

the patients was 46% - 90% because of poor function and incorrect recognition in some movements. It is widely accepted by most researchers that the electronic prosthetic hand is only practical when the correct recognition rate is greater than 95%. Some people have begun to apply techniques of mode recognition and a manmade nerve network. Implantation of an electrode to transmit information from a nerve and the utility of a computer to control an electronic prosthetic hand have been attempted, but with very limited success. There has been no successful precedent in hand homografting in clinical practice because of pending rejection.

With plenty of experience in digit reconstruction by toe transplantation, we reconstructed a digit on the remaining forearm. The action of this reconstructed digit is directly controlled by mandates from the brain. This eliminates any mistake. In this report, a toe is transplanted to the forearm amputation stump. Mandates from the brain are relayed by the action of this reconstructed digit, to control the multi-dimension freedom electronic prosthetic hand. The correct recognition rate of the electronic prosthetic hand controlled by this reconStructed digit is remarkably 100%.

RECONSTRUCTION OF DIGIT BY TOE TRANSPLANTATION

On September 10, 1996, a 19-year-old girl was admitted 1½ years after a severe crush amputation . The patient's right hand and wrist were crushed into many pieces by an industrial machine. Salvage was not possible and her hand was amputated 8 cm proximal to wrist. The amputation stump exhibited perfect healing (Fig. 1). On physical examination, she was healthy and had no other abnormalities. Under general anesthesia, her left second toe was transplanted to her right arm amputation stump.

Preparation of Recipient Site

Under tourniquet, a midline volar incision was made from 10 cm distal to the elbow and extended to the corresponding dorsal part of the forearm, opening the skin and deep fascia of the stump by a fishmouth-like incision. The cephalic vein and the superficial radial nerve were isolated on the radial side. The relatively thin radial artery and its venae comitans were identified superficial to flexor pollicis longus muscle. The flexor. muscle mass and extensor digitorum and extensor carpi radialis muscles were subsequently isolated. The stump of the radius was cut in preparation for further use (Fig. 2). The median and ulnar nerves were resected proximally.

Harvest of the Donor Toe

Isolation of the left second toe was carried out as follows: The incisions were made on the dorsal surface from the neck of the metatarsal across the first and second web-spaces respectively, extending distally to the corresponding points on the sole, forming two V-shaped incisions on both the dorsal and plantar surfaces of the foot. Extending the dorsal incision in an S-shape proximally and reaching the level of talonavicular joint medial to anterior

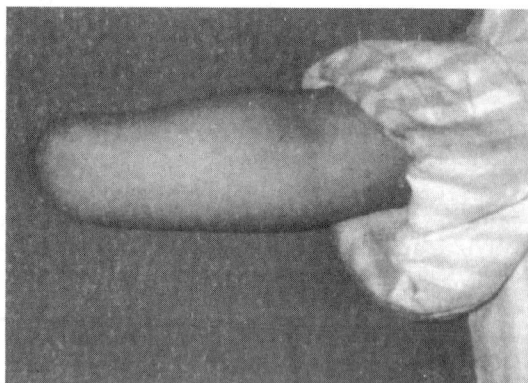

Figure 1　Amputation stump of the patient

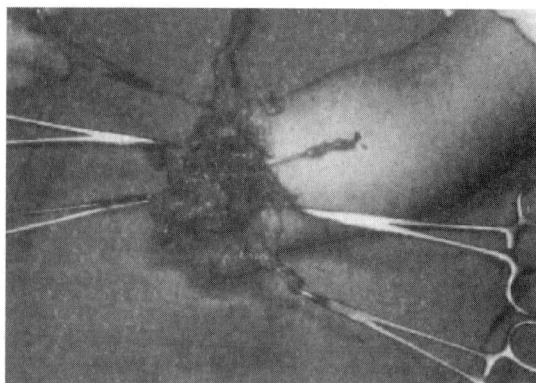

Figure 2　Preparation of the recipient site

tibial tendon，the major subcutaneous veins from the second toe and medial dorsal vein were preserved up to the originating site of the great saphenous vein. The dorsal pedal artery and its venae comitans were seen beneath the isolated and dissected extensor hallucis brevis while turned over proximally. The dorsal pedal artery and first dorsal metatarsal artery including its dorsal digital branch toward the second toe were preserved intact with other branches cut and ligated. After transection of the dorsal metatarsal ligament，the second and third common plantar digital nerves became visible. The epineurium was opened longitudinally and the nerve was split along the corresponding medial and lateral plantar digital nerves. The first and third plantar digital nerves remained in site. The medial and lateral plantar digital nerves to the second toe were cut proximally according to the length needed as well as the extensor and flexor tendons and the interosseal and lumbrical muscles. Finally，the second metatarsal bone was transected at midlength (Fig. 3)，with the blood supply remaining undisturbed.

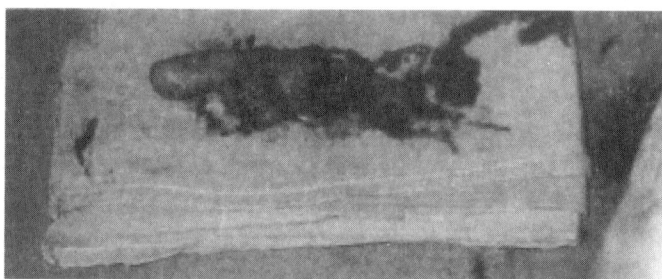

Figure 3　Second toe was harvested for transplantation

Toe Transplantation

The vascular pedicle of the second toe as well as the dorsal pedal artery and the great saphenous vein were transected at the appropriate level. The free toe was transferred onto the amputation stump of the forearm. The following appositions were made: the metatarsal was inserted into the medullary cavity of radius bone and fixed in place by two screws; the flexor carpi ulnaris muscle was approximated end-to-end into the medial interosseal muscle; the extensor carpi radialis muscle into the lateral interosseous muscle; the extensor digitorum muscle into the extensor digitorum muscle of the toe; the flexor digitorum muscle into flexor digitorum muscle of the toe. The great saphenous vein was anastomosed to the cephalic vein with 9 − 0 nylon microsutures under the microscope and the dorsal pedal artery to the radial artery in a similar fashion. The external diameter of the radial artery was only 1. 5 mm. Because of the large size mismatch, the anastomosis was very difficult, even though a 45-degree oblique cut was made after dilation of this artery. The superficial radial nerve was split into two strands for anastomosis with the two plantar digital nerves of the toe, respectively. The arterial blood supply and venous backflow of the reconstructed digit exhibited good flow at the completion of the anastomosis. The incision was closed (Fig. 4). A plaster splint was applied to the right forearm. The reconstructed digit survived well after continuous observation for 72 hours. The stitches were removed on the 10th postoperative day with good primary wound healing.

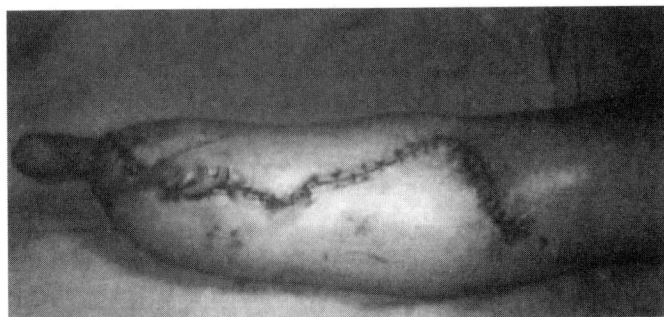

Figure 4   Second toe was transplanted to the stump of the amputated forearm

DESIGN OF ELECTRONIC ARTIFICIAL HAND

Engineering Aspect

The electronic prosthetic hand was designed by Dr. Zhong Wei Chen and Professor Tian Pei Hu. This device uses both switch and digital coding control systems. Switch control has proved to be the most simple and reliable. Because the muscle groups for flexion and extension and for adduction and abduction were reconstructed, the reconstructed digit can move along both the abscissa and ordinate. With the radius able to pronate or supinate, the reconstructed digit can press the six control keys correctly at will. It is easy to learn and has a high rate of correct recognition. This system is an entirely electronic servo system without any mechanical contact points (Fig. 5). Easy to operate, this simple circuit provides stable performance and curate control without any false actions.

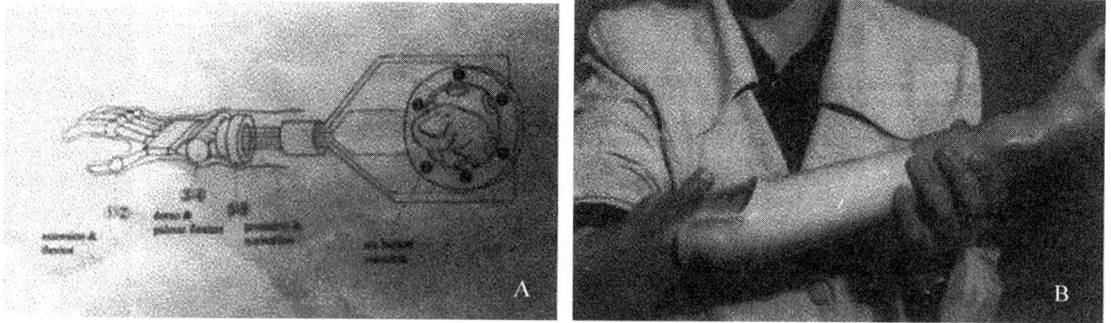

Figure 5 A. Diagram of the electromechanical prosthetic hand controlled by the reconstructed digit;
B. Specially designed prosthetic hand fitting on the transplanted toe

Function and Parameters of the Electronic Artificial Hand

The electronic prosthetic hand controlled by the constructed digit consists of the head, armtube (recipient cavity), control system, bionic glove, and rechargeable battery. The single dimension freedom electronic prosthetic hand weighs 450 grams (not including the charger); the three-dimensional freedom hand weighs 760 grams. The appearance resembles the human hand Maximum grip is 8 – 12 kg and input is 5 – 9 V, 222mA. To open or close the digits, the speed is 1 – 1. 2 seconds; flexion or extension of the wrist is 15 seconds; and pronation or supination of the hand is 10 seconds. The maximum span between the thumb and index finger when extended is not less than 100 mm; the permissible gap when pinched is 1 – 2 mm (the thickness of the bionic rubber glove). The single or double-dimension freedom electronic prosthetichand is. controlled by a switch system, whereas the three-dimensional freedom hand is controlled by digital coding.

REHABILITATION OF THE INJURED LIMB

The injured limb showed obvious signs of disuse-atrophy. The functional testing and training program planned for this patient consisted of testing and training for adaptation for weight bearing, sensitivity to and touch, stability of the hand, and the controlling function of the reconstructed digit. Two months after the operation, the patient was admitted to the rehabilitation center in Jiao Tong University for 1 month of rehabilitation training. At the end of her rehabilitation, the amputation stump of the arm could bear four times as much weight as before training. The sensitivity and discrimination to weight was recovered, with the weight discrimination error reduced from 100% to less than 20%. The stability of the arm was normal when compared with that of her age with or without her prosthetic hand. The injured forearm was able to transmit motion signals from the brain via the transplanted second toe. Testing by experts showed that the electronic prosthetic hand with one dimension or three dimensions of freedom could perform six motions, including extension or flexion of the digits, and the wrist, and pronation or supination of the hand (Fig. 6A – F). In testing the performance under control mandate, there were no mistakes in carrying out 100 actions. The correct recognition rate was 100%; the incorrect recognition rate was 0. Given more time to recover, with firmer bone union and more nerve regeneration, the controlling of the reconstructed digit should be faster and more agile.

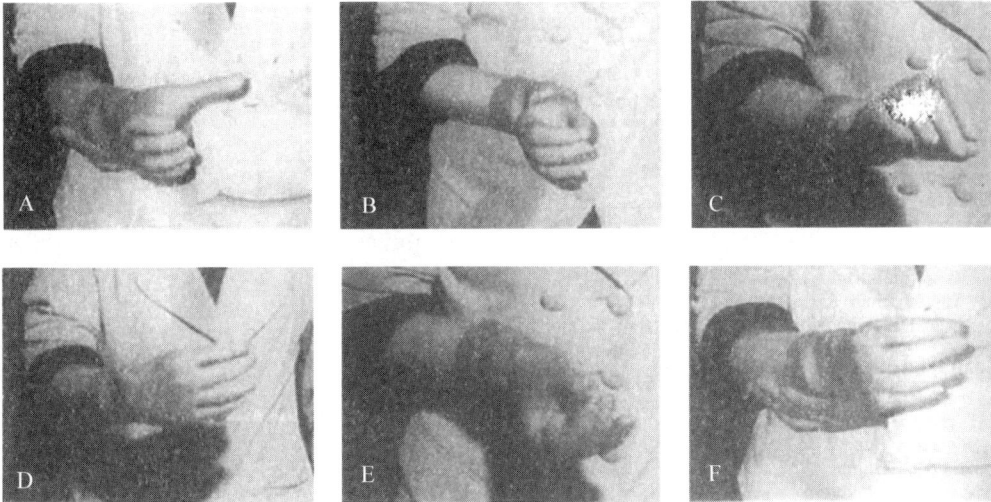

Figure 6　Movement of the electromechanical prosthetic hand. A. Extension of the digits; B. Flexion of the digits; C. Extension of the wrist; D. Flexion of the wrist; E. Pronation of the hand; F. Supination of the hand

In our report, the reconstructed digit transplanted from the foot onto the amputation stump of forearm can correctly operate a single dimension freedom electronic prosthetic hand in flexing or extending the fingers. This allows the patient to live independently by performing everyday tasks, such as fetching things, holding a cup, writing, knitting, etc (Fig. 7A – C). The reconstructed digit can also precisely manipulate a three-dimension

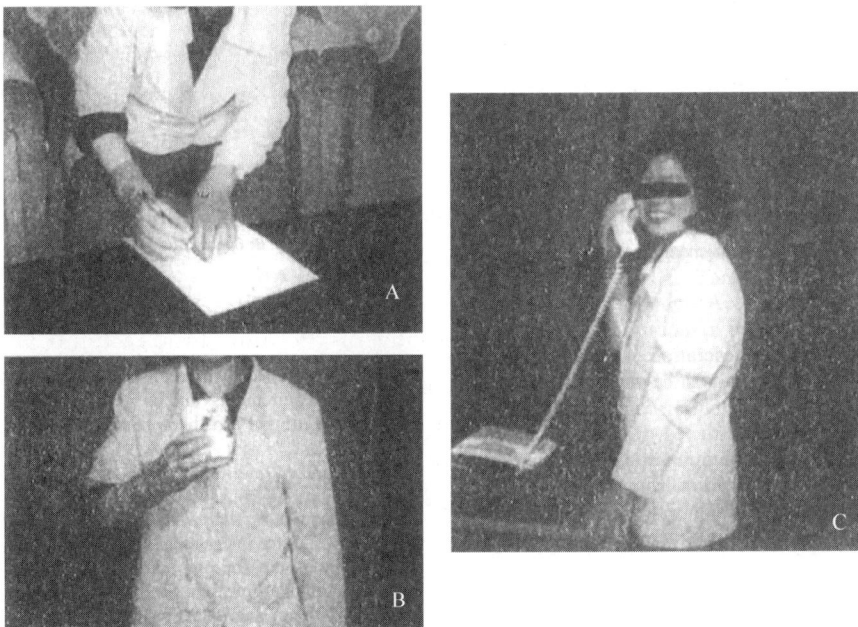

Figure 7　The patient could write (A), hold a cup (B), and fetch things (C)

freedom electronic prosthetic hand in flexion or extension of the fingers, flexion or extension and pronation or supination of the wrist. Experts have verified the accuracy with no false actions out of 100 mandates and that the prosthetic hand is free from outside interference. They concluded that the electronic prosthetic hand controlled by a reconstructed digit fulfills the clinical requirements and is a more precise method of manipulating a prosthetic hand.

DISCUSSION

From our experience, there are several important considerations when reconstructing a digit by transplantation of a toe onto the amputation stump of an arm. First, the number of toes needed to maximize function with minimal sacrifice must be determined. Generally, one toe transplantation can meet the needs necessary to manipulate and control an electronic prosthetic hand. The loss of one toe has minimal morbidity on the shape and function of the donor foot. In the reconstruction, two muscle groups should be sutured to restore the function of flexion, extension, adduction and abduction. In this case, the tendon of extensor carpi radialis and the tendon of flexor carpi ulnaris were reconstructed to the radial and ulnar aspect of the reconstructed digit respectively. After rehabilitation, the reconstructed digit has obtained the ability to move laterally. The synergistic and antagonistic actions of the muscle groups should be kept in mind when selecting flexor or extensor tendons. According to our original design, the two plantar digital nerves should have been anastomosed with the dorsal branch of ulnar and superficial radial nerves respectively. However, the dorsal branch of ulnar nerve was found to have been resected in the amputation, so we anastomosed between the split superficial radial nerve and the two plantar digital nerves respectively. At $1\frac{1}{2}$ years after the patient's amputation, the disuse-atrophy was obvious especially in the size of the radial artery; the external diameter which had reduced to 1.5 mm. The end-to-end anastomosis to the 3mm dorsal pedal artery was achieved with great difficulty even after an oblique cut was made at an angle of 45 degrees over its axis after dilation. A vessel size mismatch was also encountered with the cephalic vein and great saphenous, vein. In the future, a thorough evaluation of the vessels by angiography should be made before the operation.

Testing and rehabilitation of the injured hand are preconditions for agile use of a prosthetic hand. With impending disuse-atrophy of the amputation stump after injury, special attention must be paid to the training and testing for functional adaptation. This report provides a useful pathway and excellent alternative for the improvement in the control and accuracy of a multiple freedom electronic prosthetic hand. By combining medicine with engineering in this new way, the patient's life can be dramatically improved.

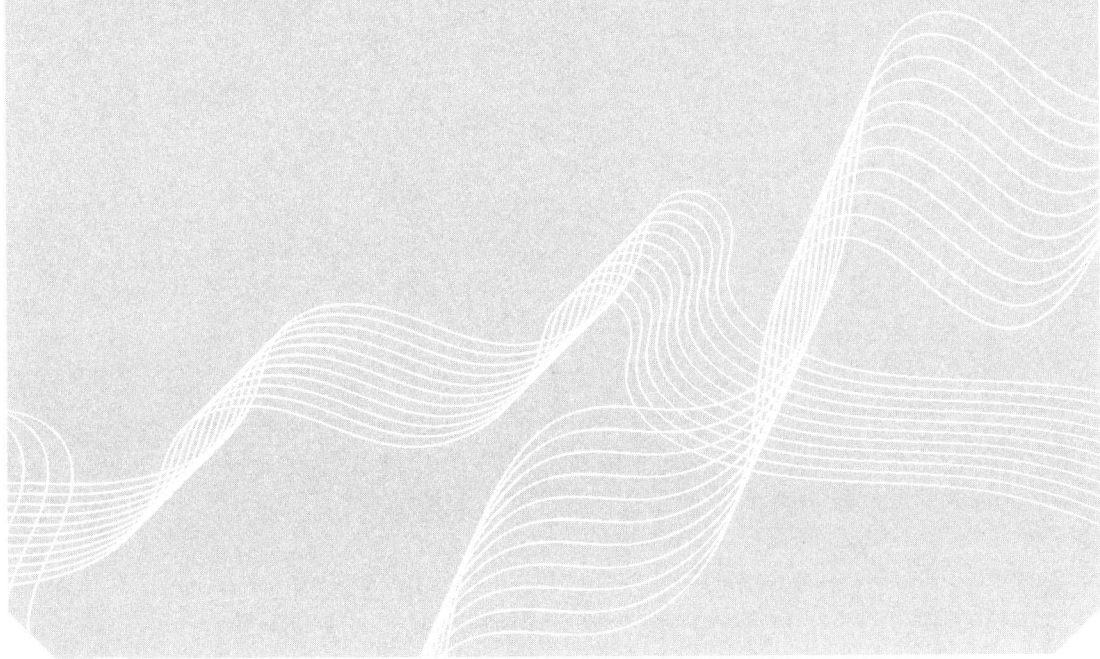

译著篇

适合肌电控制的感觉反馈系统

对外部动力假手的通常批评是使用者丧失了由自身动力假肢背带可能提供的(有限的)反馈。这种批评是有根据的,而且尽管最近有研究表明尽早装上肌电假手的病人能够显著地利用力学的信息(Sorbge,1977),但是它还是有助于使我们集中注意力于改进感觉反馈的需要上。

对被截肢者提供有关其动力假肢功能的反馈系统并不是什么新的见解。在近年来它受到几位研究者的重视,而且自 1970 年以来已成为新勃朗斯威克大学生物工程研究所的研究课题。实际上,Clippenger 等(1974)已把辅助的感觉反馈应用于装有自身动力假肢的病人。

作者们同意由 Anani 等(1977)所发表的看法,即要想发挥它们全部功能的话,必须把某种形式的辅助感觉反馈与外部动力假肢结合起来。尤为必要的是要改进假肢的机械构件,以减少噪声和振动。

本文中叙述的反馈系统是在 R. N. Scott 和 V. A. Dunfield 的全面指导下经历大约 7 年的发展。它根据 T. A. Rohland 设计并由 E. C. Daver、R. H. Brittain、R. R. Caldwel 和 A. B. Cameron 相继改进,现已准备作出广泛的临床评价。该系统的设计适合 UNB 三种状态的肌电控制系统,该控制系统系由一块控制肌肉的两个动作提供装置的开/关控制。此外,它还可以作为用于开关控制假手的一个"独立"的系统。

一、设计准则

作者完全赞成假手应该是整装的原则,并且在可能的情况下,应该是自身支承的。反馈系统由于受到尺寸限制,所以对于一个能结合于目前模拟控制系统之中的样机来说,使其结构限制为一块直径为 50 mm 的印刷线路板。无论如何,为了样机和临床评价起见,结构技术受到使用分立元件和市售的集成电路的限制。现在的肌电控制系统使用 12 V 225 mA·h 的隔夜再充电池。为了不增加电池尺寸或大大地减小病人在一次充电所能做功的数值,选择了最大储备电流 200 μA 作为反馈系统指标(对于控制单元的储备电流约为 250 μA,而通常用于控制的电子假手的工作电流是小于 500 μA),并且也要求反馈系统按照能在 12 V 或者 6 V 下操作设计,以适应目前的控制系统和正在设计的能控制 6 V 装置的新系统。

可以理解,所遇到的最困难的设计准则,就是反馈系统不应该妨碍病人对肌电控制系统

作者:Scott RN;译者:胡天培;校者:林良明

本文刊于《国外医学·生物医学工程分册》1980 年第 3 卷第 4 期第 44 - 47 页。

的使用。

二、系统说明

该系统的反馈信息与假手所施加的捏紧力有关。最常用的电子假手（由 Duderstadt 的 Otto Bock 公司制造），捏紧力能达到 100 N，而且关于所施加力的信息是病人一个明显关切的问题。

捏紧力由测量假手示指弯矩的简单应变仪电桥所感受。应变片以 Shannon（1979）介绍的方式安置。使用高阻抗半导体应变仪（美国麻省 Waltham BLH 电子仪器 SPBI - 35 - 5 000 μl，5 000 Ω）仅用 100 μA 桥电流（供电 ±3 V）便得到高灵敏度。

该系统利用皮肤电刺激作为与病人传递信息的方法。这一技术已由 Pfieffer（1968）、Anai 等（1977）和 Butikofer 以及 Lawrence（1979）所评述，并最常选用在假肢上。调查研究了影响刺激编码选择的各种因素之后，对该系统所选取的折中办法是使用相应于捏紧力为 0～100 N 的、刺激频率为 0～60 脉冲/s 的 3 kHz 方波载波的方波调制。刺激频率系与捏紧力成正比例。当频率在 20 脉冲/s 以上时，该系统在 16% 的固定负载周期工作；低于此频率时负载周期则下降，最大脉冲持续时间大约以 60 ms 为限，见图 1 说明。这个方法在很大范围内保留了固定负载周期的编码的优点（Cameron，1979），但仍能避免控制系统被长期的"保持"所干扰。这种"保持"对 16% 负载周期用在很低的脉冲频率时是必要的。再者，虽然用一个没有"锋角"的调制波形（Cameron，1979）可以取得稍微更合意的感觉和稍低的错误率，但是为了使电路简化仍采用了方波调制。

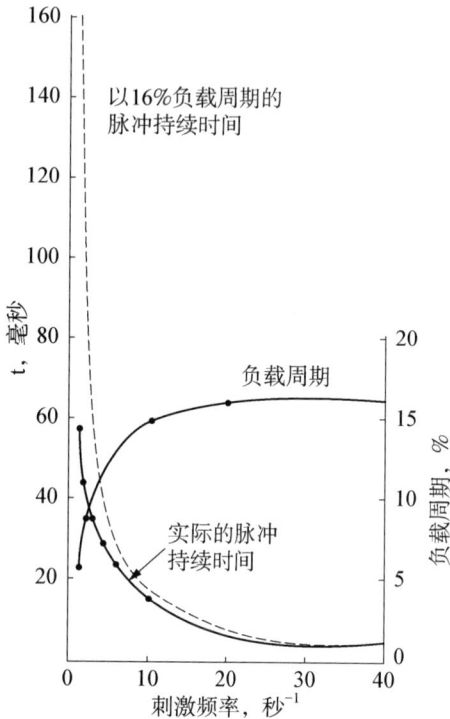

图 1　刺激脉冲持续时间的变化和刺激频率作用的负载周期

选择 3 kHz 载频虽然是有点任意的，但是实际上较低的频率要求较大的输出变压器，而较高的频率（脉冲低于 0.1 ms 宽度）将产生"针刺"的令人不舒服的感觉。方波载波电流波形双向对称意味着，至少对于第一近似没有纯电荷传递，这对尽量减少在长期使用时组织到损坏是一个重要的优点。

这种刺激通过同轴电极作用于皮肤，此电极对内部和外部接触面有几乎同样的有效范围，其周边直径为 1.75 厘米。这种电极是装在假肢手臂筒内，以保持它与皮肤在所有时间内部密切接触。这就撤销了本所在早期所采用的设计目标，即对刺激和肌电控制使用同一电极。该目标是在一个使用糊状偶合电极的系统内制成的，"干"电极被认为不宜使用，因为这会增加电极与皮肤表面间的阻抗。已经放弃使用糊状偶合电极是由于在长期使用后发生了少见的、但对个别人的皮肤的反应存在着严重的问题。可是，甚至当装置在一个很短的肘下截肢者时，为"外加"刺激电极找到合适位置似乎并不过分困难。与 Shannon（1979）著作中所述的截然不同，我们不试图将电极放置在一条较大的神经上，我们认为刺激一些未分化的神经纤维乃是正规的操作方法。

刺激电极由提供必要的电压增益和电绝缘的小的脉冲转换器所驱动。耦合转换器还保护病人免于在反馈系统中可能出现的元件失灵造成的恶果。有效输出阻抗大约 100 kΩ，因此该系统以"恒电流"方式工作，并对电极与皮肤内表面阻抗的改变相对地不敏感。

决定采用与转换器分离的独立的同轴刺激电极之后，就会发现在肌电控制电路中刺激干扰的适当抑制，可以用在控制单元内装入一个采样保持器来取得。这比由 Shannon (1979) 使用的方法要简单得多，那种方法似乎是不必要的复杂，且可能反映了他与我们实验室早期合作的情况，而不是他那个系统的实际需要。

该系统的框图如图 2 所示，有关的说明列于表 1 中。为了便于比较，在表 1 中也列入了 Shannon(1979) 最近所描述的系统的数据。

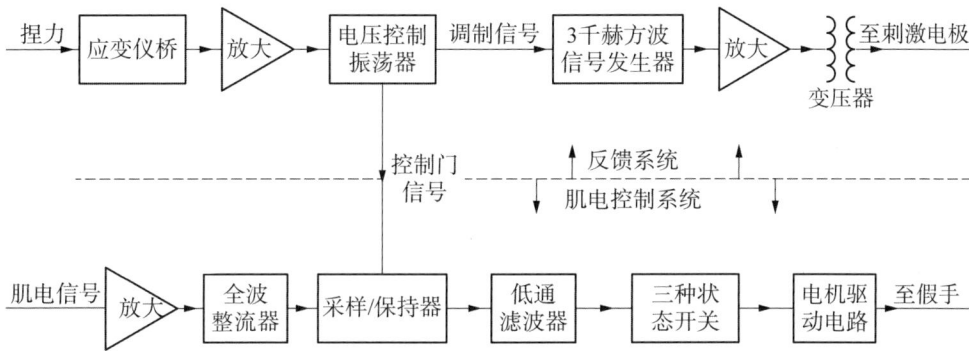

图 2 反馈系统和相关的 UNB 三种状态肌电控制系统框图

表 1 用于肌电控制假手的皮肤电感觉反馈系统特性

载波波形	方波	方波
载波频率,千赫	3	2
刺激频率,秒$^{-1}$	0～60	0～10
刺激持续时间,毫秒	最大 60	10
刺激负载周期,%	最大 16	—
输出耦合	变压器	变压器
输出阻抗,千欧	100	3(估计)
供能(仅对反馈系统):		
电压,伏	±3 或 ±6	±6
储备电流(由指示供给),毫安	+6 伏 0.4　−6 伏 0.2 或 +3 伏 0.2　−3 伏 0.1	1.6
中等刺激频率的典型动作电流,毫安	+6 伏 3.8　−6 伏 3.5	—
与肌电控制相关连:		
类型	3 种状态	4 种状态
刺激方式		2 开关脉冲
抗干扰	1 采样/保持器	1 采样/保持器
供电电压,伏	±6	±6

（续　表）

载波波形	方波	方波
储备电流,毫安	0.25	—
用 Otto Bock 8E8 手的典型动作电流,毫安	500	—
反馈和控制系统组合的接插件:		
圆柱形真空铸模 ABS 插件直径,厘米	5	
长度,厘米	7	
质量,克	175	

三、临床经验

该系统已装配于两个病人以作出初步的评价。其详情如下。

丹妮丝,年龄 20 岁,左端部半肢畸形,肘下。在 9 岁时她装配带绳索牵引的通用假肢,在 14 岁时配用具有 UNB 三种状态肌电控制系统的 Otto Bock 电子假手,丹妮丝 16 岁时短时间使用了第一个 UNB 皮肤电反馈系统,但是因为对于糊状电极产生皮肤反应而停止使用肌电控制系统,直至可用"干电极"式控制系统为止(大约 6 个月以后)。在 19 岁时,她使用了较新的 UNB 反馈系统。在戴着这个系统大约 18 个月以后,她装上了现在的反馈系统。除了在装上后立即发生的一次应变仪损坏之外,新的系统操作是令人满意的。

由于丹妮丝最近体重下降和随之发生的手臂筒不贴身,所以在操作她的肌电控制手时偶尔有某些困难,而这对于可靠地操作这些系统则是必不可少的(在不久的将来将给她装一个新的手臂筒)。然而,她对于反馈系统的操作表示完全满意。

伊安,年 30 岁,在 1976 年 12 月因工伤事故留下右臂肘下短截肢。第二年春天他装上了通用的绳索牵引钩式假肢并继续当一名电工。在 1978 年春他配用了具有 UNB 肌电控制系统的 Otto Bock 电子假手和改进型的皮肤电反馈系统。1978 年 11 月换用现在的系统。

伊安由于他的控制单元的间歇性故障而感到某些困难并且最近应变仪的铅片坏了。这些问题已得到解决,该系统现在操作正常。

在对于反馈系统表示普遍满意的同时,伊安认为它在提携轻的物体的时候特别有帮助,因为否则在无意中打开手的时候可能会不加注意地把物体丢掉了。

四、讨论

经过大约 9 年的大量努力以后,包括由于临床试验而停顿,终于研制了具有确定临床价值的皮肤电反馈系统。该系统与本研究所所制具有 ±6 V 的三种状态肌电控制系统以及现在已完成设计的 ±3 V 系统相适合,并符合有关尺寸及能量消耗方面的设计要求。已经证明,刺激波形就信息频率和舒适度而言都是近于最佳的。初次临床试验是成功的。

现在要试图通过临床评价以确定这种感觉反馈对于被截肢者的价值。但这不是一件容易的工作。关于"喜欢"假肢的承认和主观评论都不是适当的受益估量。而在另一方面,进行与病人的正常活动毫无关系的陈规的作业试验的结果,虽然易于用数量表示,却往往是使人误解的。

内脏和腺反应的学习

最近的动物实验表明,关于自主神经系统的古老观点是谬误的

——N. E. 密勒

译 者 的 话

美国科学家 N. E 密勒通过动物实验发现生物反馈(biofeedback)现象,并于 1969 年发表论文《内脏和腺反应的学习》。他和同事们的成就,推翻了自主神经系统不能由意识控制的传统观念和经典理论,创立了生物反馈学说。这是在生物医学工程领域中的一个新的重要发展。目前许多科学家正致力于这方面的研究,对治疗疾病,尤其是心身关系诸方面的疾病,如高血压、偏头痛等,疗效显著。不少已推广到临床应用。

生物反馈目前较为确切的定义是:借助对被试血压或脑电波等的听觉或视觉的信号,如血压升高时听到铃声,以控制他的生理心理功能的一种训练方法,使意识能控制内脏器官的活动。所以,生物反馈原理和方法的基本点是设法唤起感觉。这可以通过训练(或学习)来实现。近年来,为人们日益重视的"生物反馈"新技术,已用来帮助病人学习克服各种神经肌肉障碍。如弛缓性麻痹或痉挛性收缩等,其方法是采用特种记录装置,记录下病人希望产生的肌肉反应的微小变化。对于力求成功的病人来说,他得到关于治疗结果的信息会强化正确的反应,从而能逐步提高肌肉收缩的肌电水平。

上海交通大学在承担中央民政部委托的肌电控制假手科研任务中,将"生物反馈"技术应用于训练残肢者(意识控制动作训练),增强和改善肌电信号,以适应肌电控制假肢对信号源的要求,取得初步成果。这项新的尝试已引起有关部门的重视。上海华东师范大学也正在开展将"生物反馈"应用于治疗疾病方面的工作。为了进一步宣传和推广生物反馈原理,以应用于我国科学技术的相应领域,现将 N. E. 密勒早期发表的这篇《内脏和腺反应的学习》论文,全文翻译出来,以供有关同志参考(全篇文章分三次刊完——编辑注)。

存在着一种强烈的传统信念,认为自主神经系统及其所控制的内脏反应是低级的。最近实验证明这种信念是不正确的,这对于学习理论,对于自主反应的个体差异,对于异常的身心相关症状的起因和治愈,以及可能对于正常体内环境稳定的理解也具有深刻的意义。

作者:N. E 密勒;译者:胡天培;校者:胡斐佩

本文分 3 次刊于《国外医学·生物医学工程分册》1981 年第 5 卷第 4 期 226 - 229 页,1983 年第 6 卷第 1 期第 45 - 51 页,1983 年第 6 卷第 2 期第 90 - 94 页。

他们的成就促使研究者们去尝试其他的不同于过去形式的训练。在叙述这些实验之前,让我们简单地谈谈历史上关于神经系统中这一主要部分是粗劣的,这种根深蒂固的错误观点。

一、历史的根源和现代的结果

自古以来,理智和骨骼肌的随意反应被认为是高级的,而情绪及据推测为不随意的腺体和内脏的反应则被认为是低级的。这种讨厌的两分法出现在柏拉图哲理中,他把高级的具有理性的灵魂置于上面的头中,而把低级的灵魂置于下部身体之中。远远在这之后,伟大的法国神经解剖学家比夏,把大脑与脊髓中控制骨骼反应的脑、脊髓神经系统,同身体下面的沿脊髓两边下行并控制情绪和内脏反应的神经节双链(他称之为"小脑")两者加以区别。他对于神经节系统表示了贬低的见解而称为"植物性的";他也认为它主要是不受脑、脊髓神经系统的支配的。这种见解仍然反映在我们现代给它的名称——自主神经系统中。很久以后,坎农研究了自主神经系统的交感神经部分,并断定其中不同的神经都同时发放冲动,而且不能像脑脊髓系统那样对各个反应作出精细地区分。这一结论已经记载在现代教科书中。

许多,虽然不是所有的精神病学家,把由脑脊髓神经系统所引起的歇斯底里及其他症状,同由自主神经系统所引起的身心症状令人厌恶地加以区分。前者被认为是受较高形式,也就是象征形式所支配;而后者则被假定为仅仅是病人的情绪类型和强度的直接的生理效应。

同样,研究学习的学者们在被认为是不随意的,叫作经典式的条件反射作用的低级学习形式,和被称为诸如"尝试和错误"学习、操作条件作用、第Ⅱ类型条件作用或者工具性学习等等,被认为造成有意行为的高级学习形式间作出了区分。在经典式的条件作用里面,必须用一个已经引起了将要学习的、特定反应的无条件刺激作为强化,从而其可能性是相当有限的。在工具性学习中,被称为强化的报酬(或奖赏)具有巩固任何一个直接先前反应的特性,因此,强化的可能性便大得多了,某一个报酬可以强化许多不同反应中的任何一个,并且某一个反应可以被许多不同报酬中的任何一个所强化。

最后,前述令人反感的区分已经结合到强烈的传统信念之中,认为包含在高级有意行为之中的那种高级形式的工具性学习,只有对于那由高级脑脊髓神经系统所引起的骨骼肌反应才是可能的,而相反地,那低级的经典式条件反射却是唯一可能作出由低级自主神经系统所产生的那些低级的,据说是不随意的内脏和情绪的反应。这样,在最近被认为有权威性的总结中,金布尔叙述了几乎公认的信念,即"对于由自主神经系统所引起的行为,证据明确地指出这样一个结论,也就是,这种反应可能被经典式的训练方法,但不能被工具性的训练方法所更改"。然而在检查证据的时候,我们却发现,根据仅仅是在两个报告的不完全的探索性实验中不曾获得工具性学习以及对于苏俄文献含糊提及而已,只有在巨大偏见的文化背景上,这样无力的证据才能导致如此强烈的确信。

认为工具性学习仅对于脑脊髓神经系统是可能的,并且相反地认为自主神经系统只能被经典式条件反射所改变,这已被当作以下观念最强有力的论据之一,以为工具性学习与经典式的条件反射乃是两个基本不同的现象,而不是同一现象在不同条件下的不同表现。但是许多年来,我对于经典式条件反射与工具性学习的许多规律之间的相似性,以及对于在这两种情况中的每一个学习的特殊细节随着学习的特殊条件而发生变化这个事实,留下了深刻的印象。在看不到任何明确的分歧情况下，我设想仅仅只有一种学习。这种设想合乎逻辑地要求工具性学习方法会产生任何可能通过经典式条件反射方法而学得的内脏反应。然而只是在 12 多年以前，我才开始对这个问题做一些实验研究，而且在不久以前我首先在发表的论文中，向内脏反应的工具性学习是不可能的这个传统的观点，提出了明确的尖锐的挑战。

二、若干困难

研究内脏反应工具性学习的困难之一，来自这样一个事实——最容易测量到的反应，即心率、血管舒缩反应和皮肤电反应都是被公认为受骨骼反应影响的，如受训练、呼吸，甚至某种肌肉的张力例如膈肌之类的影响的。因此就难于排除这种可能性，也就是被试并没有直接学习一个内脏的反应，相反却学习了一个骨骼的反应，作出这种骨骼的反应引起了所记录到的内脏变化。

我设计采用的控制方法之一，便是通过应用箭毒致使所有骨骼反应麻痹，这一药剂有选择地阻断了骨骼肌的运动终板而不使被试人丧失意识，也不使他失去内脏反应的神经控制，如心脏的跳动。在呼吸中所需的肌肉麻痹了，从而被试的呼吸必须通过人工呼吸来维持。由于箭毒处理及其他严格控制的方法，以人作为被试似乎很难采用，我决定首先致力于动物实验。

原先我认为，动物在箭毒作用下麻痹时，学习会更加困难，因此我决定推迟这样的实验，直到未被麻痹的动物已能产生某些肯定有指望的结果时为止。原来这是一个错误，因为在以后很久我才发现，用箭毒使动物麻痹，不仅由于避免了运动所产生的人为影响而使内脏反应的问题大大简化，而且显然也使动物学习更为容易些，这也许是由于骨骼肌的麻痹消除了易变性和注意涣散的起因。而且，在某些实验里面，我犯了这样的错误，应用了报酬而引起强有力的无条件反射，从而对于工具性学习产生了干扰。

而最大的困难之一乃是坚信腺体与内脏反应的工具性学习是不可能的。要学生来研究这个问题是极其困难的，而拿工资的助手们在被指定这项研究时，他们表现出如此三心二意，从而使我们让他们去进行干劲更大、热情更高的工作，这才是更加经济一些。这些困难和一些初步的令人鼓舞的但并非结论性的早期成果，已在别处叙述。

三、使用唾液分泌的成功

第一个明确的成果是由 A. 卡莫纳和我在狗的唾液分泌实验中取得的。最初的尝试是利用食物报酬给饥饿的狗没有成功，这部分是食物引起了大量持续的、无条件的唾液分泌所致。因此，我们决定用水来作为对口渴的狗的报酬。初步的观察表明水对于自发的唾液分泌的突然出现，并没有什么明显的影响。而且，作为一种附加的预防措施，我们采用了这样的实验设计，每当一组狗表现出突然自发的唾液分泌时，便给它们以报酬，从而训练它们能增加唾液的分泌，而对另一组的狗当两个爆发性流涎之间有一长时间的间隔的时候，则给狗以报酬，从而训练它们去减少唾液分泌量。假如这种报酬工具有任何无条件性的效应的话，这些效应可以对实验情境造成经典式的条件反射，从而产生一个唾液大量分泌方面的变化，而这并不是一个真正的工具性学习的例子。但是在经典式条件反射形成中，强化作用必须引起将要学习的反应。因此，由报酬所引起的反应的条件作用，可能导致唾液分泌的增加或者减少,它取决于由报酬所引起的无条件反应的方向,但是不可能对于一组动物产生一个方向的变化,而对于另一组动物产生相反方向的变化。同样的逻辑也适用于任何报酬的不学而能的累积性的后效,这些后效不可能对于两组动物取相反的方向。然而,用工具学习,报酬能强化任何一个直接先于它的反应,因此同一报酬可以用于增加,也可用来减少分泌。

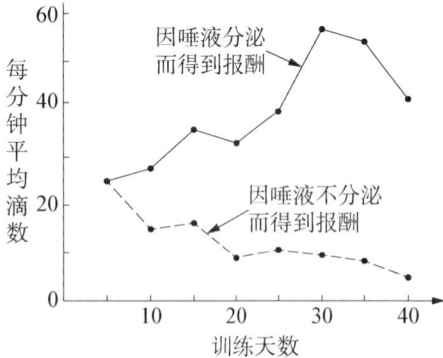

图 1　用水奖励一组口渴的狗或者减少自发唾液分泌的学习曲线

结果见图 1,总结了每天训练 45 分钟,为期 40 天的效果。可以看出,在这实验中学习进展缓慢。但统计分析表明,在预测的给予报酬的方向中的每一倾向性是高度可靠的。

由于两个组唾液分泌的变化取相反的方向,这些变化不可能归因于经典式的条件反射作用。但是我们注意到:因流涎增加而得到报酬的一组狗,比较因流涎减少而得到报酬的那组狗,似乎更加被激起和有更高的积极性。可以想象,我们所做的一切乃是去改变狗的激化水平,然后这一改变又影响了大的骨骼反应,例如咀嚼运动或气喘,它们可以被指望能引起大量的唾液分泌,我们很难绝对有把握认为这些运动并没有发生。因此我们决定用箭毒使狗发生麻痹以排除这些运动,但我们立即就发现箭毒具有两种作用对于这个实验是灾难性的:它能引起如此大量的和连续的唾液分泌,从而却不见有可给予报酬的分泌上的变化,而且那唾液分泌是如此黏稠,以至于几乎立即把记录装置给黏住了。

四、心率

在此期间,J. 特罗威尔当时和我一起研究这个问题显示了巨大的独创性、胆量和坚持性,试图使老鼠的心率产生工具性学习,这些鼠已用箭毒进行了麻痹,以防他们进行"欺诈":利用肌肉活动来加剧或利用肌肉松弛去减慢心跳。根据初步试验的结果,他选择了箭毒的用量(腹腰内注射,每千克 d-氯化筒箭毒碱 3.6 毫克),这产生了至少 3 个小时的深度麻痹和一种人工呼吸率(吸气-呼气比率 1:1,每分钟呼吸 70 次,压力峰值读数 20 厘米水柱),它在整个时间内维持了心脏的恒定及正常率。

在随后的实验中笛卡拉和我开始用一个较小的剂量(每千克 1.2 毫克)获得了类似的结果。并且在整个的实验期间,不断地补充药物,以每小时每千克 1.2 毫克的速率做腹膜内注射。我们记录了肌反应的肌电图,来确定这个剂量至少在注射后一小时的确能产生动作电位的完全阻断。我们发现,如果呼吸参数和脸罩细心地被调整好,不仅程序能保持 500 克重对照动物的心率恒定,而且也能维持体温、外周血管舒缩反应,以及血液的 pCO_2 值等生命标志常数恒定。

因为一个被箭毒完全麻痹了的动物没有许多的办法去给它报酬,特罗威尔和我决定直接用电刺激脑的报酬区域,此外还有其他技术上的困难必须克服,例如设计一种自动化系统来对心电图记录到的心率的微小变化给予报酬。然而,特罗威尔却最终成功地训练了他的白鼠。那些因心率增加而得到报酬的鼠显示出统计上可靠的增加,而那些因心率减慢得到报酬的鼠则显示出统计上可靠的减低。可是这些变化竟令人失望地微小,平均在每个方向上仅达百分之五。

其次的问题是能否用改善训练技术方法来取得较大的变化。笛卡拉和我使用了一种"形成"的技术——换句话说,最初直接在正确方向上非常小的然而是经常发生的变化给予报酬,一旦这些学会了,便进一步需要大一点的变化作为报酬的标准。这样,我们便能在90分钟的训练期内,在每个方向上平均产生20%的变化。

五、学习的主要特征:辨别和保持

内脏反应的学习是否具有与骨骼肌反应的学习同样的特征:骨骼肌反应的工具性学习的重要特性之一是能够学会一种辨别,有报酬的刺激情境比无报酬的刺激情境更易引起反应。在第一次少数白鼠训练之后,使我们相信有可能使心率产生大的改变,笛卡拉和我给实验中描述的其他白鼠用最困难的标准做出超过45分钟的附加训练。我们这样做是为了观察他们在"到点"刺激(存在闪光和音响)期间,是否比"暂停"(无光亮和音响)时能学会发出更大的反应。前者表示正确方向上的反应将得到报酬,而后者却表示正确反应将得不到报酬。

图2为一个经受这种训练的白鼠的记录。在专门的辨别训练开始以前,它的心跳缓慢下来,从最初每分钟350拍节律降到每分钟230拍节律。从图2记录的顶部可见,在专门的辨别训练开始时心率没有明显降低,特别是在"到点"刺激期间。从而在这刺激达到标准以后,在老鼠身上花了相当长的时间并得到报酬。在辨别训练结束时,心率在暂停期间保持近似相同,但当到点后光亮和音响来到时,心跳缓慢下来同时迅速达到标准。尽管另外的鼠显出比这只鼠较少的变化,在结束辨别训练相应的短期间内,当到点刺激时,它们的心率确实($P < 0.001$)在预计的方向上改变。这样就很明确,工具性的内脏的学习至少具有工具性的骨骼肌学习的重要特征,也就是在辨别刺激的控制下产生的能力。

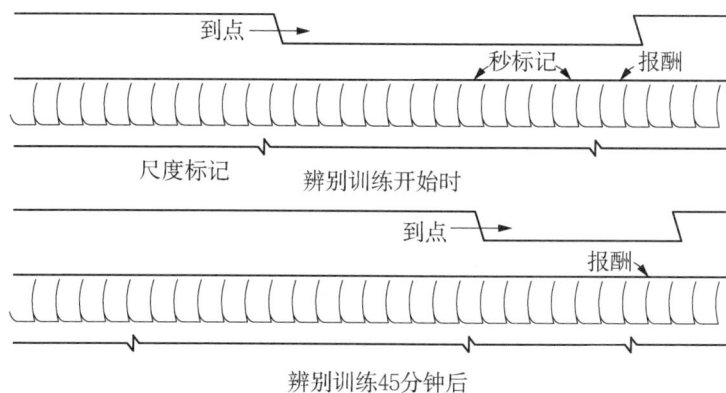

图2　对减慢心率的中箭毒鼠给予报酬在辨别训练开始时和结束时的心电图

骨骼肌反应的工具性学习的另一个重要特征是保持。笛卡拉和我完成一项专门的实验,去试验学习反应在心率方面变化的保持。受单独训练的鼠放回它们住的笼子3个月,没有进一步的训练(图3)。当它再次中箭毒并恢复到实验环境时,对非强化测试试验,鼠在"增加"组和"减少"组两者之间,在早期训练的报酬方向上,展示了可信的变化,表明了好的保持。

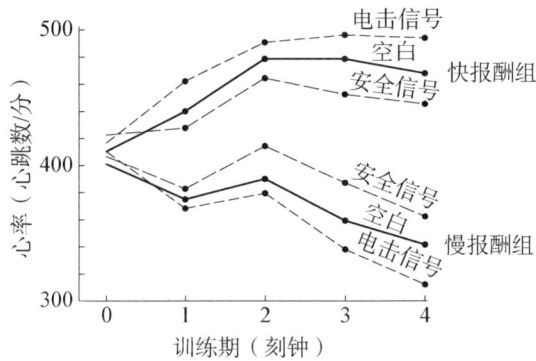

图3　在回避训练期间心率的变化

六、逃避与回避学习

内脏学习是否在任何情况下都受到特殊限制,而只能用不常使用的脑的直接电刺激报酬强化,它能否被骨骼肌学习同样方式的另外的报酬强化? 为了回答这些问题,笛卡拉和我用另外两种经彻底研究了的报酬方法完成一项实验,即能方便地利用中箭毒麻痹的鼠,经轻微的电击可能使其回避和逃避。一个冲击信号接通以后,经过 10 秒钟,伴随和缓电击的短暂脉冲就发放到鼠的尾巴上。在第一个 10 秒期间,鼠能关闭冲击信号并在需要的方向上按需要的数量做出正确心率变化的反应来躲避冲击。如果它不及时做出正确的反应,冲击会继续发放,直到鼠作出正确的反应直接关掉冲击和冲击信号两者而逃脱它们。

对于中箭毒鼠的一个组,正确的反应是增加心率;对另外的组是减少心率。鼠学会在适当的方向上作出小的反应之后,它们被要求作出较大的反应。在这样的训练期间,冲击信号不是跟随着冲击,而是被漫无目标地随着等量的"安全"信号散布;心率也这样记录下来,在这种称为"空白试验"的试验期间,没有任何的信号或冲击。对于一半的鼠,冲击信号是音响,而"安全"信号是闪光;对另外的一半,它们的作用相反。

结果表示在图 3 上。在这个实验中 12 只鼠中的每一只,都在报酬方向上改变了它的心率。当训练进展时,冲击信号开始在报酬方向上比在空白试验期间记录的变化有较大的进步,这是一个统计上可靠的倾向。相反的,训练进展时,"安全"信号出现在相反的方向上引起统计上可靠变化,趋近最初的基线。这些结果说明逃避和回避是报酬时的学习,这意味着内脏反应在中箭毒鼠身上也能被除脑的直接电刺激以外的报酬强化,这些鼠能辨别电击和"安全"信号。你会记得中箭毒的口渴的狗,我们还能够用另外一种报酬——水,来产生唾液分泌学习的变化。

七、转移到无箭毒状态:调节的又一证据

在上述实验中的骨骼肌被箭毒麻痹,排除了受试对象学习明显的骨骼肌反应特性的可能性,这些反应会间接引起心率变化。显然,白鼠学习从运动皮层中枢发放冲动,如果肌肉没有被麻痹,则早已被激发。这些中枢冲动影响的心率不是靠先天的联系就是靠经典的条件联系,这是当先前训练伴随心率增加和松弛伴随心率减少时所需要的。但是,如果心率的变化由间接的方式产生,我们将期待在随后没有箭毒的试验期间,任何学习改变白鼠将显示

在不再麻痹的肌肉活动中。此外,无论中箭毒状态如何延续到无箭毒状态,是否有内脏反应学习的问题是很有意义的。

为了回答这个问题,笛卡拉和我训练了两组中箭毒的白鼠,为了躲避或逃脱短暂的、轻微电击的脉冲,分别增加或减少它们的心率。当这些白鼠在无箭毒状态下试验两周以后,习性被记住了。可信的统计出现心率平均增加5%和平均减少16%。随后立即重新训练没有箭毒者,以便引起另外的报酬方向上有意义的心率变化,导致总体全面增加到11%和减少到22%。在无箭毒状态试验刚开始时,两个组在呼吸和活动性方面显示一些差别,在重新训练结束前,这些差别减少到很小,并远离统计可信限(分别为 $t = 0.3$ 和 1.3)。而两组之间和心率有关的差别在增加,直到变大到极端可信($t = 8.6$, $d. f. = 12$, $P < 0.001$)。

总之,学习一段时间,心率有较小变化,反应变得更有特性,包含着呼吸方面和肌活动的较小变化。这种增加与附加训练,在特征上同骨骼肌反应的工具性学习有另外的类似点。初期在骨骼肌学习中受报酬的正确反应很可能伴随着许多不必要的运动。附加训练期间,体外运动没有报酬,它们趋向退出。

使前述的结果和假设一致是困难的,首先心率由于呼吸或者大量的一般性活动而不同。埃赫利奇(Ehrlich)和马尔莫(Malmo)总结指出,必须是相当壮健的鼠,肌活动才影响鼠的心率。

然而要完全排除心率变化以传达骨骼肌的中枢神经冲动为中介,这样的可能性却是困难的,这种中介对其他反应的可能性,例如肠的收缩和肾尿的形成很少引起注意。而且,如果能证明这些不同反应的学习,在足够的内脏反应里是特殊的话,这是从不同的骨骼运动所发出的,每一个骨骼运动引出一种特殊的不同的内脏反应。因此,实验是关于多种不同的内脏反应的学习以及关于这种学习的特殊性而进行的。当然,这些实验的每一项就它本身来说,都是饶有兴趣的,而对于中介作用问题则毫无关系。

八、肠的特殊性对心脏的特殊性

我们下一个实验的目的是确定内脏学习的特殊性。如果这样的学习具有像骨骼肌反应的工具性学习相同的性质,便应有可能去学习不依赖于其他内脏反应的一个特殊的内脏反应。而且,正像我们所看到的,我们也期望能发现,得到报酬的反应学习得越好,则学习越有特殊性。巴努阿齐齐和我从事这个问题的研究。首先我们不得不去发现易于记录和报酬的另一种内脏反应。我们决定在肠蠕动方面用一个充满水的小气球,塞进中箭毒的白鼠肛门远于括约肌大约4厘米处并加以记录。气球内压力的变化转换成电压从而记录在多道描记器上,同时触发一自动装置提供报酬即对脑的电刺激。

对经过训练的第一只鼠的结果是有代表性的,如图4所示。从上部的记录可以看到在适应期间有某些自发的收缩。当鼠因保持收缩在一定时间内低于一定幅度而得到脑刺激报酬时,收缩的数目减少而基线便下降了。当记录显示高度可信的变化指出鼠已学会了放松之后(图4,从上往下第二行)训练的条件便颠倒过来,每当收缩幅度超过一定的水平上的时候便给予报酬。从下一个记录(图4,中间)可以看到这种类型的训练增加了收缩的次数并升高了基线。最后(图4,两个下面的记录)报酬中断,并像预期的那样,反应继续一段时间,但逐渐消失,使得活动终于回到接近它的原有的基线水平。

以这种方法研究了许多其他的白鼠之后,使我们确信肠反应的工具性学习是可能的,我

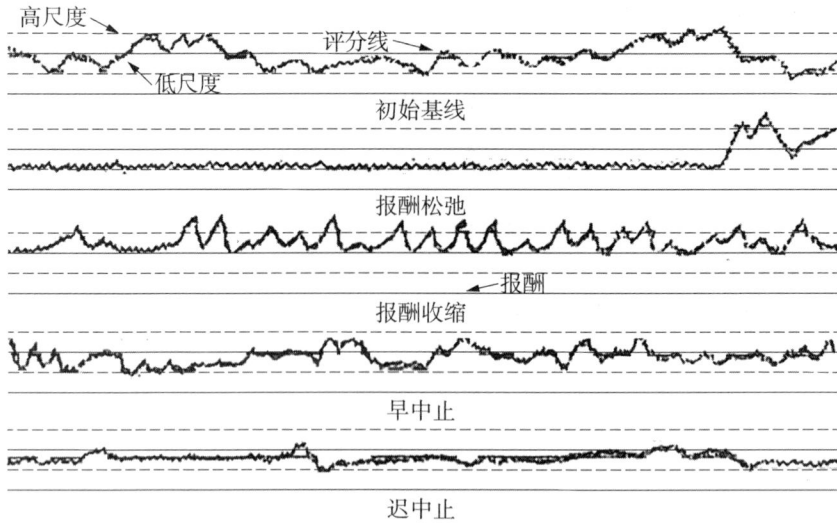

图4 一只中箭毒鼠肠反应的工具性学习典型实例记录。（从顶部到底部）训练前自发的收缩记录：用报酬训练松弛后的记录；用报酬训练收缩后的记录，在无报酬期间中止试验记录

们又设计了一项实验去测试它的特殊性。对于所有的实验的白鼠，都记录了肠收缩和心率，但一半的白鼠因这些反应中的一种而得到报酬，而另一半白鼠则因其他的反应而得到报酬。这两组成中的每一组又分成两个亚组，各自按增进和减退反应而给予报酬。白鼠用箭毒完全麻痹，用人工呼吸维持生命，并用脑的电刺激报酬。

结果见图5和图6。在图5上可以看到因肠收缩增加而得到报酬的一组学会了增加肠的收缩，因减少而得到报酬的一组则学会了减少肠的收缩，但这两组都没有显示明显的心率变化。相反（图6），因心率增加而得到报酬的组显示了一种增加，而因得到报酬的组显示减

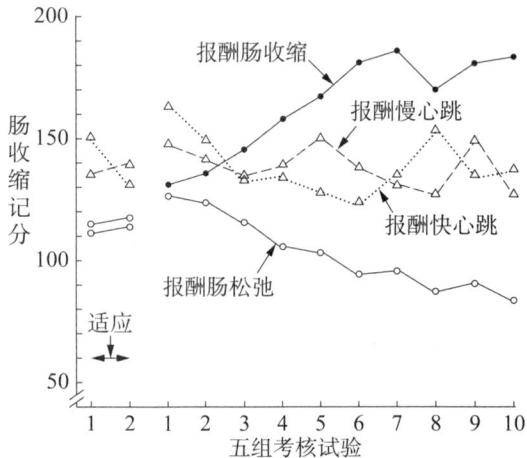

图5 曲线图表示出报酬改变使之增加或减少肠收缩的记分，但未受因心率变化而得报酬的影响

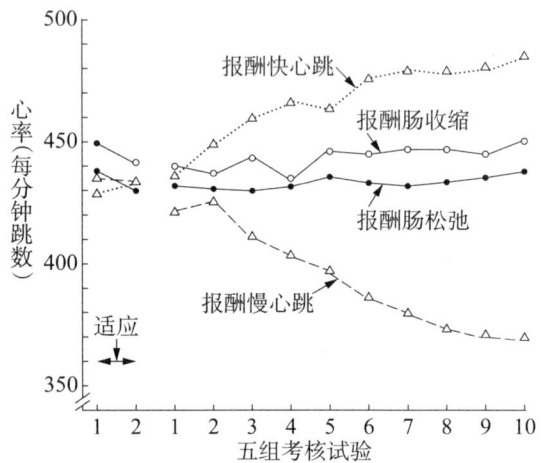

图6 曲线图表示由报酬改变使之增加或减少心率变化，但肠收缩未受报酬影响。与图5对照证实内脏学习的特殊性

少,但两者都没有显示肠收缩的变化。

当得到报酬时,每一种的反应都发生了变化这个事实排除了如下解释的可能,即如果不给变化以报酬则变化便不能发生,这是由于对发生的反应的一种强有力的和不变的内环境稳定的调节作用,或是由于在我们实验的特殊条件下不能在技术上可靠地测出这些变化。

实验的 12 只白鼠每一只都在报酬方向显示出可靠的统计变化,对于 11 只白鼠变化可靠度都超出 $P < 0.001$ 水平,然而第 12 只变化其可靠度仅超出 0.05 水平。在统计上可靠的负关系,表明给报酬的内脏反应学习得愈好,则在其他不给报酬的反应中发生变化愈小。随着较好的学习而表现的这种较大的特殊性正是我们所早已期待的。结果表明内脏的学习对于某一个器官系统可能具有特殊性,而这些显然排除了受任何单一个普遍因素中介作用的可能性,例如激活水平以及一般活动或松弛的中枢控制。

在另外一个实验中,巴努阿齐齐指出在肠收缩方面无论增加或减少,能够以对于轻微电击的躲避或逃脱作为报酬,并且肠的反应能被一个与强化相结合的特定刺激有区别地所引起。

九、肾功能

受这些成就的鼓舞,笛卡拉和我决定研究中箭毒白鼠在肾形成尿方面有没有可能因脑的电刺激报酬而发生变化。持久地插入一根导液管,用来防止尿被膀胱积聚,而白鼠的尿形成由一个计算每分钟滴数的电子装置来测量。为了足够快地获得鼠的尿形成,使微小的变化也能被敏捷地察觉并给予报酬,采用导尿管持久地插入白鼠的颈静脉,经常灌水使鼠保持满载水分的状态。

所有当尿滴形成间隔时间延长时得到报酬的七只白鼠,都出现尿形成率的减少,并且所有七只因间隔时间缩短而得到报酬的白鼠则尿形成率表现增加。对这两个组,变化的可靠度都是高的($P < 0.001$)。

为了确定尿形成率的变化是如何达到的,采用了某些附加的措施。如图 7 左边的竖柱所示,过滤率用名为 ^{14}C-示踪菊粉测试,当尿形成率增加得报酬时过滤率增加,而当尿形成率减少得报酬时则减少。相关的标绘图表明,过滤率和尿形成的变化无论与血压或者心率都无关。

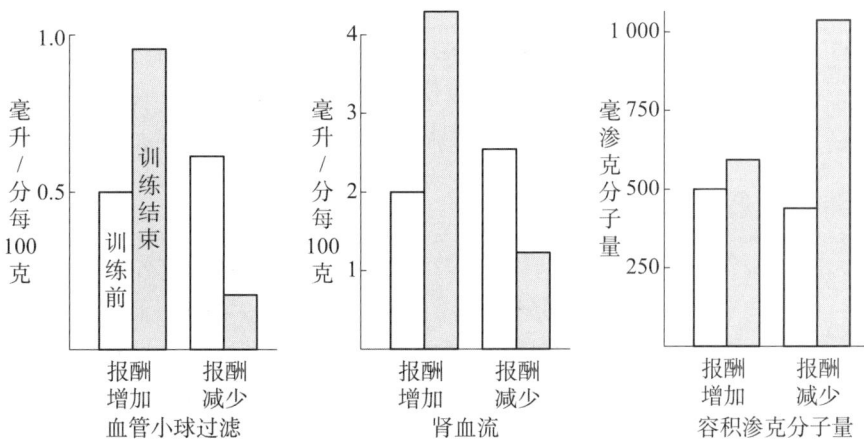

图 7 一组报酬增加尿形成率,而另一组减少率根据血管小球过滤、肾血流和容积渗克分子测试的结果

图 7 中间的竖柱表示当用 ^{3} H –对氨基马尿酸盐测试时,因尿形成率增加而受到报酬的鼠肾血流率增加,而那些因减少而受到报酬者肾血流率减少。由于血流的这些变化不伴随一般血压或心率的变化,它们必须由肾动脉血管舒缩的变化才能得到。用光电体积描记器所测到的鼠尾巴的血管舒缩反应,对两组白鼠没有差异,这一事实表明这些血管舒缩变化至少是具有一些特殊性的。

图 7 右边的竖柱组显示当尿形成率减少而受到报酬时,却形成了一种更浓的有较高容积渗克分子量的尿。由于尿通过细管较慢会提供更多的机会使水分重吸收,这种较高的浓度并不一定意味着制尿激素分泌的增加。当尿形成率增加而得到报酬时,尿并不变得更加稀释——这就表明了容积渗克分子量并没有任何减少。因此,在这个实验中观察到的尿形成率增加,并不能用制尿激素的分泌受到抑制来说明。

从上述结果看来,在这个实验中在尿形成方面由学习所得的变化主要是因过滤率的变化引起的,而过滤率本身又是通过肾脏的血流率的变化所产生。

十、胃的变化

下一个实验,卡莫纳(Carmona)、戴迈尔里(Demierre)和我用光电体积描记器去测试设想在胃壁内的血总量的变化。手术在麻醉情况下进行,除了一小点的外部涂上了黑漆的一根小玻璃管被插进鼠的胃内。这根管子也用来支持胃壁使它紧靠经由体壁插入的一小玻璃窗。管子被放在这样的位置上。动物经过恢复以后,一束光学纤维能贴合地滑入玻璃管内,使光束在胃内可透过没有涂漆的点而照射出来,穿过胃壁,由玻璃窗另一边的光电管记录下来。初步的试验表明,像所预期的那样,当胃壁内的血总量增加,光穿透量就减少。另外的试验表明,由注射胰岛素引起的胃挛缩不影响透过的光总量。

在主要部分的实验中,我们给予中箭毒鼠报酬使它们能够躲避或逃脱微弱的电击。有的白鼠当光的总量穿透胃壁增加时得到报酬,而另一些是在总量减少时得到报酬。15 只鼠中的 14 只显现报酬方向上的变化。这样,我们证实胃壁在自主神经系统控制下,能够通过工具性学习而发生变化。有强有力的理由相信,通过影响胃壁或黏膜或两者血流量的血管舒缩反应能取得经过学习的变化。

在另外的实验中,卡莫纳指出胃挛缩能通过工具性学习而增加或减少。

显而易见,内部器官供血的学习变化,能影响它们的功能——例如,鼠在肾尿形成中受流经肾的血总量变化的影响。这样,上述变化可能产生身心相关的症状。而如果供血方面的学习变化只是专门对某给定器官而言的,症状就只发生在那个器官而不在另外的器官上。

十一、外周血管舒缩反应

研究了内部的血管舒缩反应的工具性学习之后,我们接下去研究外周血管舒缩反应的学习。在第一个实验中,中箭毒鼠尾的血总量由光电体积描记器测量,而其变化由脑的电刺激作为报酬。所有四只因血管收缩受报酬的鼠都显示了该项反应,而且在同时其平均核心温度由 98.9°F 减少到 97.9°F。所有四只因血管舒张而得报酬的鼠都表现了那种反应,并且同时其平均核心温度由 99.9°F 增加到 101°F。血管舒缩变化对每个鼠是超出 $P<0.01$ 可信的水平,而两组间温度的变化差异超过了 0.01 水平的可信度。温度变化的方向与我们的对外周血管收缩使热量保持或外周血管舒张导致热量丧失的预期相反。如果训练已经改变了

鼠的热量供给率的产生导致温度的变化，从而引起血管舒缩反应，则变化的方向可能如所预期的那样。

其次一个实验的设计是试图确定血管舒缩学习的特性限度。我们选定了白鼠的耳廓，这是因为血管在该处被认为主要也许唯一受自主神经系统的交感神经系分支支配，而坎农则认为该分支的发放总是作为一个单元而非特殊性的。但坎农的实验包括对猫使用引起极为强烈的情绪刺激，例如狗的吠叫，而这样的刺激也会引起全身骨骼肌系统的广泛活动。也许他的实验结果反映了交感神经活动被引起的方式，而不在于证明交感神经系统有什么内在的低劣于中枢神经系统之处。

为了检验这种解释，笛卡拉和我把光电管同时放到中箭毒鼠的两个耳朵上并将它们连接到电桥上，从而只有两耳血管舒缩反应的差异才得到脑刺激的报酬。我们有些惊奇同时又很高兴地发现，这个实验实际上是奏效的。结果概括在图8中。因左耳血管相对扩张而得报酬的六只鼠中的每一只也出现了那种反应。从右前爪和左前爪所得的记录表示，即使有任何血管舒缩反应变化的话，也是很小的。

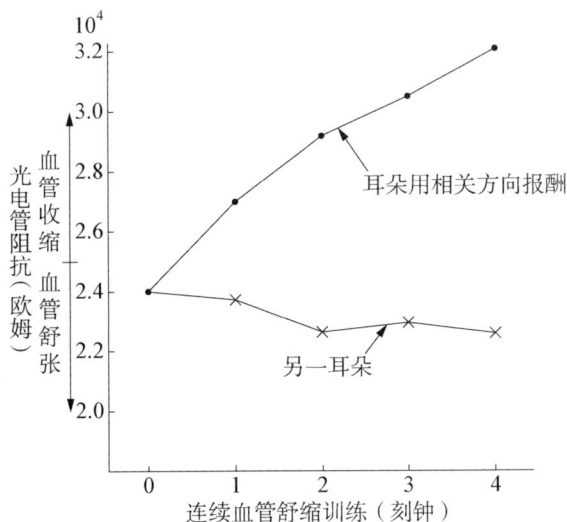

图8　中箭毒鼠的两只耳朵血管舒缩反应的区别〔据笛卡拉和密勒〕

这很清楚，这些结果不可能是在心率或者血压方面变化的副产物，因为这些变化会对于两只耳朵产生相等的影响。

这些结果表明，受自主神经系统中介的血管舒缩反应，比原先人们所认为的具有大得多的特性，或者耳廓内血管的神经支配几乎并不单独限于交感神经系统成分，如同人们所认为的那样，并且还包含功能上重要的副交感神经系统的成分。无论如何，血流方面的变化确实是出人意料地具有特殊性。血流的这些变化能够说明特殊的身心相关症状。

十二、不依赖于心率的血压

虽然血压变化的引起不是在尿形成率方面经报酬而发生变化的副产物，对中箭毒鼠的另一个实验表明，当收缩血压变化被特别强化时，它们是能够经过学习的。血压借助持久地插入主动脉的导液管而加以记录，而躲避和逃脱微弱的电击作为报酬。所有七只因血压升高获得报酬的鼠都显示了进一步增高,而所有七只因血压降低获得报酬的鼠都显示了降低。在相反方向上的每一个变化其可信度超出 $P < 0.01$ 水平。血压增高从 $139\,mmHg$ 开始,正巧大约类似成人正常收缩血压,到 $170\,mmHg$,这处于人的异常高血压的边缘。

每个实验动物用一"缚在架上的"中箭毒鼠相搭配,后者借人工呼吸维持生命,并在尾巴上缚有电击电极,将它和实验动物尾巴上的电极串联起来,这样使它能接受完全同样的电击而却不能逃脱或躲避电击。这些因升高而酬报和因降低而酬报的两个缚在架上的控制组动物,都表示若干血压的升高,这是电击的一种无条件反射效应。训练结束时,与在相反方向上因血压变化而得到特殊报酬的两组动物血压的巨大差异对比起来,缚在架上的对于这两个组的控制组伙伴,在血压上并没有什么不同。并且,血压增高在这些控制组中比在因增高得特殊报酬的组其血压减低是可信的($P < 0.01$)。这样,就清楚了因血压增高而得报酬者在电击效果本身之上,因血压升高而给予酬报产生了一额外的血压引起增高,而因血压减低而给予酬报却能够克服由电击所引起的无条件反射性血压升高。

因为四组中没有一组在训练期间在心率方面或在温度方面有任何显著的变化;在这些组中间所测得的数据也没有任何显著的区别。因此,经过学习而取得的变化,对于血压具有相对的特殊性。

十三、从心率到骨骼肌的躲避行为的转移

虽然内脏的学习可能有相当的特殊性,尤其是仅仅一个特定的反应才得到报酬时,像对于两耳的实验的例子那样,但是在某些情况下它可能包含在全身的效应。

在处理刚从中箭毒状态恢复过来的鼠的时候,笛卡拉注意到那些通过躲避或逃脱报酬去增加他们的心率的受过训练的鼠,比起那些经过训练以降低心率的来说,更易发生身体扭动、尖叫、排粪等表示情绪的反应。心率变化的工具性学习会不会产生也许是在情绪水平上的全身效应,而这些又影响了在一不同地躲避行为学习情境中的行为呢?为了寻求上述的效应,笛卡拉和韦斯使用一个改装过的穿梭般来回地躲避装置。在这装置中,当给予一个危险信号时,鼠必须从 A 室跑到 B 室。如果它跑得足够快的话,它就能躲开电击;否则它必须快跑去躲避电击。下一次再给危险信号时,鼠必须以一个相反的方向从 B 跑到 A。

另外的研究表明,在这种装置中学习是电击强度的倒 U 状函数。用过分强有力的电击引起的却是情绪的行为,而不是跑路。笛卡拉和韦斯在这种装置中,用接近对这种强度的首次作实验的鼠的最适度的电击水平训练他们的鼠。他们发现由于减少它们的心率而得到报酬的鼠学习得好,而由于增加他们的心率而获得报酬的鼠则学习不那么好。好像已经增强了它们的情绪似的。差异在统计上是可信的($P < 0.001$)。这实验清楚地证明,训练一种内脏反应能影响后来的骨骼肌反应的学习,但还需要进一步的研究去证明增加心率的训练增强了情绪这一假设。

十四、没有箭毒的内脏学习

迄今所有的实验,除了教口渴的狗大量分泌唾液的一项实验之外,最初的训练都是当动物在箭毒的影响下进行的。所有的实验除了大量分泌唾液的一项而外,都产生了意外地迅速学习的结果——在 1 或 2 小时内得出明确的结果。在正常的无箭毒状态下的学习,会不会像我们最初所设想的那样,学习得较为容易些呢,还是学习得更难一些,像对于无箭毒的

狗的试验那样所提示的呢？笛卡拉和我开始寻找这个问题的另外的证据。我们获得了明确的迹象，也就是因减少心率得到报酬（用躲避或逃脱作为报酬）的一组自由活动的鼠，同因增加心率得到报酬的另一组，在两组之间产生了的差异。这个差异不是由于骨骼肌反应的外显行动的间接的结果，可以由这一事实而得到证明。在以后白鼠被箭毒麻痹期间的测试中，这种差异仍然存在。而在随后的没有箭毒的鼠的重复训练中，像早先在训练中所出现的在活动与呼吸方面的这种差异，却继续减低，而在心率方面的差异则继续增加。似乎很不可能在训练结束时在心率方面有高度可信的差异（$t = 7.2$，$P < 0.0001$），可以用在活动性和呼吸方面的十分不可靠的差异（t 分别等于 0.07 和 0.2）来解释。

虽然实验中的白鼠表现了某些学习现象，当它们最初在无箭毒状态下进行训练时，这种学习比起在我们其他中箭毒鼠的试验中我们所见到的学习来要差得多。这恰恰与我们最初所指望的相反，但是根据事后的认识，似乎还有可能。我总感到用箭毒麻醉，排除了注意力分散和多变性的根源，改善了学习。刺激情境更加恒定了，而由骨骼肌的动作所间接引起的混乱的内脏的波动也被排除了。

十五、脑电波经过学习的变化

受内脏反应的工具性学习的实验成就所鼓舞，我的同事和我试图进行另外的非常规式的学习。电极安置在颅骨上或者最好接触脑的表面，记录了脑的相当大范围的电活动的累积效应。这种电的效应称为脑电波，而其记录则称为脑电图。当动物在清醒状态时，脑电图由快速的低电压活动所组成；当动物打瞌睡或在正常睡眠状态时，脑电图由相当缓慢的较高电压活动所组成。卡莫纳试图看到是否这种类型的脑活动及与其相伴随的唤醒状态，能由直接报酬引起的脑的变化而发生变化。

第一个实验的被试者为自由活动的猫。为了取得一种在完全控制下的报酬而不需要猫发生行动，卡莫纳使用了直接电刺激前脑中央神经束。这是脑的一个报酬区域。这样的刺激产生比脑电图平均电压稍稍降低的电压，并引起行为方面唤醒状态的增加。为了对这些以及任何其他非学得效应提供一种控制，他采用对于一个组在改变高电压活动方面给予报酬，而用改变低电压活动方面以报酬另外一组。

两个组都进行学习。由高电压活动取得报酬的猫显示出更高电压慢波，而趋向于像狮身人面像那样坐着，凝视空间。由低电压状态活动得到报酬的猫显示更多低电压快速活动，而看来好像被唤醒那样，不安宁地漫步，用鼻嗅吸，以及看这看那。很显然，这种类型的训练改变了脑电波的性质，也改变了行为活动的一般水平。可是，究竟是否直接使脑的唤醒水平发生了变化，从而也使行为发生了变化；是否动物学习了特殊项目的行为，接着又改变了像反映在脑电图中那样的脑的唤醒水平；还是两种的学习同时发生，这是不清楚的。

为了排除肌紧张、运动和姿势方面变化的直接感觉结果，卡莫纳进行了一个已由箭毒而麻痹的白鼠实验。结果见图 9，图示得到报酬的两组都在报酬方向上发生了变化；后来的无报酬的休息在两组中都使高电压反应的数量增加；而当报酬的情况颠倒过来时，电压改变的方向也颠倒过来。

现在我们正设法利用类似的技术去更改迷走神经核的特殊部分的功能，用记录和给那里的电活动变化以特定的报酬。初步的结果指出这是可能的。下一步是研究这样的更改导致内脏的结果。这种研究可以开拓更改脑的特殊部分的活动及其所控制的功能的可能性。

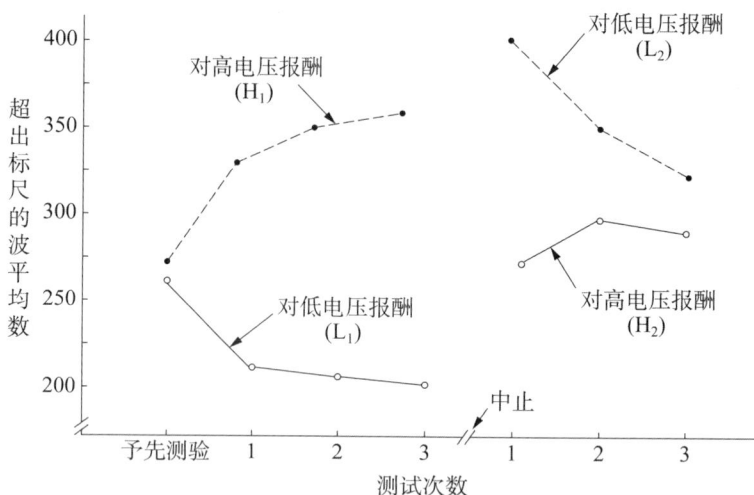

图 9　由脑皮层记录的中箭毒鼠的工具性学习对高电压或低电压得到报酬的脑电图

在某种情况下,直接报酬脑的活动可能比报酬骨骼的或内脏的行为是更方便或更有力的一种技术。它也可能是一个阐明脑的特殊部分功能的新方法。

十六、人的内脏的学习

另外一个问题是人能不能进行内脏反应的工具性学习。我相信在这方面人是像鼠一样能干的。但是,正如最近由卡特金(Katkin)和默里(Murray)的评论所指出的,这至今尚未被完全证实。这两位作者全面地总结了成功利用工具性的训练去改变人的心率、血管舒缩反应和皮肤电反射的最近的研究。由于使被试的人要受到相同严格的控制,包括能用于动物被试的箭毒的深度麻痹是困难的,关于人的研究结果的许多严重问题之一,乃是所记录到的变化究竟是否代表真正的内脏反应的工具性学习,抑或反映能产生内脏反应的那些骨骼肌反应的无意识的学习。可是,有才能的研究者勇敢地向认为自主神经系统是低劣的这种强有力的传统观念挑战,用在更困难但特别有意义的人的水平上进行实验,正在做出有独创性的控制,包括对于内脏变化独特性的证明,从而使他们累积的成果给人以深刻印象。

十七、在内环境稳定中可能所起的作用

在哺乳动物进化期间所存在的条件下,脑脊髓神经系统对工具性学习的机能效用是明显的。由脑脊髓神经系统所中介的骨骼反应对外部的环境起作用,使得在带来报酬的学习反应如食物、水或逃避痛苦的能力中具有生存的价值。以自主神经系统为中介的反应并不对于外部环境具有这样的直接作用,这一事实乃是认为它们不受工具性学习的理由之一。自主神经系统的学习能力是否除了给我的学生们提供可以出版的材料外,就没有其他正常的作用? 它是否只不过是脑脊髓学习的残存价值的偶然副产品,还是说自主地中介反应的工具性学习具有某些适应的作用,如何帮助保持内部环境的稳定性?

为了使工具性学习起内环境稳定的作用,偏离最适宜的水平将具有驱使激发学习的作用,时向最适宜的水平变化将作为报酬以增强引起矫正变化的特殊的内脏反应学习的作用。

当哺乳动物体内水分少于适宜数量时,这种不足驱使用渴去激发学习;明显完善的饮水

反应作为报酬而起作用以增强特殊的骨骼反应的学习,这种反应能成功地得到水以使最适宜的水平得到恢复。但是,完善的反应是否必不可少? 能否用通过腺反应恢复最适宜水平的方法起报酬的作用?

为了试验腺反应的可能的报酬效果,笛卡拉、沃尔夫(wolf)和我用抗利尿激素(ADH)注射选择 T 型迷宫的一个支管的患白化病的鼠,而对选择另外明显不同支管的,则注射等压盐水。ADH 容许水被重新吸收在肾内,使得形成小量的更浓的尿。这样,对于先灌了水的正常鼠,ADH 干扰了为恢复内环境稳定所需的对超量水的排泄,而对照注射等压盐水,则让超额量的水排泄。果然,这些鼠学会选择迷宫的能保证注射盐水的这一边,以使它们的腺反应能够恢复内环境稳定。

相反的,对于先灌了高渗 NaCl 的患糖尿病的鼠,同样两种注射的内环境稳定效果则是相反的;ADH 由于使尿更浓,可帮助鼠去掉超额量的 NaCl,而等压盐水则不能。果然,一组这种鼠学会了相反的选择,它们选了迷宫的 ADH 这一边。作为对 ADH 本身效果的进一步对照试验,正常的没有给予水或 NaCl 的鼠显示出没有学习。这实验说明,无论是水或 NaCl 的过量的使用都起推动的作用,实验也表明,通过腺、肾的恰如其分的反应产生的恢复到正常浓度的情况是起了报酬的作用的。

当我们把这实验的结果与我们那些说明腺和内脏反应能够工具性学习的实验一起考虑时,我们期望动物能学会靠神经中枢中介的那些腺和内脏的反应。神经中枢在任何相当的偏离之后敏捷地恢复内环境的稳定。这理论上可能的学习是否具有任何实际的意义,要依靠天生的内环境稳定的机制,是否把水平准确地控制到足以防止任何偏离大到能够产生驱动。即使天生的控制应准确到足以在大多数情况下妨碍学习,仍然存在迷人的可能性,就是当症状干扰天生的控制时,内脏的学习作为辅助的机制是可达到的。

十八、含义和推测

我们已经看到,内脏反应的工具性学习使人联想到一个新的可能的内环境确定机制,值得进一步调查研究。这样的学习也表明,自主神经系统不像原来被广泛和坚定地认为那样差。它消除了一个最大的对假设的争论,即有两个根本不同的学习机制,涉及神经系统的不同部分。

与由于心理而引起的身心症状的起因相同,内脏反应的工具性学习的证据消除了设想的主要基础,即在涉及自主神经系统的由于心理而引起的身心症状,是与那些官能症状根本不同的,例如癔症之类的症状,这些症状涉及脑脊髓神经系统。这个证据使我们把学习理论的分析类型扩大到由于心理而引起的身心症状。多拉德(Dollard)和我已把这种分析应用到其他的症状。

例如,设想有一个孩子想到早晨要上学就害怕,原因是他对一个重要的考试完全无准备。强烈的畏惧引起种种波动的自主症状,如一会儿要呕吐,一会儿脸色苍白和昏晕;而这时他的母亲特别担心心血管症状,就说:“你病了,必须留在家里。”这使孩子大大地减轻了畏惧之感,而这报酬应加强脸色苍白和昏晕的心血管反应。如果这样的体验经常重复,那么理论上,这孩子应该学会对这种症状作出反应。同样地,另一个孩子的母亲无视血管舒缩反应,但又特别担心胃疼的症状,那么这个孩子就会学习后面类型的症状。但是我要强调的是,我们需要仔细的临床研究来确定,足以产生这些理论上可能的内脏症状的社会条件事实上经常发生,如果确实发生的话。由于特定的工具性反应能被相当种类的报酬所加强,在某种场合被某种报酬加强,而在另一个场合被另一个报酬加强,因此腺和内脏反应能被工具性地学习这一事实,开辟了许多新的理论上的可能性,用于加强由于心理而引起的身心症状。

再者,我们还不知道通过学习,对由于心理而引起的身心症状能产生多严重的效果。40只被报酬加快心率的鼠中没有一只在中箭毒的训练情况下死亡,而40只鼠中的被报酬减慢心率的7只则死去。这个统计上可靠的差异($X^2 = 5.6$,$P < 0.02$),是非常有启发的,它可能意味着加快心跳帮助白鼠抵抗箭毒的压力,而不是减慢心跳的报酬强到足以战胜天生的受规章限制的机制而导致意外死亡。不管是哪一种情况,内脏的学习具有生命攸关的效果。现在,笛卡拉和我想看看内脏反应的学习究竟能否给无箭毒动物引起肉体损害。我们也在研究这样的可能性,即在它们的幼年期,可能有一个关键时期,这期间内脏学习具有特别强烈和持久的作用。

个体的和文化的差异内脏学习可能除了能在罕见情况下产生由心理引起的身心症状外,能说明某些更加有益于健康的个体的文化的差别。莱西(Lacey)表明,某一特定的个体可能具有一种用自主反应的同样的外观对种种不同的紧张作出反应的趋向。这种趋向能稳定许多年。而另外的个体可能具有统计上可信的趋向来对不同的外观作出反应。现在似乎可以说,不同情况的学习能按照自主反应形式说明至少某些个体的差异。

相反地,这样的学习也可能说明某些实例,即同样的个体用不同方式对同样的紧张作出反应。例如,一个小男孩在做乱作一团的游戏时受到严重撞伤的情况下,会学习抑制分泌眼泪,因为他的同伴将用称呼"胆小鬼"来处罚哭喊。但是这同一个小孩,当他回家到他母亲身边时,会突然大哭。因为她不对哭泣进行处罚,甚至可能用同情来回报眼泪。

同样地,似乎可以想象,用一种与我们自己不同的文化所产生的不同报酬的情况可能说明这个事实,如荷马(Homer)的成年勇士们如此经常"让大滴的眼泪掉下来"。的确,我以前的同事赫伯特·巴里三世(Herbert Barry Ⅲ),曾分析过文化交错的数据,发现孩子哭喊的记录多少与社会影响他的眼泪的程度有关。

我已强调过学习在产生这种差异存在于内脏对紧张的反应中,被观察到的个体差异可能起作用,这种反应在一些极端的情况下,会导致一个人的一种由心理引起的身心症状,而对另一个人又会导致另一种不同的类型。当然,这样的学习并不排除不同的器官感受性方面天生的个体差异。事实上,如果提供将对任何形式的疾病作出报酬的社会条件,那么,最敏感的器官的症状将最可能被学习。进一步说,某些类型的紧张可能如此强大,天生地对他们的反应引起损害而没有任何学习。我的同事们和我当前正在调查研究与这类紧张相关的心理的变数。

治疗的训练,对动物的实验工作发展了一个使用工具性学习去调节腺和内脏反应的强大的技术。改进了的训练技术由瞬间记录内脏反应和直接报酬组成。这种直接报酬首先是对在期望方向上非常小的变化,然后逐渐到大的变化。这项技术的成功,预示着它可能引起治疗的变化。如果一个极想摆脱症状的病人懂得一个信号,譬如说音调,能表明在期望方向上的变化,这个音调就能作为一个强大的报酬来用。指示他试着尽量多地打开音调,并且对其成功表示称赞会增加报酬。当病人发现他们能够控制某些症状,他们的促动因素就应该得到加强。这样一种程序很值得对任何症状进行试验,不管这种症状是功能的还是器官的,即在神经控制下,能用现代化的测试设备不断地监视,并为了这个症状特定的变化方向能在医术上清楚地表明一例如心脏心律不齐、痉挛的结肠炎、哮喘和对肾损害不是原发补偿的高血压病。首先明显的病例是那些药物不起作用的或禁忌的。根据这样的事实，即我们的动物在箭毒影响下学习那么好，并将它们的训练转移到正常的无药物状态，那就值得去试验使用催眠的启示，即用增强表示朝期望方向变化的信号的报酬作用方法，用引起松弛和有规律的呼吸方法，和用消除来自骨骼反应的干扰以及由于不相干的提示造成的精神涣散方法，去达到类似的结果。

恩格尔（Engel）和梅尔蒙（Melmon）报道了用工具性训练去对待器官起因的心脏心律不齐的令人鼓舞的结果。兰德（Randt）、科莱因（Korein）、卡莫纳和我用上述方法训练患癫痫的病人，在实验室用这种或那种方法抑制脑电图中反常的爆发性的脉冲，取得某些成功。我的同事和我希望尝试学习用于其他症状的疗法。例如，高电压脑电图的报酬作为对失眠的治疗。尽管要指望它能治愈疾病还为时过早，肯定还是值得去彻底调查研究改进了的工具性训练技术的治疗的可能性。

康复及康复医学工程

在人类社会发展的历史进程中,科学技术的发展大致可以概括为四个阶段:①装备工业,为工业生产的发展服务;②发展航天事业,为开发宇宙服务;③电子计算机的发展应用,实现生产、生活的自动化,电脑化;④开发人体工程,发展人体科学,为人类的幸福,为人的健康长寿,为人本身服务。

一、康复的概论

(一)康复的定义

康复(rehabilitation)的定义是什么,有不同的论述。美国康复会议(National Conference on Rehabilitation)文件定义为"康复意味着对于残疾病人来说,使他们适应每个人的情况,最大限度地恢复其身体的、精神的、社会的、技能的及经济的活动能力"。国际康复基金会主席 H. A. 腊斯克医学博士的定义为"所谓康复是使得有残疾的人、有慢性病的人以及正在恢复健康的人,在允许达到的可能条件下,最大限度地达到生活及工作方面的能力"。日本康复学者上回敬先生认为"所谓康复是使残疾者最大限度恢复身体的、精神的、职业的、经济的能力"。日本酒井医疗株式会社后藤民男定义"康复就是要在可能的范围内使残疾者达到生活自理,并且成为有工作能力的人"。总的来说,康复工作不是以疾病、残疾为研究工作对象,而是以人即病员、残病者为对象。也就是:康复＝医疗的康复＋社会的康复。(Reh ＝ Medical Reh ＋ Social Reh)

(二)康复的重要性

康复的重要性可以由以下几方面看出:①医学的发展和变迁。一方面是公共卫生事业的进步,治疗医学的进步,抗生素的进步,医疗器械的进步;另一方面是老年人增多,患慢性病的人增多,残疾病人增多。②社会思想的变迁。对弱者的救济思想,以及国家重视社会保障——医院、医疗设施、保险等,对残疾者的救助不仅限于家庭亲友,而且成为国家公共机关的职责。③残废病人的多样化。内科疾病——脑血管、关节炎等,外科及整形外科的疾病——交通事故、工伤、运动伤害等,以及其他——战争、公害、临时性意外情况(孕产妇等)。

近些年来,医学的发展内容已包括预防医学、治疗医学和康复医学三个组成部分,新的

作者:材料来自《北京 1983 年日本医疗器械展览会》技术座谈及有关资料;编译:许焕章,胡天培
本文刊于《国外医学·生物医学工程分册》1983 年第 6 卷第 2 期 84 - 89 页。

学科"身体障碍者病理学"已经创立。

(三)康复的分类

康复的分类可以概括为:①社会的康复;②职业的康复;③教育的康复;④医学的康复。

(四)康复医学与康复医学工程

康复医学的对象:①暂时性身体上的功能障碍及永久性(不可逆性)的功能障碍;②精神上的功能障碍。

康复医学的方法:恢复及补救(前者针对暂时性障碍,后者针对永久性障碍)。

医院中的康复特征:和原来的疗养院一样,居于治疗慢性疾患医院的地位。

康复医疗的形式:日本的康复医学是以专科医院为中心发展起来的;而其他医学学科则是以医科大学附属医院为中心发展起来的。其形式有三种:①附属于各临床科(整形外科、外科、内科);②康复科(需要配备专科医师及病床);③理疗室。

图1~图5形象地展示了康复医学的一些主要内容。

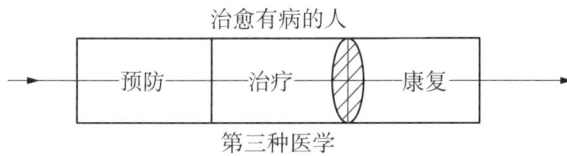

图1 康复医学的概念

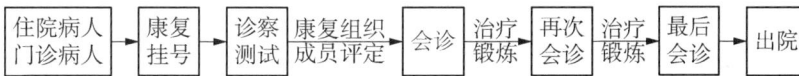

图2 康复病人的流程

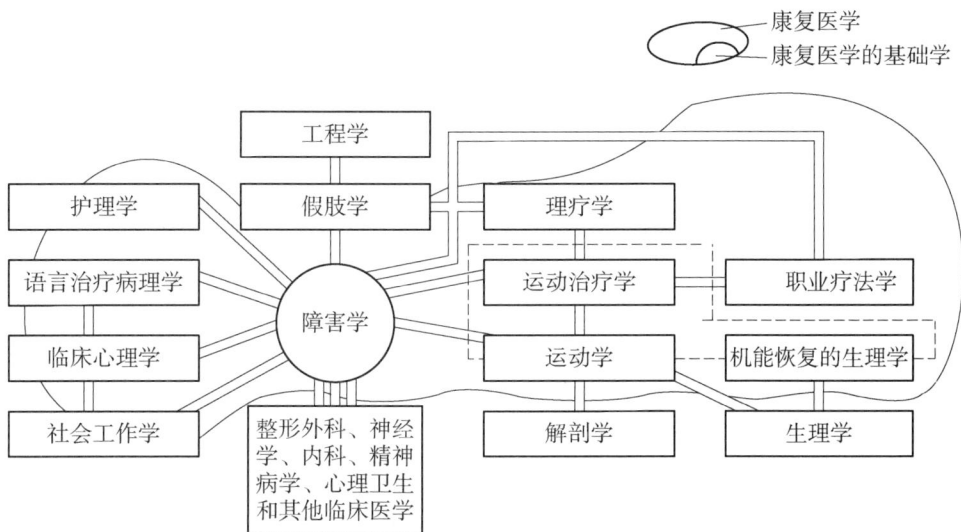

图3 康复医学的结构

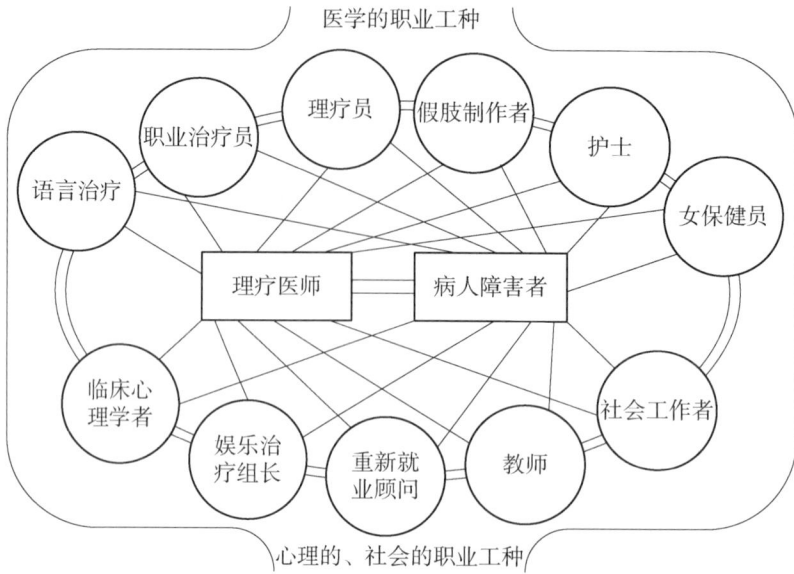

图4 康复的组织（分组及成员）

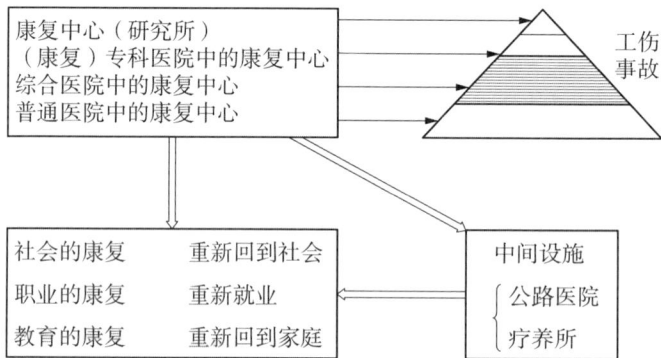

图5 医院中的康复结构

借助工程技术手段，为康复医学服务，便是康复医学工程的任务。目前世界上康复治疗床的诞生是康复医学工程发展到一个新阶段的一个实例。13种类型的康复治疗床评比结果，证明微粒气流悬浮式康复治疗床性能最好，不仅能提供干净的环境，还可以调节温度、排除病人身体和床面的摩擦并减小压力，使病人能舒适安全和心情舒畅地进行康复治疗。最大的特点还在于具有灭菌作用，这对于长期卧床治疗的烧伤、截瘫患者，甚至癌症患者以及其他疾病患者，都是很有助益的(有关微粒气流悬浮式康复治疗床的构造、原理、作用和优缺点等的详细介绍，将另文专述)。

（五）康复工作者的任务和培训

理疗员帮助病员进行下述方面的锻炼：①关节可活动区域的维持和扩大；②肌力、肌肉性能的改善；③协调运动的锻炼；④步行锻炼；⑤姿势、体位的锻炼；⑥耐久力的提高；⑦呼吸锻炼等。

职业疗法员帮助病员进行:①精神病人的特殊治疗;②身体上的功能恢复;③处理和恢复功能的教育;④娱乐活动;⑤家务活动;⑥提高工作的坚持性和耐力;⑦职业前的评定等。

二、目前日本身体障碍者的状况

(一)障碍者总数

共约 213 万人根据日本厚生省 1980 年统计数)。其中,18 岁以上在家中的障碍病人 1 977 000 人(占千分之 23.7;1980 年比 1970 年增加 50% 以上)。18 岁以上在各治疗康复设施中的障碍病人 50 000 人。不足 18 岁的身体障碍儿童人数 100 000 人。

(二)各种障碍病人的比例

肢体不自由 57%
视觉障碍 17%
听觉障碍 16%
其他 10%

(三)形成身体障碍的原因

疾病 63.8%
事故 24.5%
(其中工伤事故 9%,交通事故 4.6%)
其他情况 11.7%

(四)身体障碍的分类

脑血管障碍 11.5%
骨关节疾患 9.3%
视神经疾患 5.9%
关节炎 4.7%
脑神经麻痹 3.0%

(五)年龄的分布状况

(1)老年高龄化——65 岁以上的老人障碍者 827 000 人(为 1970 年 443 000 人的 1.87 倍),占整个障碍者的比例也上升到 41.9%(1970 年占 33.7%),这与欧美各国的比例相同。

(2)障碍的重症化——1980 年重症障碍者占 32.8%(1970 年为 26.5%)。

(3)障碍的重复出现。

(六)医务工作者

康复职业学校——培养理疗员、职业疗法员等康复工作者的学校共 38 所,培养理疗员的学校 38 所,(其中短期大学 7 所,预科学校 17 所),培养职业疗法员的学校 24 所。

理疗员——约 3 500 人。

职业疗法员——约 1 200 人。

三、典型康复设施的布局

（一）康复的规划

见图6。

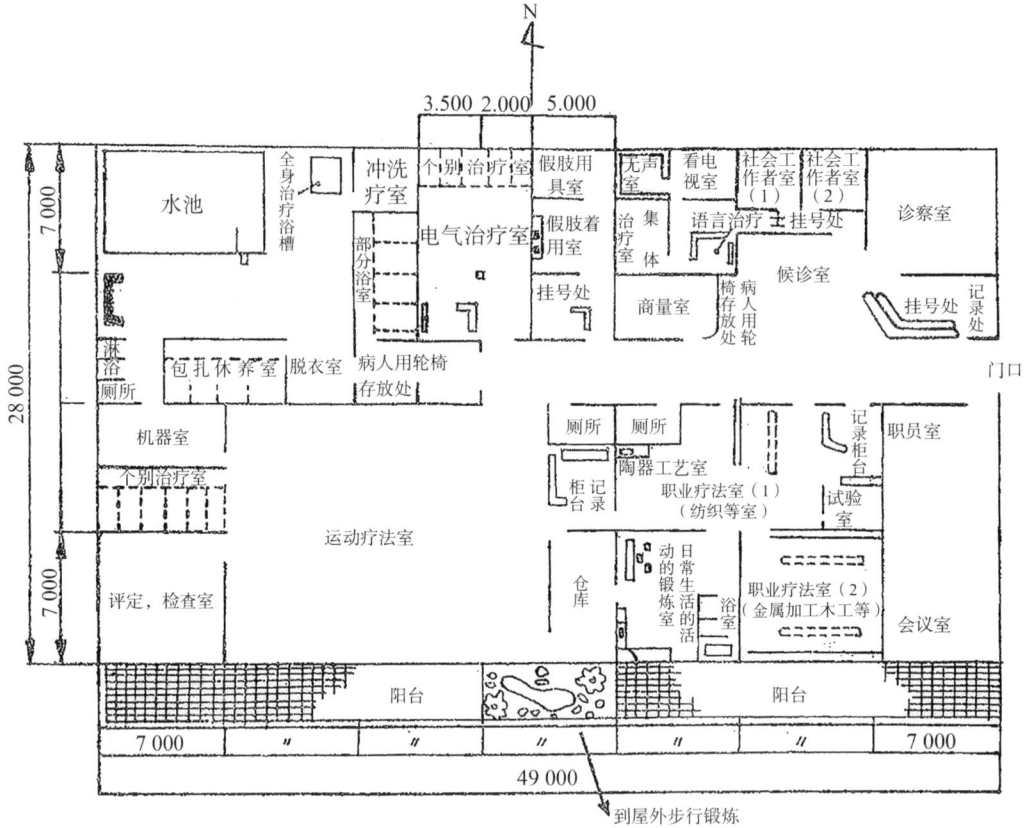

图 6 康 复 的 规 划

（二）康复中心的锻炼场所（占用面积）

见表1。

表 1 占 用 面 积

Ⅰ治疗占用面积		Ⅱ公用面积	
理疗法	658 m²	候诊室,走廊	147 m²
水疗法	245 m²		
运动疗法	360 m²		
电气疗法	58 m²	厕所	14 m²
职业疗法	140 m²	机器室	24.5 m²
机械作业	49 m²		
桌面作业	91 m²		
日常生活的活动锻炼	49 m²	其他	49 m²

（续　表）

Ⅰ治疗占用面积		Ⅱ公用面积	
语言疗法	49 m²		
社会工作	24.5 m²	总占用面积	1 372 m²
假肢装具	52.5 m²	治疗占用面积	1 137.5 m²
诊察、商谈室	66.5 m²	公用面积	234.5 m²
职员、会议室	98 m²	※运动疗法室里包括评定,检查室,仓库	

（三）康复医疗设施的组成

见表2。

表2　康复医疗设施的组成

理疗法（PT）	水治疗室	游泳池,更衣 Hubbard 浴缸 压注 部分浴 职员用记录,准备 仓库、候诊、更衣、其他
	个别疗法	温热疗法用房 特殊疗法用房
	运动疗法	治疗训练（GYN） 个别房间（小儿用） 试验 职员记录 仓库 候诊、轮椅场地
作业疗法（OT）	作业 Space	桌子 机械作业 小儿用 个别疗法
	试验 职员记录 病室准备 自理工具制作处 仓库 候诊、展示、图书处	
日常生活活动训练（ADL）	日本室房屋 浴室（日本式房屋） 　（西洋式） 厕所（日本式房屋） 　（西洋式） 厨房 餐室	

（续　表）

	西洋式寝室 休息室 职员记录 候诊、轮椅场地 仓库	
社会工作（SW）	个别 小组 观察 职员 候诊	
言语疗法（ST）	个别 小组 自习 声音 职员准备 受理 候诊	
假肢装具（p&o）	工作室 电镀 职员 仓库 候诊	
心理疗法（Psy）	个别 小组 观察 职员 候诊	
职业前训练（Pr V）	作业范围 职员 轮椅	
恢复职业的商讨		
娱乐		
教室（Ed）	教室 准备	
管理诊疗部	管理诊疗	受理、目录、统计、情报 名册、家庭教育 候诊、厕所（轮椅者用）
	职员关系	职员希望 更衣、柜子、厕所 情况会议 研究、图书 主任医师
	其他	候诊、厕所、走廊

四、介绍几种先进的康复疗法及器械

(一) 康复器械的分类

①水法疗器械;②运动疗法器械;③作业疗法器械;④理疗法器械;⑤牵引疗法器械;⑥评定与测定器械;⑦日常生活的活动器械;⑧假肢及装具器械;⑨其他。

(二) 几类康复器械简介

1. 水疗法器械

①全体浴;②喷流浴(喷流浴/过流浴);③气泡浴(气泡浴/空气泡沫浴);④灌注浴;⑤蒸气浴;⑥冲洗浴;⑦泥疗浴;⑧电气浴;⑨交替浴;⑩全身浴(运动浴/步行浴/器械浴);⑪部分浴。

2. 运动疗法器械

①上肢功能锻炼器械;②下肢功能锻炼器械;③起立与步行锻炼器械;④全身及综合锻炼器械。

3. 职业疗法器械

- 湿热——温热:温热袋、石蜡、泥浴
- 干热——光线:电光浴、红外线
  - 电波:超短波、极超短波
  - 声波:超声波
- 冷热
- 电气刺激:低速、并流、传输、脉冲
- 器械(治疗)

康复这一名词的出现时间较晚,但康复工作的开展却已久远。日本产生康复的概念也只有 30 来年的历史。康复不仅针对残疾人,广而言之也包括对弱者、病者身体功能的恢复。我国的气功、推拿、针灸以及拳术锻炼等,也属于康复手段的范畴。最重要的康复手段还是采用康复器材。为了研制多种类型的康复器械,以适应不同障碍者身体康复的需要,康复医学工程的发展日益迫切,康复与康复医学工程已密不可分。

微粒气流悬浮式康复治疗床

日本 UHI 公司根据引进专利制造的 CLINISYSTEM UA101 - D$_8$ 微粒气流悬浮式康复治疗床,设计新颖,技术先进,适用于烧伤病人、截瘫病人、癌症患者及长期卧床的各类患者,是医疗及康复医学工程领域中一项有价值的成果,为国际医学界所瞩目,投入使用的已达数千张。现将根据 UHI 公司和隆泰贸易株式会社提供的资料,对该床作一简单介绍。

一、结构

微粒气流悬浮式康复治疗床的结构见图1。它的上部装满玻璃微粒,下部有压力室和装有驱使微粒悬浮流动的机械电气设备和控制装置等箱体。

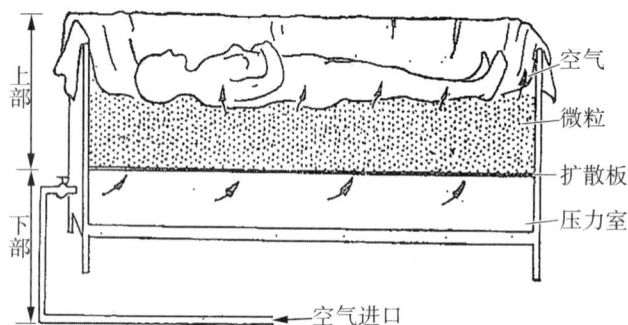

图1 微粒气流悬浮式康复治疗床结构示意图

二、工作原理

床槽下部设置的空气压缩机吸入空气后,经空气滤清器滤除直径大于 5 μm 的尘埃,流经散热器后,气流温度下降到 3～4℃,通过加热器,空气温度可在 31～38℃范围内调节。调节后的空气经扩散板使玻璃微粒悬浮流动。玻璃微粒直径为 50～150 μm,外涂硅层,具有不吸水性。流动状态的微粒群呈牛奶沸腾状,静止时则呈沙滩状。床垫为密布 37 μm 孔径的单纤维透气性床单,能隔开悬浮微粒气流与患者的身体,使病人悬浮在微粒气流上。微粒不会透过这种特制的透气床单,对患者身体无压迫感,又能保持一定的温度,使病人感觉舒适

作者:日本 VHI 公司产品说明资料　编译:许焕章,胡天培,刘朗白

本文刊于《医疗器械》1983 年第 7 卷第 4 期,第 44 - 46 页。

安乐,从而有利于病体的治疗和康复。

微粒气流悬浮式康复治疗床的装置及动作原理见图2。床下部的扩散板仅能通过空气气流,不会漏过微粒。压缩空气充满压力室后,可均匀地通过扩散板,由玻璃微粒之间的空隙向上方流出多微粒同时呈悬浮流动状态,治疗床上的透气性床单就以波浪状缓慢波动。实际使用时多在透气性床单上铺有一张已消毒的普通医用床单,供病人躺卧。

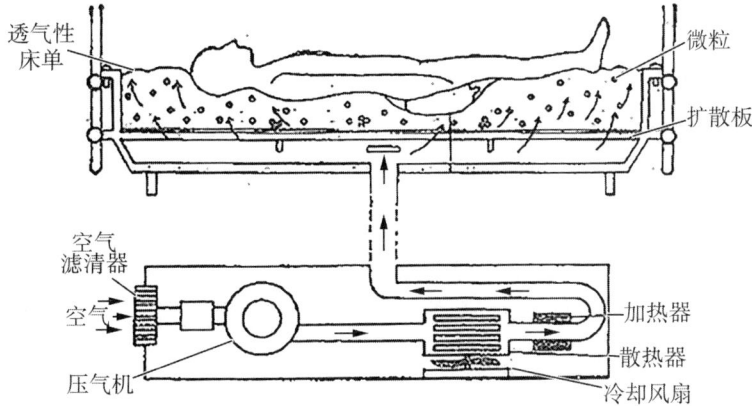

图2 康复治疗床工作原理及性能特点

这种康复治疗床具有连续流动和间歇流动两种使用方式。两者的性能及使用效果比较见表1。

表1 连续流动式与间歇流动式的比较

项目	种 类	
	连续流动	间歇流动
主开关	设定到 AB	设定到 IAB
流动	一直流动	经过 5 分或 10 分钟后流动几秒钟
支撑面	柔软	硬
上升气流	有	无
使用床单	通气性过滤床单	不浸透性橡胶床垫
温度调节	30°～38℃	无
接触压力	约 11 mmHg	约 22 mmHg
干燥效果	有	无
体位交换	不要,必要时很容易	可以在流动时容易地进行
使用上限制	不能用于脊椎骨折损伤牵引患者	无特别限制

采用连续流动方式,微粒连续流动,以悬浮方式支撑病人躺卧,此时病人周围不断流经经过温度调节的清洁空气,病人在被透气性床单隔开的流体上可以自由活动。如开关断开,微粒停止流动,病人由流体悬浮支撑状态立即转为与病人体形相吻合的固定状态。

采用间歇流动方式,空气压缩机相隔一定时间(5分钟或10分钟)工作一次,每次能使微粒流动几秒钟(分长、中、短三档时间),使微粒堆与人体形成新的交接形状,以消除集中于某一部分的压力,不致形成压迫障碍。

三、性能特点

微粒气流悬浮式康复治疗床的特点如下:

(一)可提供洁净的治疗环境

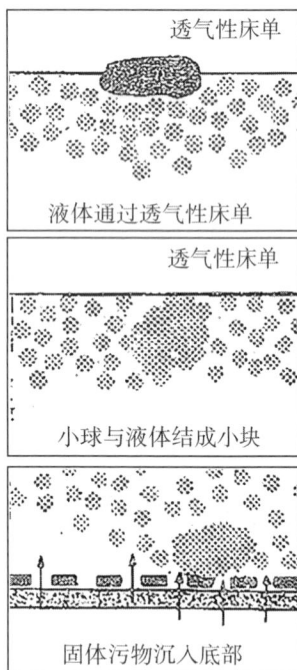

图3 微粒小球与污物接触后的情况

这种治疗床可不断地向躺卧者提供新鲜的暖气流。如微粒小球与通过透气性床单漏下的病人血液、汗水、小便、分泌物等接触,能放出钠离子,使气流的 pH 值上升。伤口表面被碱性气体包围,能抑制细菌繁殖,防止感染,还可避免伤口排脓形成的恶臭。污物经上升气流干燥后,结成块状,下沉到床槽底部,取出后可用筛子筛去,上述过程见图3所示。

(二)实现低接触压力的支撑

卧床病人尾骨的接触压力,在治疗床处连续流动方式时,仅为 11 mmHg;处间歇方式时为 22 mmHg,都远低于毛细血管的压力——32 mmHg。即使身体某一部位与床长时间接触,但因接触压力很小,所以不会阻碍血液循环。身体与床接触部位所受的压力也均匀一致。作牵引时,牵引方向不会移动,即使在同一部位连续牵引,其背部也不会引起压迫,从而可始终保持稳定状态。

(三)体温调节

玻璃微粒的热容量高,通过温度调节器可保持在 31~38℃ 的范围内,能有效地保温和控制低体温症的体温。由于对伤口没有压力,又能保持温度恒定,因而缓和了病人的疼痛。有据于此,这种床能容易地进行开放治疗。此外,它还兼有促进睡眠的作用。

(四)减轻护理强度

更换床单及其他护理工作,仅需一人即能完成。变换病人体位时多只要将透气性床单上的普通医用床单拉向护理者即可。采用开放治疗还可免除更换纱布和绑带。

微粒气流悬浮式康复治疗床的主要技术参数如下。

外形尺寸:长 2 235×宽 914×高 873(mm)

内缘尺寸:长 2 130×宽 810×高 300(mm)

重量:空床——280 kg,微粒——700 kg

电源:交流 100 V   50/60 Hz   15 A

额定电流:8.2/8.5 A

电热器功率:300 W

最大允许体重:135 kg

空气流量:约 1.8 m³/min

室内调整温度:24℃以下

各部件性能特点简介如下：

1. 微粒

直径 $50\sim150\,\mu\mathrm{m}$，原料为玻璃，熔化后制成小球，表面涂硅。在制造过程中只选择直径为 $50\sim150\,\mu\mathrm{m}$ 的微粒，其余筛去。床槽中放置的 $700\,\mathrm{kg}$ 微粒，各种直径按一定比例搭配。微粒悬浮流动时的比重是水的 1.5 倍。

2. 透气性床单

由 $60\,\mu\mathrm{m}$ 的聚酯单纤维织成，网孔大小约为 $37\,\mu\mathrm{m}$。

3. 扩散板

厚度为 $12.5\,\mathrm{mm}$，由甘蔗皮的浆料压制而成，只能透过空气不能通过微粒。

4. 空气滤清器

圆形，滤纸孔径为 $5\,\mu\mathrm{m}$。

5. 空气压缩机

采用离心式空压机，最大静压为 $1\,300\,\mathrm{mmHg}$，使用时的压力为 $500\,\mathrm{mmHg}$（压力室），容量为 $24\,\mathrm{m}^3$。

6. 加热器

带状加热器，功率为 $200\,\mathrm{W}$，使用电压为 $100\,\mathrm{V}$ 交流电。

7. 各种装置都备有两套或采取双重以上保险

在各种康复治疗床中，这种微粒气流悬浮式康复治疗床性能最好，其良好的灭菌性能更有独具一格的特点。

一种新型的康复治疗装置——康复床

  去年 3 月在北京举行的"1983 年日本医疗器械展览会"上,展出了一种由华侨商社隆泰贸易株式会社经销,日本 UHI 公司制造的称为 CLINISYSTEM 的康复治疗装置,引起参观者极浓厚的兴趣。这种新颖的康复床是根据工程上气流压力可以使微粒悬浮的原理,结合医学上的实际需要研制出来的。是借助工程技术手段为康复医学服务的典型实例。临床试验结果表明:该康复床体现了先进的科学水平和技艺,是医疗及康复医学工程领域的一项重要的有意义的成果。新型康复治疗床的诞生给长期卧床的病患者,尤其是灼伤病人、截瘫病人以及癌症患者等重症病患者,带来了福音。目前,世界上正在投入康复医疗使用的这种微粒气流悬浮式康复已达数千张。康复床正在生物医学工程这一医工结合的边缘学科发展中,不断创新,不断体现工程手段向医学领域的渗透。

一、研制概况

  重度灼伤病人日益增多,造成很大的社会问题亟待解决,是康复床研制的动因。在医学上,治疗灼伤一直是个疑难问题,不仅治愈率低,在医治过程中常常给病人带来极大的痛苦,甚至到死去活来的地步;同时对医护人员造成很大的负担,常常要付出艰辛的劳动。这方面的医疗进展一直非常迟缓,亟待革新。

  要设计理想的支撑病人躺卧的装置,主要存在以下四方面的问题:

  (1)从细菌学的角度,首先要求必须为伤病员提供清洁的治疗环境。特别是重症灼伤病人的皮肤及肌肉组织已被破坏,患处经常排出大量脓、血等体液,若躺在普通病床的床单上,很容易引起细菌繁殖,从而增加治疗上的困难。

  (2)要创造良好的使组织再生的有利环境。普通的病床由于太硬,压迫机体组织容易阻碍血液流通,造成卧床患者发生压疮,影响组织再生,同时造成皮肤软化现象。有机组织再生需要适当的温度环境,普通病床很难进行恰当的温度调整。

  (3)必须最大限度地减轻护理人员的劳动。重症患者病情时刻在发生变化,因此护理人员 24 小时内都得用心看护,并不断进行患者大量渗出的血液、体液、排尿便等的清理工作,以保持患者的清洁治疗环境。这项工作劳动强度大,极劳累人,易使护理人员极度疲劳,

作者:材料来自 1983 年北京日本医疗器械展览会 U. H. I 公司康复技术座谈等有关资料);编译:许焕章,胡天培

本文刊于《国外医学·生物医学工程分册》1984 年第 7 卷第 3 期 182 - 188 页。

而在治疗环节上又是最重要的。

（4）要总结一套治疗重度灼伤病人的完备的科学方法。由于重症患者在所有患者总人数中所占比例不大，社会上尚无一套完备的治疗手段，因而常常由于发生问题得不到及时有效的处理，造成各种不良后果。

1963 年美国得克萨斯大学 T. Hargest 教授在担任该州加尔维斯顿的 First Sciliner 灼伤研究所技术开发部部长时，针对重度灼伤病人的治疗和护理等问题开始着手进行专题研究。最初的设计方案是研制一种加热的温水床，该装置经过一系列试验，发现存在床垫的不透气性和盖被引起病人皮肤浸软，以及水床的水本身不稳定等缺点，于是进一步着手改进。Hargest 教授与该大学医学院外科主任 Troman 及 Arts 博士共同研究了能够理想的支撑各类病患者躺卧的新装置，它是依据微粒流动的物理作用，通过气流致使微粒悬浮的原理设计而成的，称为微粒气流悬浮式康复治疗床（或简称康复床）。

1964 年，康复床的试验装置首先在麻醉的老鼠、狗等动物身上进行多次反复试验，取得成功。接着研制大型装置直接应用于人，也获得成功。年末，Hargest 教授和 Arts 博士调到南卡罗林纳医科大学，继续从事该项目的研究工作。

1966—1967 年，在 Ingasol 公司和 Milton Roi 公司等厂商协助下，研制工作进入实用化阶段。

1968 年制成供临床使用的样机，首先由南卡罗林纳医科大学试用。1969 年初，Schline 灼伤研究所、Chareston 医科大学和 Indian Apolice 的 Commonity 医院也各置一台康复床供临床试用。试用的主要对象是灼伤治疗、压疮治疗以及昏迷状态患者的康复治疗研究工作。

临床试验表明，这种新型康复床的研制成功是一项重要科研成果，它给长期卧床病人及重症患者的治疗、康复创造了极有利的条件，也给广大医护人员带来了很大方便，因而受到许多医疗机构和医院的高度评价与赞扬。至此，这种新型康复床的研制阶段胜利完成。

此后，许多国家的广大康复医学工程工作者及医护人员继续以很大的兴趣进行各方面的临床试验。据不完全统计，在美国、英国、法国就发表了 50 多篇学术论文和研究报告。对这种康复床的关注与赞扬日益广泛。

1972 年在欧洲首次开始使用这种新型康复治疗装置。Milton Roi 公司向法国、英国、西班牙及欧洲各国开始大量出售康复床。

1975 年，为了使康复床的制造与销售一体化，制造销售权由 Milton Roi 公司转到 Support System International(SSI)公司，并开始正式营业。其后，康复床迅速普及，在世界上 31 个国家的医院中推广使用。

1978 年在瑞典斯德哥尔摩举行的第五届世界灼伤协会国际学术讨论会上，发表了很多有关康复床的学术论文。出席这次会议的许多日本医生认为，微粒气流悬浮式康复床可以为重症烧伤患者提供理想的康复治疗环境，是一种理想的支撑伤病员躺卧的装置，它应当作为日本灼伤中心、急救中心的必要装备。于是，日本许多国立、公立和私立医院纷纷要求引进这种先进装置。日本 UHI SYSTEMS 株式会社根据国内的大量迫切需要，于 1978 年 11 月通过美国 UHI 公司与美国 SSI 公司签订了作为子公司进行制造销售康复床业务的合同。随之派出许多人员去美国 SSI 公司、南卡罗林纳医科大学康复床发明人 T. Hargest 教授处进行学习。1979 年 1 月日本 UHI 公司取得该装置的引进制造销售许可证，开始在社会保险、中京医院及日本医科大学附属医院进行康复治疗试验。经过一年后取得在日本试用的研究成果,随即开始将康复床产品投放日本国内医疗设备市场。近年来,由于日本生产的微粒气流悬浮式康复床工艺先进,性能优良,因而远销国外,仅美国现在每年就要向日本 UHI 公司购买康复床 1 000 多张。

二、构造及工作原理

(一) 构造

如图 1 所示,分为上部与下部两个部分。上部有装满微粒的槽和槽底板下部的压力室;下部安装有使微粒流动悬浮的所有机械和电气设备,以及控制装置等。

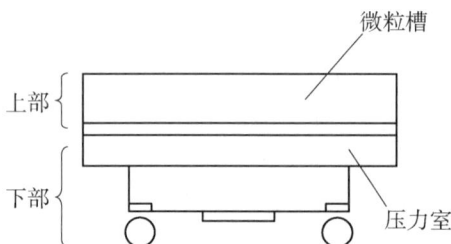

图 1　康复床的构造简图

(二) 工作原理

室内空气由床槽下部设置的空气压缩机吸入后,先流经空气滤清器,滤除直径 $5\,\mu m$ 以上的尘埃(达到几乎除净尘埃的程度)。经过压气机的空气,因压缩吸收能量而使温度升高。热空气流经散热器(热交换器)使温度下降到 $30\,℃$,然后再通过加热器,使空气的温度在 $31\,℃\sim38\,℃$ 范围内可以根据需要调节。调节后的空气流经扩散板使玻璃制成的微粒小球体上浮,产生微粒流动现象。玻璃微粒直径为 $50\sim150\,\mu m$,外面涂有硅层,具有不吸水性。流动微粒呈类似牛奶煮沸时的状态,而当微粒静止时又像沙滩一样。床垫为织孔孔径 $37\,\mu m$ 的单纤维透气床单,把下部"干燥的流体"与患者的身体两者隔开,使患者悬浮在微粒流上犹如一叶小舟在水面上漂泊一般。微粒不会漏过这种特制的透气性床单,对患者的身体不产生压迫感,还能保持一定的温度,使患者不仅感觉舒适安乐,而且对病体的治疗康复大有好处。

图 2 为康复床工作状态示意图。床槽中的微粒由于吹入空气,微粒流动上升,呈液体般状态,使微粒表面上躺卧着的病人悬浮其上,整个装置形成一个支撑病人的床。

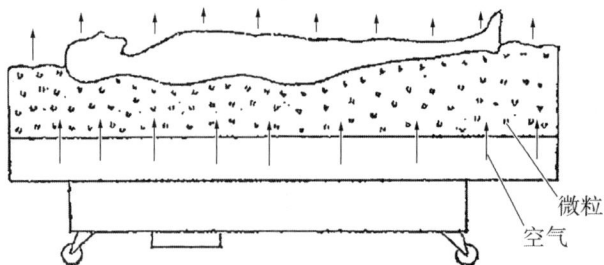

图 2　康复床工作状态示意图

康复床的基本装置及动作原理简图见图 3 所示。各装置的功用及气流路径说明如下：

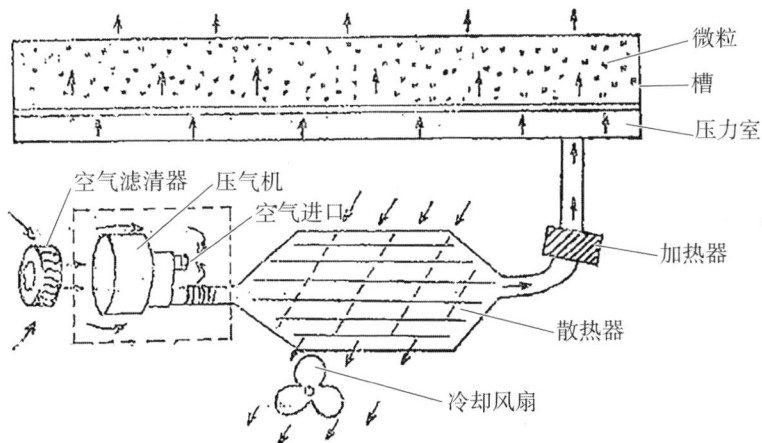

图 3　康复床基本装置及动作原理简图

（1）空气从下部空气入口处进入，先经过空气滤清器(纸质)，以滤去直径 5 μm 以上的灰尘微粒。

（2）过滤后的空气进入压气机室，压缩后的空气由压气机出口进入送风管。

（3）压缩空气通过热交换器(散热器)进入通气管。

（4）通气管外面包有金属管，内装电加热器。

（5）空气进入满载微粒(约 700 kg)的床槽下部压力室(密闭压力箱)。

（6）槽的底部有一块木质材料制成的扩散板。它的功用是仅能通过空气，而不允许微粒漏过。因此被压缩了的空气充满了整个压力室，均匀地从下面通过扩散板。

（7）由于将微粒做成小球体，空气可以通过小球体之间缝隙向上方流出。

（8）此时空气的压力托起了小球微粒，整个微粒槽中呈现流动现象。

（9）在微粒上面铺上一条透气性床单，这床单不能透过微粒，仅能通过空气。其目的：防止微粒飞散，不使微粒与病人身体接触或附着。

（10）这条透气性床单呈波浪状慢慢波动。

（11）实际使用时，在透气性床单上面可再铺一层普通医院病床用的棉质床单，然后让病人躺在上面。

（12）康复床电气装置使用 100 V 50/60 Hz 交流电供电，当使用 220 V 电源时，需增设变压器。

三、操作方式及性能特点

康复床装置具有连续流动式和间歇流动式两种使用方式。

（一）连续流动式

依靠压气机的连续运转，使微粒连续地流动，以悬浮的方式支撑病人躺卧。此时病人周围不断循环，经过温度调节的清洁空气，病人在被透气性床单隔开的流体上可以自由自在地活动。如果将开关关掉，微粒流动停止，病人由流体悬浮支撑状态立即转为与病人身体形状相吻合的固定状态,好像从躺在水面上一下子躺到了沙滩上。

(二) 间歇流动式

依靠压气机周期性动作,形成按病人的体形来固定并支撑病人的方式。这是由于实际上病人躺卧等姿势常发生移动,使固定之后产生的像铸造砂型般的微粒铸型与人体体形有所偏离,造成微粒对身体的压迫。因此需要相隔一定的时间(5 分钟或 10 分钟)反复一次。能使微粒自动反复地流动几秒钟(分长、中、短三档时间),把原铸型消失,重新形成新铸型,以消除因体形偏离而产生的集中于某一部分的压力,不致形成压迫障碍。

流体康复床具有较满意的性能,主要特点如下。

1. 提供清洁和适宜的治疗环境

(1) 该装置中温暖的空气从下面向上方通过,透过透气性床单,而病人的血液、汗水、小便、分泌物等,则从上面漏到下面,因此病人周围就不会聚集液体,能经常保持干净和舒适状态。

(2) 通过透气性床单漏下的液体,与微粒小球接触,放出钠离子,使 pH 值上升。再由上升的温热气流使其干燥,结成块状,下沉到底槽底部。这种干燥的带碱性的环境条件,使伤口表面被较高的碱性空气包围,不仅能抑制细菌繁殖,免除再度感染的危险,而且还可以去除排脓的恶臭,因而很卫生。此外,这些沉积于下部的块状分泌物,在更换透气性床单时,只需将它从流动槽底部取出,用筛子筛去即可方便处理。

(3) 上升气流不仅为病人提供清洁的环境,其分层流动效果可以大大减少空气感染的危险,特别是可以减少交叉感染。此外,通过读装置的空气灰尘微粒含有量,比起一般的空调装置输送到病房中的灰尘微粒含有量,仅占 1/3 左右。研究结果表明直径 $0.2\sim5\ \mu m$ 的粒子数为 $462\ 000\sim1\ 430\ 000$,说明本装置具有极好的过滤作用。由于过滤作用好,空气清新,为病人创造了最合适的康复治疗环境。

2. 实现低接触压力的支撑

用水银压力计测定卧床病人尾骨的接触压力,在连续流动时为 11 mmHg,在间隙流动时为 11 mmHg,都远低于毛细管的压力 32 mmHg。即使长时间与身体某一部位接触,由于接触压力很小,不会发生阻碍血液循环的情况。此外,全身与床接触的部位所受到的压力都是均匀的、一样的。

3. 可以消除滑移摩擦及湿润

破坏人体组织的外因有压力、滑移及摩擦。而该装置中依靠流体上悬浮着的平稳波动的透气性床单,使病人与透气性床单成为一体而一起运动,所以不会产生压力、滑移、摩擦等。即使病人背部患有炎症或开口性创伤,也不会因相对运动而受到刺激,这样就可以使病人保持仰卧状态而不会产生破坏皮肤的现象。由于使用透气性良好的透气性床单,就不会产生给治疗工作带来不利影响的湿润现象。

4. 病人定位及牵引效果

使用间歇流动式时,让病人像嵌入到铸型中那样来固定和支撑着。这是由于其与病人体型十分吻合地沉入到透气性床单上。这样不以压迫的方式定位,对病人来说就可以从固定的拘束状态中解放出来。如果发生无意识的身体移动使身体与铸型偏离,可以靠间隙流动的办法来加以消除,这就保证可以经常保持低接触压力的支撑面。另外,在做牵引时,在牵引方向不会移动,而且即使在同一部位连续牵引,在背部也不会引起压迫等,从而始终保持稳定的状态。

5. 体温调节

玻璃微粒的热容量高,通过温度调节器可控制在 31～38℃的范围内进行调节,对保温、低体温症的体温控制方面有很大作用。由于对伤口既不造成压力,又能保持温度恒定,因而缓和了病人的疼痛,此外还能促进睡眠,也可以容易地做到开放治疗。

6. 减轻护理劳动

变换身体部位、更换床单等,在使用该装置后变得非常方便,只要一个人就可以容易地进行这样的操作,这就最大限度地减轻了护理人员的劳动。特别是对重病人,通常必须四个人同时配合才能完成的护理工作,现在只要一个人也能完成,对病人的负担也可以大为减少。在体位交换时,只要将透气性床单上面的普通医院用床单拉向自己身前就行。此外,完全可以省去为了免除固定部位对病人支撑产生的压迫而进行的每 2～3 小时变换一下身体部位的工作,也不必因为要采用开放治疗而更换纱布和绑带。

四、主要参数及各部件简介

最新出品的 CLINISYSTEM UA 101 - Ds 型康复床的主要参数如下:

(1) 外形尺寸:长 2 235×宽 914×高 873(mm)。

(2) 床的内缘尺寸:2 130×810×300(mm)。

(3) 重量:空床 280 微粒 700 总重量 980(kg)。

(4) 电源:交流 100 V,50/60 Hz,15 A。

(5) 额定电流:8.2/8.5 A。

(6) 电热器功率:300 W。

(7) 最大允许体重:135 kg。

(8) 最大允许身长:195 cm。

(9) 空气流量:约 1.8 m^3/min。

(10) 温度调节范围:31.0～38.0℃。

(11) 室内调整温度:24℃以下。

(12) 玻璃球微粒。医用陶瓷,球体尺寸:直径 50～150 μm。流动时的比重为水的 1.5 倍。

(13) 透气性床单。材料:单纤维原脂。织孔大小:37 μm。

各部件情况简介如下。

(一) 微粒

直径为 50～150 μm,原料为玻璃,粉碎后在炉子中使有尖角的玻璃碎粒熔化,形成小球,设法冷却收集之。在小球表面涂上硅(Si)。在制造工艺过程中只选择直径为 50～150 μm 的小球,其余的筛去。床槽中放置直径从 50～150 μm 按一定比例搭配的微粒 700 kg。

(二) 透气性床单

由聚酯单纤维织成,纤维线的标准尺寸约为 60 μm,网孔大小为 37 μm。

(三) 扩散板

厚度为 12.5 mm,由甘蔗皮的浆料压制而成,只能通过空气不能通过微粒。

（四）空气滤清器

圆形,过滤纸的孔径为 $5\,\mu m$。

（五）压气机

为离心式压气机(由于活塞式压气机有噪声等缺点不能采用)。压气机性能:最大静压 $1\,300\,mmHg$,在此床中使用于约 $500\,mmHg$(在压力室中),流量为 $24\,m^3$。

（六）散热器

带状电加热器 $100\,V$, $200\,W$。

（七）各种装置都备有两套或采取双重以上保险

五、使用目的及适用病例

经过几年来广泛用于临床康复治疗,康复床的使用目的和作用大致可以归纳为:

(1) 预防和治疗褥疮。

(2) 促进采皮部的愈合。

(3) 避免植皮后伤口受压。

(4) 使伤口干燥和防止感染。

(5) 使病人舒适和安静。

(6) 缓和疼痛。

(7) 保温。

(8) 帮助睡眠。

(9) 固定病人。

(10) 预防病人骨折。

(11) 减轻护理人员劳动。

(12) 其他。

适用病例情况:表 1 归纳了这种康复床的康复治疗应用病例情况。

表 1　康复床康复治疗应用病例举例

按疾病患者分类	使用方式	应　　用
A 脑疾患者 ① 半身麻痹 ② 四肢麻痹 ③ C. V. A. ④ 脑动脉肿瘤	连续流动式	① 预防褥疮 ② 治疗褥疮 ③ 不眠症
B 手术前后患者 ① 心血管外科 ② 整形外科 ③ 成形外科	连续流动式 间歇流动式 连续流动式	心血管手术前后的限制身体移动患者 ① 因牵引限制身体移动 ② 因外科手术而限制身体移动 植皮手术后的限制身体移动

（续　表）

按疾病患者分类	使用方式	应　用
C 重症患者 ① 癌 ② 集中治疗 ICV 　心血管治疗 CCV ③ 老人病	连续流动式	① 减少镇静剂 ② 帮助减少因化学疗法使血小板障碍而引起的毛细血管损伤情况 ③ 使昏睡患者不能体动的外伤患者安乐及减少使用镇痛、镇静剂 ① 预防压疮　② 增加安乐，自由地活动　③ 减轻疼痛；少服镇痛剂等

（一）连续流动式

灼伤患者，压疮患者，脑血管障碍，脑动脉瘤，四肢瘫痪，半身瘫痪，昏迷患者，心脏术后患者，血管系统手术前后的管理，植皮手术后，痔瘘患者，肥胖患者，肌肉萎缩，癌，减轻多发性脊髓肥大疼痛，衰弱者，老人，水头，长期使用肌肉弛缓剂患者，多发性硬化症，天疱疮等，皮肤病，交通事故外伤，其他。

（二）间歇流动式

大腿骨折等的牵引，身体不能动或必须限制运动的患者，其他。

实践证明，微粒气流悬浮式康复床对患者的康复治疗有辅助疗效。间歇流动式对于必须长期固定于某一位置卧床的患者，例如牵引患者，主要作用在于防止压疮等。

六、临床试验报告选录

（一）试验方法

在一分钟内将非常浓的葡萄球菌（$1\sim2\times10$ ml）注入空气流中，让其充满在空气室中，见图 4。将污染了的空气连续地通过扩散板、微粒、床单，15 分钟之后在流出处取样 175 升，化验结果证明已没有细菌。

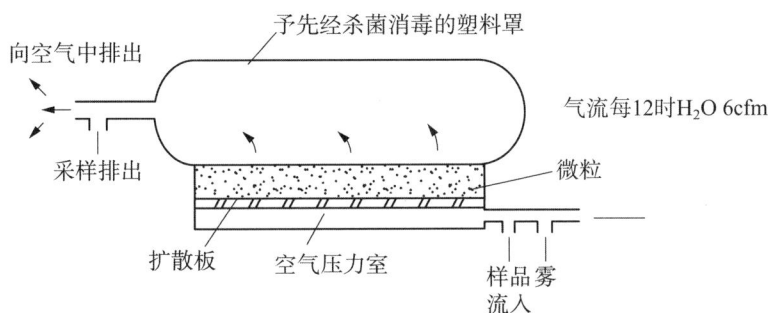

予先经杀菌消毒的塑料罩
向空气中排出
气流每12时H₂O 6cfm
采样排出
微粒
扩散板　空气压力室
样品雾流入

图 4　灭菌效果试验装置简图

（二）控制低体温症

有病例使用康复床后，患者直肠温度从 29℃ 上升到 36.5℃。

（三）为病人提供适宜的康复治疗环境取得显著疗效

温度调节到十分温暖时，患者在床上容易睡着，又可以减轻痛苦。有报告说，用康复床后使用安眠药及止痛片的用量都比普通病床减少约一半。

低的接触压力,除了不会妨碍血管的血液循环外,还可防止摩擦而引起的外伤,完全防止压疮生长,防止损伤部分的感染或恶化,加速治愈。例如使Ⅰ度灼伤恶化为Ⅱ度的情况极为少见。

一般难以治愈的背部灼伤,不仅患者可以躺着,还能提早治愈出院;植皮病人也可舒适地仰睡,植皮容易生成,不必多次进行植皮,缩短了住院时间。

骨瘦如柴的病人因可支撑面积小,往往两小时就得进行体位交换,使用康复床后情况完全改观。

有报告说,康复床对于低体温症、异状高热以及新陈代谢功能低下的患者进行康复治疗,有明显效果。

七、各种病床的比较

1979年南卡罗林纳医科大学 Hargest 教授提出理想的灼伤病人的支撑装置应当具备五条要求,即:

(1) 接触压力要低于毛细管压力。

(2) 尽可能地能补偿代谢的损失,即温度可以调节。

(3) 要减少感染危险。

(4) 稳定、舒服,能减轻病人痛苦。

(5) 容易护理,并尽可能使处理病人的辅助装置减少。

经过对世界上13种病床的比较,证明微粒气流悬浮式康复床性能最优,总分得77分,占第一位。其中灭菌作用的指标是唯一得分的。

肌电控制假肢

　　该项发明系有关假肢或终端装置的肌电控制系统。闭合环路系由传感器、信号放大器、控制元件和电源盒组成。终端装置调整到与肌肉收缩相应的肌电控制信号幅值成正比例。在不需要用电源驱动电机时,控制装置可使静止电流减小到最低限度以保存电池电源。

　　当肌肉收缩时相应产生微小的电位。这种由残肢者受意志控制的肌肉所产生的电位,对于假肢是理想的控制信号。一个能对肌肉收缩与身体被更换部分发生同样反应的假肢,可以经过最低限度的重新训练以后被"照常地"使用。肌肉的电动势被称为肌电位,这些电位通过身体组织和体液的电传导产生能被皮肤感觉的电位差。由皮肤上所测得的肌电位相应于肌起端的指示信号,但其幅值被大大地减弱了。来自许多肌肉纤维的是混合信号。尽管信号的强度很弱,用于假肢控制的还是与皮肤接触(不穿透皮肤)的表面电极,否则会因此产生许多难以克服的困难问题。

　　由皮肤上获得的肌电信号不能精确地加以描述,因为它们受许多因素影响,其中有:①肌肉的类型、功能和状况(包括疲劳);②位于肌肉和电极之间的组织、骨骼和皮肤的特性;③电极材料、表面结构、几何形状和间隔;④电极对于肌肉的位置。尽管如此,某些由皮肤上获得的肌电信号的特性还是有典型性的,即:①信号是交流电压,它与由肌肉产生的力大致成正比例(在幅值上);②频谱功率主要部分在 $30\sim500\,Hz$。按 $100\,\mu V$ 大小节律的信号幅值对于产生中等强度紧张的健壮肌肉是典型的。瘫痪的肌肉往往也产生肌电电压,但其幅值通常要比健壮的肌肉低得多。某些由肌电电位控制的假肢不能令人满意,是因为在要获得幅值足够大,而又能相对地避免噪声和"串话"信号时,遇到了困难。当由对抗(和其他)的肌肉产生不需要的信号,同时需要的信号一起被感觉到的时候,便产生串话干扰。

　　自从肌电电位首次使用于控制假肢装置以来,许多种类的控制系统和结构相继产生。在大多数的优先技术系统中,典型的电极的构造,包含两个不锈钢电极,与肌肉部位(常见的是几个肌肉部位)的皮肤表面相接触。肌肉的紧张引起肌电信号即 EMG 信号的产生,主要频率在 $30\sim500\,Hz$ 范围,是交流电。由电极感受到的电信号在能级方面是相当低的,通常在 $10\sim1\,000\,\mu V$ 范围内,这取决于肌肉的紧张程度以及其他的因素,因此,如果它对驱动人造的动力装置有用的话,需要放大。可是由于信号能级低,因而通常在进行放大时会带来杂

作者:[美]C. H. 霍夏尔,W. 西莫内,R. L. 科尼格舍特;翻译:胡天培;审校:胡斐佩
本文刊于《国外医学》生物医学工程分册,1985 年第 8 卷第 1 期 56 - 59 页。
[《美国专利》1973 年 5 月 29 日,第 3 735 425 号(英文)]

音问题。对于外部动力驱动的假肢装置,加工成电流的电信号设计必须限制这些问题到最低限度,并提供一有用的直流信号,极大地免去噪声。任何特殊信号水平可以由张紧肌肉产生到所需要的程度。典型的,一个小型高速直流电动机被齿轮传动去驱动机械联动装置,通过传动来操纵假肢的可动部分。为了使配套装在一起的驱动机构在广阔的应用范围内令人满意,它必须安装在假肢装置的外壳空套之内。同时必须满足像中等大小的开和关速度一样的各种不同标准,并且操作轻而无声,以及低的功率消耗。

本发明的控制系统的主要优点在于它仅利用一个肌电控制部位,并连带地使控制简单化了。在这些应用中,休止位置即终端装置的闭合,与最低限度的控制信号电压即肌肉的松弛相一致;终端装置的开放,与当肌肉收缩时控制信号的幅值成正比。利用假肢控制系统仅有一个控制部位和取比例模式的方法,有效地消除了由电的串音所发生的困难。本发明也包含相隔很远的电源盒的概念,借以避免把电机和驱动系统包装在假肢内部的要求。这个概念在选择部件以及在驱动和控制机构设计方面容许有额外的灵活性,并且这个概念也能被用于肘和腕的转动上。肌电信号系由表面电极所获得,这些表面电极能够与任何产生适当肌电信号的肌肉密切接触。由电极感受的信号被放大和接收。接收器的输出被送至用以操作假肢驱动和控制电机的控制装置中随着肌肉放松和产生最低限度的肌电信号,假肢处于闭合位置。而当肌肉开始收缩时,电极拾得一个增加着强度的信号引起控制装置去驱动电机,随之使假手打开在这种情况下假肢,是一只手开始打开,直到与手的张开位置成比例的反馈电压与控制信号相等为止。这样,手对于完全张开与完全闭合之间的所有位置都是被伺服控制的。

本发明用于以下目的:①提供一个利用伺服机构控制的肌电控制假手;②提供一个闭环伺服系统控制的假手;③提供一个仅仅需要一个信号部位传感器装置的假肢伺服控制系统;④提供一个轻量的、灵敏的和可靠的假肢伺服控制系统;⑤提供一个按比例方式操纵的假肢控制系统;⑥提供一个小的、自容的电动机操纵的假肢装置控制系统;⑦提供具有保存电池电源的控制电源电流的假肢控制系统;⑧提供一个能利用常规的假肢装置的独特的假肢控制系统。

本发明的细节概要说明如下。该系统是一个具有位置反馈的闭环位置伺服系统,能追踪有关肌肉所产生的肌电信号。肌电信号由一对电极获得,电极被放在与手臂有关肌肉密切接触的位置上,电极的间隔距离大约 2.54 cm,并靠近控制手指的屈肌或伸肌上,或者身体上存在有适当信号的任何其他部位。由电极感受的肌电信号被引导到前置放大器,在该处上述肌电信号被放大并通过检波器和缓冲放大器装置,这时输出的信号便是直流电控制信号,它在幅值上与感受到的肌电信号大致成正比例。通过检波器的输出,控制信号被应用于控制装置。为了尽量减少电功率消耗,利用脉冲宽度调制器系统,去控制驱动假肢装置的直流力矩电机的输出力矩。它是利用三角形波发生器的输出和总放大器的输出,提供控制电机电流的脉冲宽度调制信号。直流力矩电机仅朝一个方向驱动。总放大器的输出,符合控制信号的幅度与超前-滞后电路预计的位置信号所描述的控制缆线位置两者的差异,因而它也被称为误差信号。如果误差信号的幅值是小的,在电机内的电流为三角形波发生器的输出方向的一小部分。因此,电机的"接合"时间受误差信号大小的支配。仅当超前-滞后电路电流比控制信号小的时候,以功率开关的形式操作功率开关晶体管并使电极驱动,相对地小的功率被浪费掉了。当电极(一对)没有感受肌电信号时,在电子元件中,停滞所消耗的功率是相当小的,即小于 300 毫瓦。从"停滞"到"开动"状态,电路的转换并不需要非机械式开关,或特殊的功率切断的开关电路继电器。

电位计提供预计的位置信号,通过超前-滞后电路到总放大器。这样的反馈安排提供低频时的高增益,或当频率增加时的较低增益。这样处理过的信号非常容易打开终端装置,以控制具有或没有终端装置的对象,即手的整个肘的弯曲部分。这种控制技术有利于被截肢者与他的假肢两者间的分交面相互作用。当被截肢者想打开手时,他仅需要发出一个信号,而当控制肌肉放松时,手被橡皮筋自动地闭合并维持其握力,无须被截肢者做出进一步的努力或注意。当被截肢者想使手张开时,可控制肌肉收缩。当指令信号供给张开手所需的电压时,手指就张开而物体便放掉了。

与臂筒支承装置相连接的传感器装置,由铝(或任何合适的金属)座、防护罩和两个不锈钢电极组成。在这特定的装置中,电极由不锈钢制成,但它也可由某些其他的金属如银、金、白金或银—氯化银制成。传感器电极使之与在控制部位肌肉上的皮肤接触。与肌肉相联系的神经刺激引起肌电信号产生。肌电信号被感受在 $10\sim1\,000\,\mu\text{V}$ 幅值的有效范围,取决于有关肌肉的紧张,这是许多因素中的一个因素。肌电信号要用来控制外部动力的假肢,则需要放大。放大器必须仔细地设计,使与肌电信号的低幅有关的噪声减至最小。本发明设计能实现这一要求并提供一个有用的大大地免除噪声的检波信号。前置放大器的位置设置在电极传感器背面的侧边上,其电路安放在铝制座板上,形成作为防护圈和表面电极的底部。铝制座板起着两个电极间的屏蔽和防止不需要的电反馈作用,并使直接来源于 60 Hz 电场的影响减到最小程度。

60 Hz 噪声效应的检出分析,是一个复杂的三维问题。它包含区分噪声源和身体表面区域两者之间的电容,泄漏沿皮肤(表面)和穿透身体的体内组织(次表面),以及区分身体表面区域和到该处噪声源又回复的外部环境动力场所之间的电容分布。在简化的描述噪声问题的模型图中,分布电容被集中于身体的主要部分的电容所替代。由于电容电压分压器中相异,电位差产生在身体的不同部分之间,噪声电流将在皮肤表面并在次表面内(内部组织)由身体的一个结点部分或电路叉点,到另外的结点部分流动。电极防护圈有助于使一个等电位的区域(信号场的电位)固定在包围二个电极的皮肤表面上。这样,它有助于虹吸表面的 60 Hz 噪声电流到信号场,而不允许它们在电极之间产生电位差。如果这个等电位区域是扩展到内部组织的区域,正好在皮肤表面的下方,像 60 Hz 噪声场产生的电流流到任何内部组织,将有助于虹吸信号场,而不允许它们在电极下层的组织中产生电位差(将由电极感受)。因为防护圈仅与皮肤表面接触,能扩展自己进入内部组织区域到等电位区域的程度,取决于皮肤表面到在防护圈下面的内部组织的传导性。开始,该传导性可由弄湿接触范围的皮肤而增加。幸亏由于排汗的可能和极微量的水在防护圈的下层渗透皮肤,这传导性将随着接触时间的增加由它自己增进和维持。然而在皮肤表面和内部组织之间将有某种有限的传导性,因为在防护圈和电极下面的内部组织,一般来说终究不是一个等电位区,因此某些 60 Hz 噪声电压将很可能产生在这个区域并被电极所感受。由于这个问题是三维的,内部组织的电流可以从任何方向在电极下面流动,因此便需要形成一个等电位面以减少这些电流到最小。为了这个目的,在皮肤表面上靠近电极装置的所有区域,应当是金属制的并联结到信号场。描绘在电极结构区域的噪声状况,可用在身体内和身体上的三个水平表明:①皮肤表面;②内部组织水平;③肌肉束水平。在装置了防护圈和"延伸的防护圈"(即金属制的臂圈)

时,可能抵制足够的噪声。肌肉束电压的有效源阻抗,对不良好的电极接触,由电极来看能高达 1 000 kΩ,而随着接触的改善,能降到约 10 kΩ。为使肌肉束电压的一部分衰减到最小,由于输入阻抗的负荷差异,看来进入前置放大器的输入阻抗应尽可能高,最好超过 200 kΩ。

为把要求的肌电信号能级的基点放在 10~1 000 μV 的有效值范围内,前置放大器的差值增长应在 2 500~5 000 范围内。有用的 EMG 信号频率范围据说是在 30~500 Hz 范围内,许多能量集中在 50~150 Hz 范围内。可以在前置放大器内对于 60 Hz 噪声进行一些鉴别,通过设计一个具有 150~250 Hz 范围中心频率带予以解决。关于前置放大器的等效的输入噪声电压,当从高源阻抗工作时(大约 500 kΩ),这噪声在 30~500 Hz 频率范围,最好不超过 5 μV 有效值。此时噪声就正常的肌电信号而言,将无关紧要。

齿轮传动装置包括电刷供能,产生转子旋转,带动齿轮传动机构。传动假肢装置的控制钢丝绳绕在滑轮上。

本发明的应用实例为一名肘上截肢者,电极固定在被截肢者的二头肌上。当控制装置接收供能的指令时,电机引起控制钢丝绳缩回,随之使假手手指张开。如果肘伸开,钢丝绳的收回将引起前臂举起。当前臂在所希望的位置,被截肢者的固定在钢丝绳上的滑轮,依靠肩的背带装置,引起水平臂紧托住该前臂进入位置。当前臂通过水平臂固定到位置时,前者的控制钢丝绳缩回将引起假手的手指张开。假肢装置(手)内的电机安排,在假肢内没有足够余地时,可利用动力装置围绕在被截肢者的腰部。

一种磁性耦合的多微电极系统

在所描述的多微电极系统中,微电极分别被磁化并一个一个地被对每个微电极起作用的磁力耦合。这种排列增加了纤细微电极的机械力,而且还约束着每根微电极电线的弯曲。这种多微电极结构允许许多纤细微电极在局部的神经组织区域内独立并平行地穿透。

这些特点使得每个电极均以良好的信噪比对神经电位加以记录。此外,微电极尖端间的距离在实验操作期间能清楚地识别和保持。本文描述了这种多微电极结构的制作和特性,它的实用性由从几个局部神经区域的神经细胞的神经电位的同时记录说明。

一、原理

解剖学上的、生理学上的和关于行为的证据说明,神经系统的综合的机能,由在大簇神经中同时发生的和协作的作用实现。传送感觉信息的神经冲动,平行地沿着许多轴突的方向进行,并几乎同时影响它们的目标神经,从而说明,越过这些轴突所传送的信息,是同时在局部的神经簇之内被处理。它也说明特殊反应类型的细胞的鉴别,依赖于在小的皮层空间里的内皮层的相互作用。因此,了解任何局部神经簇的相互作用是重要的。可以同神经簇的同等作用的记录,补充通常单独神经的观察材料来达到上述了解。这可以通过同时记录密集的神经簇活动的技艺发展来实现。用于这样的目的有几种方法:

(1)已被分拣出并通过运用计算技术,用一根单一的微电极观察到的不同大小和形状的多单元记录,分配到不同的神经。

(2)用某种黏合材料,将几根微电极黏合在一起使用。

(3)单独的微电极被独立放入同一的小部位,或者互相关联地以微小的角度倾斜插入,使其尖端集中到越来越小的神经组织区域内。

(4)多微电极采用集成电路工艺组合。

(5)在外表特性方面的光学变化,例如染色神经的吸收作用或荧光,被用光学测量以观察神经活动。

这些方法有许多优点,但方法(3)除外,其不利之处在于微电极不能独自操作。几个分离的电极不能独自刺入的这种内在的局限,降低了每个电极拣拾的神经电位信噪比,同时也

作者:[日]MASAHISA SABRL, KAZUHIS NIKI, SUGURUKOBAYASHI, AND SADAO AIKAWA;译者:胡天培;校者:胡斐佩

本文刊于《国外医学》生物医学工程分册,1985年第8卷第3期第187-192页。

限制了使用的灵活性。另一方面，方法(3)的不利条件是相关的尖端部位，不易被摇晃或精确地测量。方法(4)既需要复杂的组合工艺，又需要符合生理学家观点的昂贵仪器。

在文中所叙述的多微电极系统，克服了这种内在的问题，并产生了优越的功能。这种微电极系统在对既是圆柱形又呈层状的大脑皮层组织的检查方面将是有用的。本文提出最近发展的微电极系统的结构和行为，并提出几种装配工艺。它还介绍了其实验操作特性的评价。

二、结构

在开发新的多微电极系统方面，几个目标有重要价值。

(1) 为了取得神经系统活动的敏锐的分辨能力，在有关的范围内的电极总数应最少。

(2) 在神经组织区域内，应有尽可能多的多微电极可供使用。

(3) 每个微电极必须沿着对于整个系统的单独的轴线，独立地处理。

(4) 相关的尖端位置必须稳定，并在贯穿时和记录时可测量。

(5) 该系统不仅可使用于脑的表面区域，还可使用于细胞核的深部。

为达到这样的目的，必须开发在电极直径和微电极系统的机械力之间的中间物。解决的办法，是使每个微电极永久磁化，使该磁场对电极的长轴是中性的，并且用这种磁力来连接许多电极。

在容许每个微电极沿着系统的长轴运动的时候就产生了构造力。这种构造提供另外的优点：它通过紧密靠近个别的神经元增进了记录神经活动的信噪比，它保持一个不变的微电极间的间隔，而且保障每个微电极的直接和稳定的穿透能力。

三、结构外形

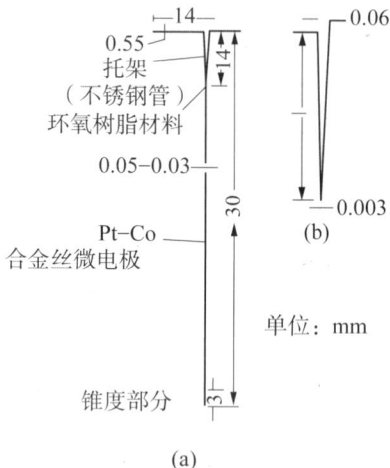

图 1 微电极的结构和尺寸

这样的多微电极系统的一个实例如图 1 所示。图 1(a)表示被磁性耦合四个微电极的总体外形。每根微电极的直径为 0.25 mm，长 80 mm。显示出的组合的微电极适用于丘脑，可能组合直径超过 50 μm 的任何电极。组合的微电极的数量能够简易地用贴附另外的磁性电极来增加。图 1(b)表示较高的磁性作用下列阵的尾部尖端。沿着长轴方向的相关尖端的间隔，可调整在 1 μm 精确度之内，这是用对每根微电极使用单独的液压微调来实现的。相邻的微电极间的间隔，等于使用单独的微电极的直径——0.25 mm，情况如图 1 所示。由于每根微电极周围的绝缘涂层厚度少于 10 μm，与电极直径相比可以忽略不计，因而四个微电极列阵的总的横穿截面面积，沿着它整个长度小于 $0.5 \times 0.5 \ mm^2$。这样的面积由于使用优良得多的电极变得比较狭窄。图 1 表示单独的微电极的结构和尺寸。一根"┐"形的牢固的不锈钢管系贴于每根微电极的尾端上部，其作用像一个托架用于将电极耦合到它的微驱动装置，同时由于优良的微电极很先进而提供稳定性。另外，这种管子的作用像一个微电极的磁化强度的方向标志，因为它是在微电极被永久磁化时定位的。

四、制作

为了制造这种多微电极系统,需发展几种新的技艺,这些包括:

(1) 选择和制作有极好的磁力特性和良好的、易加工性能的微电极材料。

(2) 用电解蚀刻或机械磨削金属丝材料尖端的方法。

(3) 磁化微电极的方法。

(4) 用薄而强的电绝缘材料涂层于金属丝的方法。

(5) 由微电极的顶部精确地去掉绝缘的方法。

(6) 微电极的排列要允许每根微电极不受约束,但要平行。

五、微电极的材料

一种铂-钴合金由于它的极好的磁力特性,以及易加工的良好性能而被精选出来。按照重量计算的成分构成比例为铂占 76.8%,钴占 23.2%(铂原子百分数 50 和钴原子百分数 50)。这种 Pt-Co 坯件是按照它的转换机制被热处理,以使每种金属化合物的分布精细、一致。这种经过热处理的多晶 Pt-Co 合金在磁力特性方面是多向同性的,从而可以易于进行磁性化和磨碾,由于 Pt-Co 合金的居里温度(550℃)引起相态变换的转化温度(825℃)低,仅用单独的热处理就能实现完善的去磁。表 1 表示 2.4 mm×20 mm 长的 Pt-Co 合金的棒料特性。

表 1 Pt-Co 合金微电极材料的特性

材料成分	76.7%Pt;23.2%Co
比重	15.5
杨氏模量(kg/mm^2)	19 000
抗张强度(kg/mm^2)	75
延伸率(%)	4
膨胀系数(℃)	9.3×10
机械硬度(HmV)	330
比阻抗($\mu\Omega$-cm)	30
最大能积(MGOe)	11
残余磁通量密度(G)	7 000
饱和磁通量密度(G)	7 400
矫顽力(Oe)	4 400
最大能积的磁导系数	1.23
磁通量密度的温度系数(%/℃)	−0.02
磁通量密度对数系数(%/1 000 h)	−0.2
居里温度(℃)	550

(一) 尖端成形

这是 Pt-Co 合金第一次被用来作为生物微电极材料。由于合金是完全固溶体,Pt-Co

合金电极在压制和磨制的过程中具有高度可塑性。借助于仔细的磨制过程,尖端尺寸可能达到 5 μm 和在 1 mm 尖端范围之内。杆部尺寸可能达到 60 μm。另一方面,在用浓缩的 HCl 溶液(比重＝1.18,分子量＝36.46)和在最适宜的蚀刻电压控制下,可以用电解蚀刻法获得相当满意的结果。图 2 表示为了电解磨光 Pt－Co 电极金属丝的最佳蚀刻电压,其尺寸为 0.3 mm×10 mm 长。竖轴表示磨光 10 分钟前后金属丝直径的比率。在图 2 内以影线区域表示最佳磨光电压范围,由磨光比率和磨光电极表面的光洁度两者决定。

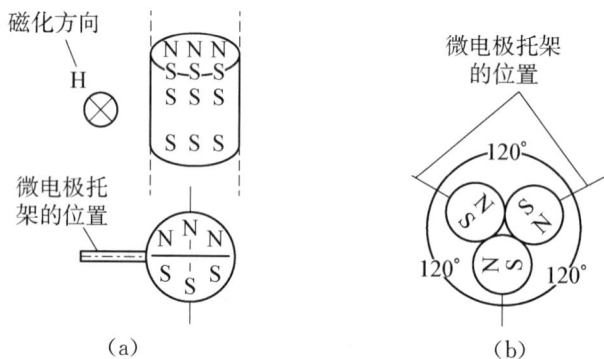

图 2 磁 化 过 程
(a)磁化方向和 N－S 磁极的分布;(b)三对微电极的磁极的横截面视图

(二) 磁化

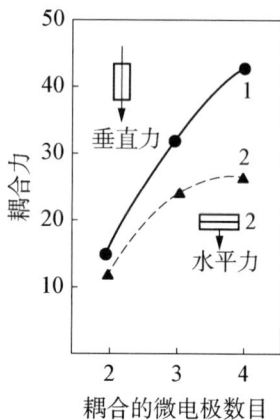

图 3 与微电极的数目相对的磁性耦合力

磁化的方向必须对于电极的长轴是垂直的。为了达到这一目的,施加感应磁力必须如图 2(a)所示。为了增加耦合强度并为了有效地捆束若干单独的电极成为一微电极列阵起见。程序是最本质的。在磁化期间,电极托架的定位,必须垂直于极化轴线。这样,便能使所有电极发生耦合,从而使托架易于附着在其各个的微传动装置上。图 2 中,(b)表示三个多微电极列阵的形状。图 3 表示 2 个、3 个或 4 个多微电极列阵的垂直和水平耦合力,其中每根电极长 0.3 mm×80 mm,重 85 mg。使一个微电极与四个多微电极列阵分开的水平力大约需要 28 g,其中每个微电极在磁性饱和力(15 kOe)以下被磁化。耦合力能由适当选择磁化强度加以调整。磁化强度必须调到电极材料的抗张强度,以致摩擦力不太高和在穿透期间没有微电极发生偏离。就 0.25 mm×80 mm 长的微电极来说,这个强度最高为 6 kOe。

(三) 涂层

微电极应当提供良好的而又适当的电绝缘性,以使总的多微电极列阵尽可能小,并使磁性耦合达到最佳,它还必须耐受邻近的电极在相对运动期间所产生的磨损。为此目的,在最佳情况下涂上由槚树坚果壳液体和环氧树脂制成的树脂,如表 2 所示。微电极上涂层的厚度在尖顶部小于 2 μm;沿杆部小于 10 μm。实验证明,这种薄涂层能够在耦合力下重复 1000 次以上的穿透试验。

表 2　为微电极涂上绝缘层的条件

树脂涂层的黏度系数	(CP)	60
电极树脂涂层的成形速度	(μm/S)	100
干燥温度	(℃)	60
干燥时间	(h)	2
加工时间数目		10

（四）裸露尖端

已经产生了一种溶化方法，在微电极的尖端加热，以去掉绝缘层并剩下圆锥形裸露的尖端。每个微电极的尖端用加热的镍-铬丝分别加以接触，方法是简单的并使裸露过程用肉眼观察。裸露的面积可用选择合适的加热温度和时间准确控制，如图 4 所示。裸露长度小于 10 μm 能在 550℃ 5 秒钟之内获得。

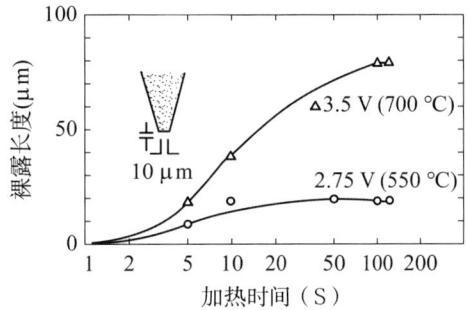

图 4　去绝缘尖端长度和加热条件两者之间的关系

六、特性

（一）电位学性质

图 5(a) 表示，表面积为 0.16 cm^2，在百分之 0.9 的 NaCl 溶液中的 Pt-Co 合金丝的阻抗的频率特性。在较低的频率下其变化接近于 f$^{-0.8}$。图 5(b) 表示 Pt-Co 合金在 0.9% NaCl 溶液中，在低电流密度和在较低频率相互作用下的典型等效电路，其相互作用反应面积为 0.16 cm^2。这种典型电路是从测量平衡电位、极化强度和电极/电解质系统的阻抗特性中推拟出来的。Pt-Co 合金的双层电容通过实验进一步证实为 60 μF/cm^2。

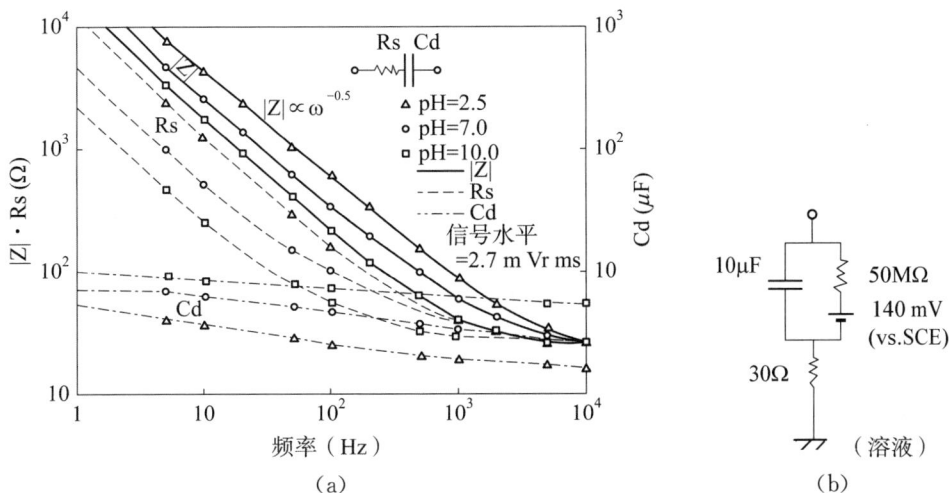

图 5　Pt-Co 合金电极的电化学特性
(a)阻抗的频率特性；(b)典型的电的表面等效电路

（二）机械的强化

多微电极列阵的机械强度，显著地受磁性耦合的情况影响。例如，用 4 个耦合的微电极，每个长 0.15 mm×50 mm，列阵的弯曲实施进一步证实相当于单根的 0.23 mm×50 mm 长的微电极。另外，用 4 个耦合的微电极，每个杆径 0.25 mm，列阵的弯曲能减少到单根微电极的十分之一。

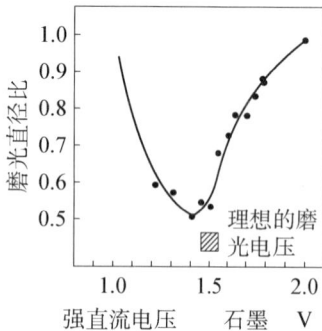

图 6　Pt‐Co 电极尖端的磁场分布

（三）磁场分布

邻近的微电极尖端的磁场强度分布，用一个精制的 $4×4 \mu m^2$ GaAs 通道元件测量，如图 6 所示。磁场宽度为直径 0.15 mm，而最大磁场强度大于 150 高斯。该磁场集中在 $30 \mu m$ 直径的距离内。根据神经组织的生物磁反应的研究来断定，磁场强度似乎不影响膜电位或转化膜电流。

（四）电极间的电的耦合

在这种多微电极系统中，电极间的耦合电容是低的，这在 6 PF 以下，甚至对于 4 至多微电极系统，其中每个微电极长 0.3 mm×80 mm 也是如此。用两个耦合的微电极，串音是可以忽略的，最高为施加的最大电位的 2%～3%。

（五）精确定位

电极间的磁性耦合可能引起在穿透微电极中的耦合微电极的位置弯曲。当微电极开始运动时，这种弯曲变大，但当运动继续进行时却变得相当小。位置弯曲的尺寸取决于微电极的大小和磁场强度两者。它能通过形成较弱的电极磁场强度而减小，并且，这种弯曲可把微电极插进 3 mm 厚的石蜡层而给予完全的抑制。另一方面，垂直位置偏差在运动超过 10 mm 时，小于 $50 \mu m$。多微电极列阵的结构在没有驱动装置时不会微微地移动，因为尖端位置的地点只有在搜寻一最佳神经电位时才推进，并且到那时，尖端位置被每个微驱动装置在记录的时候已经牢固地固定了。

（六）同时单元记录

利用四个磁性耦合微电极，每个附着在各自独立的液压微驱传动装置上的实验设备。每个电极可以 $1 \mu m$ 步级而推进。用猫的丘脑腹侧基底部中的电极，从这样一种设备所作出的记录。在这种情况下，记录是用 4 个交错的尖端在直径 0.35 mm、深度 0.4 mm 的圆柱形区域内取得。每个测试信号的振幅被适当放大并进行标记变换，从而最大峰值电位会出现在正的一边内，其中振幅标度为 10 V/div，而时间标度为 50 ms/div。记录放电是稳定的，并且当邻近电极推进有时达几个微米时，不发生干扰。

实验还证实 Pt‐Co 合金微电极记录位置能够清晰地标记出来。根据在猫的尾状核中所产生的标记结果，可以用 1 PA/μm^2 的电流施加 100 秒，取得高度灵敏的标记。另一方面，微电极列阵的各个的尖端也可在 $10 \mu A$ 电流施加 10 秒的情况下，用 Nissl 的染色方法显现出来。

七、结论

所叙述的新的多微电极系统的结构、制作、特性和使用，有助于同时记录来自定位神经网络中的几个神经细胞。每个电极的永久磁性提供合适的电偶成为微电极列阵，尚能使每个电极独立而稳定地沿着平行线，向列阵的长轴推进。许多微电极能深入到神经组织区域内。可以用增加许多可平行附着的微电极以增加记录神经细胞的数目。该系统可用以记录好几个绝缘良好的单独神经细胞的细胞外放电，而具有高度机械的稳定性和高的电的信号对噪声比率。该系统预期可应用于研究在中枢神经系统中的局部神经元网络。它对于灵活产生空间上定位的刺激域，也可能是有用的。

供假肢用的肌电操纵的控制系统

假肢的设计和构造必须具有终端功率应用的特点,并有尽可能多的控制通道,以便完成不止一种功能。

我们的研究主要是关于:

①寻找合适的控制信号;②研究用这种信号对假手供给动力的方法。来自截肢者终止端肢肉的肌电信号被认为是十分合适的,因为它们有利于一种"自然的"控制情境。大多数臂截肢者是肘下截肢者。如果可能从每一个手指屈肌和伸肌分离出信号来,则假肢的控制便能做得自然,并且所需的训练期限将被缩短。由格罗思(GROTH)等所发展(1962年)的对于肌电图(EMG)信号可以接受的控制信号的要求是:

①随意分为大小等级的肌肉收缩的能力;②以避免非随意的控制活动的随意抑制的能力;③可靠的和足够的信号。

作为第四个要求还可以加上,为了具有较多机能的较好的假肢,将需要更多的信号,并且这些信号必须是彼此独立的。

这篇论文将涉及肌电图信号的研究,基于上述要求,为了控制目的,评价肌电图信号的一种以经验为根据的方法。还描述了一个由肌电信号操纵的电-气动转换器。

一、肌电信号的分离

我们要设法解决的主要问题是个别肌电信号的分离。随着表面电极的应用,在不同肌肉的信号之间总有串音存在,肌肉是通过周围组织的导电性成对交叉的。另一个困难是在同一时间里仅使一条肌肉收缩,分离的肌肉收缩在正常的日常活动中并不出现。

更进一步研究来自其他肌肉的串音信号的肌电信号闭合器时,发现关于来自肌肉本身的"正确的"信号,具有低得多的强度。因此,肌电信号的分离可能依靠一个可以调整的阈值来解决。图1所示为一个适度肌紧张时的肌电信号。图中下面的两条迹线是通过阈装置以后的信号,在最下面的迹线中有比中间的迹线稍高一些的阈限。

阈限不仅删去较弱的串音信号,而且删去正在考虑的肌肉的无意活动的最弱的信号。用4个信号通道,并在每一个通道中设一个单独的阈装置,我们可以产生4个分离信号:2个来自手指的屈肌群,2个来自手指的伸肌群。

作者:J. During,T. C. Miltenburg;翻译:胡天培;审校:胡斐佩

本文刊于《国外医学》生物医学工程分册,1985年第4期233-236页。

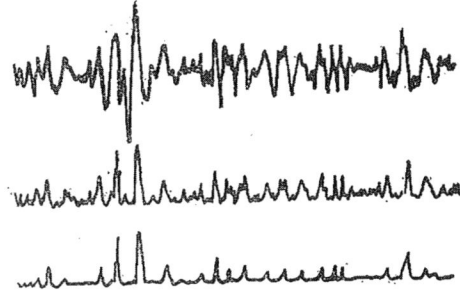

图1 一种典型的肌电信号(上迹线)和可调整阈限的作用(两条下迹线)

显然,阈限也使得弱肌紧张,不能发出超过阈装置以外的任何信号,从而产生信息的某些损失的结果。表面电极的应用也引起这样一个效应。当我们用表面电极接收信号时,弱肌紧张时不能产生噪声水平以上的肌电信号。以上两种效应都是相加的,自然,阈装置必须越低越好。

随着更有力的肌紧张,振幅的散布相当广阔;这信号包含某些较高的峰值,而难穿过阈限。余下的长而尖的信号脉冲反复率能用来控制假肢。

二、实验装置和一些结果

为了获得在引言中提到的,可能需要的一些指标,并同时研究利用几个肌电信号协调控制是否可行,我们制造了一台环绕 XY 绘迹器的四通道系统。两个信号来回控制了 X 轴,而另外两个信号上下控制了 Y 轴。

在非截肢者身上,我们可能找到成对的拮抗肌控制每一根轴线,也就是食指的一对肌肉和第四无名指的一对肌肉。可是在一个残肢者的前臂残肢上,通常不可能找到几对拮抗肌。一个残肢者没有许多关于他的可使用肌肉的原先功能的知识。我们的体验是,这不是一个严重的障碍;因此,同样可以在残肌者身上找到四个分离信号。为了取得结果,就得小心地把电极放在适当的位置上。因为垂直于肌肉轴线 1 cm 的位移或者前臂的转动便会扰乱肌电的检出。把电极放置在伸肌群肌肉适当的位置上是特别关键的。

装置的方框图见图 2,有两点必须注意。

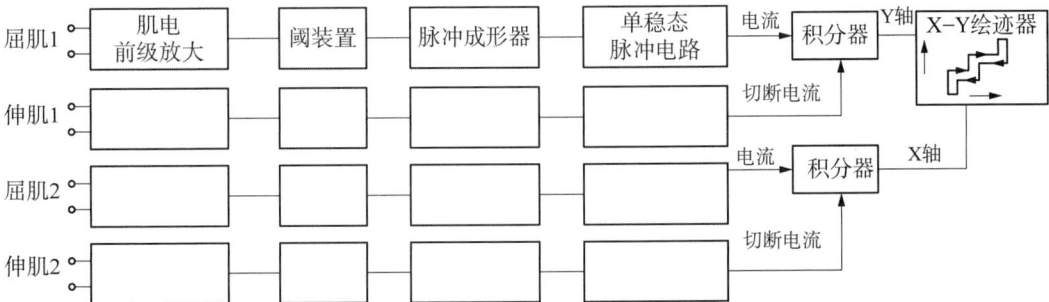

图2 用于研究与几个肌电信号协同控制的可行性电子系统方框图

(1)阈限可以调整在 $0 \sim 500\,\mu\mathrm{V}$。

(2)XY 绘迹器的书写速度取决于积分电路容器的大小。

　　我们是这样来选择我们的组成部分的,以便每书写 1cm 给出 12 个脉冲。把笔控制在 X 或 Y 方向是学得很快的,在半小时以后一个被试者往往能够接近做成台阶图形(见图 3)。第二和第四个要求,即肌肉的有意的收缩和抑制以及 4 个信号的独立性在这项测试中是最重要的。

　　在绘出这些台阶图形之后,要求被试者依靠 2 个屈肌的配合进行书写(见图 4)。这看起来是困难得多的作业。尤其困难的是,要很快地完成规定的斜度。关于控制不止一条肌肉的分成等级的收缩程度的第一条要求,乃是这里所要求的主要特征。

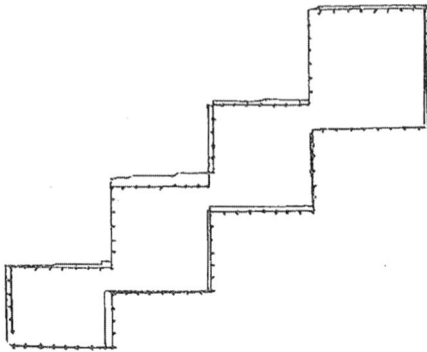

　　— · — · —规定的梯级轮廓,———用肌电信号跟随 X 轴向前:无名指屈肌;向后:无名指伸肌;Y 轴向上:食指屈肌;向下:食指伸肌;肘下截肢者:A. S,男,36 岁,1952 年截肢。

图 3　用肌电信号控制的 XY 绘迹的良好实例

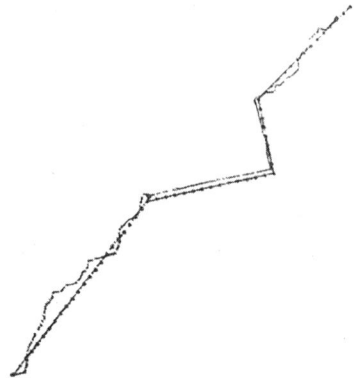

图 4　用 X 轴书写的斜线:无名指屈肌;Y 轴:食指伸肌;肘下截肢者:A.S.

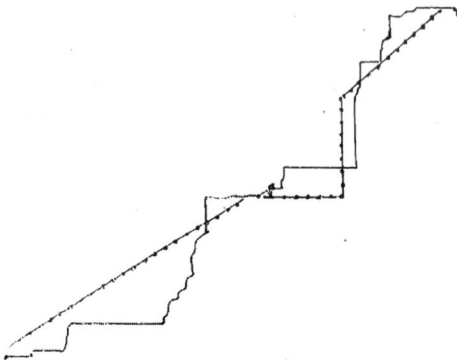

图 5　作业与图 4 相同,但控制仍然不太准

　　参加这种 XY 绘迹器测试的有 10 名正常人和 12 名残肢者。在 12 名残肢者中有两个困难很多。这两名残肢者的台阶图形经过相当大的努力之后才能做出来,但斜线仍然是非常不准确的,图 5 举了个例子。另外 10 名截肢者经过大约 2 小时的期限之后,都能够做出两个图例。他们的书写速度是各不相同的,最好的被试者(A. S.,男 36 岁,14 年前截肢)能够在大约 8 秒钟之内书写台阶图形,并在 4 秒钟内写出斜线。正常的被试者常有较大困难,尤其要有意抑制他们的肌肉是很难做到的。这 10 名正常被试者中有 2 人试验时有痉挛表现。

　　这些测验结果产生关于 4 种要求的以下意见:

　　(1)在不止一条肌肉内做出不同程度收缩的能力不是非常好的。最大的障碍是肌肉只被收缩到一定的限度,这是由于阈限,也由于信号是由表面电极拾取的。意识到在肌肉上没有负担的收缩,这是不够的。很可能由于反馈,这对于残肢者,以及很奇怪的,对于正常的被试者都是如此。但我们期待这一点可以通过训练,并且通过适当的反馈的应用而能达到。

　　(2)肌肉的有意的抑制和有意的收缩,似乎是令人满意的,缺乏不随意的控活动,只能在完全的假肢系统中才能测验出来；这必须在正常的日常活动过程中进行。

（3）当臂旋转时，要得到可靠的，以及足够大的信号，这要取决于电极的位置。对于实际应用，这个问题尚未完全解决。

（4）独立的信号和这些信号的组合基本上是可能的。必须在实践中，用一种精确的训练方法，来证明其是否有用。

三、把肌电信号转换成适当的气流

肌电信号是以幅度上大的变化以及脉冲的反复速率而随意地产生脉冲的。为了利用这些信号作为假肢的控制信号，这些信号必须经过滤波或集成，以获得平滑的运动。这可以用电来做到，如同经常发生的那样（Ko-Brinsky，1959；Bottomley，1964）。

我们认为，在获得外部动力假手最小的可能重量时，气功装置是最有利的。特别在需要不止一个传动器的时候。因此，我们必须把电信号转换成气功信号。电动气阀能完成这一工作。我们不用把电信号进行滤波，也不用比例阀对信号进行控制（这是一个困难的技术，特别是关于微型化），我们只要把肌电脉冲转换成气脉冲，使产生了一个更加小的设计结果。气流进入传动器与肌信号的反复速率的脉冲成比例。气阀可以是一个简单的开关阀，例如用一个电磁螺线管驱动；该结构很有助于小型化。我们的结构清楚地表示在图 6 中。该阀

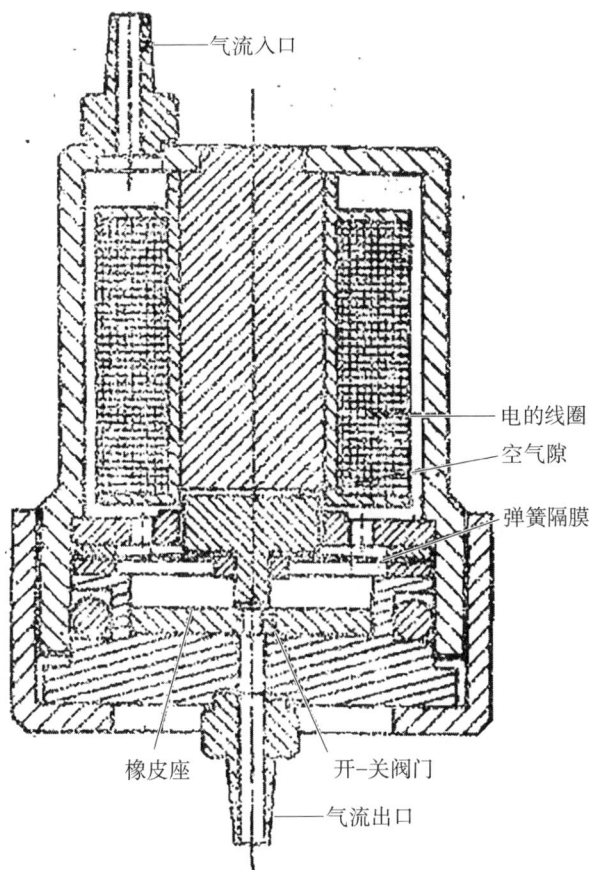

气流入口

电的线圈
空气隙
弹簧隔膜

橡皮座　　　开-关阀门

气流出口

图 6　电力—气动转换器的结构

的最大反复速率是 300 次/秒,它是依靠可移动的部位和弹簧隔膜来达到的。

肌脉冲的反复速率高得多,可高达 1 000 次/秒。可是,由于阈限,这个数字可以降低到 300 次/秒。我们设计的阈和用于控制假肢的计划,只能由商业上实际使用的假肢来检验,所以我们准备在不久的将来进行实地试验。

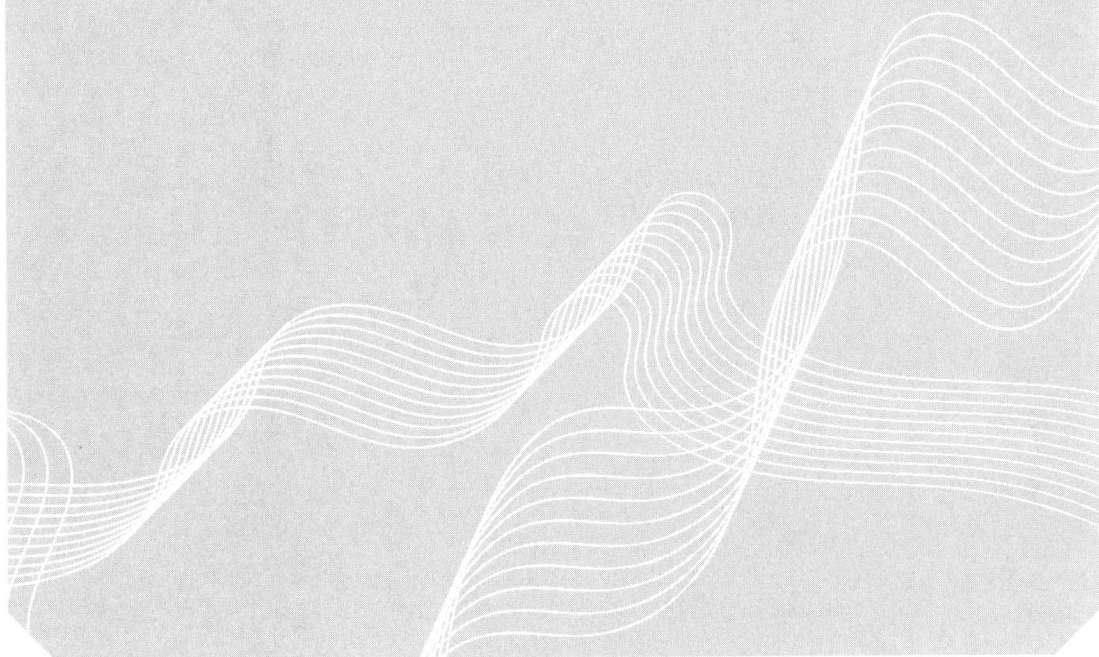

科
普
篇

肌电控制假手的研究与发展

一、研究肌电控制假手的意义

肌电控制假手是一种生物电控制的典型的人-机系统,它根据人的意志,利用大脑发给有关肌肉群的生物电脉冲所产生的肌电信号来控制假手的动作。有的还通过装在假手上的传感器所产生的电信号反馈给大脑,来调整假手的动作。

人和假手间的信息交换可用图1表示。

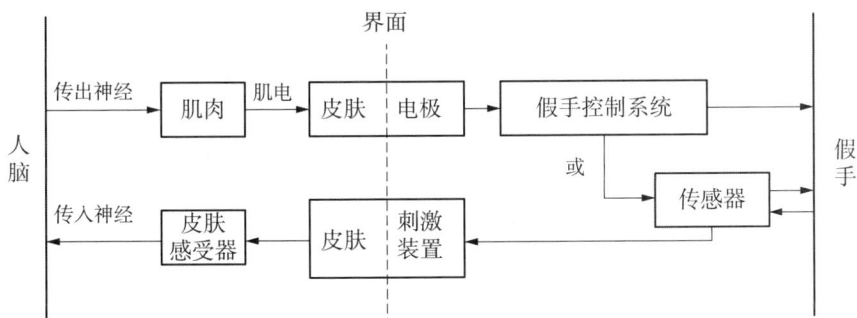

图1 人和假手间的信息交换

肌电控制假手的研究涉及仿生学、机械力学、电子技术、生物医学等领域,是一门综合反映现代科学技术的边缘科学。开展这方面研究的主要意义是:

(1)在医疗卫生系统中,为先天性和后天性残肢者服务,减轻他们的痛苦,帮助恢复部分生活和劳动能力(见图2)。

(2)为开发宇宙和海洋以及危险环境作业等研制遥控机械手或机器人提供实验模型(见图3)。

(3)有助于研制深海潜水员和在超重条件下工作的宇航员所需的肌电控制增力器。

(4)促进现代控制工程及仿生学理论与实践的发展。

许多国家的政府和学者都对肌电控制假手进行了大量的研究,早在1945年,美国国家科学院就设立了假肢规划委员会,以后许多部局也设立了相应的研究机构,并资助许多大学

作者:林良明,胡天培,叶立英,刘文煐,肖沧明,刘元池,邱以功,施旭初,沈月明,洪长顺

本文刊登于1979年11月《医疗器械》杂志1980年第1期第30-33页。

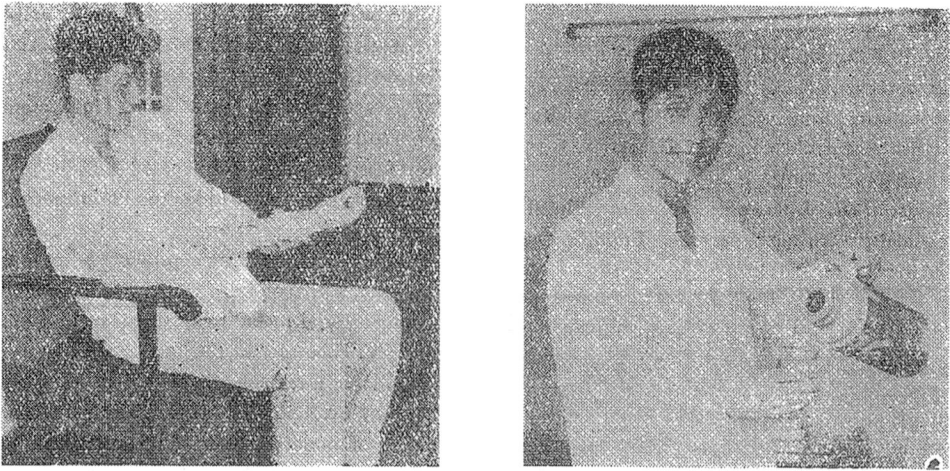

图 2　肌电控制假手

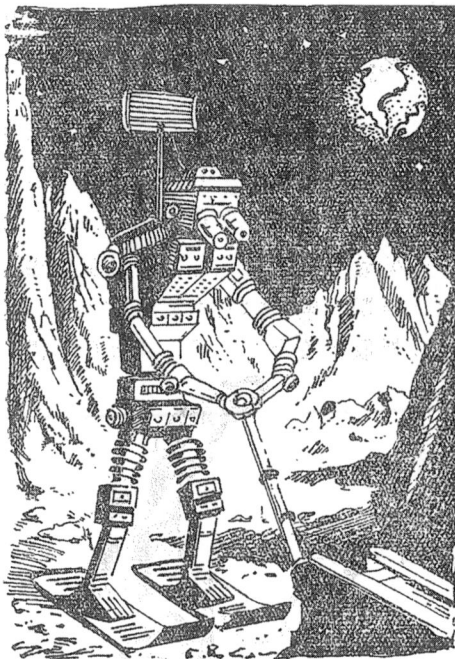

图 3　危险环境作业

开展这方面的工作。日本在 20 世纪 60 年以后,相继成立了日本人造手研究会(现改称仿生机构学学会)、劳灾假肢中心、国立假肢矫形研究所和东京假肢矫形研究所。近年又开始了用微型计算机控制的电动全臂假手的实用化研究。苏联、德国、意大利以及南斯拉夫等国在假肢的研究工作上也取得了不少成绩。

1970 年,国际假肢矫形器协会成立,每两三年召开一次会议。假肢技术的研究已成为一项国际性的应用科学技术研究课题。

二、动力假手的构成

根据上肢切断的部位，假手可分为肩假手、上臂假手、前臂假手和手指假手。功能比较完善的假手，大致可分结构件、控制系统和人工感觉三部分。

(一) 结构件

如果把人的手臂看成机构模型，可用约有 27 个自由度的开式运动链表示，其中约有 20 个自由度集中在手部。所以目前要制造出与人手功能相同的假手，在技术上尚无可能。从实用观点出发，往往把手臂的自由度简化，取其 6～7 个自由度。

以前臂假手为例，首先需要的是手指的抓取与握持和手部的旋前旋后动作，其次是腕部的屈伸动作(见图 4)。手指的结构常有单关节与多关节之分。

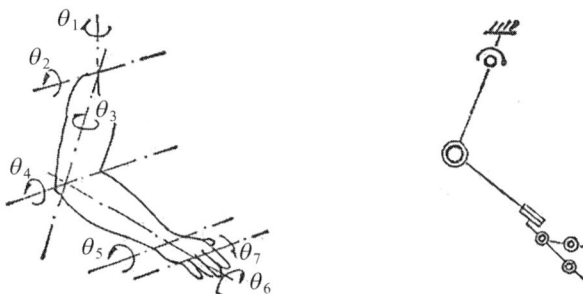

图 4　手指和腕部动作

假手所用的动力源有电气、气压和液压等。目前轻型假手主要采用电机为动力，气压式和液压式假手多数还处于研究阶段。液压动力源容易产生高压，可用较小的装置产生较大的力，反应迅速，工作平稳，对制造多自由度的假手特别适宜。

(二) 控制系统

控制信号源可分机械信号和电信号两大类。人体某部位的机械运动(如肩部运动和头部运动等)或变化(如胸廓的胀缩、肌肉的张弛变形等)都可视为机械信号。近年来还开始研究利用人体某部位所发出的声音和眼球运动作为机械信号，这种方法对全身瘫痪病人尤为适用。肌肉电位和脑电波等属电信号，它可根据人的意志，协调控制信号与假手的动作，减轻操作者的精神负担，提高使用的可靠性。

控制方式有开关控制式和计算机控制式等。开关控制式多用于少自由度假手利用控制信号的给定电位值控制假手的开关。需设互锁电路，以防信号干扰而产生误动作。计算机控制具有图形识别电路和逻辑电路，可控制和操作多自由度假手，实现协调运动，是动力假手控制的发展方向之一。

(三) 人工感觉

人手具有多种高机能的感觉能力，能把外界信息反馈给大脑而实现自动控制。现在能够实用的假手，大多没有这种反馈系统，感觉反馈主要靠眼睛来完成。为了提高假手的功能研究假手的人工感觉，直接接通假手到人体之间的通道是很有必要的。人工感觉包括触觉、压觉、力觉和位觉等。人体皮肤感觉系统的反馈方法，有电气刺激和机械刺激两种。电气刺激方法依靠装于假手适当部位的压力变换器检测假手的动作状态，使之变换为人体皮肤能感觉的脉冲频率。机械刺激方法依靠假手上的压力传感器把获得的信号转换成频率,并用机械振子刺激人体从而获得感觉。

三、肌电假手的发展和趋向

肌电电位的研究和应用开始于 20 世纪 50 年代,1962 年肌电控制假手在苏联初步做到实用化。以后这种假手在世界各国获得发展和应用。

动力假手的研究大致可分三阶段:20 世纪 50 年代前后多是机械式能动假手;60 年代初,主要研究单自由度前臂假手;60 年代后期才开始研究三自由度的前臂假手;70 年代前后,许多国家都开始进行计算机控制的多自由度、多功能全臂假手的实验研究工作。

1964 年,日本早稻田大学开始了对前臂电子假手的研究,1968 年应用于临床。1975—1977 年,对约 30 名截肢者进行了现场试验,现已作为 WIME 手达到商品化阶段。WIME 手的特点是:单自由度,双通道,通过机械转换器可获得五指握持和三点夹持两种抓取状态,采用前臂残留的伸肌和屈肌电位来控制开关,以择优方式防止误动作。它的电气刺激反馈系统能使人知觉假手上的抓取力。这种假手的抓取重量为 1.5 kg。苏、德等国同期研制的假手也达到实用化,在功能上与日本的 WIME 手差别不大。

1969 年日本开始了 3 个自由度的电动液压式前臂假手的研究,1975 年进行了临床试验。这种假手具有 3 个自由度 6 通道(手开闭、腕摆动、前臂前后旋),使用具有图形识别电路与逻辑电路的肌电控制方式(微型计算机),抓取重量为 1 kg,其外形见图 5。

20 世纪 70 年代中期前后,随着电子技术和微型计算机的发展,日本许多大学和研究所都致力于全臂假手的研究,如早稻田大学研制的具有 7 个自由度的液压式假手,采用人肩部动作所产生的肌电图形作信号源,用微型计算机控制,以协调动作。它具有位置感觉,抓取重量为 2 kg。东京大学和东京电机大学联合研制的电动全臂假手(见图 6)采用声音作信号源,用微型计算机控制电机协调运动,每个手指都装有电机,能协调动作,抓取重量为 1 kg。此外,机械技术研究所也研制了肌电控制的 7 自由度液压假手。

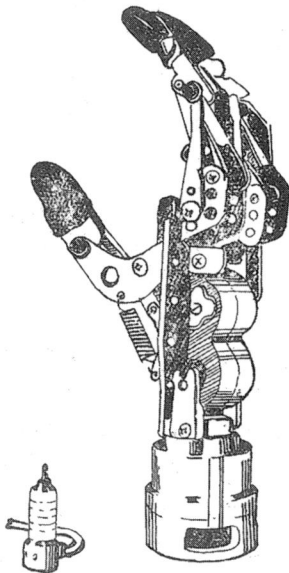

图 5 三自由度电动液压式前臂假手

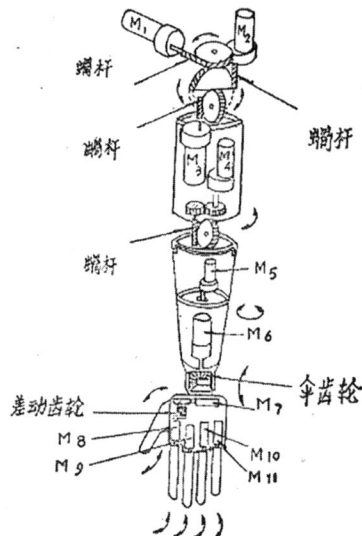

图 6 电动全臂假手

肌电控制假手的发展趋向可归纳如下。

（一）研究和实现多功能机构

要获得功能上高度柔软的手，关键在提高机构的柔软度。人手是一个非常巧妙的机构。为使假手具有多种功能，首先必须对人体上肢的构造和运动加以剖析，把生物学与工程学结合起来，开展生物力学、仿生机构学、运动学及动力学基础理论的研究，建立最优数学解析式和机构模型，实现计算机的合理控制，选择最完善的机构。为使假手手指具有人手手指的功能，必须研究手指关节的设计、制造和安装以及微型化的动作装置。此外，还要考虑研究新的动力驱动装置等。

（二）研究和实现多通道控制

控制的多通道与功能的多样化紧密相连。为此，必须加强对残肢肌肉群幻肢动作的肌电图谱识别研究和代偿肌肉发生动作与假手动作对应配合的肌电图谱识别研究。此外，还应加强其他控制信号的研究。要研究多自由度、多通道的计算机控制方式，实现个别控制与协调控制相结合，以提供误动作少、性能高的电动假手。

（三）研究和实现高效能的人工感觉系统

要使假手成为较理想的"手"，必须十分重视人工感觉反馈控制系统的研究。首先要研究用来检测对象情况的传感器，如位置传感器、触觉传感器和力传感器等，以获得外界信息。还必须研究这种信息对人体反馈的有效方法，包括刺激的方法、参数以及使用者在物理上、生理上和精神上的适应问题。这个技术领域的研究和实现，可使残肢者向假手传递的信号，通过感觉系统平稳地送回给残肢者以达到协调动作的目的。

四、国产 SJX‑1 肌电控制前臂假手的研制

我国的假肢研制水平比较落后。几年前由上海生理所和上海假肢厂协作研制过单自由度肌电控制前臂假手。为了缩短与国际先进水平的差距，上海假肢厂与上海交通大学、上海市第一人民医院、上海师范学院共同组成了多自由度肌电控制假手科研组，进行了模拟装置的试验，取得了一定成效。这个模拟装置为两个自由度多通道，由分别装在手指屈伸肌和腕旋前旋后肌皮肤处的四组电极取出四个肌电信号来控制驱动电机及传动装置（见图 7）。其原理可用图 8 表示。

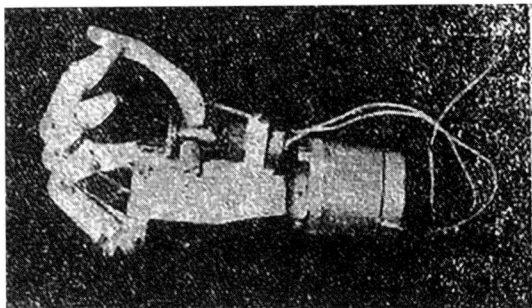

图 7　多自由度肌电控制假手模拟装置

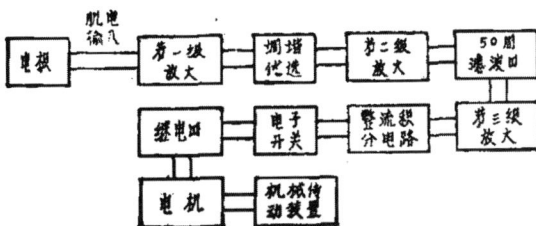

图 8　多自由度肌电控制假手原理

控制系统经试验证明,可以实现多通道控制信号的取出和分离,两个自由度的动作能单独进行而互不干扰。假手的动作和人的意志完全一致,可随意控制,不会增加病人的精神负担。假手的传动部分包括手指的开闭和手腕的旋转,它们分别装有驱动电机,并通过减速装置实现最终传动。除拇指外,四个手指都采用了关节结构。转换机构可交替进行手指握持和三点抓取动作。

现在,世界各国假肢研究工作发展很快。我们决心加快 SIX-1 肌电控制前臂假手的研制步伐,积极开展多自由度、多功能、计算机控制假手的研究和肢体运动解析以及肌电信号处理等基础理论的研究,为赶超国外先进水平而努力奋斗!

漫 谈 康 复

　　清晨,当您漫步在北京长安街上或是在上海外滩黄浦江边,您定能见到许多白发苍苍的老人、中青年、妇女和孩童正在练拳、做操、跑步或嬉戏,形成一幅充满生气的动人画面,激励您更加向往新的生活。我们谁都特别喜爱这样一句话:祝您健康!

　　"康复"这个词就是恢复健康的意思,英文叫 Rehabitation。近 30 年来,它已具有更加科学的含义,已经成为一门新兴的学科。康复医学及康复医学工程都是既新鲜但又并不陌生的名词。美国的一位学者总结科学技术发展的各个阶段时说,科学技术最初主要是装备工业,为工业生产的发展服务,接着是宇宙空间的开发,第三阶段是电子技术和电子计算机深入生产和生活的各个领域,现在已经发展到第四个阶段——发展人体科学,开发人体工程,为人类的幸福,为人的健康长寿,为人本身服务。人是一切动物中最聪明智慧的高级动物,人可以征服宇宙和海洋,主宰大自然,可是人还不能完全认识人体本身,从而主宰自己的命运。人得了病,有时就难以医治好,甚至早衰(有资料认为人的正常寿命是 150 岁);人伤残了,就会有种种不便,至今科学的进步还难以弥补。康复学(包括康复医学和康复医学工程学等)便是在这种情况下,逐步形成体系而发展着。

　　国际康复基金会主席 H. A. 腊斯克医学博士给康复下了一个定义:"所谓康复是使得有残疾的人、有慢性病的人以及正在恢复健康的人,在允许达到的可能条件下,使其最大限度地达到生活及工作方面的能力。"所以,康复不仅是对截瘫残疾病人而说的,它包括对弱者、病者即一切障碍者身体机能的恢复(身体上的和精神上的)。在我国,使用康复这一名词时间稍晚,但康复工作的开展却源远流长,像我们所熟悉的气功、推拿、针灸、拳术以及温泉治疗、泥疗等,都是有效的康复手段。我们今天的任务是不断充实和完善它,使它成为一个具有中国特点风格的完整而科学的体系。

　　采用现代科学技术充实和发展康复事业,使医学科学的发展内容更加广泛,主要包括三个组成部分:预防医学、治疗医学和康复医学。康复本身又包括:社会的康复、职业的康复、教育的康复和医学的康复。康复工作需要越来越多的献身人类康复事业的职业康复工作者。国外都需经专门的培训,取得一定的学历,才能胜任工作。

　　借助工程技术手段,为康复医学服务,便是康复医学工程的任务。举例来说,世界上有一种新型的康复治疗床,它不同于普通的病床,而是上面铺着像沙子一样的特殊玻璃微粒,

作者:胡天培

本文刊于《医疗与工程技术》月刊 1983 年第 6 期(总第 77 期)第 122 页《概论·专述》。

下面有经净化的压缩空气送风，人躺在床上好像悬浮在流动的微粒中。这种微粒气流悬浮式康复治疗床不仅能提供干净的环境，还可以调节温度，排除患者身体与床面的摩擦并减小压力，使患者躺着既舒适又安全，可以心情舒畅地进行康复治疗，它的最大的特点还在于具有灭菌作用，这对于长期卧床治疗的烧伤、截瘫患者，甚至癌症患者以及其他疾病患者，都很有益处。

先进的康复疗法及器械种类繁多，举例来说有：水疗法、运动疗法、作业疗法、理疗法、心理疗法、牵引疗法、假肢和装具，以及日常生活活动器械等。作为康复疗法的系统，水疗法已越来越被人们广泛重视。它包括：全体浴、喷流浴、气泡浴、灌注浴、蒸汽浴、冲洗浴、泥疗浴、电气浴、交替浴、全身浴（运动浴、步行浴、器械浴）、部分浴等。

康复学的发展迫切需要研制更多种类的新型康复器械以造福于人类，康复医学工程的发展使得医学与工程技术更加紧密连成一体了。

第三医学——康复医学

最近,有关"康复医学"的名词,常见于报纸杂志。有人把"预防医学"称为第一医学,"临床医学"称为第二医学,而把新兴的"康复医学"称为第三医学。

"康复"一词的原意是"复原"。在医学领域里,"康复"是指消除或减轻伤病者、残疾者身体上和精神上的功能缺陷,使其最大限度地恢复生活和工作能力。

大家都知道,人体有疾病,就得求医服药。医学科学的发展,使许多疾病都能得到消除,又可像以前那样工作和生活。但是,确实尚有不少疾病,虽经医生诊治后控制了病情,不再使其恶化,如半瘫、全瘫病人,截肢病人,盲人,聋哑人等,生命的威胁虽被解除了,可是全部或部分地丧失了正常生活或工作的能力。这不是医生的过失,但毕竟是目前临床医学的不足。

"康复医学"不同于"预防医学"和"临床医学"。它主要包括功能测定和康复治疗两部分。

功能测定,是应用各种医疗测试仪器对伤残病人进行各种项目的测试,如心肺功能测定、电生理测定、运动学测定、代谢及有氧活动功能测定、伤口及内脏器官病灶疼痛程度测定,以至就业能力测定等。据此作出全面的评价,大致区分为运动系统疾病(如瘫痪、截肢),知觉系统疾病(如盲症、听力衰减、知觉瘫痪),高位中枢神经疾病(精神病、失语、失认),内部疾病(贫血性心脏病、慢性呼吸器官疾病)及其他疾病等。然后,针对性地对病人进行康复治疗。康复程度也据此进行科学评价。

康复治疗,内容十分广泛。有物理治疗,如超声波、电刺激、磁疗、水疗、蜡疗等;作业治疗,如职业性劳动动作训练;日常生活动作训练,包括衣、食、住、行等活动的基本动作锻炼;语言矫治,对口吃、听觉障碍及失语患者进行训练;体育疗法,也称运动疗法,包括医疗体操和运动,上肢功能锻炼和下肢起立与步行锻炼;康复心理疗法,对残疾者和慢性病人进行心理测定和心理治疗,以及文娱、音乐治疗等;临床康复,应用药物和护理手段,减轻患者临床症状,预防并发症,促进功能恢复;营养治疗,为患者拟订合理的膳食。

康复医学工程(又称康复工程),就是借助机械、电子、化工、仪器仪表等多种学科和技术,应用于康复医学领域的一门新学科,国内还处于"起步"阶段,目前主要是为截肢患者装配假肢和矫形支具。国外,康复医学工程发展迅猛,如半瘫、全瘫病人的各种转移车已经商品化;帮助盲人行走的导盲电子犬已研制成功,还有各种新颖的康复治疗设备也已投放市场。

作者:胡天培,林良明,李瑞庚,杨忠道

本文刊于《科学画报》1984年第1期第4-5页。

为进一步发展康复医学工程而努力

介绍"第一届中日康复医学工程国际学术讨论会"（1st. ISRME' 85）

经国家教育委员会批准,上海交通大学和日本东京大学于 1985 年 11 月 2 日至 5 日在上海交通大学联合主办召开了第一届中日康复医学工程国际学术讨论会,会议开得很成功,大家交流了学术、开阔了眼界;会议宣读的论文,不仅具有很好的代表性与先进性,且具有相当的实用价值,对促进康复医学工程的发展起着积极的作用。

一、会议简况

出席这次国际学术讨论会的有来自中、日两国有关高等院校和科学研究机构等 30 多个单位,140 余名代表。日方以东京大学工学部精密机械工学科舟久保熙康教授为团长,东京女子医科大学樱井靖久教授为副团长组成了代表团,参加单位有 20 个,代表 31 名。参加会议的代表中,具有正副教授、研究员、主任医师等高级职称的近 50 名,上海市谢丽娟副市长,中顾委委员、原卫生部部长钱信忠等领导同志出席了开幕式并讲了话,中国康复医学研究会名誉理事长陈仲武同志为大会撰写了介绍我国康复事业发展的论文,由付大为所长宣读。

上海交通大学生物医学工程跨系学科委员会主任高忠华教授和东京大学工学部精密机械工学科舟久保熙康教授共同主持了开幕式。林栋梁副校长、舟久保熙康教授致辞,翁史烈校长出席了闭幕式并致辞。

会议共收到论文 81 篇,其中大会专题报告 7 篇,分组宣读 50 篇,书面交流 24 篇。这次讨论会的主题是康复医学工程的基础理论、研究和应用技术,其中包括:①假手、步行机构的计算机辅助设计与控制;②生物体信息检测与数据处理;③生活援助技术的研究和开发(语言、听觉、通信、环境控制及职业训练等);④康复医学和生物医学电子仪器的研究和开发;⑤生物体材料化学分析及生物材料的研究。

二、会议收获

康复医学工程是一门新兴的综合性的学科,它把医学和工程结合起来,运用现代科学技术,使身体功能障碍者尽可能地恢复正常或最大限度的改善,以能够重新回到社会中去,为人类造福。

作者:高忠华,林良明,胡天培

本文刊于 1985 年 2 月《中国康复医学杂志》创刊号第 1 卷第 1 期第 39-41 页。

我国举行如此盛大的康复医学工程国际学术讨论会,在这个领域进行如此广泛的国际学术交流活动还是第一次。会议期间所宣读的论文,不仅具有很好的代表性,而且具有相当的先进水平和实用价值,一定程度上反映了当代中、日两国在这个领域的科研成果。这次学术讨论会对两国的康复医学工程的发展起着积极的推动作用,并为进一步开展两国的学术交流、增进中日友谊作出积极的贡献。具体分述如下。

(一) 康复医学工程发展综述方面

在大会上先后发表了 7 篇专题综合论述,这些论文都系统而详细地介绍了中日两国在康复医学工程领域的研究课题、现状及发展方向,如"日本康复医学工程的现状""日本康复医学和作业疗法""东京京都残疾儿童的康复"和"生活援助技术的重要性"等论文,都对我国康复医学工程的进一步发展有着很大的启示,特别是对促进残疾人回归社会和老年人康复等课题的研究,对我们确定本学科今后的发展方向,有着积极的现实指导意义。

(二) 假手、步行机构的计算机辅助设计与控制方面

在这个方面宣读的论文有"电动全臂假手机构设计与微机控制系统"和"假肢套筒的计算机辅助设计与制造"等,这些内容反映了假肢技术发展的趋势和新途径。特别是这些方面,国内尚处于起步或属于空白(我校正在着手组织和开展这方面的课题),所以通过讨论与交流,对我们在解决多功能假手控制方式、假肢技术的 CAD/CAM 等关键问题有着很大帮助,对新产品的开发有很大的促进。

(三) 生物体信息检测与数据处理方面

讨论会介绍了"应用微机进行自动步态测量系统和数据处理""微机处理波纹构形图像系统及其应用的研究"等论文,都为生物体信息检测与数据处理提出了有价值的现代化方法,对本学科的研究和实验方法很有参考意义。

(四) 生活援助技术的研究和开发方面

日方几位代表在会上宣读了为残疾人提供语言、听觉、通信等方面援助技术的开发与应用,为康复医学工程展示了一种新的研究课题和发展方向,引起代表们的浓厚兴趣,特别是对我们正在开展声控轮椅等重点课题的研究和研究生的教育工作有着很大的启示和帮助。

总而言之,通过这次学术讨论会,对本专业、本学科的科研方向、实验手段、课题研究、新产品开发和教学内容都有很大的帮助,可使本学科的信息处理、仿生机械等课题内容得到许多充实,使电动假手、声控轮椅等重点研究课题及新产品开立的进展得到加快,并对本学科的今后研究方向有着许多指导作用,收获很大。与此同时,使日本教授与专家了解我国、我校在本领域的研究水平、动态,促进相互了解,增进友谊,为今后进一步开展这个学科领域的学术交流打下了很好的基础。所以,在闭幕会上日方代表团团长舟久保熙康教授就主动向我校校长提出"1986 年 11 月继续在上海交通大学召开第二届康复医学工程国际学术讨论会,今后在适当的时候邀请中方代表到日本召开",我校领导对此表示赞同。因此,这将对我国、我校康复医学工程新兴学科的进一步发展起着积极的推动作用。

三、评价和建议

(1) 为期三天的国际学术讨论会,国内代表普遍反映这次会议开得很好。如华北煤炭医学院 65 岁老教授寇用礼曾在唐山地震时腰椎受伤,现下肢行走困难,但他还是很有兴趣地坚持参加会议,感到满意,并表示明年愿意再参加。代表们对我校康复医学工程学科的研究水平及发展也表示赞赏。长征医院康复理疗科主任黄宗瑾说:"看来,国内在康复医学工程领域内,真正开创局面的还是你们交通大学。"

(2)日方代表都对这次会议表示满意。东京大学土肥助教授说:"本来有人对这次会议表示疑问,主要抱着到中国来教教中国人,玩玩,如东京电机大学福井康裕教授曾来中国参加过二次这种会议,印象不好,所以这次原来也是抱着来看看的态度。通过会议召开,认为出乎他的意料,感到开得很好,准备明年继续提供论文来参加。"秋津疗育园园长大岛一良也来函:"我是第一次来中国,感到上海很美,会议组织得很好,很高兴,希望今后有机会再来。"

日方代表团团长东京大学舟久保熙康教授原来对这次会议在中国召开心中也不大放心,而后来他感到安排得很满意,出乎意料,认为搞得不错,很有水平。他说:"通过第一次日中康复医学工程国际学术讨论会,我们了解到目前中国在康复医学工程领域中已有相当高的理论水平,不足之处是还缺乏先进的康复医疗器械和实践。我们相信通过相互合作,中国在这个领域中一定会走在世界前列。日方代表团还主动提出明年11月底继续在我校召开第二届康复医学工程国际学术讨论会。最近已来函提出第二届学术讨论会的计划。日方希望我国在外汇可能情况下也能组成小型的代表团赴日本参加类似的学术会议,以使中日学者在康复医学工程领域中的学术交流能更加密切与相互学习和提高。如果我国政府认可,则东京大学舟久保熙康教授愿出面组织。

(3)这次会议基本上反映了我国和日本在该领域的当代科学研究成果和实践,提供了国际学术相互交流的好机会,对促进我国该领域的发展起了积极的推动作用。

(4)国际学术讨论会暨器械展览会同时举办,对交大来说还是第一次,虽然工作量增大,但是能够起到相互促进作用,使气氛更加生动活泼。

(5)由于宣读论文数多,日期偏紧,所以对以英语宣读的没配以翻译,安排会后交流讨论的活动也偏少,建议适当延长期限,以活跃会议气氛,提高效益。

据联合国世界卫生组织的估计,全世界残疾者约有4.5亿,占总人口的10%,估计到20世纪末,将增加到6亿。我国的残疾者估计超过2000万人,其中仅由于战伤和工伤事故造成的截肢残疾人有300余万。所以,残疾者的康复已越来越成为一个突出的社会问题,引起各方面的极大关注。

在我国,发展这门新兴的学科,为残疾人造福,虽然还只是近几年来的事,但在我国残疾人福利基金会的推动下与各方面的关心和支持下,已取得了可喜的进展。为此,进一步加强国际学术交流、开拓该学科具有重要的现实意义。我们上海交通大学从事生物医学工程-康复工程领域中的科学研究工作的同志,愿为这一造福人类的崇高事业尽最大的努力。

关爱生命的 1/3
——开发睡眠工程技术产品的思考

一、睡眠概述

众所周知,适当的锻炼(特别是步行)和充足的睡眠是健康长寿的有效保证。活动必须用休息来平衡。人人都经历过疲倦和睡眠不足带来的不良反应,缺少高质量休息是造成患病的最常见的原因之一。一夜酣睡是有效的康复手段,会遏制许多早期疾病的发作。因此,提高休息和睡眠质量将是提高健康水平与康复能力的重要环节。

人的睡眠是生命过程的重要阶段和组成部分。据统计,不同动物的睡眠时间各不相同(如蝙蝠为 20 小时,马为 3 小时),人的平均睡眠时间是每天 8 小时,占 1/3(整个睡眠时间的长短,在人类随年龄而异。初生儿一昼夜睡眠将近 21 小时,生后 3 个月的婴儿整个睡眠时间为 18 小时左右,4 岁的儿童为 12 小时,17~19 岁起整个睡眠时间为 8 小时)。

睡眠不仅为常人所需,也可以用于为某些疾病的患者治病(睡眠疗法)。因此,关注睡眠,关爱生命的 1/3,无疑对人的健康长寿和提高生命质量极为重要。如何研究睡眠状态,20 世纪 40 年代德国学者 R·克劳第一次用脑电扫描仪器"发现睡眠是以一种特征性的程序进行的一种轻度睡眠时期,此时脑皮层产生慢的脑电波,然后接着一种深度睡眠时期,此时皮层活动加快了。"50 年代 N·克莱特曼和 E·阿瑟林斯基在婴儿研究中发现"与睡眠的静止期交替着的'活动'期,伴有闭眼的快速眼运动"这个特征。此后的大量研究进一步证实,通过脑电图(EEG)测试分析研究,脑电波确能规律性地反映人的睡眠状况。实验结果表明,人在清醒时脑电发放呈 β 波(14~30 Hz),放松时呈 α 波(8~13 Hz),睡眠时呈 θ 波(4~7 Hz),深度睡眠时呈 δ 波(1~3 Hz)。

睡眠必不可少,一旦扰乱睡眠就会造成不良后果,影响人的健康。不仅会造成中枢神经功能障碍(打乱逻辑思维,造成人格变化等),长期剥夺睡眠(一个星期至半个月)会导致死亡。中世纪对罪犯的刑法中,就把剥夺睡眠列为重刑。

睡眠是脑的另一种工作状态,与清醒同样重要。睡眠是一种复杂的过程,由中枢神经结构和递质协同活动来实现。其机制尚在深入研究中,已明确与脑干中缝核(nuclei of raphe)及递质(5-烃色胺和去甲肾上腺素等)、大脑边缘系统及大脑底部梨状皮层有关。根据美国精神医学会 DSM-Ⅳ 的睡眠障碍定义,睡眠障碍包括失眠、嗜睡、睡醒周期失调和类睡症。

作者:胡天培、高忠华

本文发表在 2003 年 11 月 5~6 日在深圳举行的由中国康复医学会与雅兰睡眠工程研究所主办的《首届国际睡眠工程研讨会》(The International Seminar on Sleep Engineering)做大会宣读论文,刊会议《论文集》中。

失眠在人群中有大量发生,包括短暂性、短期和长期性失眠,主要有三种表现:难以入睡,易被唤醒(唤醒阈值低),睡眠难持久。其原因主要有情绪性(应激作用)、假性失眠(对睡眠缺乏认识)、失律性(时差及工作倒班影响)、器质性(内脏器官疾患、信息干扰)、药物成瘾(药物作用仅帮助进入慢波睡眠)、心理因素。

随着社会的进步,睡眠日益被人们所重视。"睡眠医学"作为一门新兴的独立学科,正在发展。研究表明,人的主体防卫系统的增强主要不是在睡醒时进行的,而是在睡眠中,主要是在睡眠到半夜的"深度慢波睡眠"中进行的。例如肿瘤坏死因子-α(TNF-α)在"深度慢波睡眠"中,较睡醒中可增加 10 倍。睡眠主要受制于和天体运动相关的各种"节律",并和每一个人在地球或空间的瞬间位置有关。睡眠不仅和生物学、生理学、心理学乃至整个医学有关,也和宇宙空间学、深海海洋学和环境科学有关。

目前,一些发达国家如美、法等国均建立了较完备的睡眠实验室从事睡眠研究。尽管如此,迄今对睡眠功能,睡眠过程的生理、病理、心理及其发生机制尚缺乏系统了解。为了推动全世界关注睡眠,国际精神卫生组织主办的全球睡眠和健康计划于 2001 年发起了一项全球性活动——将每年的 3 月 21 日(即春季的第一天)定为"世界睡眠日"。2003 年世界睡眠日的主题是"睡出健康来"。

据世界卫生组织(WHO)统计,全球有 27% 的人存在睡眠问题。我国作为重点国家,2002 年 3 月 21 日起组织力量开展了全球睡眠日万人大调查。中华医学会精神病学会公布的中国地区初步调查结果:42.7% 的成年人睡眠不足(另有资料美国 25% 的成年人睡眠不足),且面对如此严重的失眠障碍没有得到应有的重视,其中半数以上听之任之,没有采取任何措施;去看医生的只占 1/4。

今年以来我国几个大城市先后在几所医院建立了"睡眠中心"和"睡眠障碍中心",并开通了"睡眠关注热线"。"健康来自睡眠"的观念开始逐步深入人心。

二、关爱生命的 1/3

睡眠必不可少又极为重要,如何改善和提高睡眠效率成为关爱生命的重要内容。

应用生化与生物技术,开发新药物帮助睡眠是一个途径。自法国心理学家 H·皮埃朗首先提出睡眠是觉醒时脑中积聚的"催眠素"所引起的理论以来,目前已能从动物脑中提取出睡眠化学物质,但化学结构已搞清楚的,只有 DSIP(δ-睡眠促进多肽)。哈佛大学和芝加哥大学的科研人员后来发现一种"S 因子",动物只要服用极微量的"S 因子"即昏昏入睡。法国和瑞士科学家最近首次证实了人脑中一种叫视前侧细胞核的东西是决定睡眠的,这方面的研究工作尚在进行中。

采用工程技术手段,发展睡眠工程,是必不可少又行之有效的重要途径。下面分述睡眠工程领域已有成效的几项主要内容。

(一) 床与床褥

人的生命的 1/3 是在睡眠中度过的,实际上这 1/3 的时间是在床上度过的,因为睡眠离不开床,自然也离不开床褥。床垫作为与人体亲密接触的支撑,其设计应考虑接触应力的均衡和有利于人体体位和姿势的调整。设计合理和制作精良的床褥有利于营造睡眠的舒适环境并保证高质量的睡眠品质。

如果您由于身体不适而无法入睡或者熟睡,有学者建议换一个新床垫。市面上有许多床垫可供选择,其中包括日式床垫蒲团和充气床垫。这些床垫可以调整软硬度。香港雅兰集团应用现代科学技术指导床褥设计,使睡眠产品不断适应需要。

优质床垫的重要性也表现在长期以来医护人员致力研究身体所受压力与睡后酸痛之间的关系,如睡眠时骨髓关节长期承受压力,日积月累会引起骨骼关节酸痛。这些压力通常来自床垫自身,如果加入弹簧能均匀承托身体的压力,不会在睡眠时造成过多的身体移动,您自然会睡得更舒畅、酣甜。一张好的床垫不但要提供均匀的承托,还要让睡眠的人感到舒适。太软就不能给脊椎有力的承托,有碍睡眠;太硬会使脊椎部分悬空,不能全面支承腰背的下半部分。合理的设计与生物力学、组织工程等有密切关系。采用优质的填充料(椰垫、棉垫、胶网、喷胶棉或海绵为物料)以及弹簧(经热处理)和床网,可以达到满意效果。在美国已有公司开展量身定制床垫、枕头的业务,更个性化。

对于某些长期卧床的病患者,身体局部长时间受压,血液循环系统受到影响,很容易发生压疮、关节挛缩及其他并发症。因而要设计制造专用病床,选择适合需要的床垫。

我国睡眠工程的学科内涵和发展趋向正在受到越来越多的重视。在睡眠医学和睡眠工程结合推动下,用科学技术指导床褥设计,促进睡眠工程在睡眠产品中的应用已取得成效。人机系统评价中的表面肌电信号分析及其应用等研究为进一步推动睡眠工程的发展起了积极作用。随着高新技术的引进,电磁的应用将更加广泛。在应用于床褥的新产品设计中,应注意开展极低频电磁场对睡眠及健康影响的调查和人体测试研究。

(二) 枕具开发

枕具作为睡床与床褥的配套件,其作用不可忽视。枕具的大小、高低、软硬程度以及附加物作用,对人的睡眠质量均有影响。市面上有售的药枕(内装中草药)、电枕(温热、电位治疗、电按摩、电刺激)、水枕(充液)以及侧卧枕、定型枕、蚕沙枕、透气枕和婴儿康姿枕(曲线型睡枕,适合侧卧或仰卧)等不同名目的产品,虽各有效用,但其中有些产品往往缺少严格的科学的检测与评价。有的安全性也缺乏保证。

关于枕具高低,有学者认为,枕头高了会导致通过颈部的血管、神经、呼吸道等变形,不能发挥最佳功能以及使颈后肌肉群紧张等,因此合理的枕头高度应依据生物力学和人体解剖学、生理学原理因人而异,最好能便于调整。目前已有量身定制枕头、床垫的。

噪声是妨碍睡眠的一大障碍,从农村的狗吠到城市中的交通。解决的方法是:研制白噪声发生器(可以发出柔和的声音)附加于枕上。白噪声混合着不同频率的声波,就像白光包括许多种可视光一样,它听起来像淋浴喷头中的水流声。发生器可以调成基本声音,从稳定的水流到有节奏的海浪。白噪声令人心旷神怡,通过分解刺耳的声波和产生抵消这些声波的镜像波来真正消除噪声。可以制成头戴式便携装置。在出外旅行乘坐车、船、飞机时也适用(听不到发动机的噪声)。音乐助眠:不同节奏、旋律和响度的音乐作品,播放时会产生惊人的助眠效果,值得在枕具上附加应用,也有专门的睡眠音乐和睡眠曲可供选听。

(三) 睡眠环境设计

依据现代人-机工程学原理,把人-机(床、褥、枕和附具)-环境(包括卧室)作为一个统一的整体来研究,以创造最适合于人的睡眠的环境条件。如:卧室布置要营造安全、舒适、安静、令人放松的环境。睡床与床上用品要舒适。避免外界干扰(光线、噪声)。卧房空气温度要保持在15～24℃能获得较好的睡眠。舒适的睡衣还能为睡眠加分。保证高质量高效率的睡眠以利健康,还有大量工作要做。

(四) 睡眠仪

睡眠已被证实有益于瘦身(减肥)、美容、增强记忆和治病,各种睡眠仪应运而生。

日本与美国合作研制的"懒人睡眠塑身仪"是一种电子仪器,其原理是将超静音与睡眠时脑电波相同频率的电流同时通过睡前夹于两耳穴位的电极刺激穴位,仅需 15 分钟即能达到如同针灸般的效果——帮助入睡。

我国研制的电子睡眠仪原理类同,选择距离睡眠中枢很近的敏感耳穴作为电波引入点,将低频电波信号(类似睡眠慢波)传入大脑神经中枢,产生调节和促进睡眠的作用。

(五) 睡眠自动报警装置

德国宝马汽车制造公司为防止司机在驾驶中"进入梦乡"发生危险(这是发生 25％车祸的原因),研制出睡眠自动报警装置。通过摄像机检测司机眼帘活动情况将数据汇总传递至装置内,确定司机在驾驶中的清醒程度,继而适时发出光警报信号。

(六) "中央睡眠驾驶室控制"系统

行驶于欧美路线的汽车一般有数天行程,为防止司机在驾驶途中睡眠发生危险,沃尔沃卡车将采用中央睡眠驾驶室控制(centralize sleeper cab controls)系统。卡车内辟有专供司机睡眠的空间,可以让司机在睡眠时直接由驾驶室后方的小床铺连接车内大部分控制系统,以便让长途跋涉的司机可以获得良好的睡眠。

(七) 驱睡眼镜

英国研制的驱睡眼镜是在特制的眼镜框上装上光纤。装置先发出白色强光与日出时晨曦光谱一样,令士兵提神而不影响视觉。调节士兵生物钟的结果,小睡 20 分钟可清醒 48 小时。在克罗地亚战争中已使用。

(八) 低频嗜睡武器

美国依据外部电波能对脑电波产生时间极短的影响这一原理,选用频率极低的电磁射线,让大脑释放出约束人体行为的化学物质。一定频率的电磁波作用结果,能够让大脑释放出其中 80％为天然睡眠物质,已进行动物实验,准备用于人体。

(九) 其他应用

我国研制的"模拟人脑磁场治疗仪",通过交互式电磁感应圈产生对称正弦波磁场,频率 $1\sim30\,Hz$ 可调,各频率间可受控自动变频并可产生周期 $1\sim2\,Hz$ 的梭形自动调幅波群。该仪器治疗失眠症有显著疗效。多导睡眠仪不仅可监测失眠原因,并已成为近年来我国用于睡眠基础研究和睡眠疾病临床研究的一种最新监测手段。

脑电图检查剥夺睡眠,高压氧舱治疗老年失眠症,生物反馈仪治疗老年人顽固失眠,射频消融治疗轻度睡眠呼吸暂停症,鼻呼吸道持续正压(CPAP)面具治疗缓解睡眠窒息症(美国)等均有多方面应用。

三、开发新思考

睡眠占了我们生命三分之一的时间(如按平均寿命 75 岁计算,睡眠占了 25 年),它对于我们生命中的平衡起了重要作用。中国心理热线郭卡乐教授对睡眠的最新解释:"睡眠是指大脑为了将刺激和刺激联结分配固化给相应神经细胞(重整信息)的需要,把兴奋点(注意)暂且转移到原先兴奋强度较弱的神经细胞,并由那些神经细胞接管人体的大部分生命活动,而原先接收处理内外刺激并作出反应的兴奋程度较高的神经细胞因防止没有经过深加工的刺激联结相互干扰(信息过载),必须大部分屏蔽内外刺激对这些神经细胞的作用的必要生命过程。精神疲劳体现为待处理或固化的刺激联结过多,人本能的对刺激联结储存的不安、紧张和焦虑。睡眠质量不高是指屏蔽不够,或睡眠时间不足以充分消化刺激联结的现象。嗜睡则是病态的过多过久屏蔽。这些都是神经控制不足的表现。在睡眠中由于主动性活动减弱,人的体力也得到相应恢复。"因此,睡眠往往是一种无意识的愉快状态,通常发生在躺在床上和夜里我们允许自己休息的时候。睡眠是人们恢复体力,保证健康,增强机体免疫力的一个重要手段。

开发睡眠工程技术产品的新思考概述如下。

(一) 卧室为单元的睡眠环境开发

如前所述,营造最佳的睡眠环境,包括床褥、枕具、附属设备等的合理设计与配置,对睡眠极为重要。研究表明,卧床布置的朝向对睡眠也有影响;负离子发生器的使用也有益于睡眠。客观世界存在着各种各样的系统,钱学森教授认为:人体是一个开放的复杂巨系统。以人的整体功能态来描述人体这个开放的复杂巨系统的各种功能特征,用脑电图为指标描述睡眠功能态,已在我国航天研究所实现。因此,以卧室为单元的睡眠环境系统开发,以及实际效果评价,可以借助于脑电图仪对受试者的脑电波的测试观察,从中探寻最佳模式。

(二) 以中枢神经系统功能的睡眠机制为基础的睡眠仪器开发

信息是从物理过程到神经过程又到心理过程及其相反过程的转化物。心理的信息可以记忆印迹分子(engrammolecule)的物质形式,储存在皮层细胞的突触内,也可以转化为输出的神经信息并通过肌肉收缩发生行为以作用于外界环境。人的意识活动性能促进这种转化过程。如前所述,睡眠也是重整神经细胞的刺激信息并转移兴奋点(注意)的生命过程。因而深入研究中枢神经系统功能的睡眠机制,开发睡眠仪器,必将获得根本上的成效。气功从生理学角度来讲,是主观意识调控代谢的神经训练过程。通过练气功,主要是沟通主观意识与自主神经系统的联系,并借此调控其生理代谢,气功仪的诞生依此原理,我们研究开发睡眠仪也可以借鉴。

重新认识、开发和利用大脑被称为"脑内革命",主要指出左脑与右脑的不同分工(左脑逻辑思维为主,右脑形象思维为主),提倡开发右脑(右脑储存信息十万倍于左脑)。右脑细胞激活时会分泌被称为脑内吗啡的有益物质(能有效提高免疫功能)——递质 β-内啡肽,同时脑电波呈 α 波。对脑功能的研究,中枢神经系统的研究、认识和开发利用,是睡眠工程今后深入发展应当借鉴的理论基础。

第十一届国际假肢与矫形学会世界会议在香港成功举行

2004年8月1日至6日,在香港国际会展中心成功地举办了第十一届国际假肢与矫形学会世界会议(The 11th World Congress of The International Society for Prosthetics, and Orthotics,简称 ISPO2004)。会议由香港工程师协会生物医学分部、中国康复医学会、中国假肢与矫形器学会等16个单位联合发起,65个国家1500名代表出席会议(注册正式代表900余名)。学术报告总数544篇(口头报告252篇),其中参展商400名及注册展览会100名,展台183个,展台面积3900 m²,堪称规模宏大(图1)。国际 ISPO 总会 Sepp L. HEIM 主席、世界卫生组织(WHO)代表 Chapal Khasnabis 先生、国际著名康复专家方心让爵士的代表应邀出席了会议的开幕式。

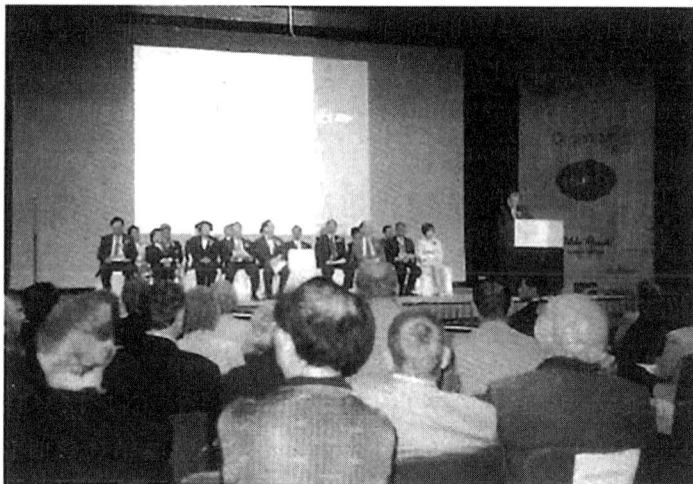

图1 2004年 ISPO 大会主会场

这次会议是 ISPO 第11次世界大会,前10次除1989年那次在日本神户举行外,其余均在欧美国家召开。因此这次盛会能安排在中国香港,对中国来说意义更大。我国内地有500多名代表出席会议,是历年来出境参加一个国际会议人数最多的一次。我国民政部社会福利和社会事务司副司长阎青春、香港特别行政区政务司司长曾荫权、中国残疾人联合会常务

作者:胡天培,高忠华

本文刊登于2004年10月《今日医疗器械》第2卷第4期总第6期第37–41页。

副会长王新宪等都前往参加。大会主席麦福达教授致开幕词。开幕式有颁奖仪式,龙舞表演和残疾人文艺演出,充分体现了中国特色。

会议期间,香港特区政府组织了 800 人参加社区日活动,参观残疾人冰上曲棍球友谊赛、残疾人画展,还组织中学生参与、了解假肢和矫形器的活动,并让学生们提出如何帮助残疾人恢复正常生活的构想。会议开得生动活泼,别具新意。

会议期间,即 8 月 4 日晚,由 ISPO 香港分会、香港义肢矫形师学会和香港理工大学赛马会复康科技中心在香港理工大学文康楼联合举办茶话会,邀请所有参加 ISPO 大会的华人代表。到会者共 150 余人,茶话会 ISPO 香港分会关雄熹会长主持,代表们联谊和共商合作发展康复事业,气氛亲切融洽。

一、学术会巡礼

这次大会的学术报告活动,无论是内容,还是规模都堪称世界水平,受到与会者的热烈欢迎。除在开幕式上由日本泽村诚志(S. Sawamura)教授作题为“在文化理念上生活质量的创新”的主题报告外,还有 P. C. Leung 教授的“临床方面的创新——矫形外科的历史是为改良功能而进行的革新过程”、Dudley Childress 教授的“科技方面的创新——工程师改善假肢和矫形的方法”、Erik. Ax 先生的“个人方面的创新——以革新来提高生活质量的个人选择”、Eiji Tazawa 先生的“专业方面的创新——以全球角度看假肢与矫形事业的发展”、Tomas Lagerwall 先生的“社会方面的创新——以全球角度看适宜的假肢及矫形器的新挑战”等大会报告。学术报告会尽管设两个大会场和 4 个中会场,但由于报告都非常精彩,因而还是经常座无虚席。如香港义肢矫形师学会梁锦伦主席的讲课,晚到的人就很难找到座位。

这次学术交流的形式也丰富多彩。除大会报告外,还有指导课程、专题报告、口头报告、产品技术介绍以及墙报。每天从早上 8 点到下午 5 点,都排得满满的,非常紧凑。

指导课程主要内容有:①神经性足疾治疗的创新;②残肢的皮肤问题;③上肢假肢混合设计;④脊柱侧弯的临床生物力学;⑤低成本小腿假肢选择方案;⑥辅助器具科技发展新趋势;⑦外部假肢及矫形器的国际标准;⑧功能电刺激的应用;⑨成功使用外部上肢假肢的因素:一种团队方法;⑩踝足复合体的对线;⑪认识假肢和矫形器所用材料的强度以最大限度地保证使用者的安全;⑫制作假肢矫形器时的一般错误及如何避免;⑬部分足截肢及假肢;⑭步态分析在假肢及矫形领域的临床应用;⑮大腿假肢接受腔的设计;⑯用于小儿麻痹症患者护理的矫形器;⑰轮椅的选择和适配;⑱功能的国际分类;⑲临床测量的准确性和有效性;⑳矫形设备的成本计算;㉑截肢的术后处理;㉒治疗畸形足的现代方法;㉓截肢运动员的身体训练;㉔痉挛状态的治疗;㉕压力、摩擦力、剪切力与接受腔舒适性的关系;㉖过膝关节截肢和假肢;㉗新截肢患者的物理治疗、步态训练和早期的助行器;㉘儿童上肢截肢的协作组治疗;㉙大脑瘫痪步态分析的临床说明;㉚需求评估、项目计划和监控的协议发表等。

各分会场专题报告主要内容有:①测定的假肢及矫形器使用者的生活质量;②下肢截肢手术的进展;③上肢截肢者的新控制方法及功能;④下肢矫形器的生物力学及效果;⑤战后的假肢和矫形器康复服务;⑥关于假肢术及矫形的多学科组:工作模式;⑦假肢及矫形器效果评估的方案;⑧假肢和矫形器学习的差异;⑨非工业国的专业人员发展的冲击;⑩运动分析的临床应用:正反讨论;⑪假肢矫形器的远程康复;⑫对于儿童假肢矫形器开发的特殊考

虑;⑬脊柱畸形矫形器处理的评估;⑭假肢与矫形器检测的作用;⑮机电膝关节技术的进展;⑯矫形器和卒中会议报告;⑰假肢与矫形器生物力学的电脑模型;⑱有限资源条件下的假肢及矫形器服务;⑲使卒中患者最大限度恢复功能的策略;⑳矫形器 CAD/CAM 的进展;㉑先进的假肢零部件的处方;㉒身体健全、肥胖及残疾;㉓假肢学和矫形器学的文化差异;㉔影像案例研究;㉕截肢者的社会心理康复;㉖新一代的假肢及矫形器 CAD/CAM;㉗对于残疾人士的环境保障;㉘小儿麻痹症和矫形处理问题;㉙加强全球假肢及矫形的专业社群;㉚工业国的教育和专业发展;㉛用于治疗小儿神经功能紊乱的 AFO-鞋具组合的调整;㉜观察步态分析:提高可靠性和有效性;㉝非工业国的教育和假肢及矫形专业特征;㉞假肢原理及对步态的影响;㉟运动矫形器;㊱轮子移动性和座椅的新思考;㊲假肢及矫形器的专业探索:生存的问题;㊳非工业国的大腿假肢系统试验;㊴假肢接受腔制造的革新;㊵混合矫形学的神经控制;㊶人体支持接触面的最新研究;㊷足部滚动过程的含义;㊸以运动及休闲为目的的假肢革新等。

会议口头报告主要内容有:①假肢矫形器效果测量的应用;②手术:截肢和预防;③假肢接受腔的生物力学;④脊柱侧弯治疗的新证据;⑤非工业国的康复;⑥机电假肢的发展;⑦下肢截肢效果;⑧提高假肢矫形器教育;⑨OSSO 整合假肢研究;⑩步态分析的矫形应用;⑪非工业国假肢零部件的创新;⑫上肢假肢的临床论述;⑬下部运动神经损伤矫形器;⑭假肢与矫形器的新检测仪器;⑮创新性假肢膝关节的评估;⑯矫形器及退化情形;⑰截肢人口的评估;⑱上肢假肢的临床经验;⑲偏瘫步态的踝足矫形器 AFO;⑳非工业国小腿假肢足部修型和加工方法;㉑工艺矫形外科;㉒截肢后的康复;㉓负载下的组织:为假肢矫形器设计时的考虑;㉔假手创新;㉕OSSA 整合假肢的临床效果;㉖先进的膝关节机构;㉗矫形器的新控制机构;㉘足部护理产品的研究;㉙为全球假肢及矫形器使用者提高生活质量;㉚上肢工程设计;㉛神经性足的管理;㉜脊柱矫形;㉝非工业国的教育和服务;㉞假肢接受腔接触面的研究;㉟上肢矫形器的进展;㊱假肢的新材料和新工艺;㊲足部矫形研究;㊳假肢及矫形器服务管理;㊴假肢学临床的挑战;㊵截肢者运动学;㊶痉挛治疗和特殊坐垫;㊷下肢矫形设计;㊸非正常挑战环境中的康复;㊹修饰方面的思考;㊺下肢假肢的充分利用;㊻取型和操作法等。

产品技术介绍会和墙报主要内容有:① Ossur,小腿截肢者有效利用飞毛腿;②Blatchford 公司的承重活动的假肢膝关节;③Ohio Willow Wood Omega 系统;④Silipos,新 Silipos 探讨凝胶衬垫系统和矿物油凝胶技术;⑤Medi Bayreuth,提高移动性的新型假肢;⑥ALPS,悬吊吸阀与针锁相比的优点;⑦Ossur-Ossur,小腿截肢者假肢的内衬垫和接受腔;⑧Chas A Blatchford & Sons 公司新假肢产品;⑨Silipos,新 Siliplos 探讨凝胶衬垫系统;⑩OTTO BOCK 假肢方面的艺术发展;⑪Boston Brace 国际公司:Boston Brace 脊柱矫形器;⑫Nabco 公司生产的柔性智能化膝关节;⑬Gilbert & Mellish 公司的动态夹板疗法;⑭Seattle Systems 高性能足介绍;⑮OTTO BOCK,矫形的艺术发展;⑯Apex Foot Health,糖尿病足部护理的原则;⑰Medi Bayrenth,骨质疏松的脊柱矫形;⑱技术软件展示等。

此外,还有粤语健康论坛:①老年人健康;②大众健康;③康复科技;④儿童健康。

值得一提的是,在这次大会上我国论文入选情况有了很大变化。记得上一届 ISPO 会议,发表的学术报告有近 400 篇,而我国无 1 篇论文入选。这次仅上海交通大学就有 4 篇论文入选,其中会议口头报告 2 篇,显示了我国在这一领域的学术水平正在迅速提高。

二、展览会大厅一瞥

香港国际会展中心 ISPO 展览会一进门就是会议"钻石赞助商"德国 OTTO BOCK 假肢矫形器工业有限公司的最大展台(图2),约占总面积的 1/4,展出全系列展品上肢、下肢、矫形器、医疗、康复、设备、原材料等 200 余种,特点是智能化、功能化。首次展出的典型产品:①智能仿真腿(C‐LEG Compact):关节在全球已推广 7 年,美国去年一年销量达 2 100 条,美国在伊拉克受伤者均装上这种假肢。改进后减少两个传感器使价格更适合亚洲(中国)市场。②硅胶套技术(Harmony P2):代表接受腔硅胶套的发展方向(新技术),通过排气的方法替代用锁锁定残肢套,即采用脚板配装的气泵在走路时靠自身力作用工作(排气)替代原用机械装置——锁。③液压关节:3R60 改进型将重量由原来 950 g 减至 850 g,将液压油缸橡皮外圈(易刺破)改用金属体,整个关节调整试样更为方便。3R105、3R106 改进型针对亚洲地区气候湿热特点,使产品更加适合亚洲地区人群使用。④假肢配置数据站:将病人资料输入后能自动产生整套假肢配置,根据病人情况自动选出一套适患者使用的假肢,以最大限度地发挥假肢功能。⑤工具设备:首次将电热丝加热改为电热丝加微波技术加热,通过材料本身分子运动产生热量使材料加热温度更均匀;便携式小型真空泵外形尺寸仅为原来台式的 1/8,重量为 1/3~1/4。⑥1D35 脚板:将储能弹性体 S 型结构进行改进,延长脚板使用寿命,将全面取代原来的 1D25 脚板。⑦肌电手:代表世界最新水平,电动肘关节设计参数与性能全面超过各国同类产品,手头的张闭合速度达到 0.75 秒(原来为 1 秒),电动肘关节提升速度(非提物状态下屈曲)达到 0.5 秒,最大提物重量达到 5 kg,是世界上提物最重的。

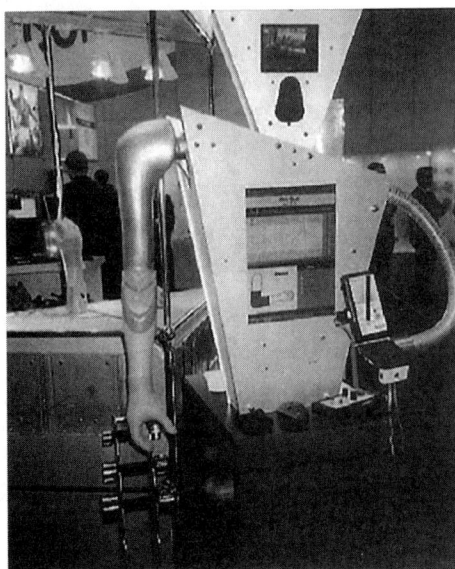

图 2　OTTO BOCK 假肢配置数据站

与 OTTO BOCK 并列相邻的第二大展台是会议"金牌赞助商"冰岛 OSSUR 公司(实际上是美国公司,北京瑞哈国际假肢矫形器贸易有限公司为中国独家代理)是全球假肢行业唯一一家上市公司,也是假肢行业第一个将硅胶产品引入假肢的公司(图3)。首次展出的先进技术产品有:①电子仿生腿(即电脑腿),首次应用电磁技术,解决以往液压技术漏油问题;关节中首次应用步态学习程序;首次应用负压(真空)悬吊技术取代硅胶锁,结构简单,对残肢长的患者更适用,从而扩大使用范围。②可调后脚跟:可随患者不同鞋眼的高度应用液压技术自己调整,特别便利喜欢穿高跟鞋的女患者。③七轴几何锁液压关节:通常是一、四或五轴,七轴几何锁在脚踏着地时几何锁锁定,在蹬离期间几何锁自动打开,能保证支撑期关节最佳稳定性。内置式液压缸不易受外界环境的影响;④碳纤维脚板:首次采用分趾结构,有很好的内外翻功能,可适合不同路面。脚板采用 J 形设计,后跟采用 X 形设计,具有更接近正常人脚的三个转动中心功能。

一位挪威残疾人左大腿离断,五年半前配装了植入式假肢,在展会中备受关注。他用一

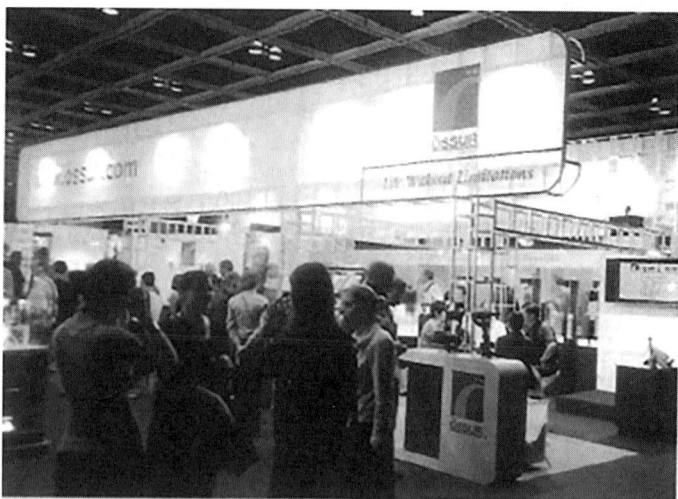

图3 "金牌赞助商"冰岛 OSSUR 公司展台

把小工具可以很快拧上或卸下假腿(图4),行走自如,引起许多参观者观看和摄影。其中关键技术是植入人工骨的承重问题和人工骨引出端与肌肤接口的抗感染问题。他每日用专用药液清洗接口端部,至今一切如常。

面对展厅门口的第三大展台是 REGEL 香港皇室义肢有限公司,1978 年成立至今发展迅速,不仅有硅胶制品假手套(图5),还有关节、硅胶五官(假鼻、下颚、耳朵、假眼),引人注目的有:①液压膝关节:用于 AK 大腿和膝离断大腿,特别是具有液压大腿所有功能,但油缸可小 1/2,重量轻 20% 以上(该产品是代理北京精博现代假肢矫形器技术开发公司产品);②有汗毛的假手套,更逼真,更人性化;③展台有特色:三棱锥形 6 米高装饰象征着向世界冲刺(产品供应全世界七大洲 50 余个国家)。

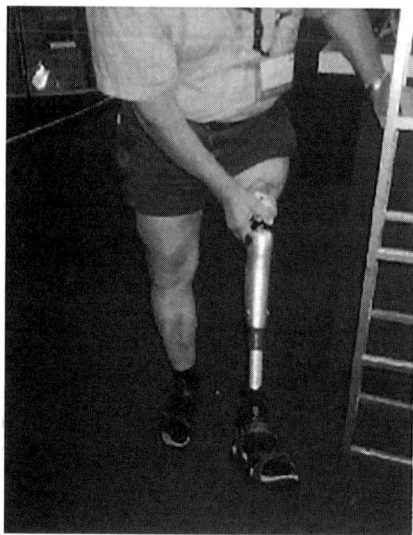

图4 挪威残疾人正在自己安装假肢

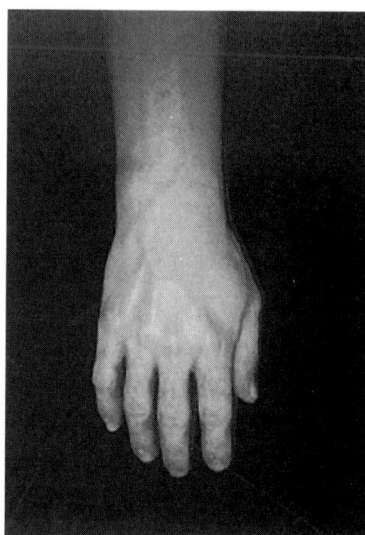

图5 有汗毛的假手套

　　上海科生假肢有限公司展台是与香港 REGEL 公司、台湾德林义肢矫形康复器材有限公司一样的中国商业型展台。推出的新产品有：MA31C 肌电臂，2.5 秒屈肘 135°，可拿 1 千克东西在 4 秒左右屈肘 135°；手腕、肘关节都能比例控制（如肌电发放强，运动速度快；弱则慢）；三个关节可协调运动，完成多种日用程序。两年前莱比锡国际假肢康复技术博览会上曾作为中国高技术智能假肢做过介绍，是国际上唯一的可三个关节协同动作的假肢。

　　中国残疾人联合会展台是国内最大展台，第一次展出李嘉诚基金会为全国残疾人开展人生新里程而推广的实用低值假肢（低成本普及型下肢假肢产品系列），受益者已达 6 万人。其中深圳市残联最新推出的足底受力显示仪可用于评估矫形器矫形前后的效果用足印图判断，很受欢迎。

　　加拿大卧龙研究公司（VORUM）展出的假肢与矫形器 CAD/CAM 系统用激光扫描 AFO 形状角度，采用新程序修改后将数据输入切割机制成模型。此次第一次展出复杂形状（弧形）的激光扫描加工。

　　香港理工大学赛马会复康科技中心赛马会复康科技诊所展台的电子手托，是功能性电刺激在矫形器上的应用成果，可改善于功能并减少或防止受损后引起的后遗症。

　　北京假肢科学研究所展台展出了北京精博现代假肢矫形器技术开发公司丹阳分公司的上肢肌电手产品，并首次展出上海天竹康复科技发展有限公司出品、上海交通大学康复工程研究所监制的发明专利展品仿真电子假手（图 6）。假手具有五个手指仿真关节可被动屈伸，用最新镁轻型镁合金材料制作，手头重仅 195 g，以及智能型 JNH 手臂稳定度测试康复仪，可用于测试评定和康复功能训练治疗。

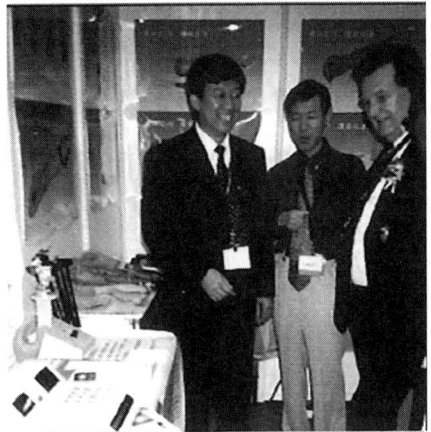

图 6　国际 ISPO 总会 Sepp L. HEIM 主席在中国假肢协会王喜太会长陪同下，饶有兴趣地参观上海天竹康复科技发展有限公司（上海交通大学康复工程研究所）展品：仿真电子假手和 JNH 手臂稳定度测试康复仪

　　感谢 ISPO2004 组委会关雄熹秘书长和朱图陵教授为本文提供宝贵资料和指导。

合唱与老年健康的关系研究

随着科学技术的进步和现代社会的发展,人们的生活水平不断提高,人口老龄化问题日趋突出,成为对人类的严峻挑战。老龄人口(60岁及60岁以上)超过10%就步入老龄化社会,我国21世纪已属于老龄化国家,作为国际大都市的上海也在国内率先成为老龄化城市,如图1所示,根据2008年末的统计数据,上海户籍人口中已有301万老年人,占21.6%。

人口老龄化带来一系列社会问题,其中包括过去很少听说过的"老年痴呆症",也因人寿延长而凸显出来。现今公认的人的寿限是120岁,我们周围的百岁老人已不鲜见,早已打破"人生七十古来稀""长命百岁"的纪录。

现代人在促进社会发展、追求文明进步的同时,也付出了健康的代价。人类在从青年到老年的生命过程中,不只是一系列的"生命危机",更是一个得失共存、充满挑战、充满机遇的发展过程。老年人,尤其是离退休的老年人,由于环境和职务的变化,集体活动和社会活动减少,以及机体功能的逐渐衰退,"失落感""孤独感""疑虑感"油然而生,影响美好生活的享受。

实际上,老年也是一个单独的生命阶段,大致可分为精力充沛的中老期(60~75岁或80岁)、延缓的高龄期(75或80岁~大约90岁)和虚弱的老迈期(85~95岁或更高)。可以说老年是一个充满个人成就感的时期,并提供追求自由选择和探索的机会,而在早期由于工作和家庭的压力,这是办不到的。许多成功的老年人所发挥的作用非常接近他的能力储备的

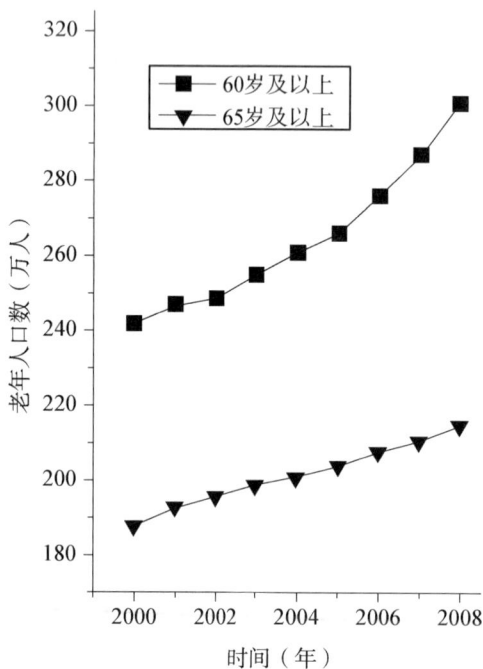

图1　上海老年人口变化图

作者:胡天培,李建平
本文刊于2016年11月第1版上海交通大学出版社《合唱在上海交通大学》第147-163页。
此文初次发表后,相继出版了《合唱与老年健康》专著,举办了《"合唱与老年健康"上海论坛·2012》和《2016"合唱与老年健康"国际研讨会》。合唱与老年健康事业蓬勃发展,上海交通大学老教师实验合唱团也随之诞生。

极限。而要顺利进入老年行列的关键是能在生理、心理和社交三个方面达到既乐己又悦人的康乐状态。

全面健康的框架体系中，心理健康是老年人长寿和安度晚年的基础。创造条件适应新的生活环境，交往新的人群，拓展新的生活空间，这些对老年人尤为重要。值得注意的是不少老年人积极参加合唱活动，培养兴趣爱好，广交朋友，既愉悦了心身，又增进了健康，使生活充满活力，也有利于促进社会和谐发展。

合唱与老年健康是一个值得探讨、具有深远意义的新课题，本文从科学层面上论述合唱与老年健康的关系。

一、人口老龄化对人类的新挑战

珍惜生命，钟爱健康，是古往今来人类的普遍追求。在人的一生中，中老年是一个重要而漫长的时期，也是各种疾病的高发期、易发期。几十年的人生风雨和创业历程，既给中老年人带来丰富的人生经历，也往往给他们带来身心劳损、病痛缠身的困扰。

人的衰老，在生理上，首先表现在外貌发生变化，同时在身体各器官（如感觉器官、内脏器官、运动器官）和各系统（如内分泌系统、免疫系统、神经系统）出现功能及器质改变，通过物理的、生物化学的方法能够检查出来，有些方面本人也能明察和感觉到。在心理上，也发生精神心理适度波动（如认知改变，情感情绪变化，性格变化）。对大多数老年人来说，生理老化和心理老化是同步的，但老年人的心理老化表现复杂，不像生理老化的征象明显，而且个体差异很大。

延年益寿、颐养天年是人们的美好愿望。近些年来，随着科学技术的飞速发展和医学的进步，衰老机制的研究已取得重大进展。可以认为，衰老是极其复杂的整体性退化过程，是很多因素共同作用的结果，不外乎先天性（内因）和后天性（外因）两个方面，具体与遗传因素、性格因素、疾病因素、生态因素、营养因素、运动因素、兴趣爱好等有关。

世界卫生组织（WHO）早在 1990 年就提出了"健康老龄化"的目标。2002 年第二次世界老龄大会又接受了世界卫生组织提出的将"健康老龄化"扩展为"积极老龄化"的新建议，强调了"参与"对实现老年人的自身价值、增进老年人的健康、减轻未来医疗保障压力的重大意义。健康长寿就是要治病与防病结合，重在预防；养生与养心结合，重在养心；物质生活与精神生活结合，重在精神生活。

歌唱是自有人类以来就有的一种本能的音乐活动，是人们表达情感最自然、最直接的方式。实践证明，科学的歌唱，不仅能陶冶人的情操，还具有奇妙的健体功效；它既能提供精神力量，又能转化为物质力量。将科学发展观融入老龄化社会生活，能促进社会不断和谐、发展。

二、音乐与健康关系的研究概况

音乐是通过有组织的乐音在时间上流动的音响来创造的艺术形式，使人们抒发感情、表现感情、寄托感情并反映社会现实生活的一种艺术。可以说，"音乐是感情的语言""乐与情通"。音乐的音律、节奏、旋律、结构都具有高度的逻辑性，反映出客观世界运动的一些规律，可以说它是一种情理兼容的艺术形式。爱因斯坦曾说，我们的世界可以由音乐的音符组成，也可由数学的公式组成。也有人说，世界上有两件最奇妙的东西，那就是数学和音乐。数学用 0～9 这十个数字来表现逻辑的世界,音乐则是用 C～B 这七个音符来表达感情的世界。音乐这种声音的艺术,从原始的歌唱到后来的乐器乃至今天的乐队,在不同的社会背景下都会激起人心的波澜。总之,音乐可以给人以生理上的共振、感情上的激发、情操上的熏陶、哲理上的启迪。

事实上,音乐对人体的作用,从胎儿时期就开始了,我国古代就有胎教之道。音乐不仅能促进婴幼儿的脑细胞发育,在人体健康与治疗疾病方面也早为人类所认识。我国古代医论中,就认为音调与人体五脏相关联:宫属土,通于脾;商属金,通于肺;角属木,通于肝;徵属火,通于心;羽属水,通于肾。公元前 517 年,孔子在齐国听了"六代之乐""大韶"合奏曲后,感到三月不知肉味。晋代的"琴论"有"抚以五弦。养生调神而长寿传至后世"之说。明代医学家也有"歌咏可以养心情"的高见。清代名医吴师机提出"看花解闷,听曲消愁,有胜服药"的论点。古代作战时,"擂鼓三遍,号角齐鸣",振奋士气。"声振百里动荡山谷,一鼓作气,皆音乐之神功也"。

最早提出音乐治疗概念的是公元前 5 世纪希腊哲学家毕达戈拉斯,他提出音乐能保持心理与生理健康,战胜疾病。随着科学技术发展和社会进步,一门新的医学科目——音乐治疗学终于在 20 世纪 40～50 年代的现代医学中诞生。1950 年美国音乐治疗协会(简称 A. M. T)在纽约成立,此后,英国成立了音乐治疗中心,德、法、丹麦、芬兰、挪威也相继成立了音乐治疗机构,并在 70 年代后多次举行世界性的音乐治疗学术会议。美国密苏黎大学率先成立了有音乐治疗博士点的音乐治疗系,他们在做人工心脏植入手术时,播放拉威尔的"波莱罗舞曲"及维瓦尔蒂、门德尔松的古典爵士舞曲,来减少麻醉药用量;英国剑桥大学用音乐代替麻醉成功拔牙 200 多例。瑞典哈穆斯塔市产院让产妇听几首莫扎特钢琴协奏曲后竟使难产转为顺利分娩。日本音乐家试用爵士流行音乐让产妇听后,发现乳汁减少 20%～50%;用扬声器听欧洲古典音乐,乳汁增加 20%;而戴耳机听则可增加 100%。加拿大生理学家海伯试验证明:优美的音乐能使大脑皮层功能改善,神经功能得以调节,呼吸脉搏减弱,血压降低 10～20 mmHg,并能抑制疼痛。德国慕尼黑大学给胃溃疡病人听贝多芬、莫扎特乐曲康复治疗效果显著,他们在手术麻醉前让患者自选音乐,减少用药量,大大提高麻醉效果。许多国家不少医疗机构正在利用音乐帮助残疾人恢复失去的功能,如脑损伤、脑瘫痪、小儿麻痹症、呼吸病患者、盲聋残疾等。日本一医疗机构对患有假性痴呆的老年人施行音乐治疗,取得显著疗效。用音乐能刺激调节身体运动的节奏,诱发自然的身体反射,帮助患者重建正常的节奏感,创造控制机能的条件。我国音乐治疗起步较晚,于 20 世纪 80 年代初开展,1984 年开始应用于临床。1986 年北京安定医院成立音乐治疗室,在陈学诗教授指导下,对精神病患者开展音乐治疗取得满意疗效。随后全国数十家医疗机构都先后开展音乐治疗。

音乐的作用机制已为现代科学所证实。音乐对人的生理作用,首先是通过音响对人的听觉器官和听觉神经的作用开始的,继而影响到全身的肌肉、血脉及其他器官的活动。音乐通过大脑边缘系统调节躯体运动、自主神经及大脑皮质的功能;音乐刺激还可以通过网状结构提高或降低中枢神经系统的活动水平,协调脑干网状结构与大脑皮质各部分功能间的关系;音乐作为一种声波,当频率、节奏、强度等与人体内部机体细胞的振动频率、生理节奏一致时,便会产生同步的和谐共振,发挥出最大的能量,产生一种类似细胞按摩的作用,并促进细胞的新陈代谢。以上一系列作用促使脑细胞分泌激素,改变脑电波,产生不自主生理反射,产生愉快或不愉快的记忆或联想,并改变注意力,增强记忆,改变情绪和行为,调节呼吸、循环系统,使呼吸和脉搏发生改变、降低血压、减少呼吸运动阻力、促进身心健康。最近美国科学家发现人体生物音的计算机处理模式,说明人体内部各器官的协调运行有如一个大型的交响乐队,在协奏着生命进行曲。

音乐治疗不是简单的音乐欣赏,是有特殊规律的治疗,一方面作用于人的生理,另一方面作用于人的心理,往往同时作用但功能上各有侧重。其分类有:直接音乐疗法,即以一种节奏强烈的音乐直接作用于耳鼓、颅腔、胸腔、腹腔或其他肢体组织,以刺激、诱导、调节有病变器官的功能,这种方式往往要配合体疗或功能训练一起进行;另一种是音乐电疗,即利用音乐的物理特性,通过有音乐节律的电流作用于肢体,是一种带音乐治疗性质的电疗。音乐治疗在方式上有被动疗法和主动疗法。被动疗法是通过欣赏、启示而达到治疗的目的;主动疗法是通过参加演唱、演奏,包括医生与患者的交流活动和即兴创作,来达到治疗的目的。实施中采用同质原理或异质原理。同质原理即采用的音乐节奏、旋律、和声、音色、风格、感情等方面都要与患者的生理、心理状态一致,符合其欣赏习惯,能引起共鸣;异质原理则相反。依据巴甫洛夫条件反射学说和"乐极生悲""物极必反"辩证法,选用合适音乐。音乐治疗学和音乐学密不可分,其研究基础是音乐生理学与音乐心理学。音乐作为一门学问,其功能是多方面的。概括音乐的功能:①音乐可以让身体放松。好的音乐可以纾解压力,避免因自律神经紧张失调而导致慢性疾病的产生。②音乐可以敲开封闭的心灵,纾解忧郁苦闷的心情,甚至可以做到某些程度的心理治疗。③音乐可以刺激脑部,活化细胞。适当的音乐刺激能帮助脑部的活动,甚至防止老化。④音乐可以提升创造力。刺激右脑,尤其是古典乐曲对右脑的训练与开发很有帮助。⑤音乐可以帮助入眠,提高免疫力,增加神经传导速率,增强记忆力与注意力,让人的身心都得到适度的解放、发展。⑥音乐的旋律可以使婴儿呼吸平静、心跳减慢,让婴儿不再苦恼不安,也可以刺激婴儿的大脑思维能力,让他(她)更聪明,等等。什么样的音乐对什么样的患者有帮助,大量研究已能提供详细的可供选用的曲目清单(包括中国、外国、古典、现代)。

三、合唱与老年健康的研究基础

中国正在成为普及合唱的大国。自改革开放以来,尤其是进入新世纪以来,一场空前持久的普及合唱的活动正在祖国大地兴起,其规模之大、范围之广、参加人数之多达到难以估算的程度,参加各类合唱活动的人数按"千万人"计,各类合唱团队像雨后春笋般建立起来,数以"十万"计。广东省走在全国前列,非职业又平时坚持活动的合唱团队仅珠江三角地区就有13 000多个。上海参加合唱团的老年人中年龄最大的已95岁。值得提出的是,这些不论省级的、市级的、区级的、各系统的、各院校的、各企业的、各社区的、各乡镇的、各街道的合唱团队,其中多半是老年人;这些群众性的合唱团队,从最初以鼓舞斗志、激发建设热情的群众歌咏为主,发展到现在的多元化、多声部、高水平合唱艺术,整体水平上了一个大台阶。面对如此众多的老年合唱群体,合唱与老年健康的关系值得探讨。

在科学发展观指导下,现代科学理论和技术成就已为我们从科学层面上研究和探讨合唱与老年健康的关系,提供了良好的基础。

(一)全面健康的新概念

古希腊,人们以肌肉发达、体态健美、活力充沛作为健康的标志,提出"健力美"的概念,已作为奥运宗旨之一,延续至今。

传统的健康观认为"体格健壮，没有疾病"，没病即健康的观念在人们心中一直占主导地位。

全面健康观是 1948 年生效的世界卫生组织《组织法》序言中提出的"健康三维"概念："健康不仅为疾病或羸弱之消除，而系体格、精神、社会之完满状态"。这就极大地扩展了健康概念的内涵和外延，建立了全面健康的框架体系，由此可以概括出三个维度：①躯体的；②心理的（包括行为的）；③社会功能的（包括道德品质的）。由此可见，健康是躯体、心理和社会功能三个方面的有机统一体，三者紧密相关，相互影响，缺一不可。

（二）新创建的人体科学

今天的科学技术不仅仅是自然科学工程技术，而且是人类认识客观世界、改造客观世界的整个知识体系，而这个体系的最高概括是马克思主义哲学。我们完全可以建立起一个科学体系，而且运用这个科学体系去解决中国社会主义建设中的问题。在自然科学、数学科学和社会科学这三大部门之外，应该考虑三个新的、正在形成的大部门：系统科学、思维科学和人体科学。

人体科学认为，人是一个极为复杂的、物质的巨系统，这个巨系统又是开放的，与周围的环境，与宇宙有千丝万缕的关系，有物质和能量的交换。因此可以说，人与环境，人与宇宙形成一个超级巨系统。它的特征是人体的功能状态，包括一些特殊的人体功能状态。人体科学就是研究人和人在客观环境下所处功能态的学问。

人有意识。人能够用大脑的思维活动影响神经系统，把人体这个高度复杂的巨系统加以改变，使得巨系统空间中原来的相对稳定的点或环变成不稳定的。而另一个点或环变得更稳定，人体就移入这一功能态，即人能通过意识作用从一种功能态进入另一种功能态。但要注意，这种由人的意识和思维活动改变人体功能态，不是直接的，而是更巧妙、间接的，即意识和思维作用于神经系统，神经系统影响整个人体，整个人体才进入巨系统的功能态。

人脑是由 1015 个单元组成的超级巨系统。人脑的功能和人的社会活动有密切关系，人脑是一个受社会作用的、活的、变化的系统。一个复杂的系统是有结构的，而且有不同的层次，每个层次又有自己的特点，层次与层次之间不是割裂的，下面的层次综合起来，可以得到上面一个层次的性质。要研究层次间的相互关系必须用系统的观点，从一个层次到另一个层次有飞跃，不是简单的延伸，是量变到质变。人体科学特别要抓住人的整体这个层次，特别是在神经系统和人脑控制下的这个体系。人的意识和思维是人脑的高阶层活动的结果。以气功为核心的中医理论，气功和人体特异功能是开展人体科学研究的一把钥匙，气功的"外气"，现在只能称为人体发出的有信息的物质载体。

人类是用自己的大脑来征服自然力量的。

（三）现代心理学

心理学新的学说观点认为，人具有社会性，又具有生物性。人的社会性和生物性矛盾的对立统一是人的心理变化发展的动力。人的心理是由他在社会实践中形成的心理—意识活动与神经—生理活动的相互作用所决定的，人的社会性和社会实践活动对人的心理的变化发展起着主导作用。

分析、综合、储存和提取信息是脑的功能。人脑对信息进行分析、综合、储存和提取的高度集中的兴奋状态是意识活动的前提，在这种状态中产生创造性思想。在这个意义上，意识与智力密切相关。在意识的支配下,通过训练,意识能控制或调节人体的一些内脏器官活动。在正常的情况下,一个人的心理活动都受意识的支配。意识作为统一的心理活动,是与神经系统高级部位的整合作用密切联系的。信息是从物理过程到神经过程,又到心理过程及其相反过程的转化物。一个人的意识是在社会实践中发展起来的,以思维和语言为核心的认知、情感和意志的统一的心理活动。意识是以人脑为基础的心理发展的最高水平的心理活动。行为是意识的外部表现。一个人的意识不仅能主动地指向过去和现在,而且能主动地指向未来。

内省的自我分析法是研究人的心理的基本方法。对于健身长寿来说,气功是非常重要的。气到底是怎样的性质,我们认为气是一种信息,它是使精神转化为物质,物质转化为精神的一种信息。

(四)脑科学

脑科学对人脑的研究,随着脑生理学、神经解剖学和神经生理学的发展,有了更深入的认识,有关新观点概述如下:人脑是人的智慧所在。人脑有大约几百亿个神经细胞元,每个神经细胞元又大概有几千个胞突接触。人的大脑分为左脑和右脑。人脑与别的生物脑的最大区别是脑的左脑和右脑各司其职。左脑掌管语言、计算和逻辑;右脑掌管感情和直觉。一般说法:左脑是理性脑,管逻辑思维(或称抽象思维);右脑是感性脑,管形象思维。最新研究成果,左脑也管感情。左脑右脑通过脑梁神经束(2~3亿束)连接起来,互换信息。左脑主要储存人出生以后获得的信息,可称为"自身脑";右脑主要储存遗传因子DNA信息,可称为"祖先脑"。由于人类进化约500万年,祖先遗传因子信息量极大,可以说右脑的利用潜力远比左脑大(约10万倍)。通常人习惯于利用左脑。

大脑通过分泌传递脑内信息的物质——激素,在神经细胞元之间存在的小小缝隙里进行信息传递,传至身体也会同样分泌同样的激素,通过接受信息的神经细胞元,按大脑指令使机体动作。激素是多种氨基酸构成的蛋白质,其中重要的是称为酪氨酸的氨基酸。现在已知的激素有一百几十种,其中与思维有关的主要有 β-内啡肽(心情愉快时分泌)、肾上腺素(感觉恐怖时分泌)、去甲肾上腺素(发怒情绪紧张时分泌)和脑磷酸。大脑里有一种称为A10的快感神经,受到刺激时产生快感,掌握A10神经的关键物质就是 β-内啡肽。能引起人的快感的激素有20余种,其化学结构分子式与毒品吗啡相近,故统称为"脑内吗啡"。脑内吗啡中能使人产生最强烈的激素是脑内吗啡中的 β-内啡肽,其作用程度约为毒品吗啡的5~6倍。脑内分泌脑内吗啡(尤其是 β-内啡肽)不仅能显著产生愉快感,还能增强细胞活力,延缓老化,提高免疫力,促进新陈代谢,具有有效的药理作用,有益健康。脑内吗啡还有镇痛作用(针刺麻醉原理)。脑内分泌肾上腺素和去甲肾上腺素如过量,会有剧毒,其毒性仅次于自然界中的蛇毒,因而大量分泌去甲肾上腺素,很有损健康。脑电图显示,分泌脑内吗啡时,脑波处于 α 波状态,即非睡非醒的状态。人在清醒时的日常活动中,处于紧张状态,产生 β 波,熟睡时产生 Q 波和 α 波。只有产生 α 波的情况下,右脑才开始活跃,所以唤醒潜在的右脑,身心宽松愉快是必需的条件。

人的思维方式有两种:利导思维和弊导思维。凡事积极乐观往好处着想的思维方式称利导思维;凡事消极悲观往坏处打算的思维方式称弊导思维。实验发现,利导思维时,心情舒畅,脑内分泌脑内吗啡,脑波呈 α 波,有益健康;弊导思维时,脑内分泌去甲肾上腺素,脑波消失,有损健康。"笑一笑十年少,愁一愁白了头"是有科学道理的。可惜大多数人(70%~

80%)的思维方式是弊导思维,这可能与"求稳"本能有关。

经研究表明,脑内吗啡的分泌以右脑为主导。轻松平缓的活动,如走路、健身操可以促进分泌脑内吗啡。气功生成的主要物质是脑内吗啡。冥想和气功对脑波呈 α 波最有效,即经过冥想和练气功,可能随心所欲地产生 α 波。腹式呼吸时脑波也呈 α 波。

把以左脑为中心的生活方式改变为以右脑为中心的生活方式,可以大大发挥潜能,最简单易行的办法是镇静左脑的兴奋度;最有效的方法是积极促使脑内吗啡分泌,大量出现 α 波。形象练习还可以通过影像和声音进行。

由于激素的主要成分是蛋白质,每天摄取足量高质量的蛋白质对脑细胞的活性化是不可缺少的。

日本一家"未病医院"已开展应用利导思维开发运用右脑的未病治疗(设有冥想室并用 α 波测试仪);利用生物电子工程学原理研制的一种仪器,通过特殊波长的光波对准视网膜照射,可获得 α 波的最大值时的状态,也已应用。

(五)中国的传统医学

《易经》是中医学的源头,蕴藏着丰富的医学思想,并为中医的产生和发展奠定了广泛而坚实的理论基础。《黄帝内经》便从中吸取了许多精华。《易经》的阴阳是一种世界观和宇宙观,当阴阳与中医结合,变成了一种方法论。中医认为,人体疾病的发生和发展,也超越不出阴阳这个道理。"易"的先天自然演化系统,是以"无极"和"太极"为核心的易学系统。天人相应是《易经》的重要命题之一,这个思想具体体现了"人—天地—社会"的三维观。天人关系在中国古代的哲学史上占有十分重要的地位。天人关系实质上是指人与自然的关系,即人与天地万物之间,存在着一种普遍的联系和相互作用关系。所谓"人与天地相参,与日月相应",正是强调这种"天人合一"的关系。人体生理过程与自然界的运动变化存在同步关系;人体与自然万物同受阴阳五行法则的制约,并遵循同样的运动变化规律;人与自然万物有着共同的构成物质。《易经》由此引导人们防患于未然,趋吉避凶。正所谓"不治已病治未病,摄生有法,无疾而终"。人体要靠天地之气提供的物质条件而获得生存,四时气候的变化,与人的生命活动密不可分,人体必须适应其变化规律来维持生命活动。自然界的生命,是源于天地阴阳的运动变化,经历了漫长的历史过程,由天地气相互感应后而形成。精气为维持人体生命机能所必需。人体生命力的强弱,生命的寿夭,就在于精气的盛衰存亡。气既是构成人体的基本物质,又是人体的生命动力。

宇宙万物以阴阳二分,人体本身为小宇宙,生存的外在环境为大宇宙。人体欲延年益寿,必须调和体内的阴阳二气,使大小宇宙的阴阳融合和谐。太极原理中,阴阳两仪此消彼长、相互依存、互为其根蕴含着尽其极致,极则必变,变则生化的自然趋势,成为运动健身的指导原则。太极图中的太极眼是运动的起点,强调所有动作都是由身体的某一处带动,其他部位随着动,无论从丹田还是从腰胯起动,关键在于把握太极眼的转变之机,诀窍便是意念贯注其处。太极拳特别重视用意不用力,意念贯注太极眼,正是达成阴阳调和的成败关键。

阴阳平衡使其双方的消长转化保持协调,既不过分,也不偏衰,呈现一种调和的状态。其实质是阳气和阴精的平衡,也就是人体各种功能与物质的协调。阴阳平衡是生命活力的根本。正常情况下阴阳对立统一的运动有度、有序、适时、当位、和谐。如果运动失度、失时、失序、错位、失去和谐,这样阴阳便失调了。机体的各种病理状态也随之而来。

留住阳气能延缓衰老。《内经》认为阳气向上或向外运动,在人体具有护卫肌表、抵御外邪的作用。如果阳气失常,便会引发疾病。阴和阳同样重要,因为阴阳是互根的。阴是阳的基础,没有阴,阳就没有办法气化,因此它也是生命的基础。

保养阳气除了饮食养生、晒太阳等之外,很重要的一条是调整心态,从七情中沾染阳气。七情指人的七种心态:喜、怒、忧、思、悲、惊、恐。他们分别对应着人体的心、肝、脾、肺、肾。七情也分阴阳,比如喜属阳、悲属阴。如果每天心情愉悦、快快乐乐地生活,阳气就充分;心中悲伤、忧郁,就会损伤人的阳气。

中国的传统医学认为:神是指人的认知、感知、表述事物的能力,包括生理状态下人的精神、神志和神情,以及脏腑的生理功能对他们的影响。五脏六腑的生理功能与人的精神变化密切相关。神是血气、神气、阳气,是五脏六腑功能的外在表现。五脏化生五志使机体脏腑的生理功能与机体的精神一直连接在一起。古往今来,医家、道家、养生家们都十分重视精神调养,重视精神治疗和心理养生的作用。养生的关键在于排除杂念,保持心地纯朴专一,顺乎天理。

经络在人体中无处不在,无时不在,是一种很奇特的生命结构。人体通过经络联系成一个有机统一的整体,并通过经气与自然界息息相关。经络的神奇作用在于它既可以预防疾病,又可以治疗疾病。经络养生是中华民族独特的保健瑰宝。经络是经脉和络脉的总称。人体上有一些纵贯全身的线路,古人称之为经脉,并且这些经脉上有一些分支,在分支上又有更细小的分支,古人称这些分支为络脉。“脉”是这种结构的总概念。经络系统包括十二经脉、奇经八脉、十五络脉以及360多个穴位等。经络的主要功能是调节五脏六腑的功能,保持经络畅通是一条重要的养生原则。

补可养生,泄亦可养生。打喷嚏、流眼泪、淌鼻涕、吐痰、出汗、呼气、大小便等,均属于生理之泄,将体内毒素、细菌、病毒排出。而说话、呼叫、吟唱等属心理之泄,悲观失望、恼怒烦闷、惊恐忧虑等不良心绪,皆可由此泄出。欢笑、痛哭、示爱等属生理心理交融之泄,快乐时开怀大笑,心理上抒情畅意,于兴高采烈中长精神,生理上肢动体爽,促新陈代谢,强壮体质;伤心时放声大哭,心理上排悲泄痛,在哀伤中舒缓心情,生理上声泪俱下,于释放排毒中祛除疾病。心理上互泄情感,能浓化爱情而使生活更和谐,生理上正常宣泄,可增强内分泌系统功能,提高免疫力。

四、合唱与老年健康的关系探讨

音乐包括声乐。人的声音是千百种乐器中表现力最美最丰富的一种。声乐的乐器是所有乐器中结构最为复杂,调节最为灵活并与生物体结合在一起的特殊乐器——人终身携带的肉质簧片发声器官。科学地使用,有益健康。合唱更是人声的组合,是群体活动的和谐发声。合唱能使老年人保持健康、延缓衰老、促进长寿。正如不少老年合唱团员所总结的合唱有八大功效:①忘掉自我,融入群体,防孤僻;②振奋精神,战胜病魔,抗忧郁;③练唱发声,深呼吸,促进肺部健康;④促进大脑释放激素,增进免疫功能;⑤记谱、背词,听力、表现力、智力锻炼,防痴呆;⑥排除杂念,排除烦恼,控制意念;⑦美的享受、陶冶情操,提高生活质量;⑧保持年轻态,有利健康长寿。

根据上海交通大学“合唱与老年健康”课题组的课题研究问卷,62名答卷者(男30,女32)年龄在50~78岁,参加合唱年数3年以内15人,3~5年9人,5年以上38人。经统计,通过合唱有关状况得以改善的情况如表1。

表 1　合唱对身体的改善情况

	指标内容	人数	百分比	指标内容	人数	百分比
健康指标 改善	血压	23 人	37%	视力	13 人	20%
	血糖	12 人	19%	听力	38 人	61%
	血脂	15 人	24%	心率	18 人	29%
	肺活量	47 人	76%	满足感	47 人	76%
	幸福感	51 人	82%	幽默感	31 人	50%
	指标内容	人数	百分比	指标内容	人数	百分比
症状或 情绪改善	气短乏力	23 人	37%	迷信药物	6 人	10%
	失眠头晕	13 人	21%	唠叨啰嗦	10 人	16%
	好发脾气	16 人	26%	丢三落四	7 人	11%
	生活无趣	21 人	34%	无端烦恼	11 人	18%
	焦虑抑郁	10 人	16%	缺乏自信	17 人	27%
	悲观消沉	13 人	21%	斤斤计较	5 人	8%
	提心吊胆	3 人	5%	更年期综合征	7 人	11%
	指标内容	人数	百分比	指标内容	人数	百分比
个人能力 改善	注意力	38 人	61%	理解力	39 人	63%
	记忆力	45 人	73%	欣赏力	52 人	84%
	想象力	23 人	37%	合作力	45 人	73%
	计算力	12 人	19%	沟通力	38 人	61%
	自控力	26 人	42%	适应力	36 人	58%

由表 1 可见,通过参加合唱活动,大多数老年人的肺活量增加,听力增强,记忆力、注意力、理解力、欣赏力、合作力、沟通力、适应力改善,满足感、幸福感提高,有益老年健康(定量研究正在积极准备开展中)。

在合唱的艺术实践活动中,为了追求合唱整体音响中的协调,有三个要素必须遵循,即音色、音量和音准。对每位歌者来讲,以塑造完美的合唱音响为中心,这"一个中心"就是追求的目标。极力提升自己在音色上的高度统一、音量上保持平衡和音准上产生谐和的三种能力,这"三种能力"是每个合唱队员的基本功。在合唱整体音响中,音色、音量、音准是一体的,不能分割,要想做得最好,一定要相互聆听,根据作品内涵的需要调整自己,达到整体音响上的协调,最终塑造出完美的作品表达。合唱作为一门艺术,就是要最大限度地利用各种歌唱技巧与手段来阐述音乐作品的内涵,用优美的歌声和良好的配合来感染听众同时也感染自己,表达人们的思想感情,传递人们的精神面貌。

在完成这些合唱活动的过程中,歌唱状态的保持尤为重要。它不但能塑造出好的合唱音响,同时能让人体进入巨系统的功能态,愉快的歌唱又能使身体内部分泌出对健康有益的激素,再通过感受美妙的合唱整体音响所带来的启示,那么大量的脑内吗啡(β-内啡肽)就会在大脑中涌出。这不但能使人快乐、净化心灵,还能增强记忆、防止老化、提高免疫力,从而保持脑细胞的年轻化。

（一）合唱队员的基本功

"三种能力"是每个合唱队员的基本功。从健康角度来说,这些"基本功"又相当于练"气功"一样,练习越多对身体健康越有利。

1. 音色的统一与音量的平衡

在合唱音响中,音色的统一与音量的平衡属于合唱的均衡范围。音色与音量是一对兄弟。音色的统一是合唱音响中最基本的条件之一,音色的共性占绝对的主导地位,任何个性突出的音色在合唱中都是"害群之马"。因此,不断练习调整自己的声音,使其融入统一的音色中就是我们的"基本功"。这里有四句话和大家分享:

（1）声带的闭合是基础:我们的声带是两片薄膜,平时松弛的时候很像两扇打开的门,因而不易振动。歌唱时必须上下两头拉紧,左右相互靠拢只留一条隙缝,就像小提琴的琴弦要绷紧、双簧管的两片哨片要合拢的原理一样。具体做法是喉头下沉、软腭上提、下颚微收、眉毛提起,使声带有张力并向当中靠拢。当气息通过时声带就能产生振动而发出声音,这是声音的源头。

（2）气息的支持是关键:声带的振动是要靠气息的支持才能实现发声的,没有气息,就是声带"关闭",不可能发出声音。就像小提琴必须用琴弓来贴弦摩擦才能发声一样。具体做法是:吸气是关键。在做好声带闭合(歌唱状态)的基础上,用横膈膜扩张吸气法吸气。这样做的好处有两点:①气吸得深,②歌唱时气、声同步比较容易。在发声的一刹那,在气沉和收腹、保持横膈膜扩张的基础上,气息微微下沉,感觉就像一只倒扣的钟或碗,沉甸甸的。歌唱的过程要感觉到气息在均匀地振动声带,上身放松,不要夹臂,但双肩可微微向内和向下帮助气息的控制。

（3）软腭的打开是桥梁:软腭向上提起使其成为硬腭的一部分。歌唱时保持(1)与(2)的状态,并细心体会口腔的振动气息经过上牙根位置再打向硬腭。此时的上腭就像音乐厅舞台上方的回音板。同时让下沉的气息回头穿过横膈膜、声带(也叫声门或气门)、咽喉和上腭,一直反冲到头腔,并产生倍频谐波群(共鸣),使打开的软腭盖部位成为由下至上的通道或桥梁。

（4）头腔的运用是原则:美声特别讲究共鸣腔的使用。在胸腔、口腔和头腔三大共鸣腔中,头腔最为重要。所谓头腔就是鼻腔和脑壳中的一些小空隙。以头腔带动其他共鸣腔是不同于其他发声法最明显的一点,少了头腔共鸣就不是美声了。

音色的统一还要求我们具有能在歌唱过程中,根据作品需要随时调节音色变化的能力。在音色训练(练声)中就可以结合以上四点,注意融会贯通和适时变化。合唱排练前的这种"练声",实际上是一种歌唱状态的训练,通过以下的几条练习,不但能使我们逐渐建立起正确的歌唱状态,也能逐渐进入人体科学提出的"功能态"。

练习 1

练习 2

松，以气带声，穿过上腭直达头腔。尤其注意第一音的起声。

下略

YI O YI O Yi O YI O   Yi—   Yi O Yi O Yi O Yi O   Yi—

练习 3

松，以气带声，穿过上腭直达头腔。尤其注意高音的长音。

下略

Yi A Yi A—   Yi A   Yi—   Yi A Yi A—   Yi A   Yi—

音量的平衡要求各声部之间或各人之间歌唱时，不能有些人音量太响，有些人太轻，应当取得一种相对的平衡。不同风格、不同时期以及不同类型的作品在音量平衡上也都有各自的特点。因此，歌者要学会对自己歌唱音量的收放自如，尤其要学会"轻声、半声"和"抑制声"的歌唱方法。特别是大音量的人更要注意学会"收声"唱法。我们可以这样训练。

练习 4

练习 5

练习 6

以上这些"基本功"训练必须用意识去控制,再经过不断地练习才能做到。现代心理学中有这样的阐述:"在意识的支配下,通过训练,意识能控制或调节人体的一些内脏器官活动"。而一旦我们有了这种控制能力,就等于拿到了能主动进入人体功能态、主动打开使大脑分泌脑内吗啡的大门钥匙。用意识控制内脏器官活动的歌唱,要完成得好却也非常艰难,因为歌者既要控制好歌唱的状态,又要根据声音调整各个器官之间的配合是否"适度",同时还要协调与大家在音色和音量上的统一与平衡。但只要用心钻研,反复练习,就一定能成功。这种"精神转化为物质"的过程,对于右脑的开发、激发脑内吗啡的主动分泌,将是非常关键的一步。你想要更多的β-内啡肽吗? 那么努力吧!

2. 音准的谐和

音准在合唱中太重要了。构成音乐的三大要素是旋律、节奏与和声。其中旋律与和声,都在音准的范畴里。在合唱中,我们既要注意旋律的音准(横向进行,"调"的特性),又要照顾到和声的音准(纵向的谐和)。

横向——旋律的音准:七声音阶是有"灵"的,这个"灵"就是调的特性。比如七个音之间的距离是不均匀的,有的是小二度,有的是大二度。再比如 Si、Mi、La 三个音要唱得"高"一些,这样更能体现"调"的特性。后来人们破译了这个"秘诀"。原来这种有"灵"的七声音阶,是通过"五度相生"的方法创造出来的。在实际歌唱中,只要我们始终抓住这个"调"的特性,带着调性歌唱,旋律的音准就容易掌握了。

练习 7

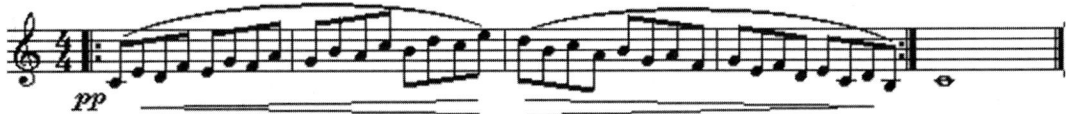

纵向——和声的音准:我们按照大自然谐和的样式创造了另一个"谐和"的七声音阶。一切谐和的事或物都是我们人所喜悦的。后来同样被人们发现这种"谐和"的七声音阶,是通过物理振动中不同音高之间按照合理的振动数比而产生的。人们把这种产生音阶的方法称作"纯律"(或"泛音律")。我们在歌唱和声性作品时,只要相互聆听,寻找谐和的感觉是不难的。因为我们都向往谐和。

练习 8

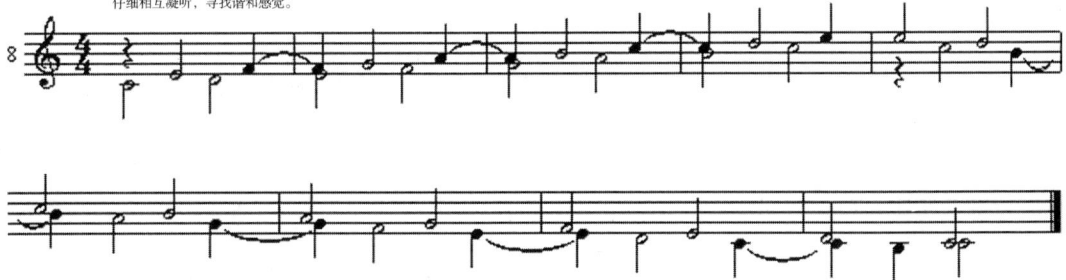

《黄帝内经养生智慧》一书中提到:药的繁体字'藥'上面是草,底下是个音乐的乐。音乐

的根本是和谐,和谐来源于五音的和合,就如同药之配伍。和谐又是快乐的源泉,快乐可以驱散心中之郁闷,又是最好的治病良方。所以,从某种意义上来说,药的根本也是和谐。而音乐又是药之上品,因为只有音乐可以直接作用于灵魂。中医的开方子就像为我们用生命谱写一首美妙的曲子,就好比"桂枝汤"药方,里面没有一味治感冒的药,可是把它们放在一起就可以把感冒治好了,这就是因为它配伍精准,非常和谐。

宇宙万物以阴阳二分,人体本身为小宇宙。人体欲延年益寿,必须调和体内的阴阳二气,使大小宇宙的阴阳融合和谐。在我们看来,和声就充满了阴阳二气。在合唱作品中,和声是通过稳定与不稳定、谐和与不协和作为语言来阐述情感。谐和而稳定的和弦属于阳,反之属于阴。作品中整个和声的展示过程恰好反映了阴阳对立统一的运动过程。根据作品的需要,它们也是有度、有序、适时、当位、和谐。这些由不同音高构成的和弦,以及由不同和弦连接而产生的谐和声波,与人体固有声波产生共振,不断地刺激着人们的大脑,使大脑分泌出人体所需的各类激素。如果再加上美丽的想象,大脑中还会产生 α 波。整个合唱排练场地形成一种强大的 α 波人体信息场,对健康相当有利。我国的合唱水平与西方相比最大的差距是歌者缺乏对好的合唱音响的追求,缺乏一副好的和声(谐和)耳朵。如能有意识地加强这方面的训练,不仅会唱单旋律,也会感受和声,那么合唱会给我们带来无穷的乐趣,健康也会在快乐中献给我们。

(二) 热身操

热身操的概念源出于运动员比赛前的活动身体。运动员只有完全把要运动的部位充分活动开,心理上也做好了充分准备,比赛时才能赛出好成绩,而且还能防止受伤。合唱也一样。排练前的热身操,其目的是调身和调心,使喉部、胸部和腰部活动开,身体各器官、各歌唱机体在"操练"中逐步进入歌唱所需要的兴奋、放松、灵活、愉快的积极状态,使全身的气血、经络畅通,也能促进人体功能态和信息转化及大脑分泌"脑内吗啡"。使头脑清醒,呼吸顺畅,精神焕发,增进健康。

根据这一原则,我们自编的热身操,包括头部运动、喉部运动、肩部运动、胸部运动、腰部运动、腹部运动、臀部运动、跳跃运动和相互按摩等,在愉快的心情和轻松的气氛中进行。

(三) 练声

练声是热身的延续。当身心都已做好了歌唱的准备,就可以带着愉快的心情做放声练习了。练声方法因人而异,要根据合唱团的实际情况和指挥的喜好来选择内容。一般情况下先从"起声"开始,通过发五个母音,从低音区逐渐向上发展。练声不只是"开开嗓子",更重要的是练习歌唱状态的调整与保持(尤其是中国人)。正确放松喉头、用头腔带动其他共鸣腔,使发声轻松自如、悦耳动听。

呼吸不只是维持生命的需要,也是保持人的良性的生理循环的需要。歌唱采用横膈膜呼吸法。吸气前做好歌唱状态,鼻口张开、眉毛提起,这时所有的进气通道全部打开。吸气时横膈膜向两边扩张,如同海龙王吸水一般。对它的反复训练,不但气吸得深,而且呼吸和歌唱状态的"一张一弛",还能促使心脑血管的充分扩张和体内脏器的气血流动,促进脑内吗啡的分泌,对消化道、呼吸道及全身疾病的防治会产生积极的效果。

(四) 合唱的排练

合唱是群体的演唱活动,登台表演只是一个重要的瞬间。真正有益于人体健康的主要还在平时的集体排练中。一个有经验的指挥,往往能使这种活动进行得既活泼又紧凑,让人始终沉浸在愉快的气氛中;对作品的精彩解读、结合各种技巧的运用,使作品丰富的内涵得到充分表达。美妙的歌声,和谐的音响,相互的配合、沟通和交流,合唱队员们心情变得越发愉快和舒畅。这时大家的意识和思维开始作用于神经系统,神经系统又影响整个人体,整个人体最终进入了巨系统的功能态。老年人不再孤独、失落,远离忧郁和各种疾病,心灵和情操也得到净化和升华,开始进入年轻、自尊、自信,充满愉悦和欢乐的境界。

合唱排练又是一种思维体操。他需要每个团员去理解歌曲的内涵,要背诵歌词,要考虑如何做到最完美的配合以表达歌曲在艺术上的各种要求。要集中精力按指挥的要求做到在歌唱中的轻重缓急、节奏、音色和音量的统一,以及咬字、吐字的准确等,这有助于缓解老年人记忆衰退、预防老年痴呆症的发生(图2)。

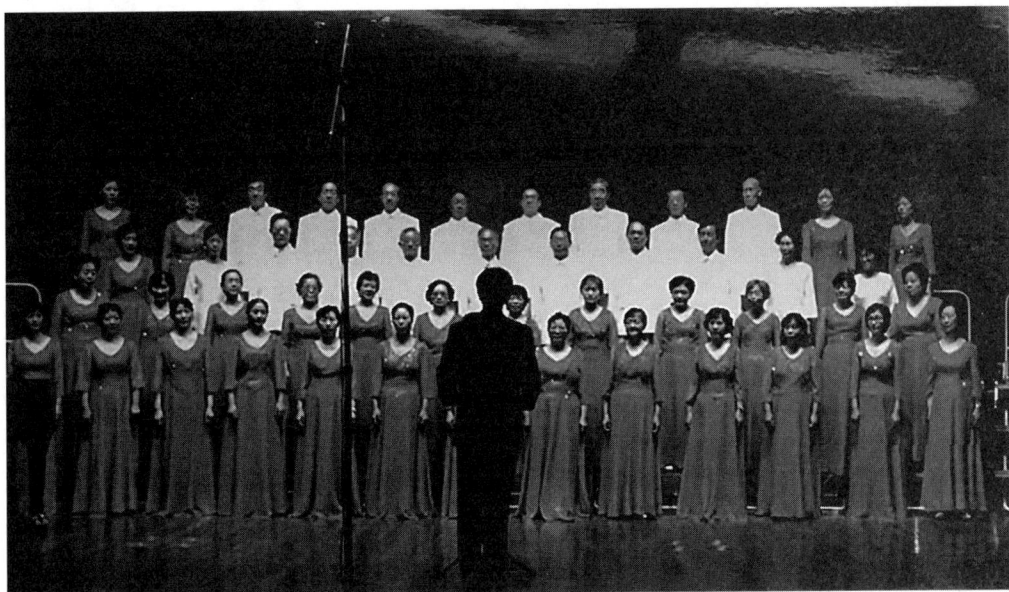

图2 上海交通大学老年大学合唱团交流演出

合唱排练还是一种群体的宣泄。通过宣泄,可以将体内的毒素(特别是气毒)排出,使全身各器脏气血流动、经络畅通。群体间还有着气场的作用。人的情绪和思维都可相互影响,朝着有益身心健康的方向发展。

(五) 合唱过程中的自我欣赏

合唱与其他音乐形式一样,最终目的还是为了听众。排练时指挥提出的各种技术和手段方面的要求,都是为了更好地表达作品的内涵,为了让听众能够更好地欣赏音乐,享受音乐所带来的愉快和启迪。然而首先受益的不是听众,而是演唱者自己。很难想象一首连自己都感动不了的音乐作品,能感动得了听众。因此,合唱过程中的"自我欣赏",就是每一位歌者必须做到的最高境界。要想感动听众,首先感动自己。

能够"自我欣赏",就能给自己带来快乐。经常"自我欣赏"还能延年益寿。历史上许多音乐大师都是长寿者,尤其是音乐表演类的,如歌唱家、指挥家和演奏家们。我们身边就有许多这样的长寿音乐大师,比如大家都熟悉和尊敬的著名歌唱家、声乐教育家周小燕教授和著名合唱指挥家、音乐教育家马革顺教授。周教授今年94岁高龄,马教授已年过96岁,他们不仅拥有高超的技巧和卓越的成就,也不只是具有与世无争和胸襟宽广的品格,他们的长寿秘诀还体现在愉快的表演和教学中,存在于长期的"自我欣赏"的艺术实践中。

在合唱作品的演绎里,统一的"自我欣赏"还能激发每一位歌者在"转换意识状态"下想象力的自由发挥。这种统一的"自由",在合唱中是允许的。因为它存在于相互影响的良性循环之中。这样产生出的音响能形成一种强大的信息场,感应每一位欣赏者,同时它又以反馈的形式从欣赏群体回应给表演群体。我们都有这样的体会吧:为什么独唱(奏)与合唱(奏)听起来感觉不一样,为什么有听众的演唱和无听众的演唱感觉也不一样? 实践发现:歌唱者比欣赏者更能感受信息的作用,有益于健康的效果也更好,因为音乐来自歌者的体内,感受更直接。合唱的过程就是"自我欣赏"的过程,"唱得越好越动听,越动听就唱得越好",这种良性循环的"治疗"效果,当然比纯粹欣赏要强。

五、合唱让老年人生活更美好

参加合唱快乐又健康,这是广大参加合唱团队的老年人的共同心声。人们在频繁参与的合唱活动中,越来越感受到合唱的艺术美,越来越感受到合唱艺术丰富的表现力与无穷魅力,从心底里喜欢。

合唱艺术最基本的形态特征是歌唱的群体性和相互间配合默契,各声部的高度统一与和谐。而其鲜明的社会功能是培养集体主义精神和增强集体的凝聚力。老年人参加合唱活动都有这样的感受:合唱是沟通人们心灵的最好桥梁,合唱给人以温暖、抚慰及美的享受,合唱最能直接反映、展示并激励我们国家、民族精神风貌的蓬勃向上。正是这样的体验,给老年人以鼓舞力量,他们风雨无阻,不为名利,坚持参加合唱活动。

参加合唱活动也是少花钱办乐事,许多老年人参加合唱团队后,充实了生活,享受了人生的乐趣。一位年过七十在合唱团唱过十年的老年合唱团员,写下了这样一段回忆文字。

唱入老年(一)——与合唱有缘

二十几岁到单位报到的那一天好像还在眼前,一晃我竟然是一个退休老人了。这顶帽子一戴,似乎刚刚才懂得一个道理——青年也会变成老年。退休后我参加了新建立的上海某合唱团……一年多了,除了寒暑假以外,几乎每周坚持活动,每次大家都早早地来到排练场,先是"呜——""啊——"的练声,接着就是排练歌曲。随着歌声起伏,一种莫名的美感,也在我们心中荡漾。起初,我没有太多的想法和过多的要求,只是想让自己放松一下,感受合唱的演唱和排练的气氛,并没有"深造"和"表演"的欲望。然而,不知不觉地一周一周过去,人已经完全融入了这个氛围和这个群体,受指挥艺术的指导,歌曲内涵的熏陶,声乐魅力的感染,一种渐渐增强着的充实感和满意感,充满着我们的生活……

唱入老年(二)——合唱是一种精神境界

现在合唱题材一般都是健康的,许多优秀的歌曲有着高亢的旋律,宏大的气势,歌词常洋溢着爱国主义的热情、集体主义的精神。情感是高尚的,情趣是高雅的……长时间地接受这种精神和文化上的熏陶,人的精神必然是向上的、上进的。

合唱讲究或者说追求"共性",在合唱中哪个人想出一下风头,让人家听听"我的",这台戏就"砸"了,而且他也因此成了"害群之马"。因为合唱要求的是在既定的总目标下把所有的"我",变成"我们"。一曲合唱要唱好它,让人欣赏它,首先就是"整齐",在节拍上、在速度上、在吐字上都要整齐。因此在合唱中绝对要"一切行动听指挥"。这个指挥就是"指挥",指挥的两只手就是命令。当他举起的时候,你就要进入"状态",当他挥动的时候,你就要跟着他的手势起、承、转、合。而这些又不是一朝一夕的一得之功所能成就的。

合唱是有血有肉的,但合唱更重要的是它的灵魂——和谐。这是合唱最难的,也是最有魅力的地方。它要求大家在许多方面的一致作基础。比如音准要一致,音色的一致就更不容易,首先要每个人的发音方法一致,这可能是练一生都不能保证练好的,这个一致又要是融合的。所以这声音除了有共鸣以外,还应让自己的声音有"亲和力"和"凝聚力",能将自己的声音融合到整个合唱中去。这样在别人听来,听不到你的声音,而是整个合唱的声音,而你自己听起来,又好像你的声音又比你的独唱还动听。这需要配合默契,甚至需要"心心相印",它需要具备很好的音乐素养,如果没有平时形成的人品素质,也是不容易做到的。合唱就是在这种"整体"和"个体"的充满辩证关系的运动中实现的。这也许就是合唱的艺术魅力和精神境界的所在。如不身临其境,难以有所感受。

在合唱的环境下,人们会适当调节自我神经系统的情感阀门,充分调整自己呼吸系统的气息运动,积极调动自己心血系统的循环潜力,这对身心健康是大有裨益的。青年人可朝气蓬勃,老年人会延年益寿。你不想试试吗?

看来,发展合唱事业,对促进国家精神文明建设,构建和谐社会,确实会有重大和深远的意义。

六、结束语

热爱音乐、热爱唱歌,是人类与生俱来的一种天性。老年人参加合唱活动,是老年人人生价值自我发现、自我完善的过程,也是对自身的挑战。在社会飞速发展进步的今天,老年人参加合唱活动已成为当今老龄化社会中一种时尚的潮流。

歌唱就本质来说,是人类心理、生理运动的一种特殊形式。合唱更是发挥社会功能的有力场合。合唱有利老年健康,合唱促进老年健康。本文课题研究探讨仅是初步尝试,希望能抛砖引玉,特别是还有待开发测试仪器、定量进行科学研究,使这一有意义的课题不断得到深入研究和发展,造福于老年人、造福于社会。

合唱作为一门艺术,标志着一个国家、社会的音乐普及程度和发展水平,是一个国家、社会精神文明程度的重要标志,也是落实我国《卫生事业发展"十一·五"规划纲要》提出的"加强全民健康教育、积极倡导健康生活方式"有关精神,提高全民健康意识和健康生活方式、行为能力、有效预防和抵制疾病的有力措施。广大老年人积极踊跃参加合唱活动,在合唱中增添了乐趣、陶冶了情操,增进了健康,提高了生活的质量,使生活变得更加美好,成为科学发展观构建和谐社会的最好佐证。随着我国社会主义建设事业的深入发展,尤其是精神文明建设的大力发展和素质教育、健康意识与生活方式的大普及,合唱必将大普及、大发展、大提高,我们的国家一定会从合唱大国大踏步向合唱强国的方向迈进,老年人从中也更加焕发青春越活越年轻。让合唱与老年健康不断促进、不断发展,不断鼓舞我们迈向科学发展的和谐社会。

撰著篇

本篇节选自胡天培教授所编写的《康复工程学》，系统地介绍了康复工程学的主要内容、基本概念、基础知识和方法手段，重点介绍了康复工程学的原理及其应用。

康复工程学

钱信忠
一九九六年七月

钱信忠教授为《康复工程学》题词

康复工程学概论

在全球性的问题中,一个新的问题——残疾人问题,在近些年来越来越引人注目,越来越受到各国政府的极大重视。在解决这一大难题的过程中,新的观念、新的思想、新的理论、新的方法在不断的实践中逐步孕育成熟,形成体系,新的综合性的、边缘的学科随之诞生。其中之一,就是康复工程学。

第一节　人类面临的重大挑战

一、残疾与人口老龄化

在我们面前,有两类惊人的数字。

一类是残疾人数字:

据世界卫生组织(WHO)统计,全世界残疾人共有 4.5 亿左右,约占世界人口的 10%。估计到 20 世纪末,残疾人数将增加到 6 亿。

据我国有关方面统计,我国残疾人共有 0.516 亿。残疾人口承受系数(Dependency Ratio)计算为:$Rd=$残疾人口数/全国适龄劳动人口数$\times100\%=9.79\%$,即每 10 位劳动者承担约 1 名残疾者。

另一类是老年人(60 岁以上)数字:

据统计,全世界老年人(60 岁以上)共有 4.8 亿左右,约占世界人口的 10.67%。估计到 20 世纪末,老年人数将增加到 6 亿。

另据统计,我国老年人(60 岁以上)共有 1.1 亿左右,约占全国人口的 10%。估计到 20 世纪末,老年人数将增加到 1.3 亿。

值得注意的是,在我国的残疾人口中,老龄残疾人约占 37.77%。

随着世界人口的增长和老年人口比例的增加,残疾人问题变得更加突出。

表 1-1 为部分国家残疾人口现残率的比较。各国残疾人口数字和现残率表明,残疾人问题已经成为一个全球性普遍存在的社会问题。

表1-1　部分国家残疾人口现残率比较表

国家	残疾人口（万）	年代	现残率（人‰）
中国	5 164	1987	48.97
印度尼西亚	572	1990	31.10
泰国	24	1983	37.40
日本	417	1987	34.00
英国	307	1969	78.00
法国	106	—	35.50
美国	1 231	1980	85.09
韩国	91	1985	22.70
新西兰	27	1988	88.10
菲律宾	—	1981	54.80
新加坡	10	1985	38.00
埃塞俄比亚	145	1981	54.80
加拿大	274	1984	112.30
德国	425	1976	69.10
荷兰	103	1972	87.00

＊限成年人。

表1-2为我国政府1953、1964、1982和1990年进行的四次全国人口普查的人口统计情况。从中可以看出我国人口的总特点和发展趋势。

表1-2　中国四次人口普查统计表

项目	单位	1953年	1964年	1982年	1990年
1. 总人口数	万	60.193	72.307	100.817	113.368
2. 自然变动					
出生率	‰	37.00	37.14	20.91	20.98
死亡率	‰	14.00	11.50	6.36	6.28
自然增长率	‰	23.00	27.64	14.55	14.70
3. 民族	万	54.528	65.457	94.088	104.248
汉族					
少数民族	万	3.532	4.001	6.729	9.120
4. 市镇人口	万	—	13.046	20.658	29.651
占总人口比重	万	—	18.04	20.60	26.23
5. 年龄结构					
0～14岁	万	18.518	24.971	28.448	31.402
15～59岁	万	29.983	34.144	55.087	72.226
60岁以上	万	5.170	5.407	9.304	9.738
6. 育龄妇女	万	13.314	15.161	24.804	—
7. 经济活动人口	万	20.729	25.910	46.004	57.123
占总人口比重	%	36.3	38.5	44.9	50.30
8. 文化情况：					

（续　表）

项目	单位	1953 年	1964 年	1982 年	1990 年
万人中在校学生数	个	147.3	1 808.3	1 858.4	—
文盲半文盲数	万	—	26.340	22.995	18.003
文盲半文盲比重	%	—	36.42	22.81	15.88

表 1-3 为 1987 年我国政府首次进行的全国性大规模残疾人抽样调查的结果统计。这次调查，涉及 3 169 个自然地区、369 816 户、1 579 314 人，占全国总人口的 1.5‰。调查人员共 10 815 人，其中医生 3 420 人，统计员 447 人。统计结果显示以下特点。

表 1-3　中国残疾人抽样调查(1987)结果统计表

项目		视残	听残(含语残)	智残	精神病	肢残	多重残	总计
1. 残疾人数	人	11.300	26.518(1.002)	15.235	2 907	11.305	10.080	77.345
占残疾总人数比重	%	14.61	34.29(1.30)	19.70	3.76	14.62	13.03	100
2. 残疾程序比重：								
1 级	%	28.77	14.70	5.37	41.53	6.06	—	15.15
2 级	%	14.10	19.64	12.43	13.67	13.19	—	15.20
3 级	%	13.58	27.60	32.47	15.23	23.88	—	25.03
4 级	%	43.55	31.48	49.73	23.57	56.88	—	41.55
3. 年龄比重								
0～14 岁	%	2.44	5.15(40.41)	46.06	1.99	9.92	—	14.78
15～19 岁	%	27.60	37.11(45.92)	47.28	80.57	55.79	—	47.45
60 岁以上	%	68.44	57.72(13.66)	6.65	17.40	34.27	—	37.77
4. 伤残原因								
先天遗传	%	4.28	3.28	16.27	21.64	6.15	—	10.32
后天病残	%	90.77	70.56	25.34	71.61	40.41	—	59.73
后天伤残	%	1.72	1.83	3.01	1.66	21.14	—	6.18
其他	%	2.62	7.76	15.28	4.22	18.58	—	9.69
不明	%	0.61	16.58	40.10	0.87	8.69	—	13.37
5. 生活能力								
不能自理	%	8.94	1.11(0.20)	3.03	18.87	9.16	21.06	7.51
不能步行	%	4.22	0.58(1.41)	0.64	4.58	14.53	4.76	5.22
不能交流	%	0.20	2.99(5.52)	7.84	40.57	0.41	20.00	6.75
不能劳动	%	37.86	20.04(10.55)	9.58	37.07	31.81	57.08	2.95
6. 文化比重								
大学	%	0.19	0.32(0.12)	0.01	1.24	0.47	0.26	0.29
高中	%	0.94	1.51(2.95)	0.17	6.44	4.74	0.53	1.72
初中	%	3.94	5.95(9.76)	1.56	18.70	15.86	2.63	0.39
小学	%	16.04	22.55(38.04)	42.01	27.38	30.93	12.17	25.20
文盲半文盲	%	78.87	69.65(49.10)	56.24	46.32	47.97	84.39	66.40
7. 不在业残疾人	%	20.11	34.95(0.45)	7.63	4.29	15.04	17.90	100

注：残疾程序四级分类，其标准与 WHO 或 ILO 标准一致或近似，但在中国以一级为重残，依次减弱。

（1）我国残疾人口基数大，现残率偏高。

我国残疾人口总数为 5 164 万，现残率每千人口中残疾人为 48.97。

（2）后天原因造成的病残、伤残比重大。

后天病残率 59.37%，后天伤残率 6.18%，合计 64.91%，超过半数。

图 1-1 为我国残疾人口结构情况。

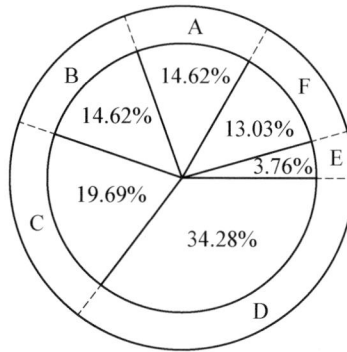

A,视残；B,肢残；C,智残；
D,听残；E,精神残；F,综合残
图 1-1　残疾人口结构图

表 1-4 为各类残疾中前五位的致残因素。

表 1-4　各类残疾中前五位的致残因素表单位（%）

类别	第一位	第二位	第三位	第四位	第五位
精神残	精神分裂症	脑血管病	癫痫	情感精神病	反应精神病
	65.88	8.13	8.0	6.73	2.04
肢残	外伤	血管病	脊髓灰质炎	遗传先天病	化脓疾病
	26.14	16.7	12.8	6.16	5.79
智残	先天遗传	脑炎	脑疾病	营养不良	围产疾病
	16.3	7.15	4.8	4.56	4.45
听残	老年性聋	中耳炎	高热	药物中毒	遗传、先天病
	44.73	14.3	7.1	3.72	3.28
视残	白内障	角膜病	沙眼	弱视	视网膜脉络膜病
	45.38	11.4	10.1	9.72	5.89

图 1-2 为前 15 位致残疾病顺序情况。

（3）我国残疾人口有低遗传性、低伤残性、高病残性、高老龄性特点（即"两低、两高"）。

先天畸形中，90% 有遗传因素。

表 1-5 为部分多基因病的遗传度。

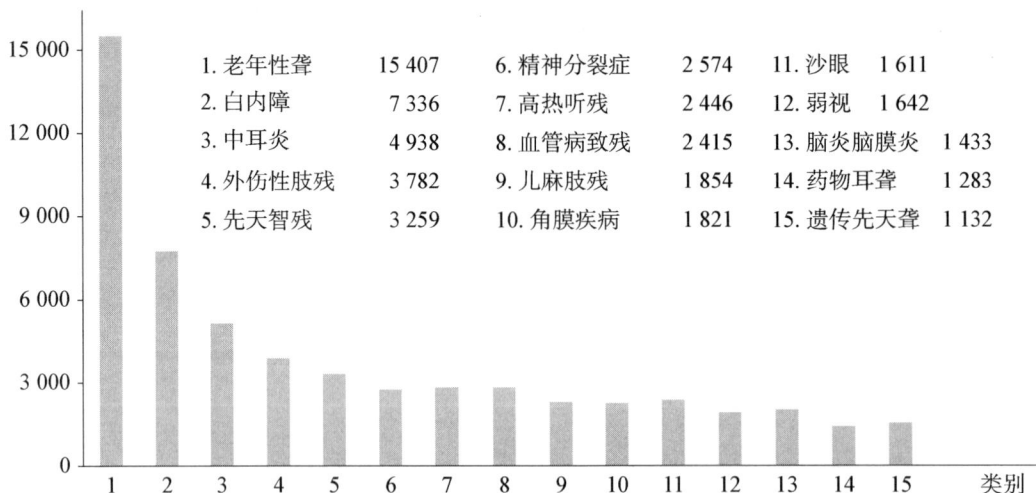

1. 老年性聋	15 407	6. 精神分裂症	2 574	11. 沙眼	1 611
2. 白内障	7 336	7. 高热听残	2 446	12. 弱视	1 642
3. 中耳炎	4 938	8. 血管病致残	2 415	13. 脑炎脑膜炎	1 433
4. 外伤性肢残	3 782	9. 儿麻肢残	1 854	14. 药物耳聋	1 283
5. 先天智残	3 259	10. 角膜疾病	1 821	15. 遗传先天聋	1 132

表 1-5　部分多基因病的遗传度表

疾病	群体发病率(%)	一级亲属发病率(%)	遗传度(%)
先天髋关节脱位	0.07	2.5	70
先天畸形足	0.1	3.0	68
精神分裂症	0.2~0.6	3.0~7.0	80
精神发育障碍	0.3	3.0~6.0	80
糖尿病	0.2	2.5	75
冠状动脉病	2.5	7.0	6.5
高血压	5.0	25.0	62
先天心脏病	0.5	2.8	35

　　先天性遗传性疾病,在智残中占 16.27%,在精神病中占 21.64%,而且 80% 是多基因疾病。因此,先天性遗传性疾病是我国残疾人口中最困难的群体。

　　应当特别引起注意的是儿童。表 1-6 为儿童残疾的分类与构成情况。可以看到,在 817 万残疾儿童中,智残占 65.96%,是个化解难度很大的群体。

表 1-6　儿童残疾的分类与构成表(1987 年抽样调查)

分类	被调查的残儿数	构成(%)	推算总数(万)
总计	12 242	100.00	817.0
视力残疾	272	2.22	18.1
听力残疾	1 738	14.20	116.0
智力残疾	8 075	65.96	539.0
肢体残疾	928	7.58	62.0
精神病残疾	21	0.17	1.4
综合残疾	1 206	9.87	80.6

　　(4) 我国残疾人口未来发展依然呈增长趋势。

　　以 1987 年全国五类残疾人抽样调查为主要静态资料依据,全国人口预测以田雪源氏方案为基础,主要病、伤残的自然指标(患病率、致残率)按 Delphi 法确定,卫生指标按卫生部颁布的《2000 年卫生指标期望值》作参照,社会指标按朱庆芳《中国社会发展指标》参考选定,采用改良 Cohort 要素法作为预测方法,整个中国残疾人口未来发展预测方法框图如图 1 - 3 所示。

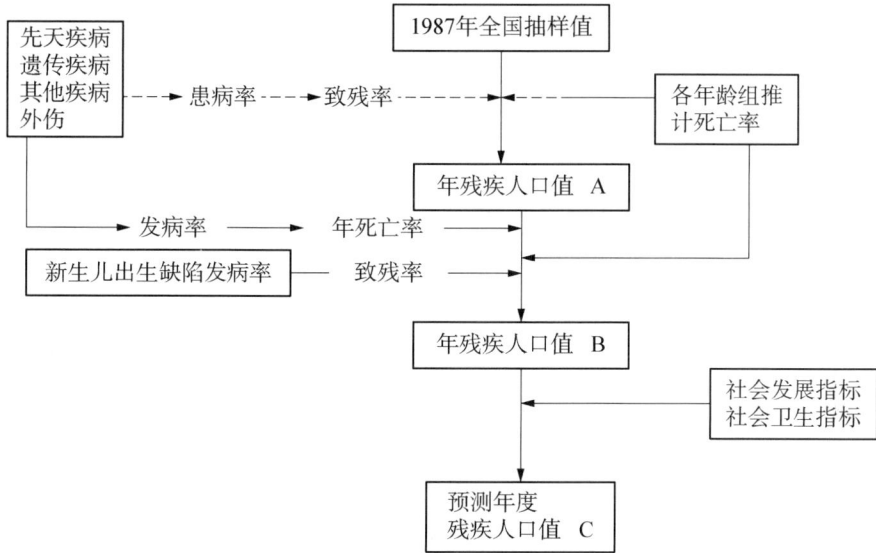

图 1 - 3　中国残疾人口未来发展趋势预测方法示意图

表 1 - 7 为中国残疾人口预测结果。

表 1 - 7　中国残疾人口预测结果表

残疾类别	2000 年(万)			2025 年(万)
	低位值	中位值	高位值	
智残	1 160	1 220	1 440	1 640
精神病残	348	366	432	674
肢残	986	1 037	1 224	1 394
听力残	2 030	2 135	2 520	2 870
视力残	684	719	850	967
综合残	591	622	734	764
合计	5 800	6 100	7 200	8 200

可以看出,1987 年我国总人口数 10.54 亿,残疾人口数为 5 164 万;2000 年总人口数将达 13 亿,残疾人口数预测为 6 100 万,此时 60 岁以上老年人口数将达 1.3 亿;2025 年总人口数将达 15 亿,残疾人口数预测为 8 200 万,此时 60 岁以上老年人口数将达 3 亿。

人口众多,残疾人众多,老年人众多,由此而产生一系列复杂问题。这就是我国的国情,是我国遇到的重大难题。

世界上其他的国家,也遇到同样的难题。

综上所述,如何妥善解决残疾人问题(包括有功能障碍的老年病、慢性病患者),是人类面临的重大挑战。

（注：我国的五类残疾，不包括内脏残疾、麻风、侏儒、心理行为残疾等。若将此类残疾包括在内，则 1987 年残疾人口数大约为 9 100 万，占总人口数的 8.63%；到 2000 年，残疾人口数将突破 1 亿。）

二、工程学向医学的渗透

两次世界大战给人类带来了巨大的灾难，造成了数以千万计的残疾人和患者，危及家庭和社会。就是在这种情况下，康复医学应运而生，在救死扶伤和康复的实践中，不断发展。所以说，现代康复医学是一门新兴的、独立的医学学科，它于第一次世界大战时兴起，在第二次世界大战后得到发展。现在，康复医学已经成为医学的一个重要组成部分。

康复医学的出现，是现代社会物质文明、科学技术、社会管理进步的结果。它标志着人类对于自身健康和功能内涵的认识，对于医疗卫生工作最终任务的理解，以及对于改善病人和残疾者生活素质的要求，已经提高到一个全新的高度。保健、预防、医疗和康复，已经有机地紧密结合起来。

康复医学（rehabilitationmedicine，RM）是为了达到全面康复的目的，侧重应用医学科学技术和康复工程等手段，与社会康复、职业康复互相配合，改善因伤因病致残者的生理和心理的整体功能，为重返社会创造条件的一门科学；是一门为了康复目的而应用有关功能障碍的预防、诊断和评估、治疗、训练和处理，以促进残疾人及患者康复的医学学科。概括来说，康复医学是一门以功能为导向的医学（function-oriented medicine）。

康复医学包括医学科学技术的应用，也包括工程技术的应用。而工程学向康复医学领域的渗透，便产生了康复工程学。康复工程学是工程科学引入康复医学的医工结合学科。

康复工程学（rehabilitation engineering，RE）又称康复医学工程学，是一门研究康复领域中有关工程学问题的学科，是医学和工程学的交叉学科。作为医学的分支，它主要研究康复医学中的工程学问题，特别是应用工程学的原理和方法，为残疾人及患者的康复医疗，提供工程技术手段；作为工程学的分支，尤其是作为生物医学工程学（biomedical engineering，BME）的学科分支，它把现代科学和技术，应用于康复医学的各个方面，特别是通过工程技术的应用，使残疾人及患者失去的机体功能，得到恢复或补偿，成为康复治疗的重要手段。

因此，康复工程学是康复医学的重要组成部分和支柱。

第二节　康复工程学的主要内容

康复的体系中，包括许多种类的康复设施。总体上规划、设计和布局这些康复设施，存在许多工程技术和设计构思方面的问题，属于康复工程学的范畴。

环境的研究和设计，也是康复工程学的重要内容。残疾者和患者所处的环境，既有残疾者和患者适应环境的问题，又有周围环境适合于残疾者和患者需要的问题。前者主要依靠康复工程技术产物来解决，后者要有为残疾人和患者着想的环境设计（包括环境控制）和环境改造，这里就有许多工程学问题，要用到康复工程学并依靠现代科学技术来解决。

残疾者和患者，以及帮助康复对象的康复工作者，需要大量的、多种多样的、不同用途的康复工程技术产品。其中,有些是康复评价需要的,有些是康复治疗需要的;有些是必需的,有些是辅助的;有些由康复对象自己使用,有些则是由康复工作者使用。设计、研制和开发这些康复工程技术产品(有的是软件,有的是硬件),就要依靠康复工程学。

因此,康复工程学内容广泛,包罗万象,共同点都是依据康复工程学原理,应用于康复医学的各个方面。康复工程学就是工程学向康复医学全面渗透的产物。

《医疗与工程技术》杂志"漫谈康复"的文章,介绍了康复与康复工程学的主要内容:

"清晨,当您漫步在北京长安街上或是在上海外滩黄浦江边,您定能见到许多人在玩耍,白发苍苍的老人正在练拳或做操,青年人在跑步,或孩童在嬉戏,形成一幅充满生气的动人画面,激励您更加向往新的生活。我们谁都特别喜爱这样一句话:祝您健康!

'康复'这个词就有'复原'或'重新适应'的意思,英文叫 Rehabilitation。近 30 年来,它已具有更加科学的含义,已经成为一门新兴的学科。康复医学及康复医学工程学都是既新鲜但又并不陌生的名词。美国的一位学者总结科学技术发展的各个阶段时说,科学技术最初主要装备工业,为工业生产的发展服务,接着是宇宙空间的开发,第三阶段是电子技术和电子计算机深入生产和生活的各个领域,现在已经发展到第四个阶段——发展人体科学,开发人体工程,为人类的幸福,为人的健康长寿,为人本身服务。人是一切动物中最聪明智慧的高级动物,人可以征服宇宙和海洋,主宰大自然,可是人还不能完全认识人体本身的奥秘,从而主宰自己的命运。人得了病,有时就难以治好,甚至早衰(有资料认为人的正常寿命是 120 岁);人伤残了,就会有种种不便,至今科学的进步还难以弥补。康复学(即康复医学,包括康复工程学等)便是在这种情况下,逐步形成体系而发展着。

国际康复基金会主席 Howard Rusk 医学博士给康复下了一个定义:'所谓康复是使得有残疾的人、有慢性病的人以及正在恢复健康的人,在允许达到的可能条件下,最大限度地达到生活及工作方面的能力'。所以,康复不仅是对截瘫残废病人而说的,它包括对弱者、病者即一切障碍者身体功能的恢复(身体上的和精神上的)。在我国,使用康复这一名词时间稍晚,但康复工作的开展却源远流长,像我们所熟悉的气功、推拿、针灸、拳术以及温泉治疗、泥疗等,都是各种有效的康复手段。我们今天的任务是不断充实和完善它,使它成为一个具有中国特点风格的完整而科学的体系。"

采用现代科学技术充实和发展康复事业,使医学科学的发展内容更加广泛,主要包括三个组成部分:预防医学、临床医学和康复医学。康复本身又包括:社会的康复、职业的康复、教育的康复和医学的康复。康复工作需要越来越多的献身人类康复事业的职业康复工作者。国外都需经专门的培训,取得一定的学历,才能胜任工作。

借助工程技术手段,为康复医学服务,便是康复医学工程学的任务。举例来说,世界上有一种新型的康复治疗床,它不同于普通的病床,而是上面铺着像沙子一样的特殊玻璃微粒,下面有经净化的压缩空气送风,人躺在床上,好像悬浮在流动的微粒中。这种微粒气流悬浮式康复治疗床不仅能提供干净的环境,还可以调节温度,排除病人身体与床面的摩擦并减少压力,使病人躺着既舒适又安全,可以心情舒畅地进行康复治疗,它的最大特点还在于具有灭菌作用,这对于长期卧床治疗的烧伤病人、截瘫病人,甚至癌症患者以及其他病患者,都很有益处。

先进的康复疗法及器械种类繁多,举例来说有:水疗法、运动疗法、作业疗法、物理疗法、心理疗法、牵引疗法、假肢和装具,以及日常生活活动器械等。作为康复疗法的系统,水疗法已越来越被人们广泛重视。它包括：全体浴、喷流浴、气泡浴、灌注浴、蒸汽浴、冲洗浴、泥疗浴、电气浴、交替浴、全身浴(运动浴、步行浴、器械浴)、部分浴等。

康复医学的发展迫切需要研制更多种类的新型康复器械以造福于人类,康复医学工程学的发展使得医疗与工程技术更加紧密地连成一体了。

概括来说,康复医学的主要内容是诊断评定和康复治疗。从为康复医学提供康复工程技术手段的角度,康复工程学的主要内容也涉及两大方面:测试评定和康复治疗。

目前常用的项目有:

1. 诊断和评定方法与手段

包括:肌力测定及其评价,关节活动度测定及评定,手臂稳定度测试及评定,日常生活活动能力评定,职业工作能力评定,儿童运动能力发育状况测定,失用症的检查,呼吸功能检查,肌电图及神经传导速度检查,步态分析,残疾评定,以及这类仪器设备用具的设计研制。

2. 康复医疗方法与手段

包括:医疗体育,物理疗法,作业疗法,日常生活活动训练(ADL),言语疗法,康复护理,生物反馈疗法,心理疗法,假肢装具,职业训练,康复营养,工艺治疗,音乐疗法,中国传统医学疗法(气功、按摩、针灸、矿泉浴等),以及这类仪器设备用具的设计研制。

正如各种现代化医疗器械的发展有力地促进了预防医学和临床医学的发展一样,以现代工程技术新成就为基础的现代康复工程学的发展,定将有力地推动整个康复医学事业的发展。

第三节 基本概念

康复医学的研究,是以残疾和残疾人为核心问题展开的。尽一切努力,使残疾人由社会的负担变为对社会有贡献的一员,是康复医学的宗旨。研究残疾的本质,它的发生、发展及其对残疾人的影响,以及预防和消除残疾的对策,是一项艰巨而又重要的任务。

一、残疾的概念与分类

国际残废人年(1981年)之后,"残废"一词改为"残疾"。

(一) 残疾的概念

残疾又称障碍,是指由于身体的结构或功能不同程度的丧失而造成的身心功能缺陷,包括程度不同的肢体残缺、活动障碍、体内器官功能不全、精神情绪和行为异常、智能缺陷,从而不同程度地丧失生活自理、社会活动、学习和工作的能力。

残疾通常源于伤病。外伤或疾病会引起人体解剖结构、生理功能或心理功能发生异常或丧失,以致造成残疾。一般认为残疾是伤病进展停止后残存的"固定的"或"永久的"缺陷,如截肢或小儿麻痹症遗留下来的形态或功能异常。有些情况下,疾病和由它导致的残疾同时存在,如类风湿性关节炎患者,既有解剖形态异常(关节畸形),又有功能障碍(关节活动受限),而疾病可能继续存在,甚至发展,这样的患者既是病人,又是残疾者,是一种综合情况。当然也有并非伤病造成的残疾,如先天性畸形等。

通常把由疾病、先天缺陷和发育障碍引起的残疾称为病残;把由外伤引起的残疾称为伤残;将主要表现为肢体缺陷的称为肢残;主要表现为智力方面的缺陷的称为智残。

疾病与残疾的关系大致有三种类型:①单纯的残疾;②与疾病共存的残疾;③疾病后遗留的残疾。

随着慢性疾病的增多,与疾病共存的残疾问题将会日益突出。

(二) 残疾的分类

随着时代的前进,残疾的范围在不断扩大,分类方法也有不同。

1. 按身心关系分类

可分为身体残疾和精神残疾两大类。

近些年来,同时具有两类残疾的"综合残疾者"有所增加,从总体来看出现重度化、老龄化倾向。

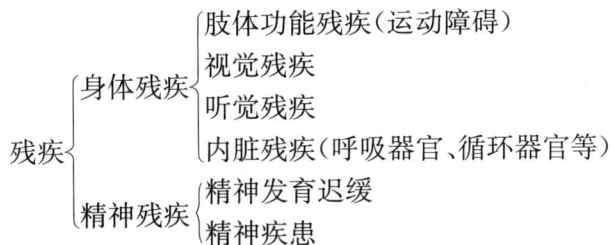

$$
残疾
\begin{cases}
身体残疾
\begin{cases}
肢体功能残疾(运动障碍)\\
视觉残疾\\
听觉残疾\\
内脏残疾(呼吸器官、循环器官等)
\end{cases}\\
精神残疾
\begin{cases}
精神发育迟缓\\
精神疾患
\end{cases}
\end{cases}
$$

2. 按社会福利保障分类

可分为康复治疗对象的残疾和社会保障对象的残疾。

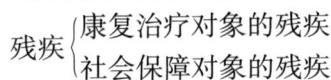

$$
残疾
\begin{cases}
康复治疗对象的残疾\\
社会保障对象的残疾
\end{cases}
$$

从康复医疗的观点考虑,凡伤病所造成的功能或能力的缺陷或丧失的患者均属康复治疗对象。

从社会保障的观点考虑,凡存在法定残疾的残疾者,皆属社会保障对象。通常是根据残疾的部位、性质和程度分类分级(属行政分类),分别享受不同福利等级待遇的社会保障。

目前世界各国由于经济发展状况不同,现行社会保障制度和体系也各异,法定残疾的划分以及残疾者享受的社会福利待遇标准有很大差别。一般认为,残疾尺度的宽严和残疾人社会福利待遇的高低,是反映该国社会福利水平的一面镜子。

3. 按残疾发展的不同阶段和病伤程度分类

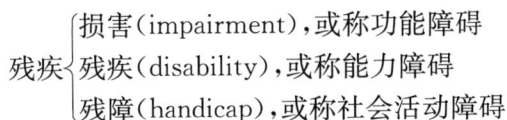

$$
残疾
\begin{cases}
损害(impairment),或称功能障碍\\
残疾(disability),或称能力障碍\\
残障(handicap),或称社会活动障碍
\end{cases}
$$

损害,指器官的组织和功能不同程度地丧失,不一定影响生活自理能力(属于生物学水平的残疾)。

残疾,指损伤的程度严重到影响个人的生活自理能力(属于人的个体水平的残疾)。

残障,残疾发展严重到影响个人不能履行社会职责和参加社会生活(属于人的社会水平的残疾)。

从性质上说,损害和残疾所造成的影响还局限在患者自身范围之内,主要依赖医学手段来加以解决,属于纯医学范围的问题;而残障所造成的影响则已超出患者自身的范围,从而使残疾问题成为整个社会的问题,已不是单纯依靠医学手段所能解决的。

残疾和残障不仅取决于功能障碍的性质及其严重程度,还受到其他各种因素的影响。如治疗和训练的差异和社会条件的区别、职业不同、生活习惯的差异、居住条件和工作场所以及社区环境等因素的影响、自身的认识与态度等。

目前我国对损害、残疾和残障还没有统一的分类标准。1980 年世界卫生组织出版了《国际缺损、残疾和残障分类》一书(简称 ICIDH),提出以下大致标准。

(1) 损害:①智力损害;②心理损害;③语言损害;④听力损害;⑤视力损害;⑥内脏损害(心肺、消化、生殖器官);⑦骨骼损害(姿势、体格、运动);⑧畸形;⑨复合损害(两种以上)。

(2) 残疾:①行为上的残疾;②语言交流上的残疾;③个人生活自理上的残疾;④运动方面的残疾;⑤身体姿势和活动方面的残疾;⑥精细活动方面的残疾;⑦环境适应方面的残疾;⑧特殊技能方面的残疾;⑨其他活动上的残疾。

(3) 残障:①识别残障(人、地、时);②身体残障(生活不能自理);③运动残障;④职业残障;⑤社交生活残障;⑥经济上自给残障。

残疾程度的分级,可根据残疾者完成日常生活活动的程度,以及感官、智能和情绪方面障碍的程度加以判断。通常分为三级:一级为严重残疾,二级为中度残疾,三级为轻度残疾。

我国已经制定了以社会功能障碍为主来定残、以社会功能障碍程度划分残疾等级的视力残疾、听力残疾、智力残疾、肢体残疾和精神残疾等五类残疾人的标准和分级(表 1-8～表 1-11)。

表 1-8　国内外残疾分类对照表

	WHO 残疾分类(1880 年)	中国分类(1986 年)
躯体残疾	视觉残疾	视力残疾
	听觉残疾	听力语言残疾
	语言残疾	
	肢体骨骼残疾	肢体残疾
	肢体体形残疾	
	内脏残疾	
精神心理残疾	智力残疾	智力残疾
	其他心理残疾	精神病残疾
复合残疾	复合残疾	综合残疾

表 1-9　国内外视力残疾标准对照比较表

最佳矫正视力	中国标准		WHO 标准		伤残人奥运会标准
	类别	级别	类别	级别	
无光感				5	
光感～<0.02,或视野半径<6°	盲	1	盲	4	B_1
0.02～<0.05,或视野半径<10°		2		3	B_2
0.05～<0.1	低视力	1	低视力	2	B_3
0.1～<0.3		2		1	

表 1-10　国内外听力残疾标准对照比较表

听力损失程度 （dB，听力级）	中国标准		WHO. IBO. 标准		伤残人奥运会标准
	类别	级别	级别	程度	
＞110	聋	1	G	全聋	平均听力损失大于 55 dB 均可以参加， 聋人比赛不分级别。
91～110			F	极重度	
71～90		2	E	重度	
56～70	重听	1	D	中重度	
41～55		2	C	中度	
26～40			B	轻度	
0～25			A	正常	

表 1-11　国内外智力残疾标准对照比较表

级别		程度		与平均水平差距 －SD	IQ 值	
中国	AAMD	中国	AAMD		中国	AAMD
1	Ⅰ	极重度	最重度	≥5.01	20 或 25 以下	25 以下
2	Ⅱ	重度	重度	4.01～5	20～35 或 25～40	25～39
3	Ⅲ	中度	中度	3.01～4	35～50 或 40～55	40～54
4	Ⅳ	轻度	轻度	2.01～3	50～70 或 55～75	55～69
	Ⅴ		临界	—	—	70～84

注:(1) AAMD 为美国智力迟缓协会标准。
　　(2) 凡智商(IQ 值)在 70 以下，年龄在 8 岁以上者，均可参加弱智人体育竞赛。

　　残疾给残疾者造成痛苦和过早死亡；康复使残疾人和患者带来生活的勇气和希望。以脊髓损伤者为例，过去治疗预后相当恶劣，许多人因感染性并发症而死亡，更多的人终身无法摆脱卧床厄运；现今依靠康复医学，情况已大为改观。据统计资料，经康复治疗和训练的许多患者，已有可能过相对正常的生活；90％～95％的患者，可能达到和一般健全人相同的寿命。

　　残疾学研究残疾的本质，它的发生、发展及其所造成的影响。残疾学与许多学科都有密切关系，残疾学与各学科之间的关系如图 1-4 所示。

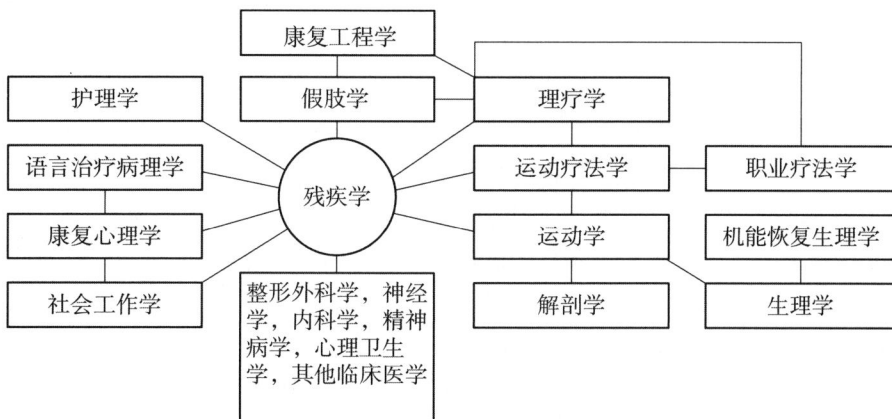

图 1-4　残疾学与各学科之间关系示意图

二、康复的概念与对象

（一）康复的概念

"康复"英文"Rehabilitation"一词，源于拉丁语。词干"habilis"（适应，回复），词头"Re"（再，重新），演变构成新词。词意含"复原"或"重新适应"的意思。

在汉语的传统用法中，"康复"主要是针对疾病而言的。从字面上去理解，是伤病的痊愈和健康的恢复。

但是以残疾为对象的康复医学中，康复的内涵则远远超出了这一范畴。

在人类社会高度文明发展的今天，人道主义和尊重人权，已经成为全世界范围内社会生活中共同遵循的一项最重要最基本的准则。

作为万物之灵的人类，人有人的权利和尊严。残疾人是人类中的特殊群体，残疾人也是人，也应同享人的权利和尊严。但是，这种权利和尊严被所造成的残疾（障碍）剥夺了，损害了做人的资格，破坏了生存的权利。为了恢复这种做人的资格，与健全人一样平等享用人的权利和尊严，"康复"一词含"复权"（恢复权利）的意思，即因某种原因使做人的权利受到损害后得以恢复——恢复做人的权利。

如今，残疾人事业正在成为文明、进步、高尚的事业，残疾人工作变成一项跨部门、多学科、社会化的系统工程，涉及康复、教育、就业、文化教育、社会环境、法治建设等许多领域。几十年来，康复的概念与残疾人康复事业的发展一样，经历了不断完善的过程。

两次世界大战给人类带来了灾难，也刺激康复事业更快发展。20世纪40年代，"康复"一词在国际上被确认为公认用语。现在Rehabilitation一词的首字母"R"，已在全世界范围内用来作为"康复"的标志。

一些国际著名学者、发达国家的卫生和民政主管部门以及世界卫生组织（WHO），都分别为"康复"下过定义。康复是人类新开辟的科学领地，其含义随着时代的进步也在不断深化发展。综合有关"康复"的定义，可以概括为：

所谓康复，是指综合地和协调地应用医学的、心理的、工程的、社会的、教育的、职业的以及其他的手段和措施，对康复对象进行全面帮助与训练，尽量消除或减少各种因素造成的心身障碍，增强其康复的信心、活动功能和自理生活能力，重新参加社会生活，实现自主和自立，恢复做人的权利。

【附】 　　　　　　　　**有关"康复"的论述资料**

● 康复医学的创始人、国际康复基金会（WRF）主席、美国纽约大学医学中心腊斯克康复医学研究所所长、医学博士H. A. Rusk教授的定义："所谓康复是使得有残疾的人、有慢性病的人以及正在恢复健康的人，在允许达到的可能条件下，最大限度地达到生活及工作方面的能力。"

● 世界康复医学权威巨著《克氏康复医学》中，著名康复学者F. H. Krusen教授的论述："康复是使患者通过治疗和训练而最大限度地发挥其潜力，以便能在生理上、心理上、社会上和职业上正常地生活（1971）。"

● 日本著名康复学者上田敏教授的定义："所谓康复是使残疾者最大限度恢复身体

的、精神的、职业的、经济的能力。"

● 国际康复会副主席、菲律宾马尼拉大学 C. A. Floro 教授的定义:"康复是运用各种办法尽量降低伤残和残疾的发生率,尽量使他们参与社会活动。康复的目的不仅是训练残疾者适应社会生活,还要让他们积极参加社会生活,适应社会的需要。"

● 美国康复会议(NCR)文件的定义:"康复意味着对于残疾病人来说,使他们适应每个人的情况,最大限度地恢复其身体的、精神的、社会的、技能的及经济的活动能力。"

● 日本厚生省提出的定义:"康复是对身心障碍的患者在医学、社会、职业、经济和教育上,采用尽快而又充分地恢复的方法,使其潜在的或残留的功能得到充分复原,以减少成为残疾人。"

● 《苏联大百科全书》关于"康复"的阐述:"康复指的是医学、教育、职业、法律措施的综合,使由于疾病和创伤造成机体和精神条件所受限制者得以恢复健康和劳动力。康复适用于某些内脏疾病、支持运动器官的先天性和后天性疾病、严重创伤的后果、精神病等。尤其对于儿童的痴呆(智力发育不全)、听力、语言、视力等缺损有着特殊的作用。康复除了在大医院和研究所(创伤学、精神病学、心脏病学等)的康复科或康复中心采取一系列治疗措施(劳动疗法、体育疗法、运动竞技)、电疗、泥浴疗法、按摩外,还包括发展患者自我服务(社会性康复和日常生活康复)的基本技能以及培养残疾者的劳动能力(职业康复,生产性康复)。"(第 21 卷)

● 《新英国大百科全书》关于"康复"的论述:"应用医疗技术和职业技能使患者或残废者能如同保持着充沛的精力那样生活着,从而达到健康的水平。首先着眼于医疗,其次是理疗和职业疗法,最后才是职业性适应和社会性适应。"(第 30 卷)

● 世界卫生组织(WHO)医疗康复专家委员会 1969 年会议的定义:"康复是指综合地和协调地应用医学的、社会的、教育的和职业的措施,对患者进行训练和再训练,使其活动能力达到尽可能高的水平。"

● 世界卫生组织医疗康复专家委员会 1981 年会议修订的定义:"康复是指应用各种有用的措施以减轻残疾的影响和使残疾人重返社会。康复不仅是指训练残疾人使其适应周围的环境,而且也指调整残疾人周围的环境和社会条件以利于他们重返社会。在拟订有关康复服务的实施计划时,应有残疾者本人、他们的家属以及他们所在的社区的参与。"

我国 1990 年 12 月公布了《中华人民共和国残疾人保障法》,规定了康复的职责:"国家和社会采取康复措施,帮助残疾人恢复或者补偿功能,增强其参与社会生活的能力。"康复的指导原则:"康复工作应当从实际出发,将现代康复技术与我国传统康复技术相结合;以康复机构为骨干,社区康复为基础,残疾人家庭为依托;以实用、易行、受益广的康复内容为重点,并开展康复新技术的研究、开发和应用,为残疾人提供有效的康复服务。"

(二) 康复的对象

康复医学的诊疗对象,主要是残疾和残疾人,而不是疾病,不是身体的某个部分或器官。

我国目前残疾人总数约有 5 164 万人,其中听力语言残疾者约 1 770 万人;智力残疾者约

1071万人;肢体残疾者约755万人;视力残疾者约755万人;精神病残疾者约194万人;综合残疾者约673万人。

在身体残疾方面,现今各国的康复医疗对象一般以肢体功能残疾和一些内脏残疾为主,特别是肢体功能残疾往往占身体残疾总数的60%左右。成人的残疾约半数是疾病所造成,其次是工伤和交通事故等意外事件(约占1/3)。儿童的残疾也以疾病引起最为常见,但先天性异常亦占突出地位。今后随着交通事故和工伤事故的增多,环境污染的扩大,老年人口比例的增加,慢性病和老年病的日益突出,残疾的构成将不断发生变化。

近年来在残疾构成方面,有以下发展趋势:

(1)残疾者与整个社会情况相仿,有老龄化倾向。

(2)以脑血管残疾和儿童脑性瘫痪为主的中枢神经系统残疾增加,并有重度化倾向。

(3)肢体残疾合并精神残疾的综合残疾有增多趋势。

由于上述3种趋势的综合影响,残疾者中重症患者的比例有所上升。

康复医学的任务,就是要调动一切主观和客观的积极因素,使残疾者的残存功能和潜在能力得到充分发挥,使他们在身体、精神、社会、职业和经济能力等各方面都获得最大限度的恢复,即实现全面康复。全面康复也即整体康复或综合康复。

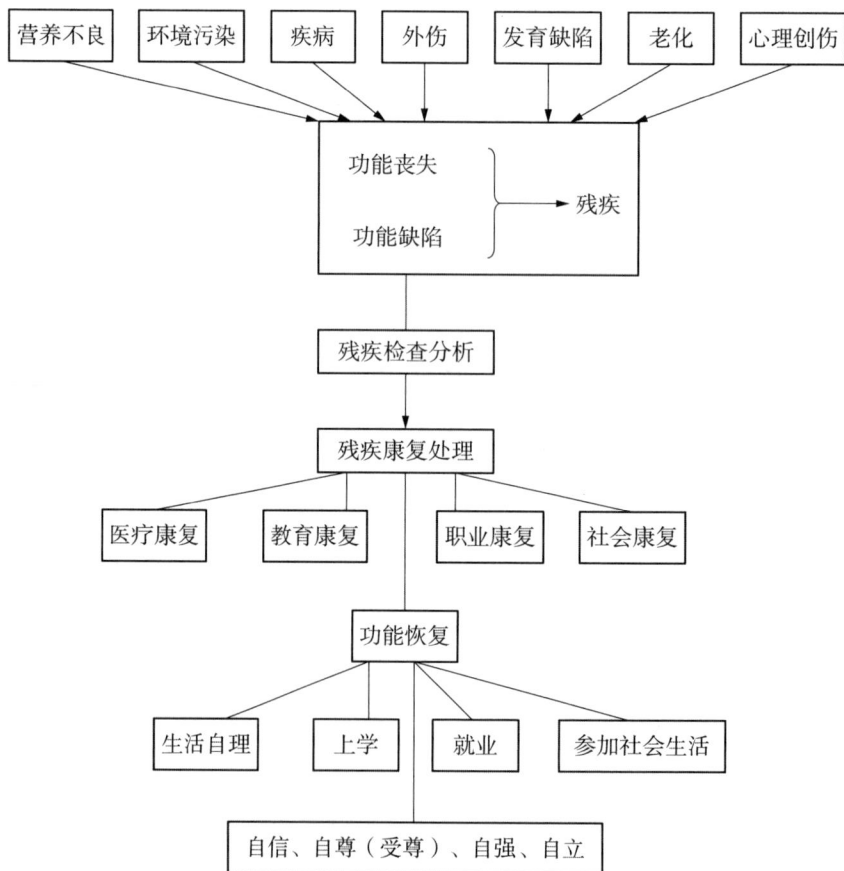

图 1-5 为康复程序示意图

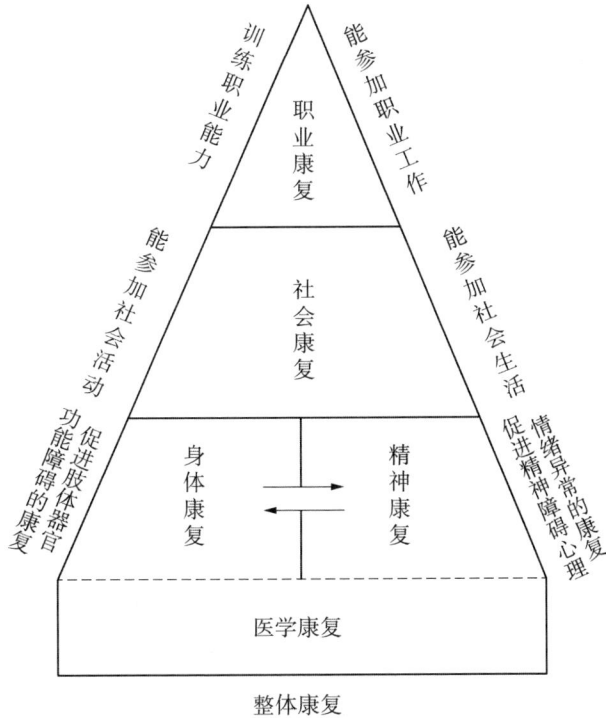

图 1-6　为全面康复(整体康复)示意图

三、康复的领域与体系

(一) 康复的领域

残疾者不仅存在身体、语言、精神等障碍,还存在许多心理、家庭、职业、社会等方面的问题,对于儿童尤其还有教育问题。这些问题要求在康复过程中平行地得到解决。这就决定了康复医学是一门多学科、综合性的应用医学科学,涉及面十分广泛。现代康复医学与有关学科之间的关系(见图 1-7)。康复医学的实际工作包括康复预防、康复诊断(评估)和康复治疗。

为了实现理想的康复目标,帮助残疾人及患者重新回归家庭、回归社会,重新成为自立的人,就需要全社会多方面和多种职业的和专业人员协同努力,而绝不能仅靠医疗卫生机构和医务人员来解决。这正是康复医学不同于一般临床医学的重要特点之一。

一般说来,康复医学包括医学康复、职业康复、社会康复和教育康复四大领域。

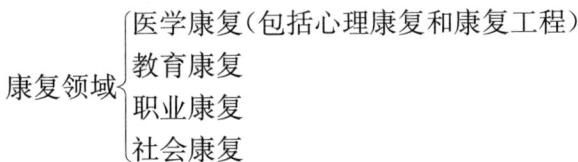

康复领域 { 医学康复(包括心理康复和康复工程)
　　　　　 教育康复
　　　　　 职业康复
　　　　　 社会康复

以上各领域之间,是有机联系的。

1. 医学康复(medical rehabilitation)

医学康复又称医疗康复,是康复医学领域中的重要领域,是残疾人及患者得以全面康复的基础和出发点。医疗康复包括心理的康复和康复工程学应用。

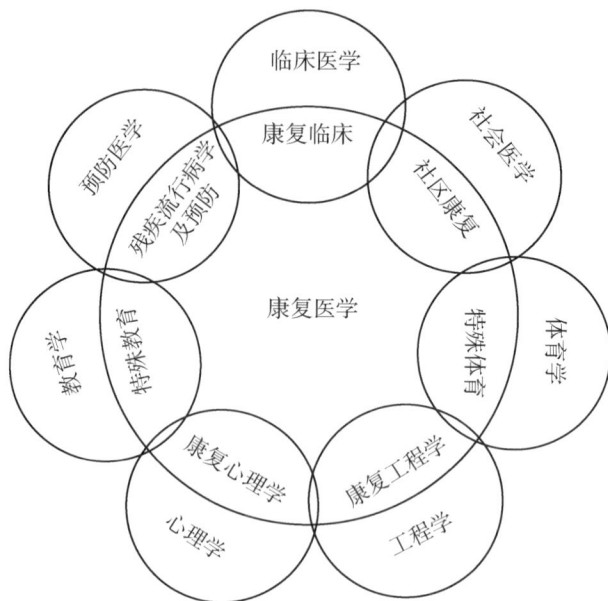

图 1-7 现代康复医学与学科之间关系示意图

注：在中国，现代康复医学与中医学相结合成为中西医结合康复医学。

在外伤和疾病的临床治疗中，药物和手术占突出地位；但在以残疾为对象的康复治疗中，特别是对目前占多数的运动障碍和中枢神经系统残疾患者，功能训练占重要地位。通过训练，以最大限度地保存和恢复功能，充分开发能力代偿，往往成为康复过程中最重要的治疗手段。

康复治疗应该在伤病发生的时刻（即残疾出现的开始）就着手进行，并贯穿于防治工作和康复处理的始终。

2. 教育康复（educational rehabilitation）

教育康复是指通过教育和训练手段，提高残疾者及患者的素质和能力，包括智力、日常生活的操作能力、职业技能以及适应社会的心理能力等。

教育康复的内容，主要包括普通教育和特殊教育两方面。教育方法上，通常采用普通教育（或称主流教育）手段和特殊教育手段。有条件接受普通教育的残疾人及患者，设法创造条件进入普通学校接受教育；不能进普通学校的，应开设特殊学校或训练班，如盲童学校、聋哑人学校等，采用特殊办法解决他们的教育问题。将教育康复融合于各领域中。

对于残疾儿童来说，教育康复是一个十分重要的环节。所受教育的程度，关系到将来能否参与社会生活，跟上时代前进步伐。

一般来说，对肢体功能残疾儿童，进行普通教育；对精神病残疾（包括精神病残疾合并肢体功能残疾）、听力语言残疾、视力残疾和智力残疾儿童，要进行特殊教育。

3. 职业康复（vocational rehabilitation）

职业康复的中心问题，是帮助残疾者及患者取得独立的经济能力，达到对合适职业的适应性，实现人的价值和尊严。要为残疾者及患者妥善选择能够最充分发挥其潜能的最适宜的职业，并努力帮助他们切实适应和胜任这一工作。

职业康复的过程，包括就业前的咨询、评价、治疗、训练、安置和就业后的随访等方面。

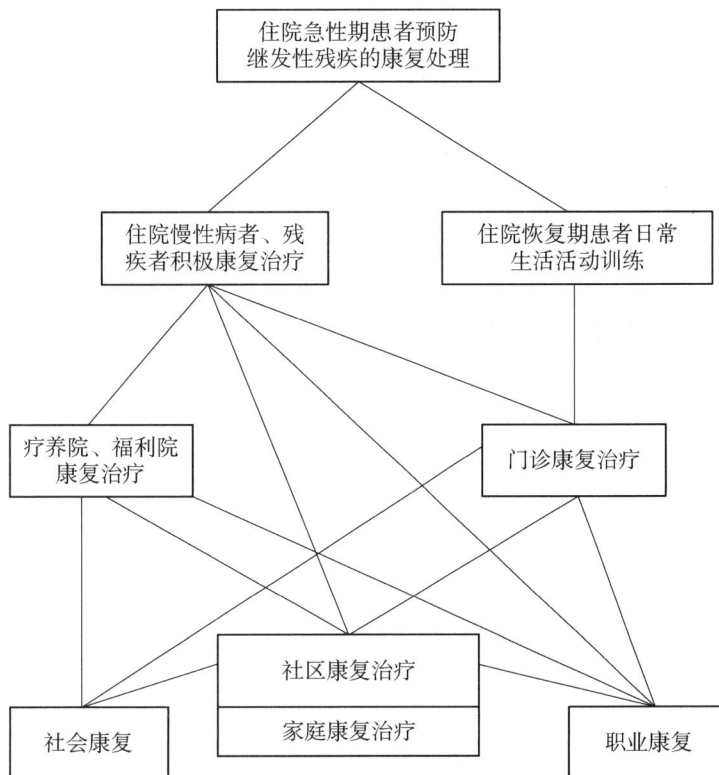

图 1-8　不同层次的康复处理示意图

咨询关系贯穿于职业康复的全过程。

4. 社会康复(social reahbilitation)

社会康复的核心问题,是维护残疾人的"人的尊严"。要消除社会上长期遗留下来的对残疾人的歧视和偏见,让全社会都来关心残疾者,帮助他们解决各种困难问题,改善残疾者的生活、福利条件,并接纳他们全面参与社会生活。

社会康复主要包括以下方面:

(1) 消除社会环境中的物理性障碍,建立"无障碍环境"。如住宅、公共建筑及设施、交通道路的无障碍通行,设立专用住宅、专用席位、专用通道和坡道等,为残疾人的特殊需要提供方便。

(2) 改善残疾人的法律环境。制定有关法律、法规,如康复立法,残疾人立法,保障残疾人的合法权益、人身安全和人的尊严不受侵犯。

(3) 改善残疾人的经济环境,促进残疾者职业自立。包括改善残疾者的经济条件,帮助提高生活质量,在社会福利方面给予优惠待遇;建立特殊雇用制度,如设立社会福利工厂,进行职业培训等。

(4) 宣传人道主义思想,消除社会偏见,促进健全人与残疾人的相互理解和尊重。提供残疾人参与社会生活的各种机会,如组织文化、体育活动等;为解决残疾人家庭婚姻问题创造条件。激发健全人对残疾人的同情心和友谊互助。

综合以上康复领域,包含了"全面康复"的内容,也体现康复工作是一项需要获得全社会各个方面广泛关心支持和共同参与的宏伟事业。

（二）康复的体系

现代康复医学的特点：①以残疾者、因老年病和慢性病而有功能障碍者为主要康复对象；②按照"功能训练、全面康复、重返社会"三项原则指导康复工作；③大量使用功能方面的评估、训练、补偿、增强等技术和心理学-社会学方法；④依靠不同专业、学科间的康复协作组形式，对患者进行康复处理。

以上特点通过康复的体系来体现，主要有以下方面。

1. 康复机构

康复医疗机构具有介于医疗和社会福利设施之间的功能，是一种有别于一般传统医疗机构的新型机构。

由于各国康复医学的发展历史和社会背景的差异，康复医疗机构的形式和体制具有明显多样化的特点。目前康复医疗机构主要类型有：

（1）康复医院（中心），包括综合性康复医院和专科性康复医院两种。

（2）在综合医院中设置的康复部门，包括康复部或康复科。

（3）康复门诊部，包括独立的康复门诊部和医院所设的康复门诊部。

集康复医疗、科研和教学于一体的高层次的康复专门机构，是开展康复工作的骨干力量。不同层次的康复机构如图 1-9 所示。大、中、小型康复医疗的组织结构见图 1-10、图 1-11。

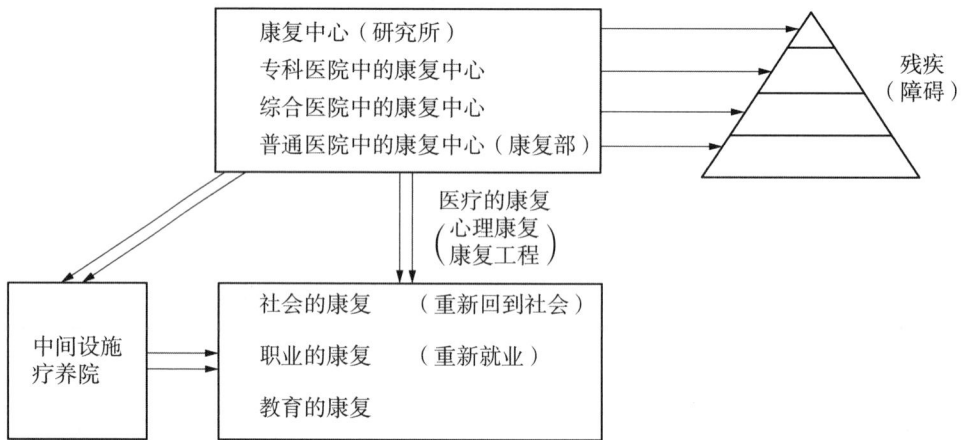

图 1-9　不同层次的康复机构示意图

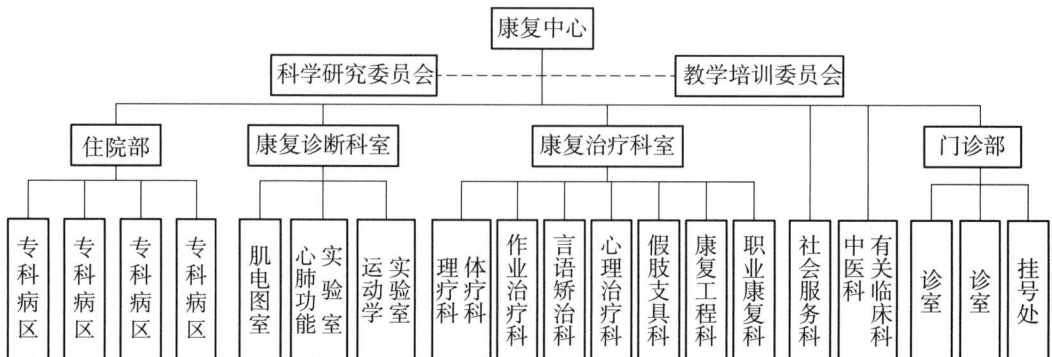

图 1-10　大型康复医疗机构的组织结构

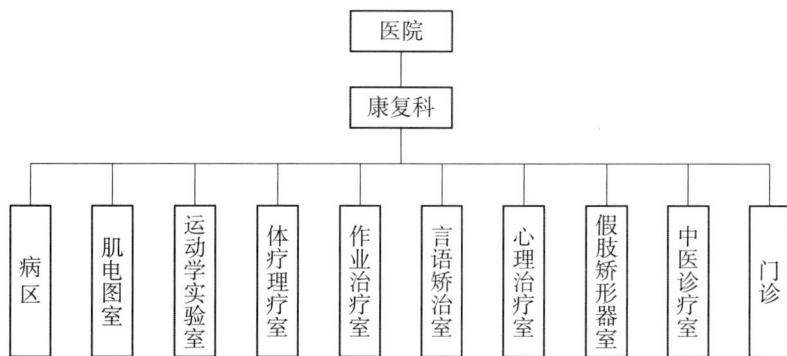

图1-11　中小型康复医疗机构的组织结构

图中：医院—康复科—病区、肌电图室、运动学实验室、体疗理疗室、作业治疗室、言语矫治室、心理治疗室、假肢矫形器室、中医诊疗室、门诊

2. 康复医疗的组织

康复计划的实施，一般由医生、护士和各种康复专业人员组成的协作组（team work）进行工作。

理想的康复专业协作组，其组成应当包括康复医师、康复护士、体育治疗师、作业治疗师、物理治疗师、言语治疗师、社会学工作者、心理治疗师、医学社会工作者、职业咨询师、假肢与矫形技师、劳动就业工作者、特殊教育工作者、音乐治疗师、舞蹈治疗师、园艺治疗师、儿童生活指导专家、康复营养师、文体活动治疗师、康复工程师、中医师、针灸师、推拿按摩师等。

我国还有一专多能的康复治疗师。

康复医师在康复治疗过程中起主导作用，其任务主要是全面掌握患者情况，提出康复目标，制订康复治疗训练计划，进行康复评估，并分担一定的治疗工作，指导、支持和协调各有关协作组成员工作，引导患者努力实现预期的康复目标。协作组成员通力协作，共同争取康复工作的最佳疗效。图1-12为康复顺序的示意图。

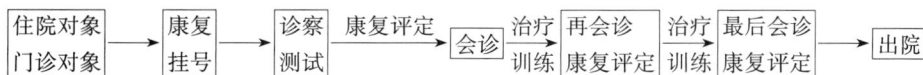

图1-12　康复顺序示意图

图1-13、图1-14为医学的、心理的、工程的、就业的、教育的、社会的康复工作者，在为残疾人的康复服务的协作中的相互关系示意图（举例）。

3. 社区康复

对残疾人及患者的康复服务有两种主要形式：①以医院（研究所、康复中心）为基地的康复服务（医院康复）；②以社区（基层）为基地的康复服务。

社区康复又称基层康复，是指依靠社区本身的人力物力，建设一个由社区领导、卫生人员、民政人员、志愿人员、社团和残疾者本人及其家属参加的社区康复系统，在社区进行残疾的普查、预防和康复的工作，使分散在社区的残疾者及患者得到基本的康复服务。

据世界卫生组织的估计，约有占总数70%的残疾人，依靠社区所提供的康复服务，就能满足需要，无须住院康复；而医院康复患者出院后回到社区，还需要社区提供康复服务。现在，社区康复已成为初级卫生保健的一个重要组成部分，是世界卫生组织提出的2000年实现"人人享有卫生保健"的重要内容。

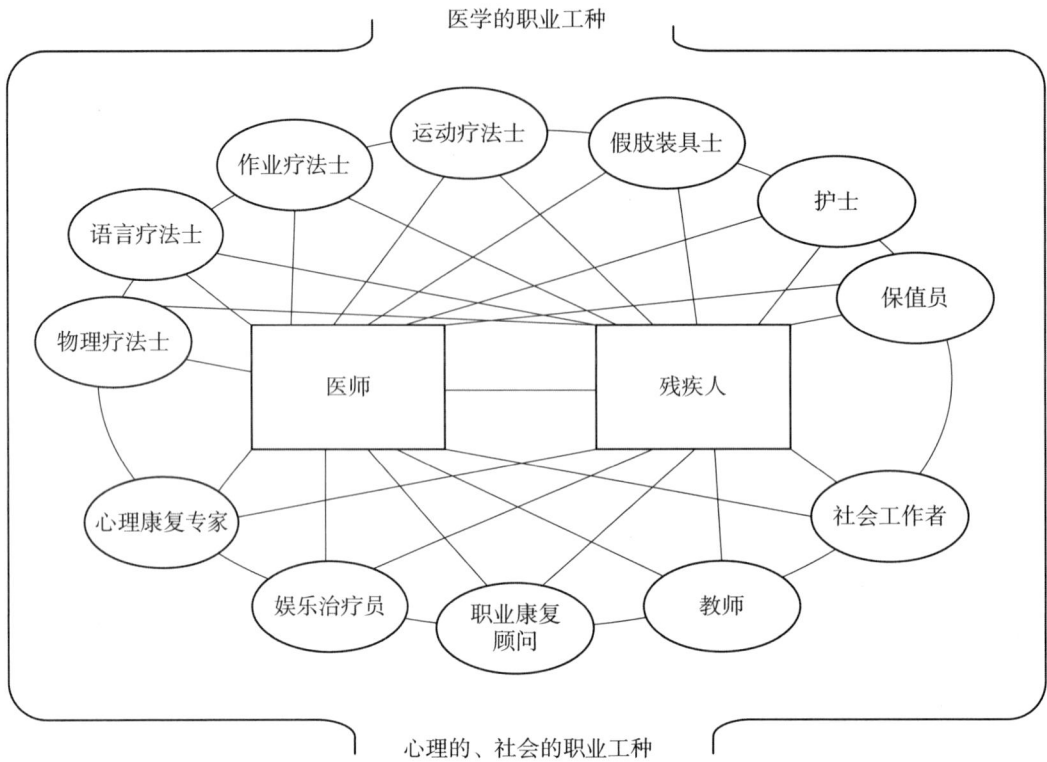

图 1-13 康复工作者协作关系示意图

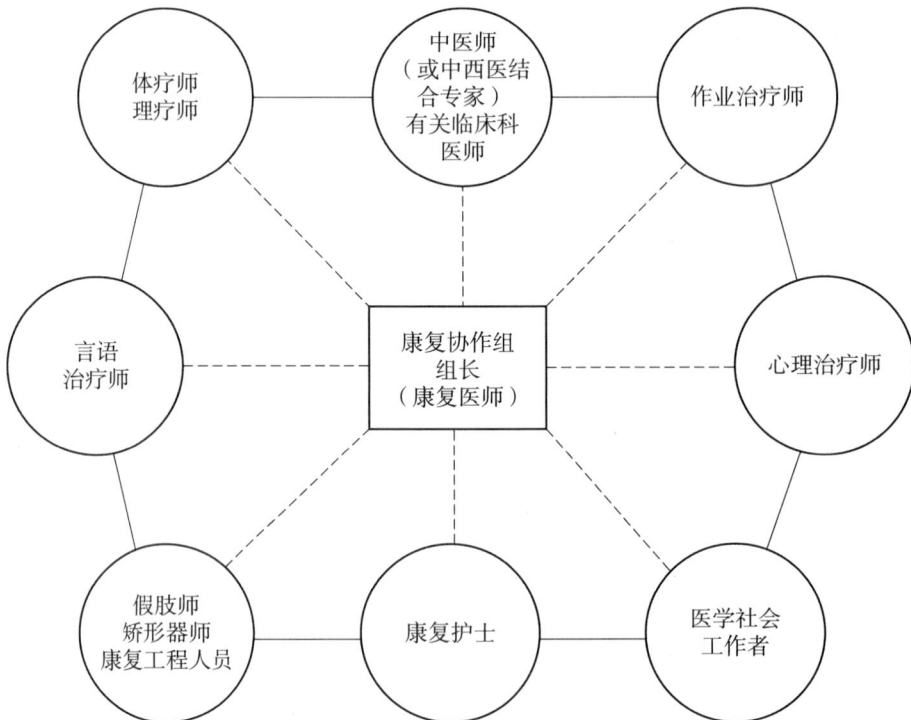

图 1-14 康复协作组结构示意图
（大型康复医疗机构适用）

我国三级社区康复网是：县（区）、乡（街道）、村（居委会）。

社区康复的主要内容：

（1）残疾普查和制订社区康复工作计划。

（2）进行以功能训练为中心的康复治疗。

（3）培训残疾者及患者家属，和其他生活照顾人员。

（4）发动和组织志愿者活动，进行相应的培训工作。

（5）进行宣传工作，激发社区居民的社会责任感和互助精神。

（6）协助残疾者开展文化娱乐和体育活动。

（7）组织残疾者与健全人的联谊活动。

（8）在社区条件许可的前提下，开展特殊教育、就业指导和帮助就业。

康复的体系，服务于康复的四个基本方面：

（1）功能障碍的治疗，包括改善功能，合并症的预防与治疗。

（2）能力障碍的代偿，包括强化残存功能，日常生活活动训练和辅助工具（假肢、装具、拐杖、轮椅等）的使用。

（3）社会活动障碍的改善，包括改造住房条件，改变周围人群的认识，保证有受教育机会，帮助胜任职业训练、恢复工作等，支持其经济独立，鼓励参加社会活动，帮助建立正常生活，创造生活条件和环境。

（4）主观残疾的心理调节，包括心理上的理解和支持，促进对残疾的忍受和克服。

以上四个方面中，第一、二两方面是使残疾者尽可能向健全人接近，第三方面是社会环境向残疾者靠拢，第四方面是残疾者自身"价值观转变"的帮助，这些就是一般所说的全方位的"大康复"概念。

四、康复医学-医学工程-康复医学工程

康复的对象是残疾状态，而不是疾病本身。康复医学的主要着眼点是功能。康复医学处理的问题是人的功能障碍（包括身体上的和精神上的）。因此，康复医学是以功能康复为主要目的。

康复医学的主要内容有两大方面：①功能检查和评估；②康复疗法和处理。康复医学予以评定和训练的功能，包括运动的、感觉的、知觉的、心理的、智能的、言语交流的、社会活动的、职业的等多方面。

康复工程学为康复医学提供工程手段，包括在康复设施的总体规划、设计、布局方面提供康复工程学依据；设计和改造残疾人适用的环境系统和装置；在功能检查和评估方面，提供各种测量和评定装置，包括定性和定量的方法和手段；在康复疗法和处理方面，提供各种功能训练装置、各种功能补偿装置，作为对残疾人及患者的重要治疗手段。

康复工程学是康复医学的发展手段和科学技术基础；康复医学是康复工程学的应用领域，两者共同为残疾人及患者的康复服务。

医学工程（medical engineering，ME）与康复工程学同属生物医学工程学科，是向不同方向发展的分支学科，都是工程学向医学学科渗透的产物。不同点是医学工程主要向医学学科中的临床医学，即研究如何预防、减轻、治疗疾病的科学和技术方向渗透；康复工程学则主要向医学学科中的康复医学方面渗透。因此，医学工程处理的对象主要不是功能，而是疾

病,是用工程技术手段为疾病的诊断和治疗服务,与康复工程学两者有很大区别。

第四节　康复工程学的发展概况

一、康复的历史发展阶段

现代康复医学的发展,经历了几个重要时期,大致可以划分为四个阶段。

(一) 前期(1918 年以前)

这一时期属于现代康复医学的萌芽和发端时期。其特点是,虽然尚无明确的康复概念,但有分散的、为残疾者治疗的服务,如作业治疗、职业训练、装配假肢,通过战争中大量救治处理伤员,开展有组织的康复工作,开始设立康复机构和成立有关康复的协会等。

(二) 形成期(1918—1945 年)

这一时期明确了康复的概念,Rehabilitation 一词正式应用于残疾人。在第一次世界大战后处理大量伤员的善后工作(如假肢装配、职业训练等)和 1920—1930 年美国小儿麻痹症(脊髓灰质炎)大流行后残疾儿童的康复工作基础上,完善和发展了各类康复机构;各领域之间开始协作开展康复医疗,康复的条例、制度逐步建立,在总结实践经验基础上开始奠定康复医学的理论基础。

(三) 确立期(1946—1974 年)

这一时期是现代康复医学发展阶段最重要的时期,确立了康复医学在医学学科中的学科地位,康复医学成为一门独立的学科。1947 年美国最早成立物理医学与康复学会,建立了康复专科医生制度。1950 年在巴黎召开了首次国际康复会议,成立最早的国际性康复组织——国际物理医学与康复学会,建立了康复领域的国际学术交流体制。1970 年成立了又一国际康复团体——国际康复学会。此后世界卫生组织(WHO)也设立了康复处,推动世界各国(特别是发展中国家)康复工作的开展。康复的体系逐步建立起来。

(四) 发展期(1975 年以后)

这一时期是现代康复医学的理论和学科体系日臻完善和提高的时期,是大发展时期。1981 年联合国倡导的"国际残废人年"活动(后将"残废"改为"残疾")和以后继续开展的"残疾人十年(1982—1992)"活动,为大发展在世界范围内鸣锣开道。随着科学技术的进步,高科技不断向康复医学领域渗透,促使康复工程学、康复心理学等各分支学科都得到迅速发展。特别是由于微电子技术的开发和引入,微电脑的应用,为康复工程学的发展带来转折性的变化。已经问世的一些环境控制装置,就是康复工程学研究成果的范例。康复对象由残疾人进一步扩大到老年人、慢性病人。造福人类的康复事业的发展,已经成为人类文明进步的重要标志。

二、现代康复医学的发展

(一) 国外康复医学的发展

从医学的目的只是治病和救命,发展到还要进一步帮助发挥其功能和潜在能力,使之最终自立自强自尊。这一传统观念的转变,经过了漫长的历程。

早在 16 世纪以前,康复医学的幼芽就出现在地平线上。可以说,自从有了残疾人,这一事业就艰难地开始了。据《自然科学史》记载,在 16 世纪的新医学发展中,被称为"外科医学之父"的法国人安布罗斯·巴雷(Ambrose Pare,1510—1590 年)"发明了能够机械地做许多动作的精巧假肢"。对残疾者进行作业治疗和职业训练也有久远的历史。欧洲自 18 世纪就已开始对盲聋儿童进行特殊教育。公元 1865 年西班牙 Busguey Torro 在著作中就已最先使用 Rehabilitation 一词,作"增加机能"之意。1895 年美国心理学家 William Rush Dunton 在 Sheppard Enoch Pratt 医院建立了"康复治疗工场",开展对伤病员的作业治疗。1910 年被誉为美国第一位作业疗法师的特蕾西(Susan Edith Tracy)出版了《伤兵作业疗法的研究》一书。因而认为现代康复医学萌芽于 19 世纪末和 20 世纪初,其发端、形成、确立和发展基本上是在 20 世纪,称 20 世纪为现代康复医学的世纪(从学科发展角度),应该是恰当的。而国际现代康复医学事业最早兴起的国家,是美国,主要是从作业疗法开始的。

根据现有的资料,将现代康复医学发展进程的大事记列下。

现代康复医学发展进程大事记:

- 1914 年　美国 Barton 正式提出作业治疗(Occupational Therapy)名称。
- 1916 年　美国医学会设立"物理医学与康复委员会"。
- 1917 年　美国陆军军医总监部设立"身体功能重建与康复部"。
  世界上最早的康复机构"国际残疾人中心(International Center for the Disabled)和"伤残人研究所"在纽约成立。
  美国作业疗法工作者协会(SPOT)成立。
  英国著名骨科专家 Robert Jones 在 Shepherd Bush 开设"康复车间"(职业训练)。
  加拿大安大略省的 Hamilton 山顶疗养院用作业疗法治疗伤兵。
- 1918 年　法国 La Franch 山旁的野战医院用作业疗法收治神经官能症(震吓痴呆症)病人。
- 1919 年　美国制定了世界上最早的康复立法"Smith-Fess 法"(身体残疾者辅具装具发放、职业安排等法律)。
- 1920 年　美国物理医学会成立(现美国康复医学会前身)。
  美国物理疗法工作者协会成立。
- 1922 年　美国国会通过《工业康复法》法令(又称 Smith Bankhead 法)。
  美国全国康复理事会成立,总部设在纽约。
  康复国际(RI,又称国际康复会)成立。
- 1924 年　日本高大宪次提出"疗育"的康复思想。
- 1931 年　英国皇家医学会物理医学会成立。
- 1935 年　美国制定了《社会保障法》(残疾者福利、养老金等法律)。
- 1938 年　美国物理治疗师协会成立。
- 1941 年　英国设立"残疾者康复各省协作委员会"。
  英国骨科专家 Watson Jones 在英国空军中设立康复中心,经过治疗,77%的伤员重返战斗岗位。

- 1942 年　美国全国康复理事会在纽约召开会议,给"康复"一词下了有名的定义。
  英国制定了著名的 Bewilish"综合社会保险制度报告"。
- 1943 年　英国残疾者康复各省协作委员会发表宣言,在医疗中明确康复的地位。
  英国物理医学会成立。
  美国 Bellevue 医院成立第一个物理医学与康复科。
- 1944 年　英国制定了《残疾人雇用法》。
  美国物理疗法医协会成立。
- 1945 年　美国物理疗法医协会改称美国物理医学会。
- 1946 年　日本重建"整肢疗护园"。
- 1947 年　公认为康复医学作为独立学科的确立年。"康复"作为专业名词正式使用。
  美国物理医学会改称症状国物理医学与康复委员会(American Board of Physical Medicine and Rehabilitation)。
  美国设立专科医师制度。
- 1948 年　英国设立"国营医疗"(National Health Service)。
- 1949 年　日本制定了《身体残疾者福利法》。
- 1950 年　世界上最早的国际康复会议"第一届世界物理医学会"在巴黎召开,成立"国际物理医学与康复学会(International Society for Physical Medicine and Rehabilitation),建立了国际交流体制。
- 1952 年　美国物理医学与康复委员会改称美国物理医学与康复学会。
- 1954 年　美国制定了《职业康复法》。
  日本制定了《儿童福利法》。
- 1958 年　世界卫生组织(WHO)成立康复处,设立医疗康复专家委员会。
  第一次 WHO 康复医学专家报告会。
- 1960 年　国际伤残者协会成立。
  日本制定了《身体残疾者雇用促进法》。
  美国国家科学院设立假肢装具研究开发委员会(CPRD)。
- 1963 年　日本康复医学会成立。
  日本康复学院开学。
- 1964 年　第一届日本康复医学会召开(决定以后每年一届)。
- 1965 年　泛太平洋康复会议在日本东京召开。
- 1966 年　日本举行第一次理学疗法士、作业疗法士的国家考试。
  美国物理医学与康复学会改名美国康复医学会。
  日本理学疗法士协会、作业疗法士协会成立。
- 1968 年　康复国际(RI)进行全球范围的残疾问题调查,宣布 70 年代为"康复年代"。
- 1969 年　第二次 WHO 康复医学专家报告会(决定以后每四年一届)。
- 1970 年　国际康复医学会第一次大会在意大利召开,成立"国际康复医学会(International Rehabilitation Medicine Association,IRMA)。
  日本制定了《身心残疾对策基本法》。
- 1971 年　太平洋职业康复研究会在日本召开。

- 1973 年　美国制定了《康复法》，美国首先确认康复医学是医学的独立学科。
- 1978 年　日本庆祝"特殊教育"100 周年。
　　　　　　第三届国际医学讨论会在瑞士巴塞尔召开。
- 1979 年　日本国立身体残疾者康复中心和国立职业康复中心成立。
　　　　　　日本通产省工业技术院设立医疗福利机器研究所。
- 1980 年　康复国际(RI)发表《80 年代宪章》。
- 1981 年　国际残疾人年(根据联合国 1976 年"关于残疾人的世界行动纲领"决议)。
- 1986 年　日本政府制定了《长寿社会对策大纲》。

由上述大事记中可以看出，现代康复医学发端于第一次世界大战后，主要为了治疗战争伤残军人的需要。这个时期的康复，主要以发展矫形外科、物理疗法和作业疗法为其主要特征。

现代康复医学在第二次世界大战结束以来的 30 多年间，得到了迅速的发展。在二次世界大战的刺激下，欧美、日本相继设置各种不同类型的康复机构。由于治疗战后大批伤病军人的需要，医学专家们多方探索新的治疗途径，以便使这些伤病员尽快康复，尽可能回归社会正常生活和工作。他们在物理疗法和整形外科基础上，配合应用作业疗法、语言矫治、心理疗法、假肢和矫形支具装配等，对伤病员进行多学科性的综合治疗，并收到了显著的效果。从而综合发展形成了一门新兴的医学科学——康复医学。

20 世纪 60 年代以来，随着世界各国经济建设的现代化发展，工伤、交通事故、职业病等引起的残疾逐年增多，加上全人类的文化水平和健康需求也在不断地提高，病残者要求尽可能消除障碍的影响，扩大活动范围和活动能力，参与社会生活和工作。这些社会的客观需要也必然促进康复医学的发展。

此外，随着人类物质文明的进步，生活水平不断提高，不少国家的人口平均寿命延长，人口老龄化现象日益突出。老年病增多，慢性疾病发病率上升，病残问题成了医学难题，使康复医学的对象不断扩大。

现代康复医学就是适应时代的进步和造福人类的需要而不断向前发展。

(二) 我国康复医学的发展

我国的传统医学早就包含有朴素的康复医学的思想内容和独特的康复医疗方法。

天津征集的一件战国玉器上刻有"行气"铭文 45 字，记述了气功要领。这是我国现存最早的有关康复医疗方面的文献。长沙马王堆西汉墓中出土的"导引帛画"是现存最早的导引动作图解。汉代张仲景的《金匮要略》中提出用"导引吐纳，针灸膏摩"等方法防治疾病。张衡的《温泉赋》中提出用温泉治病之法。华佗的《五禽戏》用模仿动物动态来健身延年和治病。据 1977 年 Amiot 的《中国科学史》记载，公元前一千多年就有《功夫(康复)》一书(已失传)。春秋战国时期，齐相管仲在临淄造屋收容聋、哑、跛、癫、畸形者，实际上是最早的收容残疾人的康复机构。

我国很早就注意对盲聋儿童进行特殊教育。盲童学校、聋哑人学校的建立，已有悠久的历史。小作坊式的假肢工厂，也早已分散开展为残肢者配装假肢工作。

中华人民共和国成立初期，为治疗战争中负伤军人，政府设立了"荣军疗养院"和"康复医院"。各省和直辖市先后由民政部统筹建立了 35 所假肢工厂。1982 年统计，具有康复性质的各类疗养院有 593 所，病床 87 794 张。我国现代康复医学在原来的运动医学、物理医学、疗养医学、伤残康复和中国传统康复等的基础上,开始发展起来。80 年代以来,在已有工作基础上,吸收国外现代康复医学的理论和先进技术,我国现代康复事业发展突飞猛进,逐渐发展形成具有中国特色的康复医学。

　　根据现有的资料,将中国现代康复医学发展进程大事记列下。

　　中国现代康复医学发展进程大事记:

- 1981 年　"国际残疾人年"中国组委会在北京成立;在我国开展了"国际残疾人年"活动。

　　我国成立"中华人民共和国残疾人十年委员会"。

　　上海生物医学工程学会下设假体医学工程研究会成立。

　　首家城乡协作的康复机构"截瘫伤残康复科研站"在无锡市扬名医院成立。

　　民政部在上海召开"肢体残疾者康复工作研修会"。

- 1982 年　卫生部提出"研究选择若干疗养院和综合医院,试办康复中心和康复部"计划。

　　康复医学创始人、美国 H. A. Rusk 教授访问我国。

　　上海召开"假体医学工程研究会首届年会"。

　　广州中山医学院(现中山医科大学)首先设立了"物理医学与康复医学教研室"(现"康复医学教研室"),首先开设《康复医学》课程(87 年该教研室被确定为"世界卫生组织康复合作中心")。

　　民政部在山东省假肢厂举办"肢体残缺者康复工作训练班"。

　　卫生部委托河北省卫生厅在石家庄举办首次"康复医学研究班"。

　　"全国医疗体育学术会议"在江苏无锡市召开。

　　中国教育学会"特殊教育研究会"在江西南昌成立。

　　广东从化温泉疗养院康复中心成立。

　　北京积水潭医院"伤骨科康复部"成立。

　　北京小汤山温泉疗养院康复中心成立。

- 1983 年　经国家科委批准,"中国康复医学研究会"(1988 年改名"中国康复医学会")在河北石家庄成立。

　　国务院批准在北京建立国内第一个综合现代化的"中国肢体伤残康复研究中心"(1987 年改名"中国康复研究中心")。

　　上海交通大学成立医工结合配装肌电控制假手的"康复研究中心"(1990 年改名"假肢医院")。

　　卫生部与世界卫生组织(WHO)合作在河北医学院举办第一次"康复医学讲习班"。

　　"中国伤残人体育协会"在北京成立。

　　"中华聋耳语言听力康复中心"在北京成立。

　　中国首次参加在美国举行的"第三届国际伤残人奥运会"。

- 1984 年　上海交通大学首先批准成立了"康复工程研究室"(1987 年成立"康复工程研究所")。

　　经国务院批准,"中国残疾人福利基金会"在北京成立。

卫生部发函各高等医学院校要求增设《康复医学》课程。

武汉医学院(后改名"同济医科大学")设立"康复医学教研室"。

上海交通大学与日本商社联合举办首次大型"康复技术交流暨康复医疗器械展览会"在上海举行。

"中国康复医学研究会第一届学术会议"在河北石家庄召开。

卫生部批准建立了康复医学教育、中医中西医结合、康复工程学三个专题委员会。

"第一届全国伤残人体育运动会"在合肥召开。

"中国盲人聋哑人第四届全国代表大会"在北京召开。

H. A. 腊斯克著、陈过主译《康复医学》出版。

中国康复医学会主编《康复医学》出版。

"上海交通大学康复工程研究考察团"应邀赴日本考察访问。

我国首次出席在葡萄牙里斯本举行的"康复国际(RI)第15届世界大会",并成为正式会员国。

- 1985 年　广州中山医学院举办首届"康复医学师资培训班"(半年)。

"上海康复医学工程研究会"成立。

上海交通大学与长宁区政府合办首家医工结合医院"上海南洋长宁康复医疗中心"成立开业。

"中国智残人体育协会"在北京成立。

"中国盲人按摩中心"在北京成立。

上海交通大学与日本东京大学、日本生命支助学会(LST)共同发起主办的"每一届中日康复医学工程国际学术讨论会(1st ISRME'85)"在上海交通大学举行。

- 1986 年　"联合国残疾人行动十年"中国组委会在北京成立。

"中国残疾人福利基金会康复协会"在北京成立。

中国残疾人福利基金会康复协会发起组织的"第一届国际康复学术会议"在北京举行。

国务院批准实施中国"五类残疾标准"。

"中国民政系统康复医学研究会"在北京成立。

中国康复医学研究会代表团参加在菲律宾举行的第五届国际康复医学学会学术交流大会。

"中国聋人体育协会"在北京成立。

清华大学设立"康复工程研究室"。

"第二届中日生物医学与康复工程国际学术讨论会(2nd ISRME'86)"在上海举行。

民政部恢复成立"北京假肢科学研究所"。

中国康复医学研究会创办的《中国康复医学研究会杂志》创刊(后改名《中国康复医学杂志》)。

中国残疾人康复协会与同济医科大学共同创办的《中国康复》杂志创刊。

中国民政系统康复医学研究会创办的《中国民政医学与康复》杂志试刊。

- 1987 年　中国康复研究中心在北京 262 医院开设"截瘫康复医院"。

　　　　　上海交通大学/董方中基金会康复工程研究所在上海交通大学批准成立。

　　　　　中国残疾人抽样调查工作在全国展开。

　　　　　"第三届中日生物医学与康复工程国际学术讨论会（3rd ISRME'87）在上海举行。

　　　　　中国康复研究中心与日本国立康复研究中心联合在北京举办首届"全国康复工程师培训班"（半年）。

　　　　　"全国社区康复试点工作研讨会"在长春举行。

　　　　　"中国无喉者康复研究会"在北京成立。

　　　　　首届全国残疾人文艺调演在北京举行。

　　　　　"第二届全国伤残人体育运动会"在唐山举行。

　　　　　"中国残疾人康复协会首届学术报告会"在重庆召开。

- 1988 年　国务院颁布实施《中国人残疾事业五年工作纲要（1988—1992）》。

　　　　　中国残疾人联合会第一次全国代表大会在北京召开，"中国残疾人联合会"成立。

　　　　　"全国残疾人三项康复工作会议"在北京召开；三项康复（小儿麻痹后遗症手术矫治，白内障手术复明，聋耳语言康复）工作在全国展开。

　　　　　国际特殊教育会议在北京召开。

　　　　　《中国康复研究中心》在北京建成开院。

　　　　　"爱德聋儿听力语言康复训练中心"在南京成立，并开办第一期训练班。

- 1989 年　国务院批转国家教委等部门的报告："关于发展特殊教育的若干意见"。

　　　　　国家教委批准成立"北京师范大学特殊教育中心"。

　　　　　"全国特殊教育工作会议"在北京举行。

　　　　　中国参加"第五届远东和南太平洋地区伤残人奥运会"。

　　　　　中国"方便残疾人使用的城市道路和建筑物设计规范"颁布实施。

　　　　　联合国授予邓林方"联合国残疾人十年"特别奖。

　　　　　同济医科大学与 WHO 香港康复合作中心联合举办"第一届康复医师培训班"（一年）在武汉开学。

　　　　　中国康复研究会陈仲武主编《中国医学百科全书·康复医学》出版。

　　　　　郭子光、张子游合编《中医康复学》出版。

- 1990 年　中国康复研究中心与日本国立康复研究中心联合在北京举办首届"言语听力障碍康复培训班"。

　　　　　"全国第二次特殊教育工作会议"在北京举行。

　　　　　"第四届中日生物医学与康复工程国际学术讨论会"（4th ISRME'90）在上海举行。

　　　　　全国人大七届十七次会议通过并颁布了《中华人民共和国残疾人保障法》（1991 年 5 月 1 日起施行）。

　　　　　"康复国际（RI）第九届亚太区大会"在北京召开。

"关于发展中国家残疾人工作国家协调委员会的作用和职能国际会议"在北京召开。

中国第一部大型康复医学著作、卓大宏主编:《中国康复医学》出版。

中国第一部规范性、词典性著作《中国手语》出版。

- 1991年　中国残疾人联合会参加"残疾人国际(DPI)"为正式会员国。

我国中宣部等十二个部委联合发布"关于开展全国助残日活动的通知"(每年5月19日,1991年始)。

"全国助残先进单位、先进个人暨自强模范表彰大会"在北京召开。

"世界盲人联合会亚太区盲人按摩研讨会"在西安举行。

美国2000基金会捐赠的现代假肢生产线在北京假肢厂落成。

- 1992年　"第五届生物医学与康复工程国际学术交流会(5th ISRME'92)"在上海举行。

中国康复医学会第二次全国会员代表大会在北京举行。

上海市人民政府批转市残联、市民政局和市计委等25个单位制订的《上海残疾人事业"八五"计划(1991—1995)》。

三、康复工程学的前景展望

康复工程学是一门造福于人类、从生物医学工程学科领域中分科出来、有无限生命力和创造力的新兴边缘学科。将工程学引入康复医学,开展医工结合的康复工程学研究,在国际上越来越引人注目,受到广泛的重视。

20世纪50年代开始,美国、日本、德国、英国和法国等国家,在这一领域投入了大量资金和人力,并成立相应的机构开展这方面的研究工作。1960年美国的国家科学院专门成立了假肢装具研究开发委员会(CPED);美国卫生教育福利部在全国设立了15所康复医学工程中心(REC)。日本建立了现代化综合研究的国立康复研究中心,并设有康复工程研究所;日本早稻田大学、东京大学等成立研究室,从事电动假肢、肌电控制假手、人工肾和环境控制装置的研究。德国OTTO BOCK假肢公司以柏林工业大学为后盾,采用先进科学技术装备假肢,使产品销往全世界。

开始各国的注意力主要集中在假肢、支具、矫形器和轮椅等辅装具的研究开发方面,以适应第二次世界大战之后大量肢体伤残者的迫切需要,取得显著进展。后来研究和应用满园拓宽。特别是80年代以来,高科技的引进和微电子技术的应用,为康复工程增添了新的生命力,研究开拓和应用的范围不断扩大和深化,展现出更加广阔的前景,也为残疾人和患者带来更多的福音。

现代康复工程学的主要研究内容和成果,概括如下。

1. 应用研究

在康复疗效评价方面,突出成就是将电子计算机应用于步态分析。先进的步态分析系统,能用来测量步行时的运动轨迹,每个关节弯曲的角度、扭矩、速度、加速度,跨步速度、节奏,站立相和摆动相对时间,以及动态肌电图变化等参数,并能自动记录与分析。通常由测力板(台)、摄像系统、动态肌电图分析系统以及计算机系统四部分组成。也在进一步扩展,同时测量残疾人步行时能量消耗。在康复治疗中,利用这些参数,对患者步态作出定量分析、评价以及制定康复训练程序。

在运动功能补偿和重建方面：

（1）功能性电刺激装置的研究。带微电脑的功能性神经肌肉刺激（functional nueromuscular stimulation，FNS）系统，成为目前恢复高位截瘫病人运动功能的强有力手段之一。该装置采用电兴奋神经肌肉系统的方法来控制运动，使瘫痪病人完成站立、行走和上肢的某些动作如伸臂、旋腕以及手指的抓、握。这类系统通常由控制命令识别、电刺激器和电极三部分组成。电极有植入式和皮肤表面两种。

（2）环境控制系统和装置的丧失四肢活动能力、患有高位截瘫的病人，提供享受教育、通讯联系、娱乐及其他生活需求而设计的。该系统布置专门的环境，借助于电子计算机和通过患者尚能活动的器官与对应的换能器，实现对周围设备的控制，如使用电灯、收音机、电视机，拉窗帘，叫铃，打电话，调节多功能床，打字机，翻书页器，吃饭辅助器，洗澡辅助器，大小便辅助器等。有的环境控制系统还配备医用机器人，可以根据命令从冰箱或食品柜中取出饮料、食品，并根据需要喂食。这类控制系统主要由微型计算机、电视显示器、打印机和软磁盘组成。显示器上列出了所有周围设备名称并用箭头指出选中的设备。使用时，可以用吸气或呼气的气动换能器操作，也可以用舌动开关、红外线开关或声音识别控制箭头改变到需要的位置。此外，在环境控制系统中还具有字符处理能力，利用电视屏幕上半部分作为字母、数学和一些特殊符号的显示，下半部分则用于编辑。患者利用吸气、呼气选择字母、符号，于是就可以通过与系统连接的打印机将信件等输出。这方面的成就，被誉为"康复工程学的成功范例"。

（3）康复机械手研究。这类由微机控制的机械手是专门为高位截瘫病人服务而设计的。康复机械手通过附在病人颌下的换能装置或声控，能按需要完成各项任务，如日常生活活动（ADL）、个人事务（操作个人计算机、电传机、进行办公资料处理等）以及娱乐（电子游戏机和画画等）。

（4）声控和气控轮椅研究。用识别语音或呼气吸气控制，操纵电动轮椅的前进、后退、转弯、调速和制动等。适于四肢丧失活动能力的患者使用。

（5）微机控制的假肢研究。可用计算机识别肌电反馈、声音和视向等信号，控制假肢完成各种动作。目前，假手里已能安装 15 个小电机，用 AR 模型识别肌电信号。视向命令系统用计算机确定物体空间位置，并控制驱动马达，使假肢能像正常手臂一样，朝视线方向运动。

（6）动力外骨骼矫形器（motorized exoskeleton orthosis）研究。用于患肌肉萎缩或高位截瘫病人行走之用。它由外骨骼架支撑下肢，电动液压激活器提供动力，驱动外骨骼架活动。整个装置用微电脑控制，用传感系统检测步态。目前这类装置只能用于在室内进行康复训练，将来可能使病人上下楼梯或爬坡。

在感觉功能补偿方面：

（1）计算机聋哑儿童训练器，是一种带微机的分析发言、训练说话的装置。它先对病态发音进行记录与分析，提取特征值，然后用联机方式适时对患儿模仿的声音进行采样、比较和显示。利用这种装置，可以帮助患儿逐步掌握发音能力。

（2）人工耳（又称电子耳蜗）研究，是用于听神经受损的耳聋病人的一种特殊的人造神经。包括微音器、微电子处理器、细长电极和接收器。目前临床植入问题有待改进。

（3）盲人阅读机，可供盲人阅读一般的印刷品。采用触觉阅读和显示。影像探头呈笔状，能自动地在铅印或规范的印刷品上移动。触觉显示方法有皮肤表面电极的编码电脉冲刺激方式和显示台上采用电刺激显示字形等方式。

（4）电脑导盲犬，是为帮助盲人行走而设计。由障碍物检测子系统、地标感应子系统、中央处理子系统、导盲图子系统和通讯子系统组成。计算机内有存贮的导盲图帮助盲人自动导向。检测采用声呐、红外换能器。

在人工脏器研究方面，如人工肾透析装置研究等，也在深入科研并结合临床应用。

在多种康复工程技术产品研制方面，用于视弱或盲人的激光手杖（laser care）、声呐导向眼镜（soricauide），用于聋哑人的电子助听器、唇读发音器，用于丧失触觉患者的感觉补偿装置，用于行动不便患者的电动轮椅，棒式打字机，翻书页器，足下垂矫正器，以及多自由度的电动和肌电控制假手、电动假腿等，也在不断深入开发研究并不断提供患者应用。

2. 理论研究

生物力学、仿生机构学、人-机-环境系统学、模糊数学、生物医学电子学、自动控制理论和材料科学等多学科的康复工程学理论研究，正在下列课题方向上进行新的探索：神经控制（neural control）中遇到的闭环控制、人体植入、超小型化等问题，假肢多自由度控制中遇到的肌电、声音模式识别问题，盲人用触觉代替视觉中的编码技术等问题，人工耳的多通道电极植入问题，以及用于各种康复仪器上的生物传感器的研制问题。此外，人-机-环境系统中，人、机、环境的相互影响及优化设计等方面，都有大量理论问题，需要探讨、解决。

我国现代康复事业起步晚于美国80年、日本30年。由于正起步于世界康复医学蓬勃发展的时期，有许多有利条件，有许多先进经验和技术可以借鉴。我国现代康复工程学与现代康复医学同时起步，互相促进，已取得可喜成果。十年来，电动假肢、肌电控制假手、声控轮椅、步态分析、瘫肢的神经控制（功能性电刺激）和电子耳蜗等方面的研究，填补了国内空白，缩短了与先进国家康复工程学领域科学研究的差距，有些方面已跻身于世界先进行列，并造福于残疾人。根据国情，正在继续向普及与提高相结合的方向发展。我国的康复工程研究机构，如假肢科学研究所、康复工程研究所（室）先后建立起来，形成一支骨干专业队伍。在我国举办了多次康复工程国际学术会议和康复医疗器械展览会，派员出国参观考察访问，开展国际的康复工程技术和学术交流，促进了我国康复工程学科建设和康复事业的发展。实践已表明，康复工程学领域的科学研究，已经成为最受人关注，最富生命力的重要科学园地。

作为康复医学重要发展基础的康复工程学，正在不断将康复工程新技术渗透到康复诊疗的各个部门，成为提高和改善残疾患者独立生活和工作能力的有力手段。展望未来，前程似锦。一个新的、具有中国特色的康复工程学体系，正在我们共同努力下建立起来。

康复工程技术的新概念

现代科学的组成,包括基础科学、技术科学和工程技术(又称应用技术)3大部分。

基础科学包括自然科学、社会科学、数学和思维学等。

技术科学范围很广,例如金属学、材料学、电工学、电子学、机械学、体育学和人体工程学等,都属于技术科学范畴。

工程技术的领域更广,涉及各个方面,例如热处理技术、材料加工技术、电子计算机技术、机械工程技术、体育技术、工效技术和医疗技术等,都属于工程技术或应用技术范畴。

可以说,工程技术是用以直接改造客观世界的,而技术科学则为工程技术提供理论的依据。

由此看来,康复工程学属于科学技术范畴,而康复工程技术则属于工程技术范畴。康复工程学就是为康复工程应用技术提供理论依据的技术科学。

第一节　人-机-环境系统

现代系统科学理论,把人作为一个极大的、复杂的、物质的巨系统,这个巨系统又是开放的,与周围的环境,与宇宙,有千丝万缕的联系,有物质、能量和信息的交换,因此可以说,人与环境,人与宇宙,形成一个超级巨系统。

世界上的万事万物,形态各异,互有区别,但又有联系。人生活在世界上,成为生态系统的中心。人是主宰世界的主体。那么主体与客体之间存在一些什么关系呢?

初级形式的系统科学理论,把人和人设计制造出来的机器,联系起来观察和研究,探讨它们之间的相互作用和影响。这种把人与机器之间的关系,看成是一个"系统"(system),称为"人-机系统"(man-machine system),见图2-1。

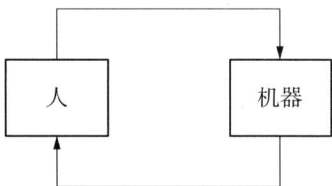

图2-1 "人-机系统"示意图

人类和一切生物,都要适应环境而生存。生物圈就是地球表面全部有机体与之发生相互作用的物理环境的总称。人类的环境是由大气圈、水圈、岩石圈和生物圈所共同组成的物质世界——自然界。因此,环境是一个极其复杂的、辩证的自然综合体。人类要生存,要发展,就是适应、利用、支配和改造环境。

人类的社会性是人与其他生物的根本区别之一。因而人类的环境,包括自然环境,还包括社会环境。

自然环境是人类和一切生物赖以生存和发展的物质基础。自然环境指环绕在我们周围的各种自然因素的总和。

社会环境一般指社会制度、经济状况、职业分工、人际关系、文化卫生状况等。

把环境因素这一重要客体,加到上述"人-机系统"中去,便发展为现代的"人-机-环境系统"(见图2-2)。

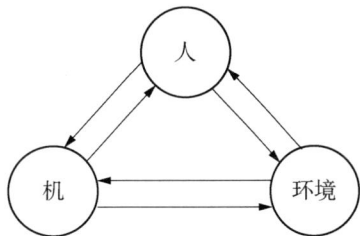

图2-2 "人-机-环境系统"示意图

"人-机-环境系统"的最大特点是,不是孤立地研究人、机、环境这三个要素,而是从系统的总体高度上将它们看成是一个相互作用、相互依存的超巨系统,即由作为主体的人、人所掌握的机器和人机共处的特定条件(即环境)构成的系统,然后应用系统工程的方法,使系统处于最佳匹配的状态之中,从而获得最优效益。

这里所讲的"机",可以是一切被人控制的对象。

根据这样的概念,在我们研究的康复工程学领域里,上述三个要素也可以具体化为:

人——残疾人和患者。

机——工程技术产品。

环境——残疾人所处的自然环境和社会环境。

"人-机-环境系统"研究的主要内容有:

(1)起主导作用的人的研究(人体科学的任务。这里可以指残疾人和患者)。

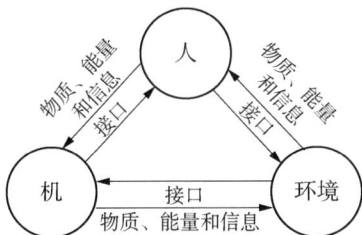

图2-3 人-机-环境系统接口示意图

(2)环境对人的影响的研究(这里要考虑对残疾人的影响)。

(3)人-机-环境接口的研究(重要的是如何使残疾人使用健全人的接口),见图2-3。

(4)机器本身的研究(工程技术产品)。

(5)环境控制的研究(通过改造和控制,变不利环境为有利环境)。

(6)人-机-环境系统工程的总体分析研究。

第二节 接口(界面)的概念

在"人-机-环境系统"中,人、机、环境三要素之间,存在着一定的联系和媒介,实现物质、能量和信息交换,这种联系物或媒介物,统称为"接口"或"界面"(interface)。

这里所指的"接口",包括人为了生存和发展而创造出来的一切工程技术产品,包括措施、方法、手段、设备、器具、用品等,即各种软件产品和硬件产品。

举例来说,人类生存所需要的衣、食、住、行,其"接口"就是服装、食品、建筑工程和交通运输。

人类在认识世界和改造世界过程中,也要靠许多"接口",如望远技术、显微技术、生物技术、航空航天技术、信息技术、计算技术、激光技术、自动化技术、能源技术和新材料新工艺技术等。

依靠工程技术,还帮助人在与社会之间的相互沟通中,建立一些新的"接口",如通信、广播、电视等。

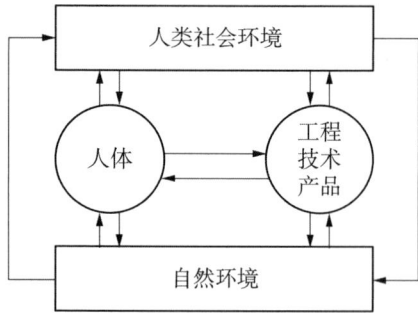

图2-4 "人-工程技术产品-环境"
之间构成的系统

于是我们便可以构成一个新的特定的系统——"人-工程技术产品-环境系统",见图2-4。

康复工程学是为残疾人和患者服务的康复工程技术科学。残疾人是人类整体中的一个特殊群体。由于先天的或后天的原因,造成他们的身体或精神有严重缺陷,以致不能共同享用上述那些为健全人提供的"接口"。为了使残疾人也能与健全人一样,实现平等参与,适应自然环境与人类社会环境,创造和享用人类的物质文明和精神文明,就要依靠康复工程学的帮助,提供一些特殊的适应性"接口"(图2-5)。

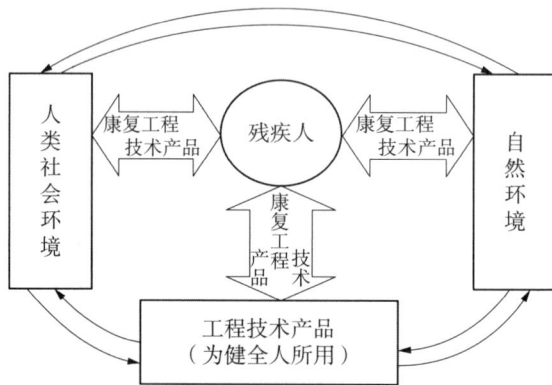

图2-5 "残疾人-工程技术产品-环境系统"示意图

为了适应残疾人对特殊的适应性"接口"的需要,现代康复工程学的研究范畴包括以下3个方面:

(1) 研究和设计残疾人的特殊生活、工作和劳动场所的环境控制和环境调节系统。

(2) 总体规划、布局和设计残疾人的康复设施。

(3) 研究和设计残疾人所需要的康复工程技术产品(包括软件产品和硬件产品)。

现分述如下。

一、环境控制和环境调节系统

残疾人回归社会时遇到的最大问题是不能使用那些为健全人和环境之间已经建立的接口。因此要使残疾人与周围环境融合,就需要增加辅助接口,才能适应自然环境与社会环境。随着现代工程技术的发展,环境控制系统也逐渐提到日程上来了。

为重残人提供的对环境的适应性"接口",称为环境控制和环境调节系统。实际上,它是人工造成的新环境。

日本研究成功的一种为常年卧床的残疾人设计的环境控制系统,能实现15种功能的环境控制。有的较简易的环境控制系统,能帮助残疾人用电磁锁开门、操作对讲门铃、控制家用电器的开关系统等。

环境控制和环境调节系统的研究成功和应用,给了重度残疾人建立新生活的希望,为康复工程学的研究领域开辟了新的园地。现在已经问世的一些环境控制装置,是最新科学技术成就的结晶,也是康复工程学研究成果的范例。图 2-6 为环境控制装置(ECS)的应用实例。

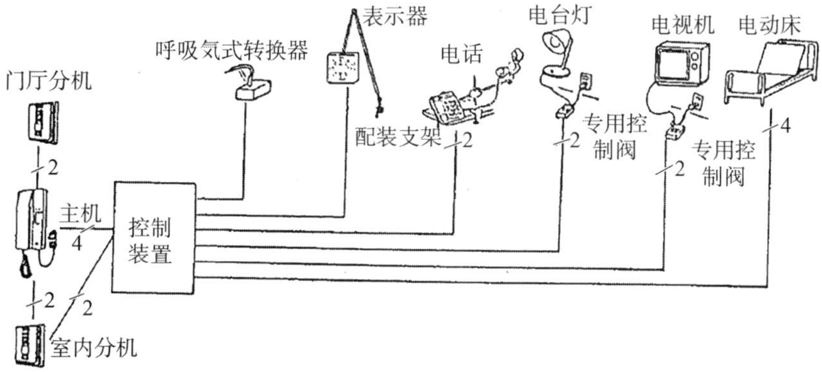

图 2-6 环境控制和调节系统原理示意图

二、康复设施

康复设施的总体规划与布局,以及康复设施的总体方案设计,也是康复工程学研究的重要内容。因为康复设施包含许多工程技术方面的问题,需要依靠康复工程技术人员从康复工程技术的角度,进行综合考虑,共同研究解决。康复工程师应该成为康复设施总设计师的好参谋与好助手。图 2-7、表 2-1 为康复设施布局的典型实例。

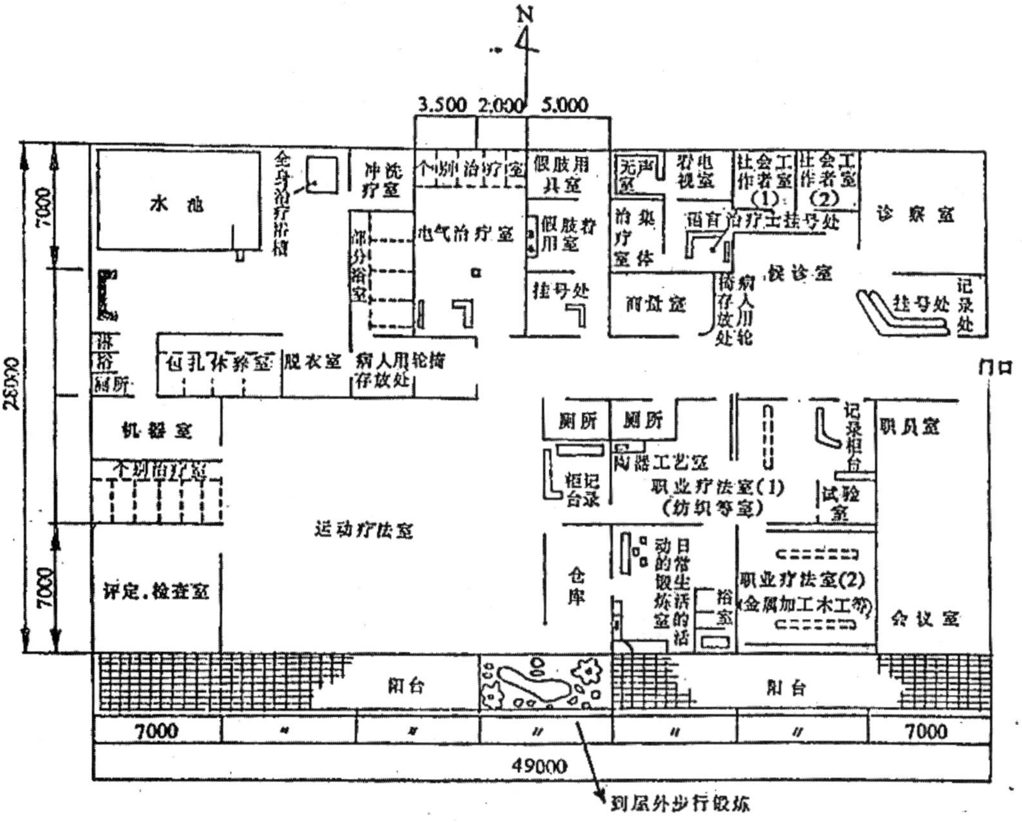

图 2-7 康复设施布局

表 2-1　康复设施占用面积的实例

Ⅰ治疗占用面积		Ⅱ公用面积	
理疗法	（658 m²）	候诊室,走廊	147 m²
水疗法	245 m²		
运动疗法	360 m²		
电气疗法	58 m²	厕所	14 m²
职业疗法	（140 m²）	机器室	24.5 m²
机械作业	49 m²		
桌面作业	91 m²		
日常生活的活动锻炼	49 m²	其他	49 m²
语言疗法	49 m²		
社会工作	24.5 m²	总占用面积	1 372 m²
假肢装具	52.5 m²	治疗占用面积	1 137.5 m²
诊察、商谈室	66.5 m²	公用面积	234.5 m²
职员、会议室	98 m²	※运动疗法室里包括评定,检查室,仓库	

康复设施的总体设计原则是：

（1）适用性。充分考虑到残疾人中大多行动不便,因而使用频繁的诊治部门宜布在底层,减少垂直交流;同一层地面应当尽量避免有高差的布置方式;相关的辅助科室宜直接连通诊室,减少患者多次转换搬移;设施在空间布局和色彩处理上,力图创造亲切、温暖的气氛和有便于交往的活动空间和场所条件;要考虑周围环境的无障碍设施及改造。

（2）安全性。充分照顾到残疾人的安全,宜配备扶梯、栏杆、走道、消防器材、安全通道等设施,以防意外;尽量通过设施的完善和周全,使残疾人和患者充分感受到安全感。特别应注意到坐轮椅的残疾患者在设施中通行的方便（包括空间大小、坡度、视野等）,考虑到防滑跌、防静电（轮椅胶质轮胎与地面摩擦会引起静电,十分有害）等。盲人患者通行处宜设有盲人道;扶手断面宜为圆形;柜、桌、椅、器具等的边缘应圆滑,避免锐角;各种内、外设施的布置和选用,均应认真过细考虑。

随着残疾人康复事业的发展,世界上许多国家都注意到为残疾人创造有利的环境和良好的设施,并且陆续作出一些规定,以确保适用性与安全性的实现。在学习其他国家先进经验和结合国情的基础上,我国目前已经制订了有关的专业标准和规划,并正在推广实施。

第三节　康复工程技术产品

康复工程技术产品（简称康复工程产品）是需要康复的对象在康复医疗过程中和在日常生活、社会生活中所需要的各种设备和用具等"接口"。

根据使用对象和用途的不同,康复工程产品可以分为两大类。

（1）康复设备和用具：这部分接口多半是建立在康复对象和环境之间，使用者主要是康复工作者。例如，对康复对象进行功能测定、功能恢复和功能训练所需用的设备和用具等；

（2）康复对象专用设备和用具：这部分接口主要是建立在残疾人和健全人之间，使用者主要是康复对象（残疾人及患者）。通过这些特殊的适应性接口，帮助康复对象能够使用健全人的接口。例如，用于残疾人的运动、听觉、视觉、交流等功能代偿的器具，体外人造器官、体内人工关节、人工肌肉和血管，残疾人生活用品和劳动专用器具以及残疾人无障碍设施等。

根据康复医学内容来划分，康复工程产品也可以分为两大类。

一、诊断和功能评定用设备

（一）一般测定工具

身高体重计、卷尺、皮下脂肪厚度计、肢体测长计、肢体周经测量计、关节量角器（关节活动度测量计）、手臂稳定度测试仪、手指量角器、手握力计、指挥力计、背拉力计、脊柱侧弯测量器、音叉、触觉计、温觉测定用小试管、听诊器、血压计、打诊槌、时值测定器等。

（二）电诊断用具

复合电诊断装置、强度-时间曲线测定装置、肌电图仪（包括神经传导速度测定仪）。

（三）运动医学、心肺功能、有氧活动能力测定用具

计步器、心率即时测量器、运动监测心率器、心电图仪、遥测心电图仪、简易肺量计、肺功能机、功率自行车（踏车）、活动平板（跑台）、体重负载训练器、精细功能检查仪、最大摄氧能力测定设备、神经反射检查仪、手摇功率计、二级梯。

（四）心理测定设备

记忆力检查仪，学习能力测定设备，记忆、运动学习能力测定设备，疲劳度测定仪。

（五）作业治疗及职业能力测定用具

插板、插针等手指细微活动检查设备，日常生活活动能力检查设备。

二、康复医疗和功能训练使用设备

（一）体疗设备

1. 肌力训练用具

滑车，重锤，弹簧拉力器，平行拉力器，哑铃（铁），杠铃。

2. 起立、步行训练器械

起立训练用扶梯，起立辅助皮带，起立训练台（手动式、电动油压式），内外反足矫正用步行训练板，步行车（普通型、固定式；成人用，儿童用），姿势矫正用屏镜，平行杠（固定式、移动式、电动升降式），步行板，步行训练用平行梯，步行训练用杖梯（普通型、斜面式），平衡台，电动式负荷步行装置，顶棚悬挂式步行训练器，各式拐杖和手杖（手杖、腿杖、腿垫及前臂垫杖、前臂杖、四脚杖、三脚杖等）。

3. 上肢训练器械

手关节旋转运动训练器,手关节屈伸运动训练器,手指训练用具(练习桌、整套插件、开关组、水龙头),手指运动训练器(分指板、伸指圆锥、屈伸训练器、弹性训练器、重锤训练台等),握力器,腕关节回转训练器(二联固定式、附上下调节器),腕关节屈伸训练器,前臂内外旋训练器,肩关节回转训练器(固定式、附上下调节器),肩臂上举运动用梯(直线型、弯曲型)。

4. 下肢训练器械

足关节训练器(弹簧式、重锤式、油压式),足关节矫正起立板,踝关节跨背屈训练器,股关节回转训练器,股四头肌训练器,下肢屈伸运动用椅子,斜面板或直立平台,自行车训练器。

5. 复合、全身训练器械

滑车重锤训练器(上肢用一联式或二联式、上下肢用二联式),万能关节运动牵引器,万能滑车重锤训练器,顶棚悬挂式万能牵引训练器(1米宽、2米宽),交叉牵引滑车训练器,万能运动训练器,万能牵引架,弹簧式阻力运动器。

6. 一般体操设备

肋木架,体操垫(维尼龙革软垫、接合软垫),体疗床,体操棒,步廊,滚轮环,沙袋,训练用床(标准型、高级型),移动式铁哑铃组合架,弹簧,划船运动练习器,悬挂单杠,斜垫,平衡木,医疗球,墙拉力计,力量练习架(组合式装配用框架)。

7. 牵引设备

便携式颈椎牵引器,颈椎、腰椎电动牵引床(单人式、双人式),特殊部位牵引床(手动式、电动式),电脑控制自动间隙正位电动牵引床(双人式、单人式;附牵引支架主机、附壁挂式主机),电动间隙正位牵引床辅助设备(角度调节椅子、椅子、三角脚台、吊钩、装具、吊杆、定滑轮等)。

(二) 理疗设备

1. 电疗设备

经皮电神经刺激器,直流电离子导入治疗机,低频治疗机(普通型、高级型、台式、携带式、组合式,四通道、八通道),超短波治疗机,微波治疗机(标准型、高级型、二触角型、台式、二人用、微波牵引床),间动电治疗机,音频治疗机,超声治疗机。

2. 光疗设备

全波太阳灯,红外线治疗机(300瓦、600瓦),紫外线治疗机,激光治疗机(各种类型)。

3. 温热疗法设备

热气浴机(局部蒸汽浴装置,附牵引用床、移动台车),热包机(蒸汽发生装置),石蜡浴机(升降式、上肢用、下肢用、小型),湿热治疗器(单通道型、二通道型、四通道型),湿性保暖垫,湿性保暖垫加温器(标准型、大型)。

4. 冷疗法设备

冷包机,冷疗器。

5. 磁疗器具

磁疗机,磁疗器具(磁床、磁椅、磁片、磁带、磁帽、磁枕、磁绷带、磁棒等)。

6. 生物反馈治疗设备

生物反馈治疗仪(心电、脑电、肌电等各类),皮肤电阻检测装置(包括皮肤电阻、温度检测装置),皮肤温度检测装置。

7. 水疗设备

水中运动浴槽(运动浴装置),喷流浴槽(喷流浴装置小型、万能压注器、座位灌注浴装置,全身雨灌装置、自动冷温交替浴装置、逐渐加温部分浴装置),气泡浴槽(全身浴用、部分浴用气泡发生装置,全身用、上下肢用气泡浴用浴槽),万能全身浴装置(附水压升降器、附电动升降器、附手动升降器),瓢形万能全身浴槽(附水压升降器、附电动升降器、附手动升降器),特殊入浴装置(升降式、简易型,附电动升降器、淋浴、气泡发生器,附手动升降器、沐浴,附电动升降器、沐浴),运动浴用升降装置,运动浴用器具(水中治疗台、水中训练用支座、水中训练用椅子、水中训练用平行棒、水中训练用挡手、模木、壁梯等辅助器具),浴槽用水循环式杀菌装置。

8. 辅助用具

电动油压式治疗台(二段式、三段式),治疗床,移动台车。

9. 全身理疗器

全自动程序治疗式全身理疗器,综合治疗式全身理疗器,标准式全身理疗器。

(三)作业疗法设备

1. 日常生活活动训练器具

训练用柜橱(装有拉门、抽斗、门把、拉环、窗钩、龙头等),衣着训练设备、穿衣镜,洗漱设备,炉、灶、锅碗、刀等炊事用具,碗、筷、杯、碟、刀、叉等餐具,设有床、桌、椅、柜橱等的居室,有蹲坑或抽水马桶、淋浴或盆浴、脸盆的卫生间,残疾人用的餐具、取物器、阅读器等生活用品,各式轮椅和轮椅车,清扫、缝纫、洗涤等家务劳动用具。

2. 室内作业疗法设备

木工作业疗法器具,织物作业疗法器具(床上手型织机、床上纵型织机、万能织机、细布用织机、绕线车、绕线架、结头编织机、刺绣架),陶瓷作业疗法器具,皮革作业疗法器具,金属加工作业疗法器具,糊盒作业疗法器具,糊裱字画作业疗法器具,编织作业疗法器具,美工作业疗法器具。

3. 室外作业疗法设备

依据情况可以设置种菜、种花、园艺、养鱼等项目。

(四)言语疗法设备

言语检查用实物、图片、字卡等,录音机、录音带,发音口型观察用镜,听力计,增强交流系统设备等。

(五)中医治疗设备

针刺设备,灸疗设备,太极剑,保健球。

(六)矫形器

上肢矫形器(固定性、矫形性、功能性),脊柱矫形器(颈椎、胸、腰椎矫形器),下肢矫形器(限制性、负荷性、固定性、矫形性),内脏托带(胃托、肾托、疝气带),矫形鞋(补高鞋、补缺鞋、矫正鞋、内反足矫正鞋)。

(七) 日常生活用具

1. 穿着、整容、入浴、清洁用具

穿着用具(穿衣钩、穿袜板、弹力鞋带、拔鞋器等),整容用具(头梳、牙刷、指甲剪、剪刀等),入浴用具(防滑垫、浴用梯、浴用椅、固定把手等),小便用具(尿壶、尿袋、导尿管、排尿辅助器、除臭器及设备等),大便用具(便盆、便凳、便座、抽水便桶、便盆轮椅、便后清洁设备用具等),失禁用品(吸尿纸片、吸尿床垫、人工肛门、尿道口用具用品等)。

2. 饮食用具

各类饮食用自助具(大手把匙、叉子、高边碟子、防滑垫、月牙形嘴边盛接器、刀具等),食器洗涤辅助用具,食器洗涤辅助用具,食器固定装置。

3. 家务用具

拾物器,带吸盘的刷子,单手切菜板,单手削皮刀等。

4. 书写用具

笔具固定杆,书箱固定杆。

5. 人体坐位姿势保持用具

真空吸附模塑垫,泡沫塑料模塑垫,矩阵式身体支持系统。

6. 站立辅助用具

站立斜板,站立架。

7. 家庭住宅设施

家庭用组合工作台,家庭用组合餐具台,家庭用卫生器具,家庭用 ADL 训练浴槽,家庭用 ADL 训练室。

8. 助行用具

各类手杖(松叶杖、T 字杖、T 型步行辅助杖、多功能手杖、可折叠手杖、四脚手杖、手杖附件、拐杖椅、肘杖前臂拐等),助行器(交叉型步行器、折叠型步行器、特殊步行器、二轮步行器、电脑步行器、助行架等)。

9. 轮椅

普通轮椅(大后轮型、大前轮型、经济型),高级轮椅(通用型、作业型、充气小前轮型),高靠背轮椅,单侧手动轮椅,截肢者轮椅,站立轮椅,运动轮椅(篮球、竞速、标准式),儿童轮椅,电动轮椅(普通、声控、前轮直接驱动、后轮驱动),杖手装拆型轮椅(通用型),踏脚台开闭型轮椅(通用型),携带型轮椅(普通,背部、脚部联动,电动),躺式轮椅(大型车轮、杖手可拆型),特殊零件(枕垫、护手套、支撑杆、安全器……)。

10. 防压疮垫

坐垫,背垫,床垫。

11. 安全用具

轮椅用的安全用具,座椅用的安全用具,卧床用的安全用具。

12. 户外交通用具

手摇三轮车,电动三轮车,摩托三轮车。

13. 床

各类专科用床,人工透析用床(椅),移动用床,自动翻身床,各类床垫和备件。

14. 无障碍用具

盲人路标,盲人过街音响,残疾人专用升降机,上下楼梯设备。

15. 运送用具

搬移残疾人用具,滑落安全椅,入浴用具,多用途转运病员吊具。

16. 信息交流用具

卧读三棱镜,翻页机,口棍,头棍,书写用具,打字用具,信息交流图表,电子信息交流设备,人工喉。

17. 文娱、体育运动用具

18. 残疾儿童玩具

19. 盲人、弱视人用具

盲人手杖,盲人交通信号,盲人阅读器,盲人写字板,盲人读物,带凸起数字的特大电话字盘。

20. 聋哑人用具

耳聋助听器,闪光信号听筒,带扩音器的电话,发音器等。

21. 洗灌机、干燥机

22. 假肢

大腿假肢(各种类型),小腿假肢(各种类型),下肢支架,假足(各种类型),体干支架,上肢支架,假手(各种类型)。

除了上述分类以外,康复工程产品还根据不同需要,有不同的名称,如康复器械、康复辅具福利机器、康复医疗器械、康复器材和残疾人用具、健身器材、训练器械等。

新型康复工程产品的问世,新的"接口"的出现,意味着康复工程技术的发展。残疾人代步工具的发展史,就是一个鲜明的例子。为了使残疾人(下肢残肢者)能够像健全人那样行走,拐杖、手杖和简易假肢,成了残疾人使用健全人接口的特殊适应性接口——运动功能代偿接口;轮椅的出现,使许多重残者能利用这个接口,也可以像健全人那样上街"行走";机动轮椅、残疾人专用摩托车和汽车,使残疾人在这些接口的帮助下,也能跟上时代前进的步伐。所以,残肢者代步工具接口的发展过程,也是人类社会文明进步的一个缩影。

随着康复工程学科的发展,康复工程产品不断推陈出新,康复器具设备名目日益繁多。为了更好地、科学地划分体系,各国都制定了一些标准和分类法,我国也参照国外的经验,进行残疾人康复器具通用标准体系的编制工作。以残疾人康复器具发展动态为基础,全国残疾人康复和专用设备标准技术委员会编制的标准体系表为依据,采用标准体系层次结构和标准间的共性关系进行分解的方法,编制的残疾人康复器具标准化体系(见图2-8)。

残疾人康复器具通用标准
├─ 残疾人代偿器具标准
│   ├─ 运动功能代偿用具标准
│   │   ├─ 拐杖系列产品标准
│   │   ├─ 助行器系列产品标准
│   │   └─ 行走器具标准（假肢；轮椅；电动、机动轮椅车）
│   ├─ 听觉功能代偿用具标准
│   │   ├─ 骨导助听器标准
│   │   └─ 气导助听器标准
│   ├─ 视觉功能代偿用具标准
│   │   ├─ 导盲眼镜系列产品标准
│   │   └─ 盲人手杖系列产品标准
│   ├─ 残疾人体外人造器官标准
│   │   └─ 假眼、假鼻、假耳、假乳房等标准
│   └─ 残疾人生活辅助用具标准
│   ├─ 集便器标准
│   ├─ 各种自助具
│   └─ 残疾人信息交流系统标准（盲人、聋哑人专用电话、语言合成系统，盲人打字机等标准）
├─ 残疾人康复训练器具标准
│   ├─ 体能康复训练器械标准
│   │   ├─ 综合训练器产品标准
│   │   ├─ 下肢训练器产品标准
│   │   ├─ 站立训练产品标准
│   │   ├─ 关节训练器具产品标准
│   │   └─ 水疗器具产品标准
│   ├─ 技能康复训练器具标准
│   │   ├─ 生活自理能力训练器具标准
│   │   └─ 就业能力训练器具标准
│   ├─ 语言听力训练器具标准
│   │   └─ 聋儿听力语言训练器标准
│   └─ 特殊教具标准
│   ├─ 盲人写字板标准
│   └─ 盲人识读机标准
├─ 残疾人功能评定器具标准
│   ├─ 残疾人就业能力评定器具标准
│   │   ├─ 残疾人操作协调能力测试器具标准
│   │   └─ 残疾人判断计算能力测试器具标准
│   └─ 残疾人残疾程度评定器具标准
│   ├─ 残疾人形体测量器具标准
│   ├─ 关节活动度测量器具
│   ├─ 残疾人行走功能评定器具
│   └─ 听力计标准
└─ 残疾人护理与医疗器具标准
    ├─ 残疾人专用护理器具标准
    │   ├─ 残疾人专用护理病床标准
    │   ├─ 起吊架系列标准
    │   ├─ 护理机器人标准
    │   └─ 自动报警控尿器标准
    └─ 残疾人专用医疗器具标准
        ├─ 各种矫形器标准
        ├─ 骨延长器标准
        ├─ 胃托、肾托、疝气带系列产品标准
        └─ 按摩系列产品标准

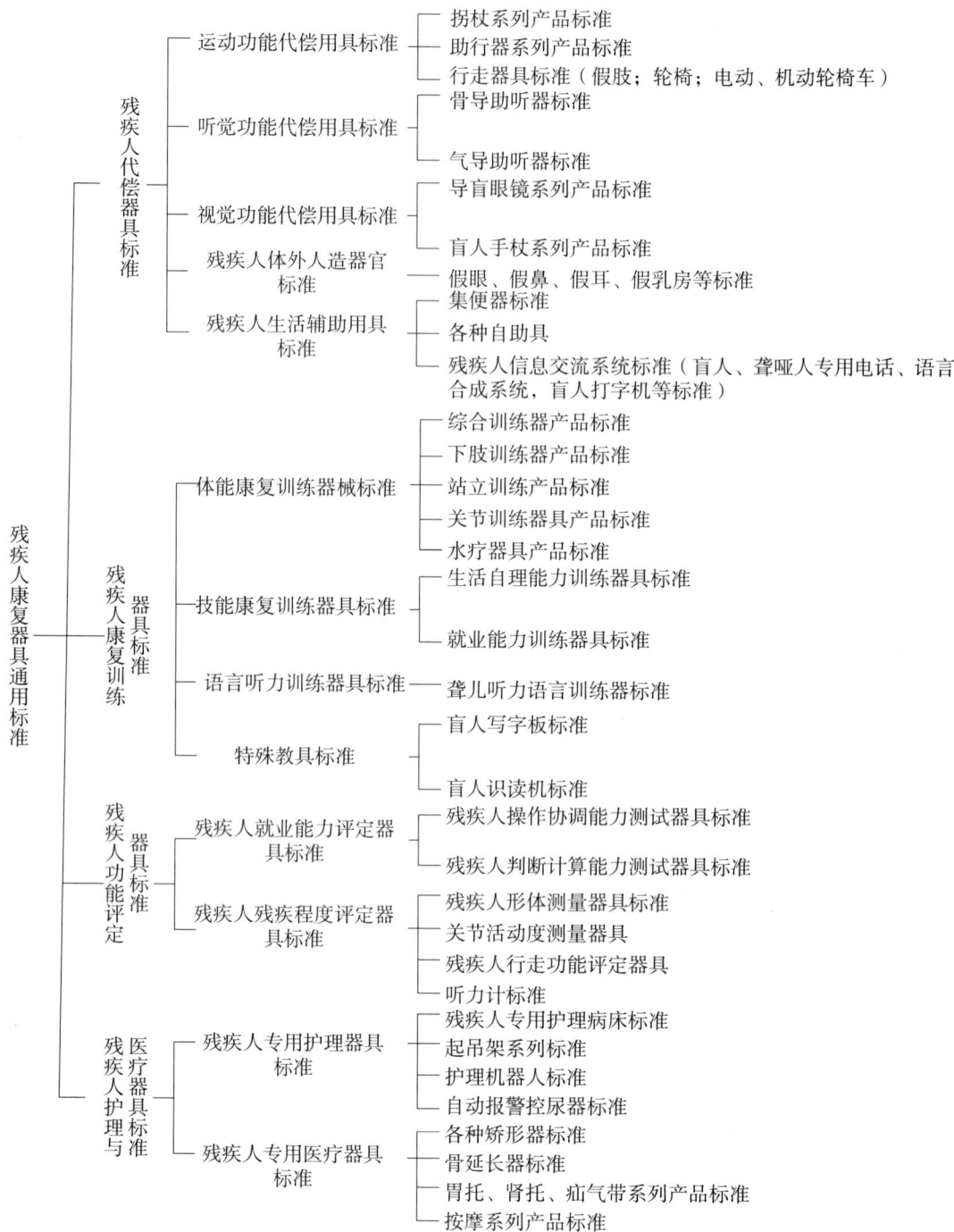

图 2-8　残疾人康复器具标准化体系结构图

康复工程学的基础理论

康复工程学领域的研究工作，其中最大量、最主要的是研究和设计残疾人和患者所需要的康复工程技术产品，包括各种硬件产品和软件产品。综合其主要内容有：

（1）身体功能检查和评定设备的原理和设计，包括视力、听力、智力、肢体运动功能以及精神残疾的检查和评定设备。

（2）残疾人的康复医疗设备的原理和设计。

（3）残疾人功能训练器械的原理和设计，包括作业疗法设备和医疗体育设备。

（4）假肢和矫形器的原理、材料和设计。

（5）康复护理和辅助器械的原理和设计，包括手杖、残疾人专用车、病理床等。

（6）残疾人专用生活器具的原理和设计，包括洗浴设备、炊具、卫生设备等。

（7）残疾人职业训练设备的原理和设计。

（8）残疾人装饰性人工器官，如假眼、假牙、假鼻、假乳房等。

（9）其他康复对象需要的、适用的特殊设备和器具的原理、材料和设计，包括有功能障碍的老年病和慢性病患者特殊需要的各种设备和器具。

研究和设计要依靠理论，什么是康复工程学的基础理论呢？

我们知道，康复工程学是一门新兴的、边缘的、综合性的学科，它涉及医学、生物学和工程学等若干专业，包括人体解剖学、生理学、心理学、生物力学、机械学、电子学、仿生学、高分子化学、系统工程学、社会学、模糊数学、材料学、工艺学以及电子计算机技术等。总的来说，康复工程学依靠以上专业学科为基础，其基础理论主要为两大方面：①康复工程学的生物医学基础理论；②康复工程学的物理学基础理论。

（后略）

康复工程重要内容节选

第一节 概 述

康复工程(rehabilitation engineering，RE)是现代生物医学工程的一个重要分支，是在第二次世界大战(二战)后迅速成长的一个专业。二战后，特别是美国，为使大量伤残军人和残疾者能够克服他们的缺陷以及重新生活和工作，大量采用了工程技术的辅助方法，随着科学技术的发展，控制论、系统论、信息论、计算机技术、微电子技术等不断在康复工程中应用，使这一专业有了迅速的发展。美国于1967年已成立了国家康复工程研究所(National Institute of Rehabilitation Engineering，NIRE)，现已有康复工程研究机构数十个和一批康复工程师。

我国的康复工程事业是在假肢、矫形器的基础上发展起来的，建国初期已有一批假肢厂，20世纪80年代初开始引进美、德、日的先进技术，90年代初与美国卡特2000年基金会合作建成了现代下肢假肢专用零部件生产线和下肢假肢检测中心，联合国援建的合成材料假肢生产线亦已投产。1980年成立了中国北京假肢研究所，1988年上海交通大学康复工程研究所和北京中国康复研究中心相继成立。1989年清华大学设立了康复工程专业，培养硕士研究生。1992年中国残疾人联合会又成立了直属的、委托中国康复研究中心领导的康复工程研究所中国残疾人用品用具供应总站，并在全国各地建立了数百个下属的供应服务点。我国的康复工程事业将得到更快的发展。

一、定义

康复工程是利用现代工程技术，对残疾者进行测量和评估，然后按照代偿或(和)适应的原则，设计和生产出能减轻他们的残疾和改善他们的独立生活能力的产品的现代工程学分支。

康复工程上的测量(measurement)是用公认的标准去确定被测对象某一维度或方面上的量值的过程。康复工程上的评估(assessment)是在某一特定含义上确定测量结果或多种测量的集中结果的价值的过程。

本章选自缪鸿石主编《康复医学理论与实践》上海科技出版社2000年11月第1版中胡天培承担撰写的原第五篇《康复工程》有关章节内容。章节符号有改动。

康复工程中的代偿(compensation)是用完善的工程技术产品去增强或(和)取代残疾者已经衰弱甚至丧失了的组织、器官、肢体及其功能;适应(adaptation)是利用现代工程技术去改造残疾者所在的环境,使之能适应残疾者的需要,从而帮助他们克服其缺陷和行为上的困难。

二、内容

康复工程及其产品的主要内容大致如表4-1。

表4-1 康复工程及其产品的主要内容

Ⅰ.运动方面
  1. 假肢
    (1) 依靠患者自身力量的
    (2) 需外动力的
  2. 矫形器
    (1) 无须外动力的
    (2) 需外动力的
  3. 关节置换
Ⅱ.日常生活活动方面
  1. 自助具
  2. 家庭生活辅助用具
  3. 环境控制系统
  4. 护理机器人
Ⅲ.转移方面
  1. 各种轮椅
  2. 各种残疾人专用车辆
  3. 为残疾人用而修改的公共交通工具
Ⅳ.建筑方面
  方便残疾人生活的无障碍建筑
Ⅴ.言语交流方面
  1. 言语增强系统
  2. 人工合成言语
  3. 人工喉等
Ⅵ.视听方面
  1. 将视觉转换为触觉的视—触取代系统(TVSS)
  2. 助视望远镜
  3. 助听器
  4. 人工耳蜗
Ⅶ.组织器官方面
  1. 人工肌肉、人工骨骼
  2. 人造血管、人造心脏瓣膜
  3. 人工肾
  4. 人工呼吸辅助器
  5. 排尿排便控制
  6. 性活动辅助器
Ⅷ.职业方面
  1. 工作岗位的修改:工具、机床、办公用具的修改
  2. 特定工作时所需的专用辅助设备
Ⅸ.康复治疗和评定仪器及设备

上表仅列出主要的部分,实际上但凡通过工程技术手段帮助残疾者克服其缺陷和增强其独立生活能力的内容均属此范畴。

三、康复工程的设计思想

在这方面,是依据工程学上残疾的含义,进行分析比较,然后通过转换(convertor)或(和)放大器(amplifier)使残疾者由不能变为能(转换作用)或由弱变强(放大作用),以达到克服其缺陷的目的。此过程可用图4-1表示。

Ⅰ.比较因素:① 个人在行为方面可利用的手段;② 完成日常生活活动任务所需的手段

Ⅱ.残疾的含义:

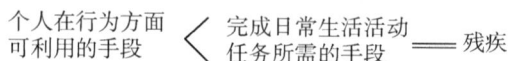

个人在行为方面可利用的手段 < 完成日常生活活动任务所需的手段 === 残疾

Ⅲ.康复工程的设计思想:

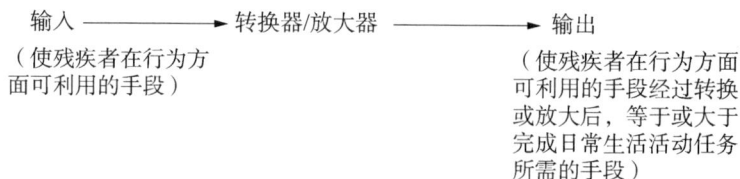

输入 ——————→ 转换器/放大器 ——————→ 输出

(使残疾者在行为方面可利用的手段)

(使残疾者在行为方面可利用的手段经过转换或放大后,等于或大于完成日常生活活动所需的手段)

图4-1 残疾在工程上的含义和康复工程的设计思想

四、康复工程的设计步骤

为设计出合乎需要的产品,需按表4-2中步骤进行。

表4-2 康复工程设计的步骤

Ⅰ.测量残疾者在行为方面可利用的手段

Ⅱ.测定残疾者在完成某一任务时在行为方面所需的手段,分析Ⅰ、Ⅱ的差距的大小和性质

Ⅲ.初步选定是用转换还是放大或是两者相结合的方法解决上述差距

Ⅳ.确定行为转换器/放大器的一般结构,包括选择恰当的人-机接口

Ⅴ.详细分析行为转换器/放大器系统的操作要求,以保证在输入侧、在操作上所需的手段少于残疾者目前可利用的手段

Ⅵ.详细分析行为转换器/放大器系统的输出状况,保证输出的大小和完成日常生活活动任务所需的相符,甚至比后者更大

Ⅶ.根据行为转换器/放大器输入、输出的要求,进行工程分析,看看还需要何种子系统,最后作出设计

当然上表中仅是基本的步骤,具体设计中需充分了解残疾者的状况和要求,大力发扬康复工程人员的聪明才智,才能设计出优秀的产品。

五、对康复工程产品的评定

评定(evaluation)是根据测量和评估的资料,初步做出决定或为最后决策提供依据的过程。每种康复工程产品面世,均需对其是否适合于残疾者应用作出评定,以做出是否采用的决定。评定的流程大致如图4-2。

评定机构的评定设备是否完善，在患者所用产品的操作、维护和使用训练方面，有无受过专业培训的合格的专业人员 —否→ 转到适当的中心

是

继续进行评定

评定患者的运动、感觉、认知和信息交换能力，以及所用产品的性能

通过评定和交谈确定患者在运动、认知、交流方面对产品的要求，以及在家庭、学校和工作场所应用时的需要

分析使用装置的程序以及患者有无与之相符的使用能力
- 运动技巧和需求
- 感觉、认知技巧和需求
- 言语交流技巧和需求
- 装置特性和使用程序

否，不相符合 → 换用另一种较合适的产品或修改产品

是，相符合

假如需要一个以上的产品，看它们是否一致
- 运动、感觉要求
- 认知、言语要求
- 产品特征

否 → 调整后看是否与它们一致 —否→ / 是

是

测试患者使用的装置或组合装置，看是否能正常工作 —否→

是

探索资金来源 ← 让患者初步试用一段时间，看使用者和产品是否都正常

是

看不经进一步训练患者能否使用装置 —是→

否

再评价 —否→ 使用中心装置或租用装置在治疗环境训练，看患者能否使用装置

否

修改装置或程序，看患者能否使用它 —是→ 将训练转移到家庭、学校、工作地点和社区中去，看看患者能否在另外的环境中使用装置

是

购置装置并让患者在工作、家庭、学校或社区中应用

根据需要定期追踪观察，看看患者的能力和仪器的性能有何变化

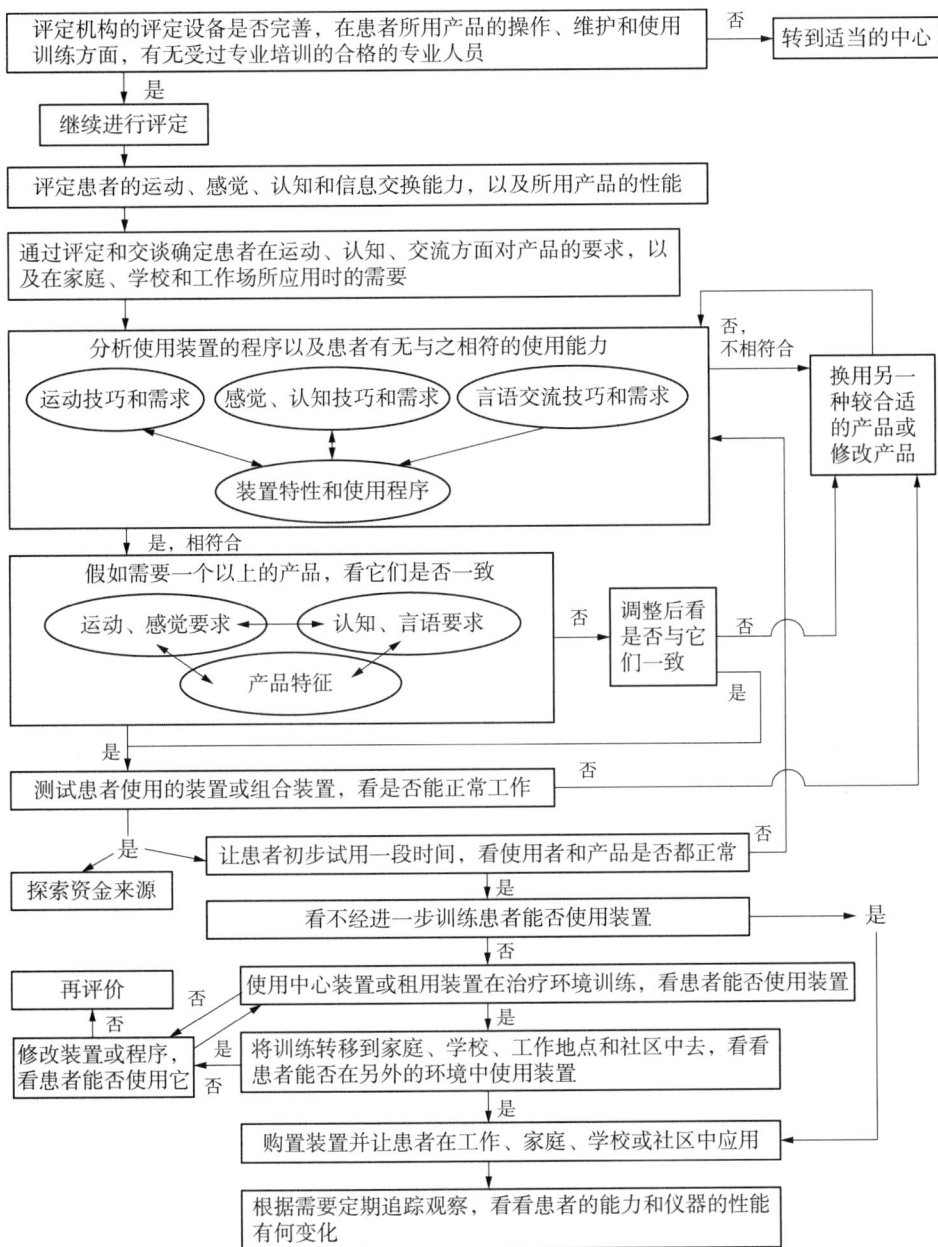

图4-2 康复工程产品的应用评定流程

（缪鸿石　胡天培　薛恩元）

第二节　需外动力的技术性辅助装置

一、电动轮椅

电动轮椅(electrically powered wheelchairs 或 electric wheelchairs)是外动力或高新技

术应用于普通轮椅的典范。

电动轮椅的起源,可以追溯到第二次世界大战期间。1940 年美国已有最早的专利,直至 1957 年以后才开始推广使用。1970 年以后,电动轮椅有了迅猛的发展。

高新技术的应用,特别是微型电子计算机的应用,给电动轮椅的发展带来了新的生命力。许多发达国家大力进行电动轮椅的研制和生产,使电动轮椅的技术性能日趋完善,品种日新月异,越来越能适应各种伤残患者的不同需要。据统计资料,有近 500 万人在使用轮椅;而在美国现有大约 75 万名使用各种轮椅者,其中 10%～15% 使用电动轮椅。

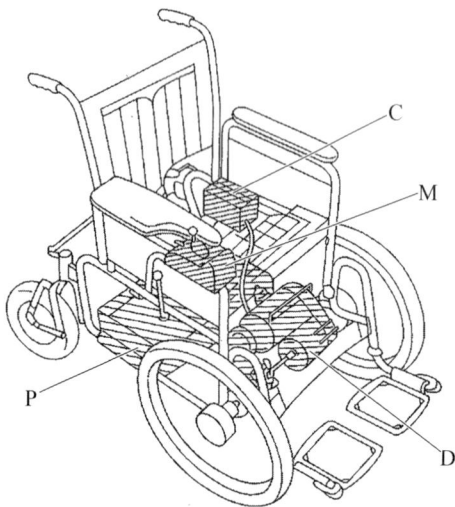

P,动力源(蓄电池);C,控制装置;
M,操纵器;D,驱动装置。

图 4-3 电动轮椅的基本构造

(一) 性能特点

普通轮椅是人力轮椅,电动轮椅是利用电能(如电池)和直流电动机驱动的动力轮椅。

因此,电动轮椅除具备普通轮椅的功能外,尚有以下特点:①由外部提供驱动能源;②有多种控制方式,如体动控制(手控、臂控、肩控、头控、舌控、颊控、额控、脚控等)、气动控制(吹或吸)、声音控制、人体生物电控制(肌电 EMG 控制等)及其他方式,操纵灵活,适用于重度活动残疾患者;③后下方可安装呼吸机,供呼吸困难患者使用;④靠背可制成能自动倾斜的,以便改变体位;⑤车速可达 4.5 km/h,与正常人步行速度接近。

电动轮椅的基本构造如图 4-3 所示。

常用的电动轮椅如图 4-4 所示。

特殊控制的电动轮椅常用有颊控和气控两种。气控的如图 4-5 所示。

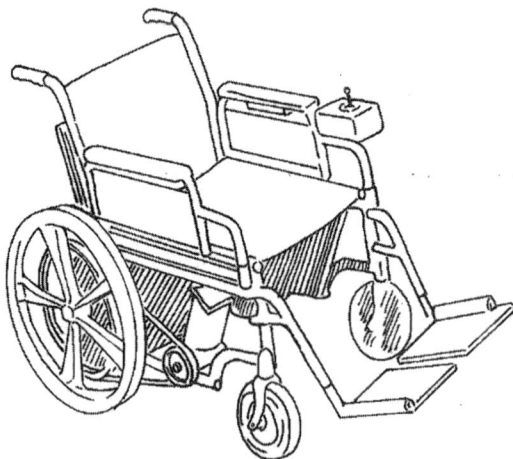

图 4-4 常用的电动轮椅(早期型号)

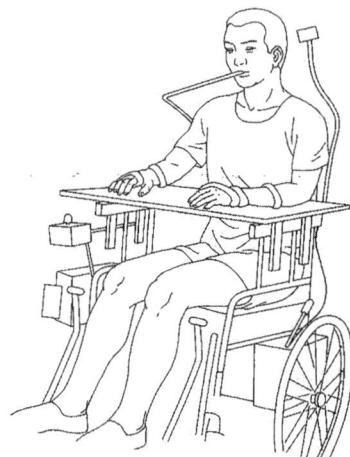

图 4-5 一种气控的电动轮椅

电动轮椅的驱动方式,可以设计成前轮驱动或后轮驱动。表 4-3 为典型的两种驱动方式的电动轮椅性能比较。

表4-3　前轮驱动与后轮驱动电动轮椅性能比较(举例)

性能	前轮直接驱动	后轮直接驱动
驱动机构	直流电动机驱动(DC 24 V 80 W×2)蓄电池供能(可用12 V或24 V)	同前轮直接驱动
变速机构	有级变速或无级变速(4～12 km/h)	同前轮直接驱动
制动机构	电动机反转并配合手刹车(平路1 m内停止)	同前轮直接驱动
控制机构	微动开关(移动范围从开始接触到3.18 cm均有效);气控呼气正压需达6.6～1 066.4 Pa,吸气负压需有6.6～1 333.2 Pa有效	同前轮直接驱动
最高速度	4.5 km/h	同前轮直接驱动
续行能力	最大6 h	最大5.5 h
爬坡能力	登14°～18°斜面	登10°～12°斜面
旋转性能	易弯过宽0.9 m的直角路	同前轮直接驱动
越野性能	易越过障碍物(可越过25 mm的阶差)	—
尺寸	1 000 mm×610 mm×790 mm	1 030 mm×620 mm×880 mm
重量	41 kg	39 kg
特点	最大跨越高度8 cm	地面接触性能好,能在不平的道路上稳定行驶
使用情况	—	较多使用

(赵辉三　胡天培)

(二) 动态稳定性

电动轮椅比普通轮椅有较好的机动性,但由于自重较大和行驶速度较快,使惯性力增加,在拐弯和爬坡情况下有可能出现翻倒和滑动,影响安全。为此,设计时需通过计算和试验测定,保证电动轮椅的静态稳定性和动态稳定性。

通常影响电动轮椅稳定性的主要因素有:①重心位置;②前后轮间距;③斜坡路面;④驱动方式;⑤导向方式;⑥起动与制动;⑦轮胎与路面的摩擦系数;⑧其他因素如风力、风向等。

动轮椅受力分析见图4-6(后轮驱动,下坡制动,不计风力)。

根据力学原理,各力应满足平衡条件,即在三维坐标上各力的合力和各力矩的合力矩为零,由此计算出电动轮椅的动态稳定性,譬如后轮驱动下坡制动时不翻倒或下滑的条件。综合计算结果,得出以下结论:①重心低,前后轮间距大,稳定性好;②斜坡会改变轮椅相对平路的重心位置,相当于缩短前后轮间距;③上坡时前轮驱动易打滑,后轮驱动易翻倒;④起动与制动增加了惯性力,上坡后轮驱动惯性力帮助制动,防止翻倒;⑤下坡翻倒可能增大(不论前轮驱动或后轮驱动),因此为防止意外事故发生,要避免在超过一定坡度的路面上向下行驶。一般规定电动轮椅的最高行驶速度不超过

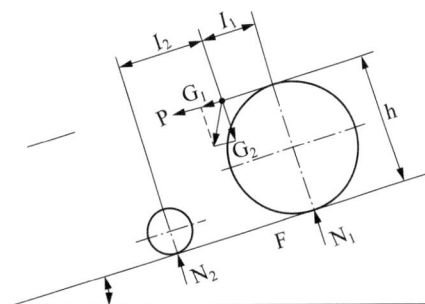

F,轮胎与路面摩擦力;P,制动惯性力;G_1,轮椅自重在前进方向上的分力;G_2,轮椅自重在垂直前进方向上的分力;N_1,大轮承受的路面反力;N_2,小轮承受的路面反力;a,斜坡路面的坡度角;h,轮椅重心高;I_1,重心与大轮轴间距;I_2,重心与小轮轴间距。

图4-6　电动轮椅受力分析简图举例

4.5 km/h。

根据电动轮椅的应用场合,如室内行驶、室外近距离或远距离行驶,应进行以下性能试验。①总体性能:包括最高行驶速度,爬坡能力,制动性能,静力试验,倾斜稳定性,平路行驶,斜坡行驶,越障行驶,倾斜直线行驶,旋转性能,强制停止和续行能力等;②强度;③电动机性能,如温升、绝缘阻抗等;④结构;⑤外观等。

(三)使用注意事项

1. 各项特征和对患者的要求

电动轮椅的机动性见表 4-4。

表 4-4　电动轮椅的机动性

项目	电动轮椅特征	对患者要求及注意问题
性能	1. 可变速: 分低/中/高速 每档速度均可微调	低速起步 速度可随地形及环境而改变
	2. 加速/减速控制: 逐渐加速至需要速度 逐渐减速至停止	易受惊患者需较慢的加速/减速频率,启动与制动更要平稳
	3. 旋转: 速度 半径 加速/减速	行动异常患者及掌握操纵杆能力差者,宜慢速旋转和慢加/减速度,使其适应
	4. 减震: 启动开关与轮椅开始行驶之间有时间间隔	专为行动异常患者或肢体活动障碍患者设计,轮椅可精细调节
	5. 均衡前进/后退: 考虑驱动电动机在左、右两侧轮驱动的均衡性	防止轮椅因两侧驱动力量不均造成行驶偏斜
	6. 自动选择路线: 考虑在高低不平的地形上行驶时不必经常调整控制	帮助患者在平整路面上有能力较好控制轮椅条件下,也能适应在不平整地面上控制轮椅行驶
	7. 自动回复对线的小脚轮: 两只前脚轮在停止时能自动回复向前方保持对线	避免慢速行驶的轮椅停下来后,因脚轮方向各异影响再行驶时的顺利前进
	8. 惯性滑行: 电动机不驱动时易于推进	护理人员或患者家属照看患者时可以推进
	9. 制动系统: 双重的或两级制动系统确保轮椅有效制动(甚至在倾斜情况下)	保障患者安全的有效措施,尤其在高低不平的地面行驶时更为重要
开关	1. 闩式: 只要一碰开关便可持续行驶,时间可调整	用于无力在开关上保持压力或经常启动、停下来转弯的患者
	2. 瞬时式: 触碰开关时轮椅才行驶	用于能平稳和迅速地使用开关并较好地操纵轮椅行驶的患者
	3. 比例控制式: 轮椅行驶速度与操纵杆上保持的压力成正比例	用于能掌握操纵杆正确保持压力以调节轮椅行驶速度的患者
	4. 非比例控制式: 轮椅行驶速度与操纵杆上保持的压力大小无关	用于无法掌握操纵杆正确保持压力的患者

（续　表）

项目	电动轮椅特征	对患者要求及注意问题
	5. 外接接口： 不必改变电路，利用接口与外加控制方式连接	适合退行性病变患者使用，以便今后不使用操纵杆时，利用接口更换控制方式
	6. 感应式操纵杆： 将常规机械（接触）式控制改为利用磁场感应的非接触式控制	避免由于患者习惯最大用力操纵位置常使操纵杆损坏需经常更换
	7. 开关放置位置： 可选择放置在轮椅左侧或右侧	对判断方面存在问题的患者，要方便其完全独立地触摸开关并控制速度
位置	1. 可供选择的座位部件： 有传统的吊式座及标准化的组装件	适应患者的不同需要，如较结实的坐垫、带倾斜的后靠背及分散压力的软垫等
	2. 手动的或电动的移动式靠背： 椅背能直立或平躺，电动的可由患者本人控制调节位置	用于肌肉萎缩患者或需用者调整位置、减轻压力，也用于医疗上需向后靠的病患者
耐用性	1. 电动机直接驱动： 不需要驱动传动带	节省传动带
	2. 摩擦驱动： 电动机通过传动带靠摩擦驱动	需更换传动带
	3. 保修期： 通常为 6 个月	患者希望保修期延长到最好 1 年以上
其他考虑	1. 离合器： 接合或松开驱动传动带仅需要通常用力的 20%	用于力量有限又需要独立操纵接合或松开驱动传动带的患者
	2. 电池电平显示灯： 显示蓄电池供电电力不足	便于患者觉察需充电或更换电池
	3. 喇叭： 与汽车用喇叭类似	帮助患者发出警告或引起注意
	4. 轮胎： 有充气式、半充气式或实心的多种	充气轮胎更适应不同地形的平稳行驶，但需经常充气
	5. 便携性： 有的可拆卸或折叠	适应更换使用场合或放置汽车后部

2. 选用时的注意事项

普通轮椅靠患者自身人力驱动，通常驱动手的力量应能推动本人体重的 1/25～1/30，另外，两手或脚的协调亦应符合驱动要求。电动轮椅较重，无须患者用力操作，有很大的优越性。但由于价格昂贵和自重较大，选用电动轮椅应根据患者的实际需要、使用地点和经济能力，全面考虑。

电动轮椅的操纵需要一定的知识，痴呆老人不宜使用。因此，使用对象主要还是伤残后智能正常，但又丧失步行能力而需要移动手段的患者。

合适的使用环境，也是选用电动轮椅的患者应当引起注意的问题。

（胡天培）

二、外动力假肢

外动力假肢（power prosthesis）是指仅靠患者自身力量无法使之工作而必须依靠外部

能源的假肢。常用的有电动、气动、肌电经放大后进行控制的多种。

以外动力下肢假肢为例,人的下肢(包括脚和腿)是支撑人体站立和行走的重要器官,下肢假肢的作用是代偿站立和行走功能,补偿下肢外观缺陷。

作为"人机系统",下肢的结构从康复工程学角度,可以近似地简化成一种由空间开式运动链组成的多连杆机构。其结构模型简图如图4-7所示。

人体下肢的步行运动是依靠两侧下肢62根骨骼及其相关肌肉,并以各关节为轴进行动作的。图4-8为四个自由度的下肢假肢(假腿)动作示意图。

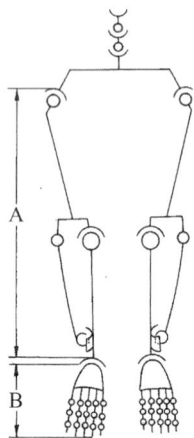

A,腿部;B,脚部。

图4-7 下肢的结构模型

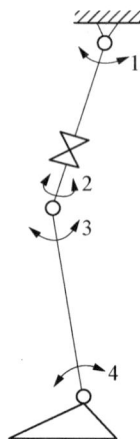

图4-8 4个自由度下肢假肢动作示意图

据有记载的假肢史,假腿早于假手。公元前848年欧洲已出现伤残军人配装的木腿。15世纪诞生铁制假腿。现代假腿已大量使用合金钢、铝合金和工程塑料等新型材料。借助现代科学技术,外动力下肢假肢的发展已能使作为人工肢体重要组成部分的假腿功能重建,外动力下肢假肢是利用外部动力使下肢假肢(假腿)作能动动作,实现平地步行和上下楼梯等功能。使用时,两侧腿交替动作,一侧腿膝关节屈伸时,另一侧腿支撑体重。

最早出现的是美国MIT动力假腿,它实际上是一种用小型计算机控制的模拟装置,通过测量肌电发放及关节转角等有关数据,在实验室条件下对患者的下肢功能作出评价。

图4-9为日本开发成功的动力大腿(膝上)假肢。它由三部分组成:假腿本体、动力装置和控制系统。动力装置的动力源一般为可充电电池(包括镍铬电池、有机溶剂制成的锂电池和导电高分子材料电极的轻型电池),它驱动直流电动机通过减速齿轮机构带动液压泵使管道内油液增压,高压油流经膝关节缸体和踝关节缸体后驱动膝关节和踝关节活动(在假腿承受全部体重时,液压泵仍能驱动膝关节屈伸)。油液的压力流量调节由控制阀、针阀和关闭阀控制。控制系统由微型计算机和带编码器的控制元件等组成。脚底的压力传感器和膝关节的角度传感器通过模/数变换和数/模变换,将控制指令送到装于膝关节的摆动式液压马达。为了节省能量,采用可分别切换的主动控制和被动控制两种操纵方式。当动力假腿做上下楼梯动作需要大力矩时,向液压马达供油使之做主动动作,这时由脚底压力传感器信号来判别对应于站立或迈步状态的动作类型,从而驱动膝关节动作;当平地步行不需要大力矩时,油压处于保持状态,通过改变阀门开度使液压马达被动动作,起到油压阻尼器的作用,

从而实现假腿的平稳迈步动作。该动力假腿在平地行走时的速度可在30%范围内改变。

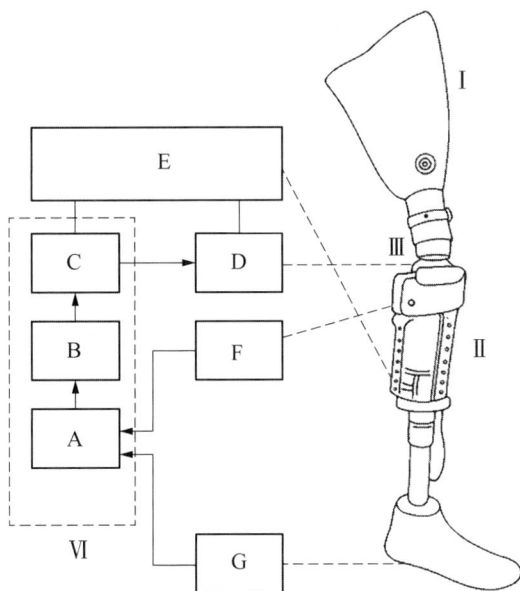

Ⅰ,假腿本体;Ⅱ,动力装置;Ⅲ,控制系统;A,A/D转换;B,微型计算机(CPU);C,D/A转换器;D,伺服放大器;E,可充电电池(Ni-Cr);F,角度传感器;G,压力传感器。

图4-9 动力假腿构造

基于上述原理的可供实用的肌电控制多功能WLP-7动力假腿,已在日本早稻田大学Kato研究室研制成功。它可以采用肌电信号来预测步行周期,控制膝关节的阻尼,调节踝关节的力矩,因而能获得接近正常人的自然步态。其结构原理见图4-10。

图4-11为假腿油压控制回路。

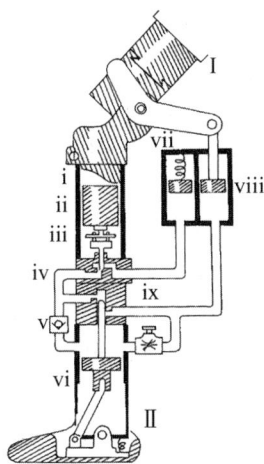

Ⅰ,膝关节;Ⅱ,踝关节;i,编码器;ii,直流电动机;iii,减速齿轮;iv,针阀;v,控制阀;vi,踝缸体;vii,存储器;viii,膝缸体;ix,关闭阀。

图4-10 肌电控制多功能WLP-7动力假腿

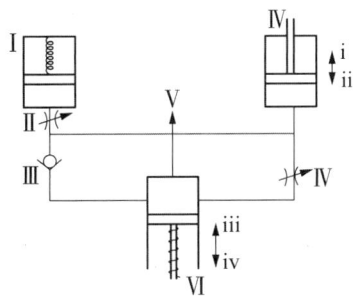

Ⅰ,蓄压器;Ⅱ,针阀;Ⅲ,控制 N;Ⅳ,膝缸体;Ⅴ,关闭阀;Ⅵ,踝缸体;i,膝伸;ii,膝屈;iii,脚背屈;iv,脚底屈。

图4-11 WLP-7油压控制回路

图 4-12 为动力假腿平地步行时的分解动作图。

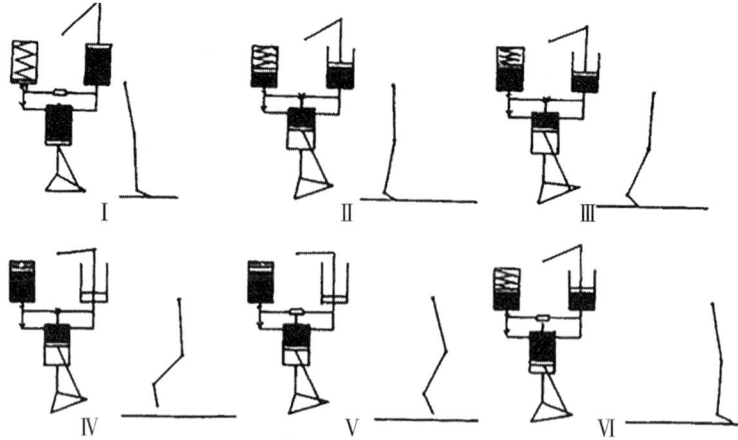

图 4-12 WLP-7 平地步行时动作分解

图 4-13 为动力假腿下阶梯时的分解动作图。

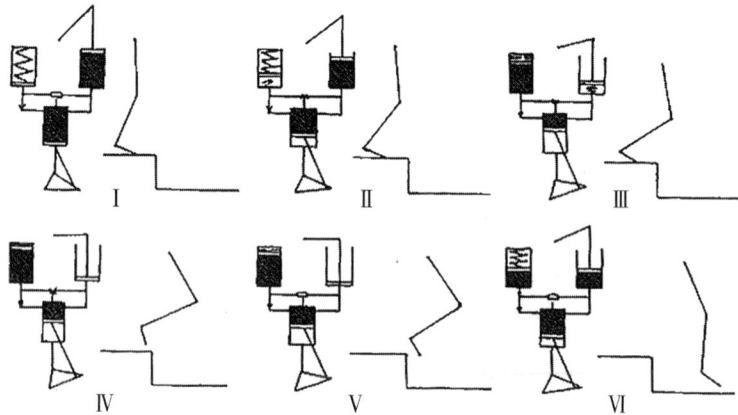

图 4-13 WLP-7 下阶梯时动作分解

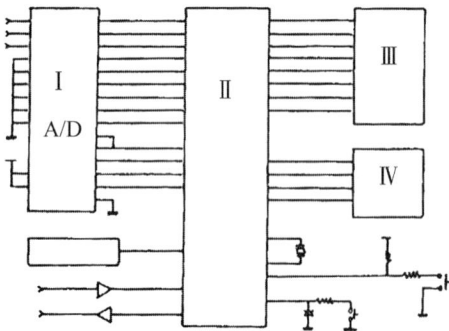

Ⅰ,A/D 变换多路传输器;Ⅱ,单集成块计算机 Z-8,2K 字节 ROM 存储器,128 字节 RAM 存储器;Ⅲ,旋转编码器电路;Ⅳ,电机驱动电路。

图 4-14 WLP-7 控制装置框图

截肢者的临床实验证实,WLP-7 动力假腿能较好地模拟人体步态。假腿重量为 3.4 kg。两位 22 岁和 23 岁的青年残肢者配装后,经半小时训练就能控制步速。步速范围为每步 0.9～1.3 s。

实验测得 WLP-7 动力假腿的膝关节强力伸直时出力为 80 N,脚底屈曲时最大出力为 200 N。

截肢者按主动意志的控制依靠肌电信息。安放在假腿接受腔内的一对表面电极,通过逻辑电子电路检出两块肌肉的肌电信息输入计算机进行处理。用于 WLP-7 的微型计算机控制装置示意图如图 4-14。

该装置采用 Z-8 单片微型计算机作控制元

件,检出的肌电信号经计算后用以预告下一步的步行周期,并驱动直流电动机按照下一步的预期步行周期调整液压系统的针阀。

控制用 EMG 处理框图见图 4-15 所示。

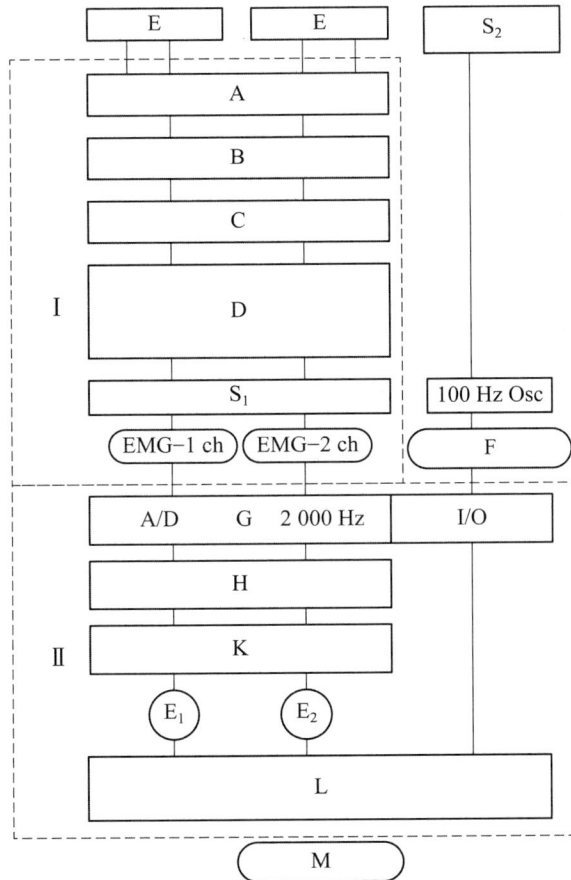

Ⅰ,模拟程序;Ⅱ,实时数字程序;E,电极;A,差分前置放大器;B,高通滤波器;C,双 T 带阻滤波器;D,第四级 Chebyshev 型低通滤波器;S_1,水平开关;S_2,脚后跟开关;F,步行周期;G,A/D 变换采样率;H,第二级数字高通滤波器;K,提纯的和累积的;L,步行周期预算法;M,预示步行周期。

图 4-15 EMG 处理框图

下肢假肢的主要功能是步行,无须较多的自由度,但要实现在短时间内(瞬间)支持人体的全部重量,并保持良好的稳定性,还有许多待深入研究的课题。除动力源电池的轻型和小型化之外,控制功能方面已在研究用健侧腿的肌电信号控制假腿动作,更先进的技术是脑电控制的假肢。美国已在研究用植入神经的埋藏电极引导神经信息,控制多自由度假肢。新型传感器和人工感觉反馈系统也在研制中。

(胡天培)

三、排尿控制的辅助装置

为了纠正排尿障碍患者的尿失禁和尿潴留,实现排尿控制,近年来采用了功能性电刺激

(FES)排尿控制辅助设备和一些机械式的控制装置。

（一）尿失禁控制装置

1. 电刺激尿失禁控制器

通常使用肛门型和阴道型的电刺激方法，将装有电极的肛门塞或阴道塞插入肛门或阴道中，当刺激电流作用到电极塞上时，膀胱出口和尿道闭合力增大，可以克服压迫性尿失禁。患者对功能性电刺激的反应，必须是电刺激时尿道压力增加。电刺激的使用参数一般为：刺激频率 $0.5\sim0.6\,Hz$，刺激电压幅值 $0\sim15\,V$，刺激电流脉冲持续时间为 $0.2\sim3\,ms$。

需求型电刺激方法对咳嗽或紧张情况下产生尿失禁的患者有很大使用价值。其作用原理是电极装置有传感器，能感受肛门提肌中电位的变化，咳嗽或肌紧张都能引起肛门提肌中电位升高，因此只有在这种情况下才发出电刺激。刺激作用时间为 $2\,s$。如果电位超过 $100\,\mu V$，则延时 $150\,ms$ 后又再一次进行电刺激，直到电位降低到 $100\,\mu V$ 以下才保持正常感受状态。

图 4-16 所示为几种尿失禁刺激器电极。

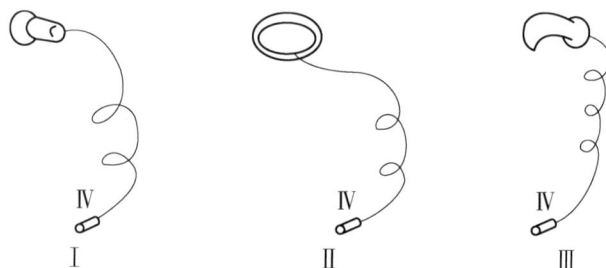

Ⅰ，肛门型；Ⅱ，阴道型；Ⅲ，需求型；Ⅳ，接电刺激器的接头。

图 4-16　几种尿失禁刺激器电极

需求型电刺激器的外形比较特殊，为的是加强接触效果有利感受肛门提肌中的电位变化。

另一种置于阴道深部的刺激电极如图 4-17 所示，该装置用阴道深部电极电刺激引起尿道括约肌收缩，治疗女性尿失禁。由图可见，该电极靠阴道里端的电极间距较短，有利于使阴道深部形成主要刺激区域。

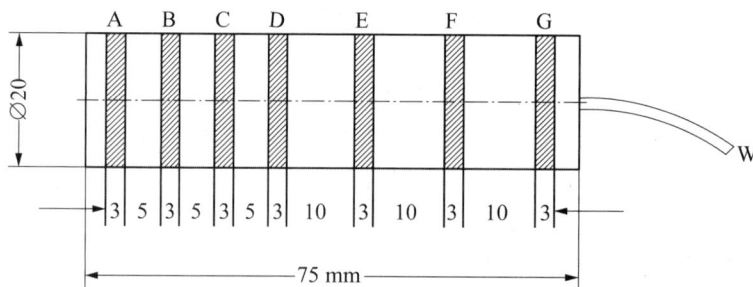

A～G，不锈钢电极；W，导线（接电刺激器）。

图 4-17　阴道深部刺激器电极

实验证明，闭塞尿道效果最好的参数为：①采用交变脉冲波形；②频率 $20\sim50\,Hz$；③用间隙刺激，一般刺激 8 s，间隙 15 s；④刺激由开始脉冲宽度低到高逐渐增加，可避免疼痛感；⑤需长期置入阴道的电极，塞具宜制成可膨胀式，以利固定于合适部位。

也有研究报道将刺激电极植入膀胱逼尿肌或其骶神经根，甚至植入脊髓的中间外侧柱，通过脉冲刺激，起到控制尿失禁的作用。

2. 植入型尿失禁控制系统

植入型尿失禁控制系统，实际上是一种人造的尿道括约肌，如图 4-18 所示。

经过手术，将整个人造括约肌系统埋入患者体内，可膨胀的套袖植入并包绕在膀胱颈下的尿道(U)上(起控制关闭尿道的作用)。男性患者排、充囊置入两侧阴囊；女性患者置入两侧大阴唇或大腿内侧皮下。缓冲囊置于腹直肌和腹直肌后鞘间。系统内充盈液体——生理盐水，或气体——空气。工作原理为当膀胱被尿充盈时，挤压排液囊将囊内生理盐水通过单向阀 V_3 流入缓冲囊，使排液囊形成负压，套袖内的生理盐水通过单向阀 V_2 吸入排液囊，套袖放松，尿道排尿。排尿完毕挤压充液囊，生理盐水经单向阀 V_1 流入套袖，套袖充盈后挤压尿道，使尿液不能自行流出。这样在临床上就保证了弛缓性麻痹的患者在两次排尿之间能积贮尿液。

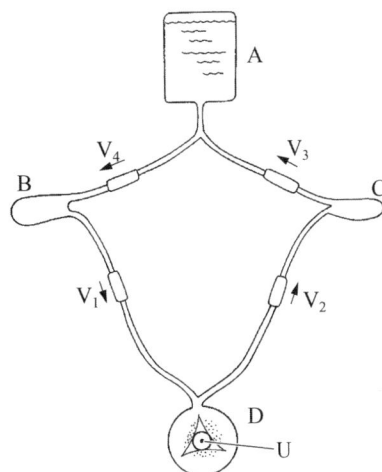

A，贮液缓冲囊；B，充液囊；C，排液囊；D，套袖；V，单向阀(1～4)；U，见正文。

图 4-18　植入型尿失禁控制系统

(二) 排尿控制装置

通常采用电刺激逼尿肌，诱导膀胱排尿。由于逼尿肌是平滑肌，比骨骼肌产生收缩需要的刺激量更强。为了防止电流扩散，采用 6～8 个绕成螺旋状的绝缘铂电极，分置于膀胱壁上，这些电极富有弹性，可以适应逼尿肌的收缩。

应用微电子技术使电极本身包含接受器和刺激器，则可避免电极间的长导线和植入体内的接受器所引起的体内组织反应。

将脉冲电流以异步方式发送到每个电极，脉冲顺序模拟自然收缩的顺序，可以更有效地防止电流扩散，提高电刺激效果。电脉冲参数一般选择频率 20 Hz，脉冲宽度 1 ms，幅值 20～30 V。

正在研究用刺激脊髓的锥形下端——圆锥的方法，诱导膀胱排尿。关键问题是探寻脊髓上的排尿中枢，通过电刺激使逼尿肌收缩和括约肌放松。

(胡天培)

四、环境控制系统

环境控制系统(environmental control system/unite，ECS/ECU)是为四肢瘫或其他重度残疾者设计的，用以控制病床周围环境中的一些常用设施，以减少在日常生活中的依赖程度的自动控制系统。图 4-19 为典型的环境控制系统。

从图 4-20 中可以看出，四肢瘫的患者仅靠呼吸的力量，通过吸管(Ⅰ)和控制选择器(Ⅱ)，就可随意控制电灯(Ⅲ)、窗帘(Ⅳ)、电视(Ⅴ)、空调器(Ⅵ)的开关，电话(Ⅶ)和床(Ⅷ)的调节等。

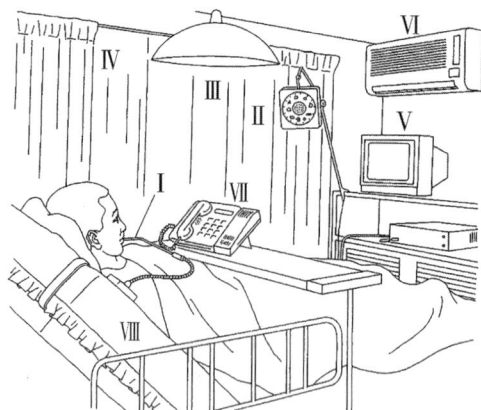

图 4-19 较典型的环境控制系统(说明见正文)

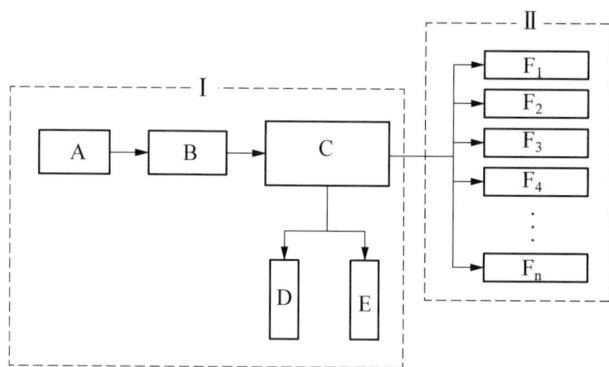

A,控制信号发生器;B,控制选择显示器;C,中央控制器(微型计算机);D,打印机;
E,软磁盘;F,执行装置(1,2,3,……n);Ⅰ,控制部分;Ⅱ,执行部分。

图 4-20 环境控制系统的组成框图

环境控制系统是康复工程学引人入胜的新内容,这方面的成就被誉为"康复工程学的成功应用范例"。

(一)系统的组成

环境控制系统包括两大部分:控制部分和执行部分。

控制部分主要由中央控制器(常用微型计算机)、显示器(如电视显示器)、打印机和软磁盘等组成。其对执行部分的控制常用两种方式:有线控制方式和无线控制方式,无线控制方式包括电磁波(射频或红外线)和超声波等。中央控制器通过直接选择方式或扫描选择方式,实现对执行部分的控制。控制反馈常采用声音反馈和视觉反馈。控制器包括一组开关,电视频道选择,收音机波段选择,音量调节,灯光亮度控制,电动床高度控制等。

执行部分主要由周围环境设备组成,如电灯、收音机、电视机、窗帘开合器、警报器、门锁、电动床、加热器、电话、对讲机、打字机、翻书页器、进食辅助器、洗澡辅助器、大小便辅助器以及各种家用电器等。

图 4-20 为环境控制系统的组成框图。

有的环境控制系统还配备医用机器人,可以根据指令从冰箱或食品柜中取出饮料、食品,并根据患者的需要喂食。

一种控制选择器的面板设计见图 4-21 所示。选择器上标示了所有周围环境设备的名称(Ⅰ:对讲机;Ⅱ:空调开关;Ⅲ:窗帘),并用箭头或指示灯指明患者选中的装置。使用时,可以用吸气或呼气的气动换能器操作,也可以用舌动开关、红外线开关或声音识别控制箭头或指示灯,调换到需要的位置。

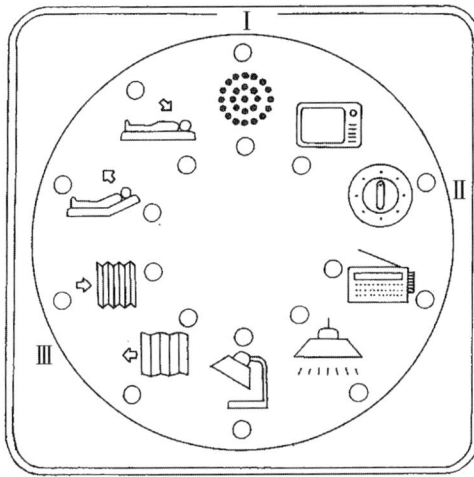

图 4-21　一种控制选择器的面板设计

有的环境控制系统具有字符处理能力,利用电视屏幕上半部作为字母、数字和一些特殊符号的显示屏,下半部则用于编辑。患者利用吸气、呼气选择字母、符号,通过与系统连接的打印机将信件等输出。

(二)控制的选择

环境控制应根据患者的特征和需要实施的任务,进行恰当的环境控制选择。表 4-5 列出常用的控制选择。

表 4-5　环境控制选择(举例)

任务或措施	环境控制	患者特征
喂食	电喂食器:通常有一环绕盘子运行的开关,以及另一个从盘中挖取食物并举至事先定好高度的汤匙运行的开关	患者不能自我喂食,但有足以把送至嘴边的食物摄入口腔的神经功能,患者亦须有良好的头部控制能力
电话	对讲电话	患者不能拿起话筒,但能讲话
	大型的按键式话机:市场上可购到	患者不能使用标准的拨式或按键式电话
	自动拨号机:市场可购到,具有能贮存常用电话号码的记忆装置,并能通过按 1～2 个键钮实现自动拨号	患者连续操作功能衰退,但头颈能活动,能呼吸
	电话指令控制装置:便于用双开关接、拨电话	患者能控制两个开关
电视	遥控:市场可购得	患者不能用手操纵电视机开关,但头颈能活动,能呼吸

（续　表）

任务或措施	环境控制	患者特征
灯	触摸式灯：市场可购得 遥控或电子控制装置：能与任何电器装置连用	患者不能开灯，但能触摸灯 患者不能操纵灯或灯的开关
录音机	声控：能控制开或关 遥控：能控制开或关	患者不能通过开关使用录音机，但能说话患者能使用一—单—的开关
为书或杂志翻页	电子翻页器：能将在读书架上的书或杂志翻页，有的仅能按一个方向翻页，有的能双向翻页。通过多路开关或一个单—的开关操作驱动扫描系统 多功能装置：数个能控制多达 32 个装置的模型，需插入总控制或超声控制；需用装置，灯及墙上开关 改装的多功能装置：具有上述功能，但开关装置有所改进 计算机环境控制：利用计算机操作驱动多功能装置	患者不能为书或杂志翻页 患者需要接近多功能灯或装置；可使用小的按钮 患者不能驱动标准的多功能装置 患者能使用计算机键盘
其他项目	能用于收音机、电动床、动力帷幕、电子升降装置、呼叫键钮、内部通信联络系统及设备监控器的控制装置	

（三）装置的适用性

在为患者选择电子装置及其他相应装备时，必须考虑其适用性。有的患者可能需要特殊的坐的设备、动力轮椅、替换的通信装置、计算机通路以及环境控制，这就需要一个多学科的小组合作，以避免分散以及购买互相不能适应的贵重设备。有的系统设计时就能与其他装置相适应，用一个一体化的系统，用一个开关或一排开关就能接通数个装置。例如，在一个一体化系统中，动力轮椅、通信设备和计算机通路均由视觉传感器控制；另一种一体化系统则配备有带环境控制和录音机的内装的适应性装置。此外，也有接上电动轮椅，通过替换的通信设备和环境控制，使之能有选择性地开关以及适应性能。

有两种可以使装置相互适应的方法：一种是两个或更多的装置能通过电子装置相互组成为一体；另一种是将各种装置装成一体，但可使用各自功能的系统。

表 4 - 6 为开关特征和使用者需具备的技能。

表 4 - 6　开关特征和使用者所需技能

通路机制	开关特征	使用者所需技能
视觉/眼球运动	一光束在所选的文章上扫过 开关发现装置上的定位光 装置上的镜片发现眼镜上的反射光"听者"阅读眼睛的凝视目光	使用者必须能够移动光束 使用者必须使开关与装置上的光形成一直线 使用者必须至少有一只眼能坚持活动 使用者必须能在某一项上凝视相当时间，以便让"听者"阅读所选项
听觉/声音	开关发现人声所做的运动 开关发现敲打的动作或使用者弄响的声音	使用者必须根据需要发声，并控制不需要的声音 使用者必须有足够的力量进行动力控制，以便敲打或发出只在需要启动开关时发出的声音（偶然

（续　表）

通路机制	开关特征	使用者所需技能
	装置识别出使用计算机输入的语言	出现的杂音可得到控制） 使用者必须能按同一方式重复语句（不管是否能懂），以便计算机能加以识别
总的活动	开关在一空间移动，其角度可变，有湿气才活动，否则光束就会中断 一系列的开关被启动	使用者必须能用身体的某一部位进行持续性的动作，要避免突然的活动 使用者必须能在一次至少启动一个开关，在两个开关之间应有间距

评价使用环境控制的患者的特殊考虑，包括：①患者使用装置时的位置；②患者将会在什么地点；③患者需要或想要控制的装置；④装置的数量及位置。

评价者亦应定期了解患者的需要，以便开发患者所需的特殊装置，如遇有紧急情况时使用的呼叫装置等。

从认知的角度来说，患者必须懂得利用某一开关来活动一个装置的概念，并能学会使用开关。遇有一种复杂的环境控制系统，如扫描系统，患者还必须了解使用该装置的过程。

最后，还应规定使用的条件和规则，否则不恰当地使用环境控制系统或呼叫装置，将会对家庭或居住方面，产生极为严重的破坏作用。

在我国目前情况下，比较实用的环境控制装置看来是利用口棒（mouthstick）或头棒（headstick）触动开关的有线控制方式，因为这种类型的 ECU 简易、可靠、实用。

（胡天培）

五、康复护理机器人

机器人（robot）一词源出捷克文"robota"，为"劳役""苦工"之意。

随着现代科学技术的飞跃发展，机器人已从初期的仅应用于生产领域，开始进入人们的生活；早期只具有固定或可变工作程序的简单机器人，现已发展到由电子计算机自动控制并更能满足人们需求的智能机器人。现代机器人功能见图 4-22。

我国新近由上海交通大学等六个单位联合研制成功的高性能精密作业机器人，具有腰身、大臂、小臂、手腕四个关节和一个手爪。其中手腕关节不但可以移动，还可以伸缩，这保证了机器人手爪可以在一个指定的立体空间中的任何一点方便地进行操

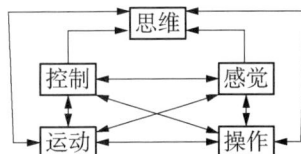

图 4-22　现代机器人组成部分

作。通过视觉摄像机可以识别在机器人操作区域内的目标物体；通过能同时检测三维空间全方位力信息的腕力传感器，可以同时感觉到机器人手爪所受到的来自各个方向的力和力矩，使机器人可以进行多种作业；通过大脑（控制器）可以收集和分析来自视觉和力感觉系统的各种信息并进行各种精细动作操作。这台机器人还具有高级编程语言和操作系统，可以实现多任务操作，操作简单、方便，成为具有先进水平的多功能和高性能的机器人。

康复护理机器人（patient care robot）是一类特殊用途的医用机器人，它可以替代康复护理人员在病房对患者进行常规的康复护理操作；它能遵从患者发出的信息指令，完成需要的动作。在现代康复领域中应用的康复护理机器人，一般由机械装置部分和电子控制系统两

大部分组成。构成机器人的"脚"和"手"的机械装置,多采用在可移动的小车上安装多关节的机械臂(单臂或双臂)和机械手。

图4-23为一种单臂康复护理机器人构造示意图。

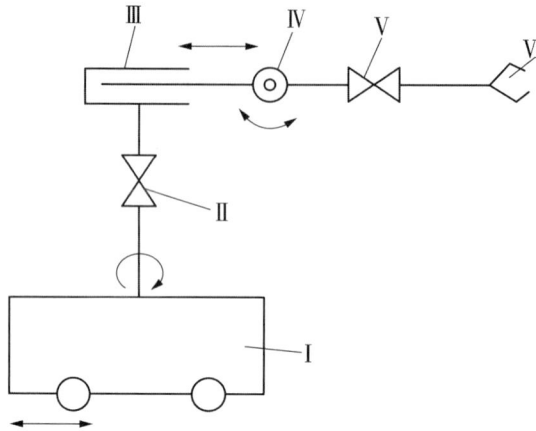

图4-23　一种康复护理机器人示意简图

图中Ⅰ为移动小车,即机器人的"脚";Ⅱ为旋转关节,即机器人的"腰";Ⅲ为伸缩杆,即机器人的"臂";Ⅳ为手臂摆动关节,即机器人的"肘";Ⅴ为手臂旋转关节,即机器人的"腕";Ⅵ为手部,即机器人的"手"。

目前的康复护理机器人能完成以下任务和操作:①环境控制及个人服务任务,如翻书页、喂食、设备控制、操作计算机或计算器、打电话等;②职业与教育任务和操作,如编计算机程序,处理办公材料,把纸送进打字机并进行操作使用;③娱乐性操作,如玩电子游戏机、下棋、搭积木、绘画等。

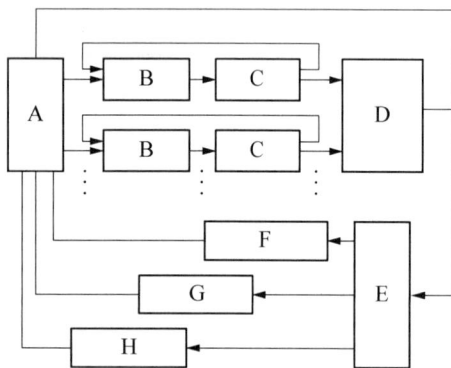

A,主控制器;B,电机控制器;C,伺服电动机;D,操纵控制装置的动作;E,使用者;F,连续控制装置;G,声音控制装置;H,终端控制装置。

图4-24　操作系统方框图

对于处于卧床状态、身体不能自由活动的重残人,康复护理机器人就是环境控制系统中的重要装置,患者利用吹气或其他方式发出的信息指令,控制操纵设置在床边的康复护理机器人,完成照料患者饮食、取用需要物品等护理工作。

虽然人的手和臂可完成27个自由度动作,而大多数康复护理机器人操作装置只能有4~6个自由度,即便如此,它们仍能较好地完成常规康复护理工作。图4-24为一种康复护理机器人的操作系统方框图。

使用者通过对微型拾音器说话,或使用一组开关,或使用一个键盘(终端控制装置),对主控制器发出指令(指定一项任务或选择一种控制方式),从而启动操作系统运转。连续控制可借助使用者的手、下颌、头、脚、眼等的运动加以实现,通过抓握压力传感器或距离传感器,实现感觉反馈。控制器经优化选择把全部动作划分为控制各组电动机运转,再依次控制相应的伺服电动机。利用微型计算机作为控制器可大大降低使用者的体力和精神消耗,并保持操作灵活性,还能直接为终端设备定位。

(胡天培)

第三节　电子计算机在康复医学中的应用

有位著名科学家曾经说过:"如果说近代科学技术发展上有两件大事的话,那就是:第一,人们力图把人脑的功能特别是脑的思维功能作为科学研究的对象;第二,由于对人脑思维功能的模拟而创制的电子计算机的应用,开拓了新的工程和工艺的前景。"

电子计算机(computer)作为康复工程学领域的最新科技手段和有效工具,使康复医学出现崭新的面貌。肢体伤残患者应用的功能性电刺激治疗机,采用微型电子计算机后,能根据实时采集的 EMG 数据,自动调整选用的技术参数,从而获得最佳疗效;脑损伤患者使用计算机控制的言语分析和合成系统,能为言语障碍患者纠正发音、语速和句法,从而使替换的交流方法更加丰富多彩,更加实用。计算机在信息采集、数据处理、资料存储和自动控制等方面的快速有效、准确可靠,为康复医学的发展作出了贡献。

一、应用范围

自 1969 年计算机开始在康复医学中应用以来,在以下方面取得了可喜的进展。

(一) 监测和治疗

微机处理能监测患者的行为和生理变化,亦能完善治疗设备的功能,因此能更好地了解患者的情况,提高疗效和降低费用。

1. 行为监测

应用计算机辅助能有效监测脊髓损伤患者引起压疮发展的行为,从而采取相应的避免措施。图 4-25 所示为坐轮椅患者的压力监测系统框图。

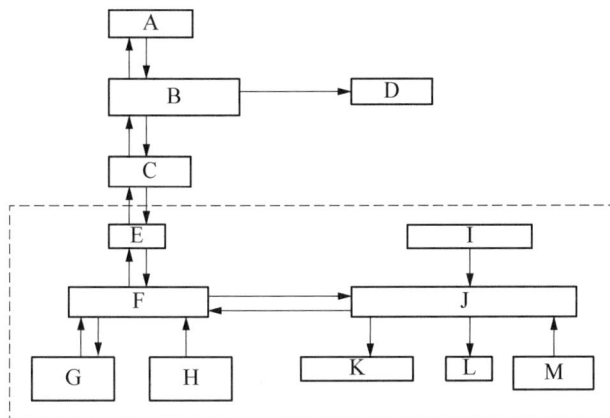

A,终端;B,实验室微机;C,系列接口;D,打印机;E,通用异步收发报机;F,微处理机;G,数据记忆器;H,程序记忆器;I,座椅传感器;J,随机存取存储器;K,警报器;L,LCD;M,控制开关;虚线内为监测部分。

图 4-25　坐轮椅患者压力监测系统框图

座椅传感器(Ⅰ)通过微处理机(F)将测得的压力变化,通过系列接口(C)传送到实验室微机(B)上进行综合分析和显示。

该装置除能提供声音信息外,还能记录储存压力改变和时间间隔,并用图像显示。

用微机系统通过选择声音或图像,让患者借助听或看知道自己的行为是否有利于预防压疮,并按照康复医护人员要求的正确行为模式,通过主观努力,调整自己的行为,就能有效地阻止压疮的产生和发展。

2. 生理监测

记录电生理数据是计算机辅助康复的又一重要应用。20世纪70年代初期以来,通过模数变换和计算机分析波形,能自动分析动态肌电图数据来评估完全性脊髓损伤患者的痉挛情况。模数变换提供的数据不仅可以评估肌肉痉挛活动的每日变化,还可评估运动单位的痉挛放电次数与严重程度。这种监测手段有助于治疗和控制痉挛。

3. 辅助记忆

脑损伤患者可使用带程序的手表式计算机,它能帮助储存和显示每日活动所需的99项信息,可以显著地提高患者的记忆能力。

4. 认知康复

是计算机在康复心理学中的实际应用,下节将详述。

5. 交流障碍

应用于言语残疾患者,下节将详述。

(二) 辅助性装置

1. 环境控制系统

对重度残疾人提供体积小巧的微机,可使它们能控制周围环境中的日常生活用品,如采用接收机可以把多种家用电器和控制器联系起来,实现远距离控制和延迟控制等。

2. 假肢与矫形器

美国Utah假手采用混合模数转换的微机系统,可以实现对假手机构的智能控制。Kvberd的电脑控制Marcus假手增加了示指与拇指的两个自由度,可以更好、更安全可靠地拣取大的或形状不规则的物品。Casals为四肢瘫痪患者设计的软性假手臂,由6个泡沫橡皮节构成,每节可在两个方向上弯曲30°,借助微电脑实现声音或操纵器控制。现正在研究一种将功能性电刺激(FES)与矫形器相结合的系统,用微计算机来帮助下肢瘫痪患者恢复步行功能。

3. 电动轮椅

一种新型模型系统由带计算机的轮椅、一个数字式无线电环和一个家庭环境控制系统组成,通过键盘,使用者可以随意操纵轮椅代步、打电话或开房门等。

4. 弥补视觉缺陷的接口

Strothotte等研制了一种特殊的硬件,能把视觉信息转换成听觉信息。Zagler和Mayer的一种红外定向信息系统,可将代码信息传给带有接收机的使用者,接收机的微电脑装置能将接收到的信息转换成使用者能感知的言语。

5. 为言语障碍者提供交流手段

Rensonnet研制出一种以激光盘为基础的多码多语言的Syhboi训练系统,可用于家庭用激光唱盘,其中每个激光盘含有400多个有关常用符号,每个概念可用七种语言通过国际音标来表述,还包括两种哑语。Bothe利用电脑上显示的图像来教聋者唇读法。Bosman与

Smoorcubury 提出 Stride 计划,将各种言语模式数字化,通过声音信号加入代码,并对音频、响度、摩擦及元音等各种要素均应用计算机进行处理,使耳聋患者易于理解。Cudd 用多模块的手提式计算机,为交流困难者提供帮助。Pfurscheller 等提出采用计算机作辅助大脑接口,将脑电信号经数字变换输入计算机,借助人工神经网络将信号归类。Fourcin 的 Stride 计划用模式识别系统获取信息,向重度耳聋患者提供言语辅助。

言语合成技术的应用发展很快,利用计算机将言语和文字结合起来的技术,如人工组词、加强语气等,都已很好地应用。阅读机装置对视力残疾患者特别有帮助,但对言语残疾患者因目前尚无法接近正常的说话速度,因此还不很实用。

计算机已应用于直接交流与指导性会议。找字测验已成为言语障碍病理学家判断声音输入的技术装置,使患者能"听"得见并作出反应。小组讨论也能通过计算机会议形式进行。自助小组交流系统可帮助残疾人应用计算机辅助,克服交流障碍。

6. 固常性辅助装置

如在计算机网络的基础上,发展电视电话;用硬件和软件,帮助残疾儿童以计算机代替纸和笔。

1993 年在布鲁塞尔举行的第一届国际残老人社会经济综合技术会议(TIDE)上,视觉装置、增强交流系统、假肢与矫形器、信息处理接口、环境控制与机器人、用户新技术及与有关专家合作等内容,成为中心议题,而这些均与计算机应用有密切关系。

7. 就业

计算机的应用为残疾人提供了有利的就业机会,使他们可以在家里工作。高位截瘫患者应用语音识别系统,可以克服言语障碍实施就业。

(三)患者的护理管理

1. 记录

办公室文字处理,经常用途是作为打字机。借助微机和软件,还可储存信息,如处方、治疗计划、会议记录等。

2. 显示

3. 编制程序

4. 患者评估

用类似游戏机的录像形式来测试并记录患者的眼、手协同动作情况;测试步距及稳定性;获取脑和身体有关部位的定量数据等,最后由计算机综合处理后进行总体评估。

5. 功能评估

利用计算机不断跟踪和记录康复进程中哪怕微小的功能改善情况,以评估患者的功能。

6. 会诊报告

肌电图和电诊断结果经计算机处理后,汇总了患者的原始资料、病史、神经检查、肌力测试、神经支配功能及传导速度等重要数据,可做出会诊报告。

7. 病情进展记录

8. 康复治疗组会议

(四)研究

用计算机集中大量数据资料,经分析处理帮助作出决策,应用于医疗康复实践。如观察麻痹患者、失语患者和肢体残缺者的功能恢复是否满意,决定下一步采取的措施;上臂残肢者三个自由度假肢的计算机定位;功能性电刺激用计算机自动调节刺激电流;微机控制 FES 自行车功率测试器帮助使用者感觉腿的位置并刺激股四头肌;训练肌肉使之在肌电发放增强到一定数值时产生刺激,通过生物反馈送到病变肌肉上,增强肌力;扩大 FES 在各种麻痹患者中的用途等。

(五) 其他

包括帮助决策、数据分析、教育、建立医疗信息系统等。

二、计算机在康复医学中的应用示例

(一) 认知康复

认知(cognition)指人认识世界的心理过程。认知的内容包含知觉、注意、言语、记忆和思维等。

认知的发展主要受以下三方面的影响:①信息处理的研究,这是从关于人的因素的研究以及信息论而产生的;②计算机科学,特别是人工智能的研究,旨在制作模拟人的智力活动的电子计算机;③心理语言学。

20 世纪 80 年代早期,有人开始引进计算机进行认知康复,以便改善患者的观察能力、反应能力、回忆能力和记忆的广度等。许多心理学家、康复医学家和患者家属,设计应用计算机程序,从不同角度解决认知方面的问题。例如,为了更好地运用学习与训练的方法,在最适宜的速度下教患者重复过程,在意识主导下学习取得已丧失的能力,编制相互作用的计算机程序,指导认知受损患者的认知功能恢复等。

认知重新训练的程序,可应用在一般家用的不昂贵的计算机上,用各种不同的程序进行认知的再训练,甚至可以借用商业上的电子游戏机和一般的学习机、文字处理机,稍加修改使用。

为解决认知损伤问题,Ben-Yishay 设计了认知康复的三种方法:①改善行为方式;②神经心理的重新训练;③记忆的训练。Goldstein 总结的四种认知康复模式为:①生理的;②心理的;③行为的;④神经心理的。对患者应根据实际需要,选用适当的方法和模式,开展认知康复工作。

勇气和信心不足是认知康复的最大障碍,为此要制订短期计划,使每做一步都能看到成功(经常失败会丧失勇气和信心)。这方面应用计算机进行信息反馈,富有成效。表 4 - 7 所示为丧失学习能力的神经性脑损伤患者,应用计算机辅助的优点。

表 4 - 7　应用计算机辅助认知康复的主要优点

灵活性、速度与客观性条件可以 科学地控制的程序设计	可经常与直接地提供反馈并提高积极 性的因素为
——模数和等级的课程	——取得等级水平的成功
——计算机演示速度可得到控制	——兴趣的刺激
——突出的提示可得到强调	——个别化的指导
——复杂性能得到控制	——不受威胁
——演示清晰	——无裁决感
——重复和反复学习	——看上去是能回答问题的电视

在治疗认知伤害造成的注意力、观察能力、记忆力、手眼协调动作能力、区分能力以及言

语能力的障碍方面,计算机都能发挥特殊重要的作用,尤其是选用适当的软件,对患者进行知觉再训练,疗效显著。例如,美国学者报道一位头部受枪伤患者(男性,33岁),左侧偏瘫,左眼偏盲,不能自己穿衣,患有构造失用症,经选择适宜的计算机辅助搭积木训练,逐步得到康复;又如一位因车祸头部受伤的女孩(16岁),视力下降,左右不分,不会跨越沟渠,坐不稳,头摇晃,经过有针对性的计算机辅助认知康复治疗,也获得康复。

计算机在教育中有较好的应用基础,但在康复中应用尚不普遍,因此要对患者的特征和治疗特点进行研究,将计算机在教育中的应用推广到认知康复中去,以求取得良好的效果。

(二)在言语治疗中的应用

微型计算机(微机)已经进入到失语症患者的康复评定和治疗之中,已有大批各种类型的软件包可以用来改善阅读能力和表达能力。事实证明,它们对中等,甚至严重程度的失语患者有效,可以根据个人的不同需要使用。如,先进行字母对词的训练,再进行词汇对图的训练,还可以进行句法训练等。

有一种软件包系采用数字言语对患者进行训练。对多数患者来说,微机的应用有助于提高主动性、接受能力和培养有用的行为。此外,还可针对个别患者的不同需要进行程序设计,以保证患者能取得某种程度的成功。

采用微机还有助于医生在长时间内针对患者的疾患进行有效的帮助。微机能准确记录患者情况,有可能让医生有更多的时间分析病情,解决问题。

目前对上述处理的效果反应还不多,因为要建立一种治疗的示范还有不少困难。最近美国纽约大学医疗中心的Goldwater纪念医院里完成了一项临床研究,该研究将失语以及不能通读的患者分为两组进行试验,经3个月每星期8h的试验,初步分析结果表明,用微机的试验组在阅读能力提高方面比用常规办法的对照组显著为优。

哈特莱软件提供了一系列的软盘,用于应用微机提高脑外伤患者的认知能力、连贯能力和记忆力,以此为基础帮助患者发音说话。

应用微机可对失语患者进行语音发生上的感官的、生理的和声学等方面的诊断,以往是靠医生主观判断,现在有了定量数据使诊断结果更客观、可靠。

对患者的需要和能力状况也可以借助计算机和设计的电子的与非电子的系统,作出正确的评估。

总之,通过微机的应用,可以为严重残疾不能说话的患者提供更多的方便,帮助他们提高口头乃至文字的表达能力,从而提高他们的生活质量。

(三)在康复仪器中的应用

大量康复评定和治疗用仪器通过计算机的应用均可提高其准确性、迅速性和可靠性,如微机控制的肌电图仪、诱发电位测定仪、三维步态分析仪、等动运动分析和训练仪(Cvbex类仪器)、平衡分析仪、心肺功能分析仪、运动分析仪、智力测定仪、神经心理评定仪,等等。在治疗方面,如微机控制的注意训练、记忆训练、思维训练、眼手协调训练、反应潜伏期训练、神经控制假肢、等速运动训练、平衡训练、心肺耐力训练、手臂稳定度训练,等等。

总之,计算机在康复医学中的应用,将使康复医学无论在评定还是在治疗方面,都可得到新进展。

(胡天培)

第四节　在建筑设计上对康复机构的特殊要求

坐在轮椅上的残疾人,遇到有阶梯的入口即不能独自进入;同样,如无电梯也不能从一楼到更高的楼层。为方便残疾人参与社会活动,社会应采取措施消除这些障碍。国际上将这些措施称为无障碍设施(barrier free accessibilities),我国称为方便残疾人使用的城市道路和建筑物的设计,亦简称为无障碍设施。

一、建筑物外部无障碍设计

主要是城市道路方面的设计要求(表4-8)。

表4-8　城市道路设计内容及要求

道路设施类别	设计内容	基本要求
Ⅰ　非机动车车行道	要有合适的宽度和斜坡	满足手摇和电动三轮车通行
Ⅱ　人行道	ⅰ宽度要合适、马路缘石的一部分改为坡道 ⅱ铺设触感块材	ⅰ满足轮椅者,挂拐杖者通行 ⅱ方便视力残疾者通行
Ⅲ　人行天桥和人行地道	设扶手,地面防滑,铺触感块材	方便挂拐杖、视力残疾者通行
Ⅳ　公园、广场、游览地	阶梯和缘石处设坡道,铺触感块材,备专用停车场	同非机动车道和人行道
Ⅴ　主要商业街及人流极为频繁的道路交叉口	除上述外,设音响交通信号装置	方便视力残疾者通行

表中设计主要解决马路镶边石(缘石)给残疾人带来的障碍;给盲人过人行横道时提供音响交通信号代替他看不见的红绿灯;在路面铺砌触感块材给盲人导引前进方向和遇有障碍或需注意的事物时告诉他暂停下来等。

(一)坡道

设于有阶梯或马路缘石之处,宽一般为1.5 m,斜度在5°左右。

(二)触感块材

这是一种特制的砖块,可使盲人用导盲杖触碰后知道应如何前进,或前方有无障碍物,或需注意的事物等。

1. 导向块

为深黄色,带凸条形,指示行进方向的导向块材(图4-26Ⅰ)。

2. 停步块

亦为深黄色,带凸圆点,是指示前方有障碍物需引起注意的块材(图4-26Ⅱ)。

3. 触感块材的铺放

(1)从人行道向建筑物:在人行道中央沿人行道铺砌导向块材,路口缘石前铺停步块材。

(2)人行横道:距缘石0.3 m或隔一块人行道砖沿马路边铺砌停步块材;导向块材与停步块材成垂直地铺向对侧马路。

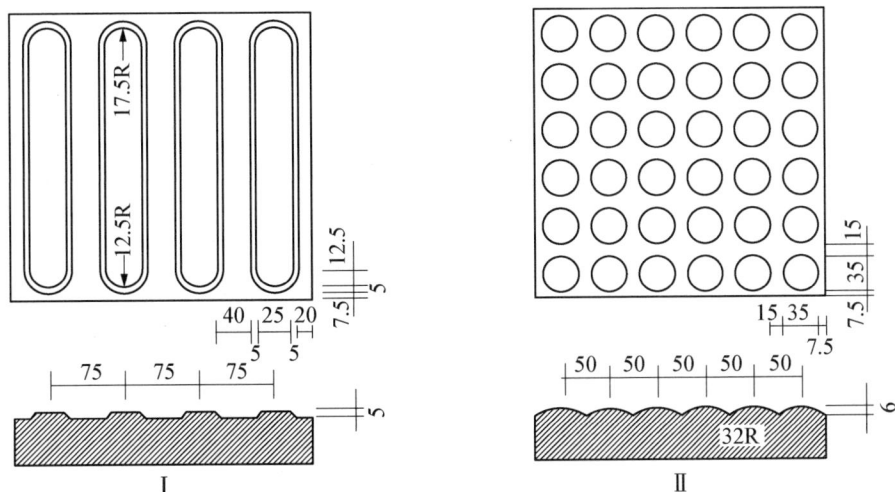

图4-26 导向块材及停步块材

上图:平面图;下图:剖面图 Ⅰ:导向块材;Ⅱ:停步块材

(3)公共汽车站:在人行道上距缘石0.3m或隔一块人行道砖沿马路边铺导向块材;临时站牌设停步块材,停步块与导向块垂直铺装。

(4)梯道扶手:楼梯应有扶手,于楼梯进15m和出15m处包括中间的平台段进出处均横向铺停步块材以引起注意。

(三)音响交通信号

在有红绿灯的路口应同时设音响交通信号,以便盲人能知道何时可以通过。相当于绿灯的音响持续时间应等于路面宽度/残疾人步速(0.5 m/s)。

二、建筑物内部无障碍设计

进行设计时,必须注意一些情况,如手推轮椅、连同肘的活动在内需要有96 cm的宽度;整个轮椅做360°的转动需要160 cm的直径;直坐位静止时轮椅的长乘宽应有1.1 m×0.8 m的面积;轮椅扶手离地面约为76 cm,座离地面约为48.5 cm;人坐在轮椅上时股上面离地68~69 cm,前方足趾离地20.5 cm;眼离地109~129 cm等。

(一)出入口

为方便使用轮椅的患者,出入口应为斜坡形,倾斜的角度为5°左右,或每长30 cm升高2.5 cm,宽度应为1~1.14 m,两侧要有5 cm高的凸起围栏以防轮子滑出。坡表面要用防滑材料,门内外应有1.5 m×1.5 m的平台部分,然后接斜坡。平台的作用是让患者进出门后能转过身来关或锁门。如与斜坡并行有一部分台阶,则台阶的高度不应大于15 cm。

(二)电梯、楼梯

电梯是必要的,否则乘轮椅的患者难以上、下楼。电梯的深度至少为1.5 m,宽度也至少为1.5 m,门宽应不小于80 cm;电梯迎门面应有镜子,以便残疾人观看自己的进出是否已完成。供乘轮椅者使用的电梯控制部分离地应在1 m左右。如另有楼梯,则每阶高度不应大于15 cm,深度为30 cm,两侧均需要设离地面0.65~0.85 m高的扶手,梯面要用防滑材料,楼梯至少要有 1.2 m 的宽度。

（三）走廊

迎面或同时通过两个轮椅的走廊至少宽 1.8 m；迎面或同时通过一个轮椅和一个行人的走廊需宽 1.4 m。由于轮椅常会将墙皮碰落，故离地面 35 cm 以下的墙面应贴以保护墙皮的轮椅挡板。轮椅旋转 90°处所需的空间应为 1.35 m×1.35 m。以车轮为中心旋转 180°时一定要有 1.7 m×1.7 m 的空间；偏瘫患者用的轮椅和电动轮椅旋转 360°时需有 2.1 m×2.1 m 的空间；转 90°需 1.5 m×1.8 m 的空间。供轮椅出入的门至少应有 85 cm 的有效宽度，通道应有 1.2 m 的宽度。

单拐步行时通道所需的宽度为 70～90 cm，双拐步行时需 90～120 cm，门的有效宽度至少为 85 cm，通道宽度以 1.2 m 为宜。

（四）厕所

大便池一般采用坐式马桶，高 40～45 cm，两侧安置扶手，两侧扶手相距 80 cm 左右，若要供左或右偏瘫患者应用，扶手也可采用可以移动的，移开一侧以便轮椅靠近。为便于扶拐的男患者小便，最好有落地式小便池，两侧离地 90 cm 处有扶手，正面 120 cm 处也有横的支栏，以利于患者依靠和释出双手协助解开裤扣小便。单设坐式马桶仅需 2 m² 的总面积，设一个两侧扶手可以移动的坐式马桶和一个落地式小便池时约需 2.8 m² 的总面积。

厕所的门最好是拉门，以免开关时引起麻烦，如向外开的门进门时需患者后退才能开门，进门后需转过身来关门，向内开的门占去了室内空间，活动不便。

（五）洗手池

池底最低处应大于 68 cm，以便乘轮椅患者的股部能进入池底，便于接近水池以洗手和脸。龙头采用长手柄式，以便操作。池深不必大于 16 cm，排水口应位于患者能够得着处。镜子的中心应在离地 105～115 cm 处，以便乘轮椅患者应用。

（六）浴室

盆浴时盆沿离地面的高度应与轮椅座高 40～45 cm 相近。盆周与盆沿同高处应有一些平台部分，以便患者转移和摆放一些浴用物品。地面和盆底应有防滑措施。水龙头用手柄式较好。盆周应有直径 4 cm 的不锈钢扶手。淋浴时用手持淋浴喷头，喷头最大高度应该位于坐在淋浴专用轮椅上的患者能够得着处。同时具备盆浴、淋浴的浴室面积在 2 m×2 m 左右。

（七）室内安排

室内地板不应打蜡，地毯应尽量去除。圆的门开关把手应改造成向外延伸的横向把手以利开关；如手的力量不够，用钥匙开门有困难时，可用一个可插进钥匙把手孔中的小短棒，开门时插入再转动棒。当然，现代化的电子钥匙卡片式钥匙更好。单考虑轮椅行进，通道应宽 106.5 cm，在转弯处应有 122 cm，厕所浴室门应有 82 cm，最小的盥洗室（内有洗手池、马桶和小浴盆）应有 2.21 m×1.52 m 的使用面积。马桶和洗手池的中轴线互相的距离不应少于 68.5 cm，与墙的距离不应少于 45 cm，否则轮椅不能靠近。洗手池的底部不应低于 69 cm，否则坐在轮椅时股部不能进入盆底。水龙头开关最好用摇柄式，一方面省力，一方面患者易于探及。洗手池上方的镜子应倾斜向下，否则患者难以照见自己较大部分的身体。马桶座圈应当升高以便转移。淋浴头应采用手持式带蛇皮管的，这样患者应用时较为方便。

卧室内桌前、柜前,以及床的一边应有 1.6 m 的活动空间,以便轮椅可作 360°旋转以应付各种需要。当然,如床与桌相近则此 1.6 m 的圆周可以共用。如床头一侧放床头柜,此侧离床应有 181 cm 以便轮椅进入。由于坐在轮椅上手能触及的最大高度一般人为 1.22 m,因此衣柜内挂衣架的横木不应高于 1.22 m,衣柜深度不应大于 60 cm。坐在轮椅上时向侧上方探的合适距离为 1.37 m,因此柜内隔板和墙上架板不应大于此高度。墙上电灯开关也应如此,而且为了方便,低于 92 cm 更好。侧方伸手下探时最低可达高度为 23 cm 或更小,因此最低层的柜隔板、抽屉均不应低于此高度;墙电插座以离地 30 cm 以上为宜。侧方水平或稍向下外探时,能达到的合适距离为 60~65 cm,合适的高度为 91.5 cm,最大高度为 117 cm 左右,设计落地台柜时要充分考虑。

室内外的照明要好,除视度清晰外还有心理因素。室内温度要有调节的可能,因脊髓损伤患者,尤其是颈部损伤患者体温调节有障碍。

上面都是从住房生态学和残疾后人体工程学方面考虑的一些可供安排时考虑。

(八) 传达、接诊、咨询柜台

柜台下面离地应为 62 cm 左右,以双足可伸入 45 cm 为合适。台面高度以离地 70~75 cm 为合适。

(九) 公用电话

放电话的柜台要求与上述"(八)"中相同。电话拨号盘中心离地应为 90~100 cm,这样就兼顾了老人及儿童的要求。

(十) 信箱

下沿离地应为 30 cm,以便靠近时足部能进入,投放口高度在 110~120 cm。

(十一) 饮水器

饮嘴高度以 100 cm 左右为合适。

三、国际通用残疾人专用标志

这种标志安装在符合无障碍设计的道路、桥梁、建筑和供残疾人专用的空间如停车场、厕所、电梯等处,图形如图 4-27,大小为 0.1~0.4 m 见方。

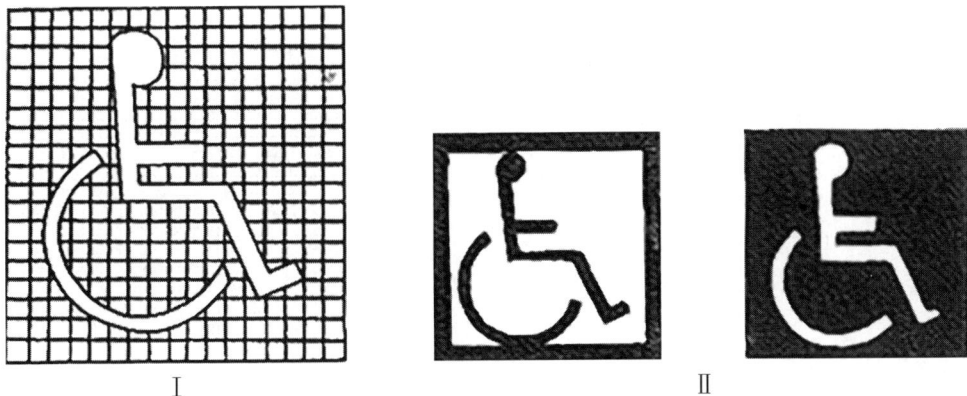

Ⅰ   Ⅱ

图 4-27 国际通用残疾人专用标志
Ⅰ:图的比例;Ⅱ:两种常用的形式

　　以上为一般的要求,1988 年 9 月 20 日中华人民共和国建设部、民政部、中国残疾人联合会共同发布了《方便残疾人使用的城市道路和建筑物设计规范》,对建筑物以外和以内都提出了要求,建筑康复机构时,可以此规范为准。

(赵辉三　胡天培　缪鸿石　薛恩元)

参 考 文 献

[1] Hoshall CH, Seamone W, Konigsbert RL. Myoelectrically Controlled Prosthesis: US, 3735425[P]. 1973 - 05 - 29.

[2] Brown BH. Waveform analysis of surface electrode EMG's used to give independent control signals from adjacent muscles [J]. Med Biol Eng, 1968,6(6):653 - 658.

[3] Tamura S, Higuchi S, Tanaka K. Pattern classification based on fuzzy relations [J]. IEEE Trans Syst Man Cybern Syst Hum, 1971, SMC - 1(1), 61 - 66.

[4] 胡天培,陈培声,茅秀芳,等. 控制用肌电信号的测试方法和实验研究[J].中国生物医学工程学报,1982 (1),54 - 59.

[5] 罗永昭. 假手的简易肌电控制[J]. 自然杂志,1980,3(2):156 - 157.

[6] 上海生理研究所,上海假肢厂. 肌电控制前臂假肢[J]. 中国医疗器械杂志,1977(1):13 - 20.

[7] 威尔基. 肌肉[M]. 戴义隆,译. 北京:科学出版社,1981.

[8] 胡寄南. 论信息是从物理过程到神经过程又到心理过程及其相反过程的转化物[J]. 自然杂志,1982,5 (5):344 - 353.

[9] Miller NE. Learning of visceral and glandular responses [J]. Science, 1969,163(31),434 - 445.

[10] 王崇行. 从实验研究谈练功要领[J]. 气功,1982,3(3):100 - 102.

[11] Brodal A. Self observations and neuroanatomical considerations after a stroke [J]. Brain, 1973,96: 675 - 694.

[12] 腊斯克. 康复医学[M]. 陈过,译. 杭州:浙江科学技术出版社,1984.

[13] 中国康复医学研究会. 康复医学[M]. 北京:人民卫生出版社,1984.

[14] 胡天培,陈培声,施旭初. 残肢病人肌电的康复[J]. 中国生物医学工程学报,1984,3(4):195 - 200.

[15] 黄锡皑. 机械原理[M]. 北京:科学出版社,1954.

[16] 赫葆源,张厚粲,陈舒永,等. 实验心理学[M]. 北京北京大学出版社,1983.

[17] 杨治良. 心理物理学[M]. 兰州:甘肃人民出版社,1988.

[18] 严和骎. 医学心理学概论[M]. 上海:上海科技出版社,1983.

[19] 杨治良,叶奕乾,祝蓓里,等. 再认能力最佳年龄的研究:试用信号检测论分析[J]. 心理学报,1981(1): 42 - 52.

[20] 胡寄南. 胡寄南心理学论文选[M]. 上海:学林出版社,1985.

[21] 沈恒范. 概率论讲义[M]. 北京:人民教育出版社,1979.

[22] Evarts EV. Brain mechanisms in movement [J]. Sci Am, 1973,229(1):96 - 103.

[23] 陈中伟,张玲. 显微外科技术进展专题座谈会纪要[J]. 中华医学杂志,1984,64(9):530 - 540.

[24] 陈中伟,鲍约瑟,钱允庆. 前臂创伤性完全截肢的再植(一例成功报告)[J]. 中华外科杂志,1963,11 (10):767 - 771.

[25] 陈中伟,杨东岳,张涤生,等. 显微外科[M]. 上海:上海科学技术出版社,1978.

[26] Scott RN, Parker PA. Myoelectric prostheses: state of the art [J]. J Med Eng Technol, 1988,12(4): 143 - 151.

[27] Paul RP. Robot Manipulators: Mathematics, Programming and Control [M]. Massachusetts: The MIT Press, 1981.

[28] 赵锡芳. 机器人动力学[M]. 上海：上海交通大学出版社,1992.

[29] Kandel A, Lee SC. Fuzzy Switching and Automata Theory and Applications [M]. London: Edward Arnold, 1979.

[30] 陈俊宁,姜建东,杨春水. 手臂稳定度的检测结果与功能评估[J]. 脑血管病康复,1993(2):74-78.

[31] 姜建东,杨春水,陈俊宁. 帕金森病患者手臂稳定度的功能评估[J]. 中国康复医学杂志,1994,9(1): 17-19.

[32] 黄东锋,陈少贞,欧海宁. 上肢功能测量方法的研究[J]. 中国康复,1995,9(4):172-174.

[33] 胡天培. 手臂稳定度与手臂稳定度仪[J]. 世界医疗器械,1998,4(1):24-27.

[34] 王耘,叶忠根,林崇德. 小学生心理学[M]. 杭州：浙江教育出版社,1993.

[35] 燕国材,马加乐. 非智力因素与学校教育[M]. 西安：陕西人民教育出版社,1992.

[36] 卢家楣,魏庆安,李其维. 心理学[M]. 上海：上海人民出版社,1998.

[37] 胡天培,陈中伟. 手臂残端再造"指"控制的电子假手研究[J]. 中国生物医学工程学报,1997,16(2): 142-146.

[38] 安宇鹏,胡天培. 基于单片机的电子假手控制系统研究[J]. 现代康复,1999,3(11):1420-1421.

[39] 王福海. 康复工程刍议[J]. 现代康复,2000,4(11):1725-1726.

[40] Chappell PH, Kyberd PJ. Prehensile control of a hand prosthesis by a microcontroller [J]. J Biomed Eng, 1991,13(5):363-369.

[41] Chappell PH, Cranny A, Cotton DP, et al. Sensory motor systems of artificial and natural hands [J]. Int J Surg, 2007,5(6):436-440.

[42] Light CM, Chappell PH. Development of a lightweight and adaptable multiple-axis hand prosthesis [J]. Med Eng Phys, 2000,22(10):679-684.

[43] Dechev N, Cleghorn WL, Naumann S. Multiple finger, passive adaptive grasp prosthetic hand [J]. Mech Mach Theory, 2001,36(10):1157-1173.

[44] 张晓文,杨煜普,许晓鸣,等. 上肢假肢控制模式的信息源研究[J]. 生物医学工程学杂志,2002,19(4): 692-696.

[45] 贾晓枫,张键,陈统一,等. 神经束内微电极的制备及在家兔周围神经电信号采集中的应用[C]//2002年国际康复工程与临床康复学术讨论会论文集. 大连,2002:288-291.

[46] 贾晓枫,陈统一,陈中伟. 神经束内电极电信号的识别和分类[J]. 中国临床康复,2002,6(2):220-222,243.

[47] 郑修军,张键,陈统一,等. 纵行神经束内微电极刺激和记录家兔坐骨神经束电生理信号的研究[J]. 中华医学杂志,2003,83(2):144-145.

[48] Kennedy PR, Bakay RAE, Moore MM, et al. Direct control of a computer from the human central nervous system [J]. IEEE T Rehabil Eng, 2000,8(2):198-202.

[49] Levine SP, Bell DA, Jaros LA, et al. The navchair assistive wheelchair navigation system [J]. IEEE T Rehabil Eng, 1999,7(4):443-451.

[50] Abboudi RL, Glass CA, Newby NA, et al. A biomimetic controller for a multifinger prosthesis [J]. IEEE T Rehabil Eng, 1999,7(2):121-129.

[51] Robinson CJ. A commentary: the impact of the IEEE Transactions on Rehabilitation Engineering on the field of rehabilitation engineering and science. [J]. IEEE T Rehabil Eng, 2000,8(4):437-439.

[52] Szlavik RB. Strategies for improving neural signal detection using a neural-electronic interface [J]. IEEE Trans Neural Syst Rehabil Eng, 2003,11(1):1-8.

[53] Wolpaw JR, Birbaumer N, Heetderksetc WJ, et al. Brain-computer interface technology: a review of the first international meeting [J]. IEEE Trans Rehabil Eng, 2000,8(2):164-173.

[54] Graupe D, Salahi J, Kohn KH. Multifunctional prosthesis and orthosis control via microcomputer

identification of temporal pattern differences in single-site myoelectric signals [J]. J Biomed Eng, 1982, 4(1):17 - 22.

[55] Doerschuk PC, Gustafson DE, Willsky AS. Upper extremity limb function discrimination using EMG signal analysis [J]. IEEE Trans Biomed Eng, 1983,30(1):18 - 29.

[56] Vilkki SK. Free toe transfer to the forearm stump following wrist amputation—a current alternative to the Krukenberg operation [J]. Handchir Mikrochir Plast Chir, 1985,17(2):92 - 97.

[57] Chen ZW, Wang Y. "Hand reconstruction" by autotransplantation of toes(author's transl) [J]. Zhonghua Wai Ke Za Zhi, 1981,19(1):7 - 9.

[58] Yu ZJ, He HG. Method of reconstructing thumb, index and/or middle finger for digitless hands [J]. Chin Med J(Engl),1985,98(12):868 - 872.

[59] Chan KM, Ma GF, Cheng JC, et al. The Krukenberg procedure: a method of treatment for unilateral anomalies of the upper limb in Chinese children [J]. J Hand Surg AM, 1984,9(4):548 - 551.

[60] Garst RJ. The Krukenberg hand [J]. J Bone Joint Surg Br, 1991,73(3):385 - 388.

[61] Herberts P, Almström C, Kadefors R, et al. Hand prosthesis control via myoelectric patterns [J]. Acta Orthop Scand, 1973,44(4):389 - 409.

[62] Herberts P, Almström C, Caine K. Clinical application study of multifunctional prosthetic hands [J]. J Bone Joint Surg Br, 1978,60 - B(4):552 - 560.

[63] Wright TW, Hagen AD, Wood MB. Prosthetic usage in major upper extremity amputations [J]. J Hand Surg Am, 1995,20(4):619 - 622.

[64] Heger H, Millstein S, Hunter GA. Electrically powered prostheses for the adult with an upper limb amputation [J]. J Bone Joint Surg Br, 1985,67(2):278 - 281.

[65] Stürup J, Thyregod HC, Jensen JS, et al. Traumatic amputation of the upper limb: the use of body-powered prostheses and employment consequences [J]. Prosthet Orthot Int, 1988,12(1):50 - 52.

[66] Lewis EA, Sheredos CR, Sowell TT, et al. Clinical application study of externally powered upper-limb prosthetics systems: the VA elbow, the VA hand, and the VA/NU myoelectric hand systems [J]. Bull Prosthet Res, 1975(10 - 24):51 - 136.

[67] Taha Z, Brown R, Wright D. Modelling and simulation of the hand grasping using neural networks [J]. Med Eng Phys, 1997,19(6):536 - 538.

[68] Pfurtscheller G, Kalcher J, Neuper C, et al. On-line EEG classification during externally-paced hand movements using a neural network-based classifier [J]. Electroencephalogr Clin Neurophysiol,1996,99(5):416 - 425.

[69] 卓大宏. 中国康复医学[M]. 北京:华夏出版社,1990.

[70] 陈仲武. 中国医学百科全书·康复医学[M]. 上海:上海科学技术出版社,1988.

[71] 刘广杰. 现代康复医学[M]. 上海:上海市康复医学工程研究会,上海市红十字康复中心,1985.

[72] 周士枋. 实用康复医学[M]. 南京:东南大学出版社,1990.

[73] 克鲁逊. 克氏康复医学[M]. 南登崑,译. 长沙:湖南科学技术出版社,1990.

[74] 中国康复医学研究会. 发展我国康复医学事业若干问题的建议(摘要)[J]. 中国康复医学杂志,1988,3(5):196 - 199.

[75] 郭子光,张子游. 中医康复学[M]. 成都:四川科学技术出版公司,1989.

[76] 吴和光. 中国现代医学[M]. 北京:人民卫生出版社,1985.

[77] 罗致诚. 中国医学百科全书·生物医学工程学[M]. 上海:上海科学技术出版社,1989.

[78] 梅森. 自然科学史[M]. 上海:上海译文出版社,1980.

[79] 赵连生. 小百科全书[M]. 济南:山东科学技术出版社,1978.

[80] 顾镜清. 2000年的科学技术[M]. 上海:上海科学技术出版社,1978.

[81] 叶永烈. 中国科学小品选[M]. 天津:天津科学技术出版社,1985.

[82] 林良明,范玉杰. 现代康复医学工程[M]. 上海:上海交通大学出版社,1992.

［83］高忠华,林良明,胡天培.康复工程在上海交通大学[J].自然杂志,1986,9(7):536-538.

［84］毛衣理.康复电子工程的现状与展望[J].中国康复,1987,2(1):35-37.

［85］丁涵章.美国作业疗法发展简史[J].中国康复医学杂志,1987,2(1):44-46.

［86］朱图陵,刘永斌.残疾人康复工程技术的现代概念[J].中国康复研究中心院刊,1991,2(2):68-70.

［87］闵水平.中国康复医学发展之我见[J].中国康复,1992,7(1):47-48.

［88］陈仲武.发展中国康复医学事业的几个问题[J].中华理疗杂志,1988,11(1):65-67.

［89］孟继祥,郭明.中国(大陆)残疾人口的现状与未来(初报)[J].中国康复研究中心学刊,1991,2(3):129-137.

［90］郭明."残疾与康复"学科背景与总体特征初探[J].中国社会医学,1992(1):6-8.

［91］佟明礼.康复医学的发展趋势与必要性[J].中国康复,1986,1(4):199-202.

［92］陈道莅.康复对象[J].中国康复医学杂志,1987,2(1):47-48.

［93］陈仲武.前进中的我国康复医学事业[J].中国卫生事业管理,1985(1):48-51.

［94］刘永斌,朱图陵.人体工程学与残疾人康复[J].中国康复研究中心院刊,1991,2(2):71-74.

［95］中国残疾人福利基金会康复协会.中国第一届国际康复学术会议译文选辑[M].北京:华夏出版社,1987.

［96］张自宽,窦民泽.我国康复医学事业概述[J].中国康复,1989(6):145-148.

［97］陈仲武.1988年我国康复医学工作的进展[J].中国康复医学杂志,1989,4(4):1.

［98］卓大宏.实事求是地向着全面康复的目标前进:第16届康复国际世界大会述评[J].中国康复,1989(2):49.

［99］周冠虹.论康复医学观念[J].康复医学工程,1989,3:5-7.

［100］谢永林,王溶泉,熊满贞,等.理疗机械学[M].北京:人民军医出版社,1985.

［101］陈信.论人-机-环境系统工程[M].北京:人民军医出版社,1988.

［102］吴沈春.环境与健康[M].北京:人民卫生出版社,1982.

［103］钱学森.论人体科学[M].北京:人民军医出版社,1988.

［104］于连甲,侯平,纪朝晖.论标准化工作在康复事业中的地位和作用[J].中国康复研究中心院刊,1991,2(2):75-77.

［105］黑兰德.残疾人康复手册[M].河北:中国康复医学杂志社,1987.

［106］张作生.全国首届青年生物医学工程学术大会优秀论文选[M].合肥:中国科学技术大学出版社,1986.

［107］Basar E. Biophysical And Physiological Systems Analysis [M]. New York: Addison-Wesley Educational Publishers Inc., 1976.

［108］上海第一医学院.人体解剖生理学[M].北京:人民卫生出版社,1979.

［109］钱学森.关于思维科学[M].上海:上海人民出版社,1986.

［110］封根泉.人体工程学[M].兰州:甘肃人民出版社,1980.

［111］胡天培.人体医学信息检测[M].上海:上海交通大学,1988.

［112］王筠默.医用生理学提要[M].上海:中外书局,1951.

［113］徐家安.人体趣谈[M].北京:科学普及出版社,1981.

［114］王重庆.人工器官与材料[M].天津:天津科学技术出版社,1981.

［115］肖德桢.老年生物学与医学[M].北京:科学出版社,1981.

［116］越智宏伦.控制老化的理论与实践[M].北京:人民日报出版社,1988.

［117］周衍椒,赵轶千,王雨若.生理学方法与技术[M].北京:科学出版社,1984.

［118］冯元桢.生物力学[M].北京:科学出版社,1983.

［119］马和中.生物力学导论[M].北京:北京航空学院出版社,1986.

［120］刁颖敏.生物力学的原理与应用[M].上海:同济大学出版社,1991.

［121］高士濂,于频.人体解剖图谱[M].上海:上海科学技术出版社,1989.

［122］胡德辉,叶奕乾,杨治良.现代心理学[M].河南:河南教育出版社,1989.

[123] 郑亦华,叶永延. 人体运动力学[M]. 北京:人民体育出版社,1981.

[124] 张伯源,任宝崇. 残疾人心理及其诊断与训练[M]. 北京:光明日报出版社,1989.

[125] 姜乾金. 伤残病人康复期心理行为问题[J]. 中国康复,1989(1):27-29.

[126] Denes PB, Pinson EN. The Speech Chain: the Physics and Biology of Spoken Language [M]. New York: Anchor Press, 1973.

[127] 谢绛利,张均一. 医用物理学[M]. 长春:东北师范大学出版社,1986.

[128] 刘普和. 医学物理学[M]. 北京:人民卫生出版社,1980.

[129] 桂林医学专科学校. 医用物理学[M]. 北京:人民卫生出版社,1981.

[130] 胡天培,许焕章. 远红外线新技术的开发和应用[J]. 上海生物医学工程,1988(2):40-43.

[131] 胡良俊. 生物医学工程教程[M]. 长沙:湖南科学技术出版社,1987.

[132] 徐祖耀,李鹏兴. 材料科学导论[M]. 上海:上海科学技术出版社,1986.

[133] 胡寿松. 自动控制原理[M]. 北京:国防工业出版社,1984.

[134] 李镇铭,任和生,裴聿修. 自动控制基础[M]. 北京:轻工业出版社,1988.

[135] 刘骥. 医用电子学[M]. 北京:人民卫生出版社,1983.

[136] 宁新宝. 生物医学电子学[M]. 长沙:湖南科学技术出版社,1988.

[137] 王明时. 医用传感器与人体信息检测[M]. 天津:天津科学技术出版社,1987.

[138] 陈延航. 生物医学测量[M]. 北京:人民卫生出版社,1984.

[139] 胡西樵. 机械设计基础[M]. 北京:高等教育出版社,1990.

[140] 黄靖远,龚剑霞. 机械设计学[M]. 北京:机械工业出版社,1991.

[141] 邱宣怀. 机械设计[M]. 北京:高等教育出版社,1989.

[142] 丁树模. 机械工程学[M]. 北京:机械工业出版社,1984.

[143] 吴一江. 机械工程学基础[M]. 北京:机械工业出版社,1984.

[144] 真保吾一. 机械工学概论(修订版)[M]. 董万友,译. 北京:国际文化出版公司,1986.

[145] 罗永昭,战国利,周建,等. 用两路肌电信号控制多自由度假肢[J]. 中国生物医学工程学报,1983,2(1):16-22.

[146] 韦尔. 不治而愈:发现和提高人体自我康复能力[M]. 北京:新华出版社,1998.

[147] 叶奕乾,祝蓓里. 心理学[M]. 上海:华东师范大学出版社,1988.

[148] 王伯扬. 神经电生理学[M]. 北京:人民教育出版社,1982.

[149] 刘赟,翁恩琪. 极低频电磁场对健康影响的流行病学调查及人体测试研究进展[J]. 上海环境科学,2003,22(6):430-434.

[150] 丁玉兰. 人机工程学[M]. 北京:北京理工大学出版社,1991.

[151] 陈信. 人体科学研究[M]. 北京:现代出版社,1997.

[152] 高志强. 模拟人脑磁场治疗失眠症的观察与分析[J]. 中国行为医学科学,1998,7(4):305.

[153] 胡寄南. 胡寄南心理学论文选[M]. 上海:学林出版社,1995.

[154] 蒋松柏,李兆云. 长寿的猜想与探讨[M]. 上海:复旦大学出版社,1994.

[155] 春山茂雄. 脑内革命:重新认识、开发、利用你的大脑[M]. 北京:中国对外翻译出版公司,1997.

[156] 夏埃,威里斯. 成人发展与老龄化[M]. 5版. 乐安国,译. 上海:华东师范大学出版社,2003:90-91.

[157] 韦,利芙考夫. 康乐晚年:老年生理和心理健康大全[M]. 竞雄,晓梅,译. 上海:百家出版社,2004:8.

[158] 《家庭书架》编委会. 长寿保健全书[M]. 北京:北京出版社,2007.

[159] 田晓宝. 中国合唱艺术发展与思考:2008中国合唱高峰论坛文集[M]. 重庆:西南师范大学出版社,2009.

[160] 李凌,蒋柯. 健康心理学[M]. 上海:华东师范大学出版社,2008.

[161] 刘瑶,张伯华. 心身医学概论[M]. 合肥:安徽大学出版社;北京:北京科学技术出版社,2004.

[162] 房龙. 人类的故事[M]. 深圳:广西师范大学出版社,2003.

[163] 钱学森. 论人体科学与现代科技[M]. 上海:上海交通大学出版社,1998.

[164] 唐颐. 图解易经养生[M]. 西安:陕西师范大学出版社,2009.

［165］曲黎敏.黄帝内经养生智慧［M］.厦门:鹭江出版社,2008.

［166］马革顺.合唱学新编［M］.上海:上海音乐出版社,2003.

［167］李建平.圣乐侍奉［J］.天风,2007(2):32-34.

［168］潘肖珏.女人可以不得病:我的康复之路［M］.2版.上海:复旦大学出版社,2009.

［169］朱润龙.合唱与老年健康［M］.上海:上海交通大学出版社,2011:1-2.

［170］张滨滨.大力发展老年合唱的现实意义［J］.大众文艺,2012(16):15.

［171］李新.群众合唱艺术的特征探析［J］.大众文艺,2013(10):28-29.

［172］李余波.对高校合唱教学的探究［J］.大众文艺,2013(11):239-240.

［173］朱蕾.临床肺功能［M］.北京:人民卫生出版社,2004.

［174］陈君石.健康管理师［M］.北京:中国协和医科大学出版社,2007:363-400.

［175］金伯泉.医学免疫学［M］.5版.北京:人民卫生出版社,2008:1-10.

［176］杨式麟.嗓音医学基础与临床［M］.沈阳:辽宁科学技术出版社,2001:162-166.

［177］赵品.浅谈老年合唱训练中应该注意的几个问题［J］.华章,2011(23):57-58.

［178］张念祖,夏立军,陈彦球,等.中老年合唱团的嗓音调查与分析［J］.听力学及言语疾病杂志,2005,13(5):314-316.

［179］王维挪.老年合唱训练中常见的问题及纠正方法［J］.音乐大观,2012(2):24-25.

附录　科研成果与专利

1. 测痛仪（胡天培、张晓林、张伟君）

1985 年 5 月 18 日申请,申请号:85202501.7,实用新型专利

2. 手臂动作稳定度仪（胡天培、吴东鑫）

1985 年 5 月 18 日申请,申请号:85202508.4,实用新型专利

3. 电脑控制牵引治疗床（于光明、刘国庆、胡天培）

1986 年申请　实用新型专利（资料散失）

4. 多用途转移病员吊具（胡天培、卢钢、刘国庆）

1987 年 9 月 7 日　上海交大主持通过技术鉴定

5. 过短残肢前臂肌电假手（胡天培、刘国庆）

收入《中国生物医学工程学会成果汇编》（1987 年,广州）

6. 肌电控制前臂假手（林良明、胡天培、谢国权）

1987 年申请　实用新型专利（资料散失）

7. 神经康复治疗仪（于光明、胡天培）

1987 年申请　实用新型专利（资料散失）

8. 简易男用导尿器（胡天培、刘国庆）

1988 年 2 月 5 日申请,申请号:88211419.0,实用新型专利

9. 肌电假手臂筒（刘国庆、胡天培）

1988 年 7 月 15 日申请,申请号:88217330.8,实用新型专利

10. 高级按摩椅（顾春同、胡天培、高忠华）

1989 年申请　实用新型专利（资料散失）

11. 肌电训练康复仪（胡天培、刘国庆、张斌、于光明）

1991 年 10 月 19 日申请,申请号:91230818.4,实用新型专利

12. JNH 人体测试康复仪（手臂稳定度）（胡天培、于光明）

1991 年 10 月 29 日　上海市医药局与市高教局联合组织成果及样机鉴定

13. 女用小便器（刘国庆、胡天培）

1991 年申请　实用新型专利（资料散失）

14. 人体调控功能动态测评系统（史云峰,胡天培）

1999 年 10 月 25 日申请,申请号:99119825.5,发明专利

15. 手臂稳定度测试康复仪（JNH）

2001 年 8 月 29 日申请,申请号:01344102.7,发明专利

16. 额戴式冷光源摄像显微或放大镜(胡天培、高忠华)

2004 年 2 月 26 日申请,申请号:200410016536.9,发明专利

17. 红外夜视激光探照器(束继祖)

2007 年 9 月 4 日申请,申请号:200720074360.1,实用新型专利

18. 将普通 CCD 摄像装置升级为多波段 CCD 摄像装置的方法及其装置(胡天培)

2010 年 2 月 24 日申请,申请号:201010113067.8,发明专利

19. 一种多波段调后焦 CCD 摄像装置(胡天培)

2010 年 2 月 24 日申请,申请号:201020117566.X,实用新型专利

20. 头戴式显微镜(杨期定、胡天培)

2013 年 1 月 13 日申请,申请号:201320036038.5,实用新型专利

21. 监控设备专用的红外夜视光源(杨期定、胡天培)

2013 年 3 月 5 日申请,申请号:201320098917.0,实用新型专利

22. 监控仪镜头切换 CCD 装置(杨期定、胡天培)

2013 年 3 月 5 日申请,申请号:201320098920.2,实用新型专利

23. 软性物体测压装置(杨期定、胡天培)

2013 年 3 月 5 日申请,申请号:201320100103.6,实用新型专利

24. 多波段调后焦 CCD 摄像装置(杨期定、胡天培)

2013 年 3 月 6 日申请,申请号:2013201008364X,实用新型专利

25. 望远镜自动变焦装置(杨期定、胡天培)

2013 年 3 月 6 日申请,申请号:201320100839.3,实用新型专利

26. 压力测试与分析装置(杨期定、胡天培)

2013 年 3 月 6 日申请,申请号:201320101448.3,实用新型专利

27. 网络型水银柱式血压检测仪(杨期定、胡天培)

2013 年 3 月 6 日申请,申请号:201320101450.0,实用新型专利

28. 老年人男性简便排尿器(杨期定、胡天培)

2013 年 3 月 11 日申请,申请号:201320109072.0,实用新型专利

29. 动物肢体神经伤残康复步态测试分析仪(杨期定、胡天培)

2013 年 3 月 29 日申请,申请号:201320153548.0,实用新型专利

30. 多用途转运病员吊具(杨期定、胡天培)

2013 年 3 月 29 日申请,申请号:201320156613.5,实用新型专利

31. 监控仪用云台的承重平衡装置(杨期定、胡天培)

2013 年 4 月 12 日申请,申请号:201320182302.6,实用新型专利

32. 护理床(杨期定)

2013 年 9 月 13 日申请,申请号:201320570175.7,实用新型专利

范例　手臂稳定度仪

（已载入《康复医学的理论与实践》）

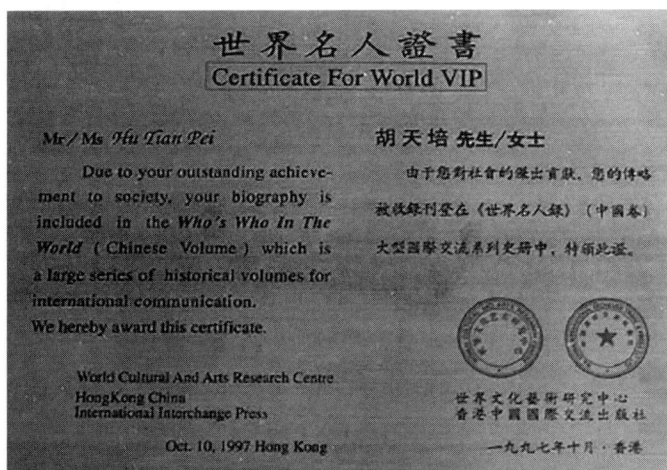

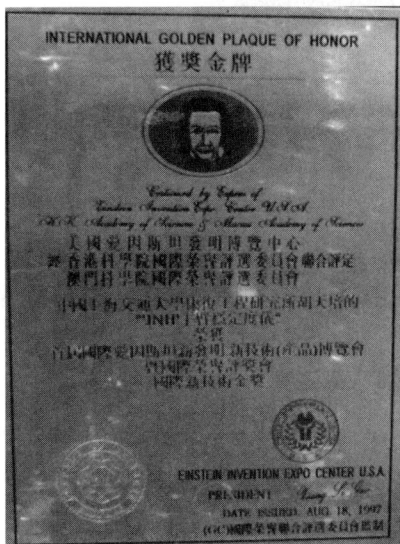

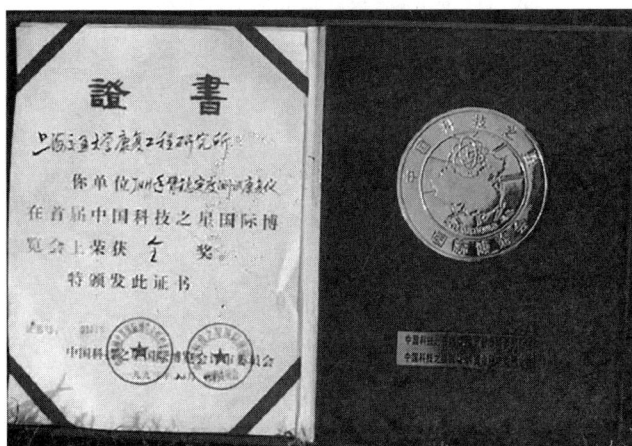

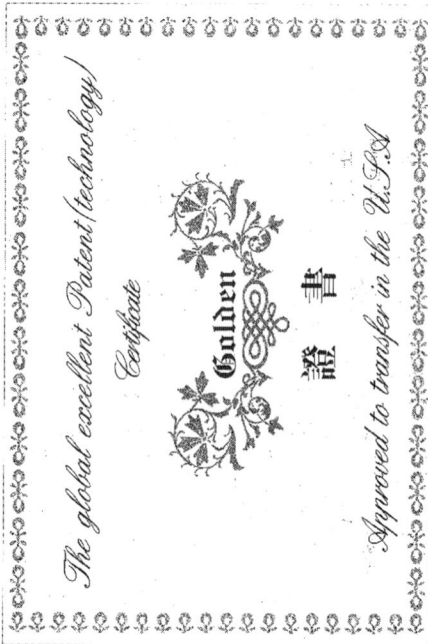

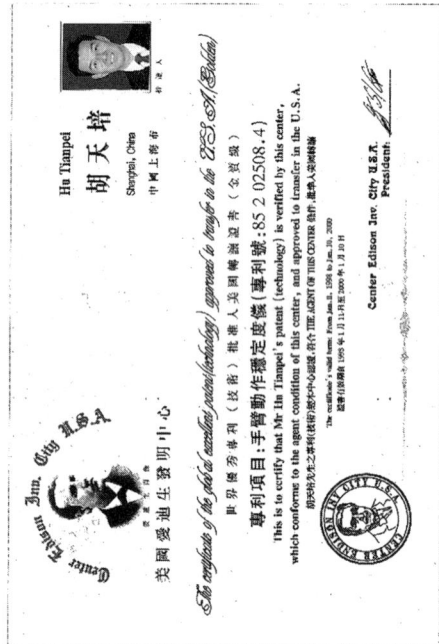

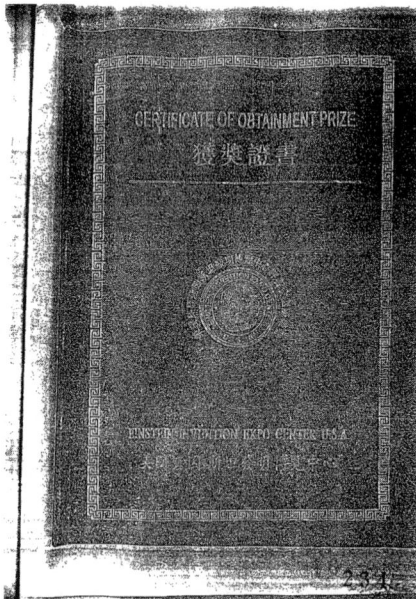

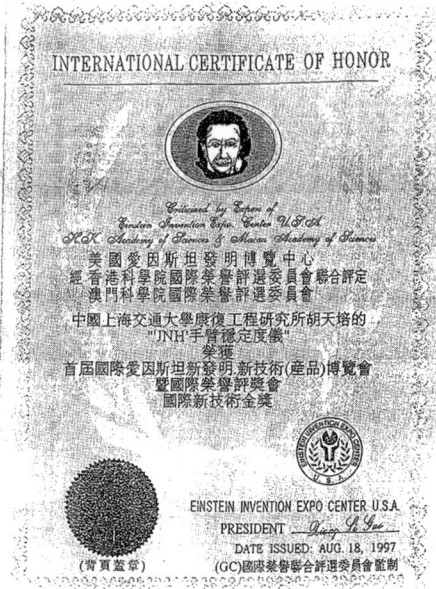

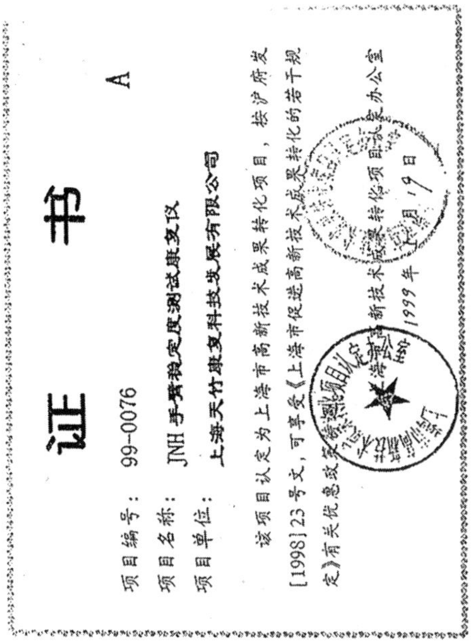
证　书　A
项目编号：　99-0076
项目名称：　JNH手臂稳定度测试康复仪
项目单位：　上海天竹康复科技发展有限公司
该项目认定为上海市高新技术成果转化项目，按沪府发[1998]23号文，可享受《上海市促进高新技术成果转化的若干规定》有关优惠政策。
1999年　月19日

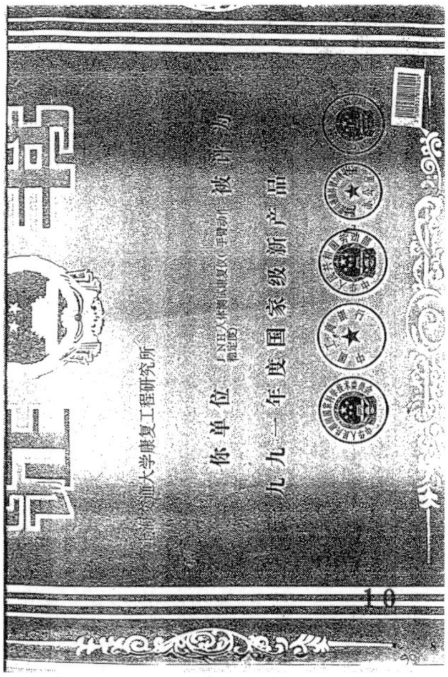
证书
你单位
被评为
一九九一年度国家级新产品
10

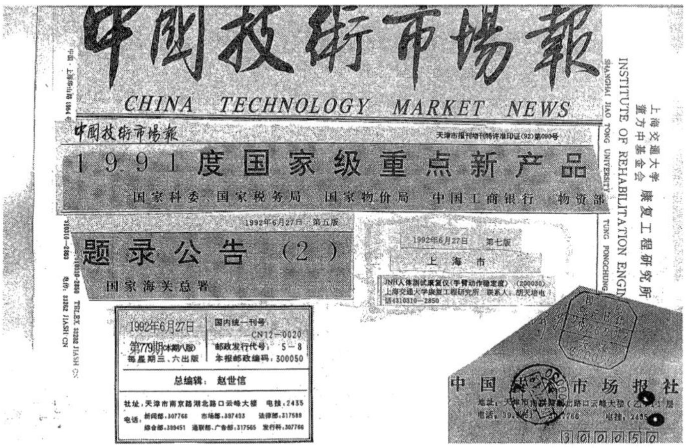
中國技術市場報
CHINA TECHNOLOGY MARKET NEWS
1991度国家级重点新产品
国家科委　国家税务局　国家物价局　中国工商银行　物资部
题录公告（2）
国家海关总署
1992年6月27日
上海市
总编辑：赵世信
中国技术市场报社
上海交通大学康复工程研究所
INSTITUTE OF REHABILITATION ENGI
SHANGHAI JIAO TONG UNIVERSITY

手臂稳定度测试康复仪问世

本报讯（记者张随复）由上海交通大学胡天培副教授发明的"JNH手臂稳定度测试康复仪"，日前通过专家鉴定。它填补了国际上有关手臂稳定度量指标和测定方法的空白。当人的机体某些部分产生病变、受到损伤时，往往影响于手臂动作的稳定程度。该仪器是手与手臂稳定度定量测试评定的新仪器，它不仅能应用于临床测试诊断，也能用于医疗康复和功能训练。上海中京医院一位84岁妇女，因中多种来前，评复稳定度仪0.1～0.2。经应用该仪治疗，手臂稳定度已达0.5～0.6，基本恢复正常人水平。

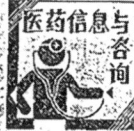

医药信息与咨询 第二二三期

光明日报 1992.2.9

82

JNH人体测试康复仪通过鉴定

由上海交通大学励方中基金会康复工程研究所依据感知觉与动作协调关系原理，研制成功的JNH人体测试康复仪（手臂动作稳定仪），1月7日通过鉴定。该仪器研制成功，填补了体检／医疗／康复测试评定指标的一项空白，为医疗康复评价与训练治疗提供了新的仪器手段。

上海醫藥報
SHANGHAI YIYAO BAO

上海市医药管理局　中国医药报上海记者站　主办出版

1992年1月21日 星期二 第184期（总第189期）本期四版

2 上海医药报 经济纵横

国际首创的
"JNH手臂稳定度测试康复仪"
在沪问世

我校康复工程研究所胡天培副教授为首的课题组，历经八年艰辛努力，依生物医学与康复工程学原理，建立了手臂稳定度新概念和定量的计算方法，发了由十个不等径测验孔和测试棒组成的微机控制、数字显示和声光信号作为手动作正误指示的仪器——"JNH手臂稳定度测试康复仪"。

市高教局和市医药管理局联合组织，由国家医疗器械检测中心、市卫生局中山医院、瑞金医院、市生物医学工程学会、市医疗器械研究所、华东师范大学、华东医院等单位专家组成的鉴定委员会，对该项成果进行了鉴定。经上海科技情报所检索，属国际首创。

该仪经26个单位、三千余受试者试用，统计出有价值的人群手臂稳定度正常值。已获中国专利局颁发的实用新型专利证书和1991年国家级重点新产品证书，并被国务院生产办科技局通知列入1991年度国家级重点新产品试产计划。目前该康复仪已有小批量产品问世，进入有关医疗单位临床应用。

上海天竹康复科技发展有限公司　制造

- 康复医学主要功能评定研究项目之一
- 国家发明专利（国际专利号 A8185/10，中国专利号 01344102.7）
- 上海市高新技术 A 级认定证书（证书号：99-0076）
- 国家级康复新产品证书（国家科委等五单位颁发 证书号：3100931870226）
- 首届中国科技之星国际博览会"金奖"（珠海）
- 首届国际爱因斯坦发明、新科技博览会"国际新技术金奖"（澳门）
- 联合国 TIPS 中国国家分部"发明创新科技之星奖"

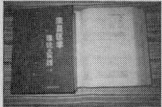

上海科技出版社（缪鸿石主编）

5645 例健康人群手臂稳定度正常值统计

年龄（岁）	手臂稳定度正常值	
	右	左
4~7	0.3	0.2
8~12	0.3	0.4
13~49	0.6	0.5
50~69	0.5	0.4
70~79	0.3	0.2
>80	0.2	0.1

注：4 岁以下无法测试，测试健康老人年龄 93 岁

主要参数：
(1) 使用电源：AC 220 V（普及型 DC 6 V）
(2) 耗电功率：< 20w（普及型< 0.9w）
(3) 外形尺寸：300x340x130mm（普及型 190x250x90mm）
(4) 净重：2.5kg（普及型 1kg）
（本公司产品实行"三包"，免费保修一年）

上海天竹康复科技发展有限公司制造
上海交通大学康复工程研究所监制
电话：(021)54592063，(021)64279375，(021)64288874，(021)64644319，(021)64411564

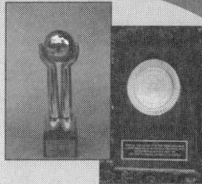

测试规则

1. 测试前先让受检者观看示范，由检查者讲解统一的测试要求：
   (1) 受检者取好适业位，全身放松，情绪稳定，注意力集中；
   (2) 测试时要测试台，视线与测试孔面保持垂直；
   (3) 测试速度前臂悬空，手持测试棒呈握笔式；
   (4) 测试速度不宜过快，也不得太慢，相邻两孔测试的间隔限定时间为 10 秒（电脑自动控制），超过此时间为失误（红灯亮，蜂鸣）；
   (5) 每次测试自左向右，大孔向小孔顺移，要按顺序操作，否则即为失误；
   (6) 每次测试得分后均从头开始（普及型接按"零"后进行）；
2. 由受检者先试测右手一次，左手一次，不计得分数值。
3. 正式测试次数为右手三次、左手三次，各记录最高得分数值（智能型自动进行），儿童左右手相同，先从左手开始测试，记录中标明利手情况。
4. 测验孔测试通过（测试棒针接触及孔底及抽出的动作过程均不触碰孔壁），绿色指示灯亮，显示数值即为对应的手臂稳定度值（JNH值），JNH值根据设计最大值为 1.0，即能通过最小孔者，其余为 0.9 0.8 0.7 0.6 0.5 0.4 0.3 0.2 0.1；JNH 值越大，表明手臂稳定度越好，自主控制能力越强。
5. JNH 仪应用于康复医疗和功能训练，一般每次右手各 5 分钟，每天反复进行，具体次数，时间和疗程，由医师根据病情处方，观察疗效 JNH 值外，辅以记录时间，进行比较。

地址：上海机器路 333 号上海慧谷高科技创业中心 505 室
邮编：200030
传真：(021)64288874，(021)64644319
电子信箱：tianzhu11Z3@online.sh.cn

国际首创　发明专利
JNH 手臂稳定度测试康复仪
说明书

手臂稳定度是依据人手能传递人体重要医学信息的特性而发明的人体参数新指标，属国际首创，现已成为医学检测与诊断的依据之一和生理、病理、心理检测的重要指标之一；在康复医学领域已成为主要功能评定项目之一（见缪鸿石主编《康复医学理论与实践》上册"第二章康复医学中主要功能的评定"[229-230 页]和附篇 附二：康复医疗机构建设中对人员、设备、场地的要求"(一)康复评定仪器和用品用具"[2198 页]）。

JNH 手臂稳定度测试康复仪是手臂稳定度定量检测手段，并能兼用于手臂稳定度概念指导下的康复医疗和功能训练。

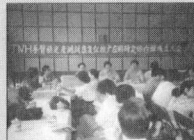

康复医疗与功能训练原理：
借助仪器，通过意识控制动作的反复训练，伴随住处转化，生物反馈(biofeedback)、生物控制(biocybernetic)和功能训练(Functiontraining)过程，不断调整和增强脑和骨骼肌肉系统的支配和控制能力，清除控制机能障碍和运动机能障碍，改善直至恢复机能状态。

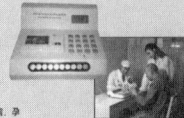

上海成立 "JNH 手臂稳定度测试康复仪推广" 应用研究协作组
（1993 年）

用途：
(1) 可用于体检和病人检测，包括神经系统、精神系统、老年疾病、孕妇、儿童及手外伤和各种原因导致手功能下降的病人检测；
(2) 可用于康复医疗和功能训练；
(3) 可用于心理测试，如观测情绪鉴察；
(4) 可用于企业管理的各类人员选择和人岗匹配；
(5) 可用于体育运动员选拔和生理、心理素质训练；
(6) 可用于公安、司法、军事部门作为特殊检测和训练手段；
(7) 可用于文化娱乐场所作为有益身心健康的游戏机具，

JNH 仪适用于各类医院（康复医学科、神经科、内科、外科、骨科、理疗科、体疗科、妇产科等）、疗养所、康复中心、大学心理学实验室、研究所（室）、精神医疗卫生部门、体育院校、运动队、俱乐部、职业培训部门、公安司法交通有关部门、厂、矿、农村医务室、老年人活动中心、老干部活动室、工会俱乐部、文化娱乐场所，以及机关、学校、部队、企事业单位和家庭普通使用。

智能型 JNH 仪在临床使用

普及型 JNH 仪

后　记

　　时光回溯至 1978 年 7 月 14 日，一次会议如同一束光，照亮了我对假肢认知的幽径，开启了我探索这一领域的大门。1979 年 5 月 4 日，我投身于假肢实验室的筹建工作，将上海交通大学工程馆二楼东北角那间被遗忘的废弃卫生间，改造成了一方 5 平方米的简陋天地。自此，我踏上了肌电控制假手实验研究的征程，也由此开启了对假肢实践的深度探索（不久后，我获准担任研究室党支部书记兼实验室主任）。这一路，我矢志不渝，在康复工程的开拓创新之路上砥砺前行。

　　40 年，于历史长河不过弹指一挥间，于我而言，却是无数个日夜的心血与汗水。在这漫长的岁月里，我见证了康复工程领域的蓬勃发展，也亲历了其中的艰难险阻。

　　近日，有幸收到海归学者、上海交通大学原副校长、上海市教委原主任、上海欧美同学会原常务副会长张伟江博士教授于 3 月 13 日寄来的本书初稿读后感。他以细腻的笔触、深刻的见解，道出了对本书的真切感受，让我深受感动。现特将全文附后，与诸君共赏。

创新先行者，造福万民事

——《论康复工程》读后感

张伟江

　　胡天培教授赠我一本《论康复工程》的初稿，看了一遍又一遍，感慨不已。

　　随着社会发展，健康已是亿万大众最关注的首要事。然而，可敬的是有先见先行的一批学者能人，如陈中伟、高忠华前辈，以及作者胡天培教授，他们在半个多世纪前就关注并潜心于康复医学和康复工程。至今，当许多人享受到康复治疗和器械时，自然不能忘了以前和现在一大批奋斗创新的先行者。

　　近 35 年前，一批先行者筹建了国内第一所"康复工程研究所"，在上海交通大学支持下，与医学界人士深入合作，开展了卓有成效的研究。他们不愧是创新的先行者。我们应该学习、继承先行者的远见和勇气。

　　这本书里收集了许多文章和照片，除在学术上继承、借鉴之外，还留下了创新先行者们的精神和文化。所以即使不是该专业的人士，也是开卷有益。当然，本书也是大学生教学的可讲内容。希望这样的文化传统代代相传！

　　感慨之中，以上为表。

　　康复事业，造福人类，需一代又一代人薪火相传、接力奋进。在此，我要衷心感谢那些为本书问世给予热情帮助的朋友们。

　　感谢德高望重的上海交通大学董勋教授、敬爱的大连理工大学黄詠雪学姐、"清清我"经络养生创始人刘国清教授、上海交通大学蔡萍教授以及毛春发、范佳进、田琳、谭垚、劳杰、吴世林、朱图陵、张家驹、徐凤建、钱华文、陈庆鸿、赵子芬、黄一鸣、蔺晓峰、陈银花、陈义生和二位不肯留名的老朋友的赞助,让本书得以顺利出版。

　　感谢上海交通大学出版社的精心策划,让本书以更完美的姿态呈现在读者面前。

　　感谢好又快文印社刘小兰和吴石坚夫妇,是你们倾力汇编资料,为本书的编辑出版付出了辛勤努力。

　　感谢翁史烈院士、马德秀教授、戴尅戎院士、朱图陵教授为本书作序,你们的序言为本书增色不少。

　　感谢蒋秀明教授、庄天戈教授对本书提出宝贵意见和建议,让本书内容更加完善。

　　感谢高忠华夫人陈蕙玲女士及长女高小琦对初稿内容的细致审校,你们的严谨态度让本书质量有了可靠保障。

　　感谢日语翻译许焕章教授对本书出版的热心关注和指正。

　　感谢王喜太教授、王珏教授、喻洪流教授、朱林剑教授和王金武教授等对本书的肯定和热心支持,你们的认可让我备受鼓舞。

　　感谢邵传芳教授及众多专家、教授、朋友们对我出书的肯定和鼓励,是你们的支持让我有了坚持下去的动力。

　　感谢广大读者对我的支持和爱护,你们的关注是我不断前行的力量源泉。

　　感谢老伴定凤对我的理解和精神上的支持,在我年过八旬之际,仍能顺利完成本书,这项工作离不开你的默默付出。

　　感谢上海交通大学,这片孕育知识的沃土,见证了我的成长与奋斗。

　　感谢上海,这座充满活力与机遇的城市,为我提供了广阔的发展空间。

　　感谢伟大的祖国,是祖国的繁荣昌盛,让我有机会在康复工程领域发光发热。

　　康复事业,任重道远。愿我们铭记先驱者的奉献与担当,继往开来,携手共进,为人类的健康福祉不懈努力!

　　(感言:今年恰逢我入团 70 周年,参军 68 周年,入党 60 周年。特别有纪念意义)

2019 年 4 月 7 日

于上海交通大学 123 周年校庆